|역자약력|

김희덕

고신의대 졸, 의학박사(잠수생리학), 외과 전문의
영국 스코틀랜드 NHC 잠수의사과정 이수
영국 스코틀랜드 애버딘 의대 박사 (잠수의학)
일본 해상자위대 잠수의학실험대 잠수의학 연수
해군해양의학적성훈련원 및 해양의료원 원장
現 한국 수중과학회 의무분과 이사
경남 통영 세계로병원(고압산소치료) 원장
한국잠수응급구난망(www.denkorea.co.kr) 운영

김동원

KUDA Advanced Open Water Diver
한양의대 졸
한양대 병원에서 수련의, 전공의 수료
마취통증의학 전문의, 의학박사
現 한양의대 마취통증의학과 교수
대한 뇌신경마취 연구회 이사
한국항공우주의학협회 이사

김 찬

KUDA Advanced Open Water Diver
PADI Dive Master
한양의대 졸, 의학박사(생리학)
남극 세종과학기지 제6차 월동대 파견의사(1992.12~1994.1)
現 을지의과대학교 생리학교실 교수
스포츠의학 분과 전문의(대한스포츠의학회)
항공우주의학협회 편집위원장
국방부 의무자문관
공군 의무자문관

이 책의 번역출판을 반기며

이 책의 원저인 "DIVING MEDICINE for Scuba Diver"는 잠수 활동 시 대두되는 여러 가지 의학적 문제의 발생 원인 및 대처방법(치료포함)을 잠수의학 전문가가 아닌 일반 잠수종사자들이 쉽게 이해할 수 있도록 기술된 책으로서 전 세계적으로 널리 읽혀지고 있는 잠수의학 교본이다.

오늘날 우리나라에도 산업잠수 및 스킨 스쿠버 다이빙을 즐기는 수중레저인구가 급증하고 있는데 이들을 위한 적절한 잠수 의학교본이 절실히 요구되고 있던 차에 이 책이 번역 출판된 것은 참으로 다행스러운 일이라 아니할 수 없다.

잠수병이란 그 원리를 알고 잠수수칙을 지키면 절대 발생되지 않는 것으로서 그 방지를 위해서는 다이버 자신이 잠수병에 대한 철저한 이해가 있어야 하며, 또 일단 발생하면 적절한 과정을 밟아 처치하고 치료하지 않으면 안 되는 것이다.

따라서 이 책은 다이버, 잠수교육자 및 잠수병을 치료하는 의사들에게 모두 크게 도움이 되는 책으로서, 잠수의학에 조예가 깊은 현직 의사들에 의해 번역된 것이므로 그 표현 방법상 의학적인 정확성이 돋보인다.

다시 한번 이 책의 출간을 축하하면서, 우리나라의 수중산업 및 잠수의학 발전에 크게 기여할 수 있게 되기를 기대한다.

2005년 6월

고신의대 생리학 교수

박 양 생

머리말

지금쯤 진해 해군기지에는 벚꽃이 한창 흐드러지게 피어있겠군요. 제가 잠수의학을 접하게 된 것도 사실 해군 군의관시절이었고, 처음 이 책을 접하고 세 사람이 의기투합하여 번역하기로 한 곳도 이맘때 즈음 진해였습니다. 벌써 3년이란 시간이 지났습니다. 저는 진료실에서 환자를 보다가 중간 중간 짬을 내어서, 그리고 두 분 교수님들은 진료현장에서 또는 교육현장에서 없는 시간을 쪼개가면서 이 작업을 시작했습니다.

사실 많이 부끄럽습니다. 우리 선배 선생님들은 세계적인 잠수의학교재를 주필자로 또는 세계잠수의학회와 같은 저명한 학회에서 훌륭한 연구결과들을 발표하고 인정받고 있는데 젊은 우리들은 다른 나라 사람들의 책을 번역하는 수준이라니...

그러나 지금 이 작업은 큰 걸음을 위한 첫 출발점이라고 생각합니다. 언젠가는 우리나라 현실을 그대로 반영한 잠수인을 위한 진정한 잠수의학 책이 나올 것이라 기대합니다.

다이버들을 위한 잠수의학은 의학을 전공하지 않는 사람들이 주로 읽는 책이라서 의학적인 용어나 잠수용어를 번역함에 있어서 많은 어려움이 있었습니다. 가능하면 쉽게 이해할 수 있도록 설명을 달았고 잠수용어는 흔히 현장에서 많이 쓰이는 용어를 그대로 사용하였습니다. 그러나 통일이 필요하고 전문적인 용어가 필요하다고 판단한 용어는 표준화시키려고 노력하였습니다. 예를 들면, breath hold diving을 호흡정지잠수, 숨참기잠수, 지식잠수 등으로 번역되고 있는데 지식잠수로 번역하였습니다. 외호흡은 멈추고 있지만 진정한 의미의 호흡과정인 내호흡은 그대로 진행되고 있으므로, 『지식잠수(止息潛水)』라고 번역하였습니다.

해마다 많은 잠수사고와 감압병 환자들을 보면서, 다이버 입문과정부터 철저한 신체검사와 과거 병력 조사, 어느 정도의 체력보강, 잠수의학 및 잠수물리와 같은 지식, 그리고 체계적인 교육 및 관리, 언제든지 접근가능하고 쉽게 자문하고 치료할 수 있는 잠수의학 전문 의료인 및 의료시설, DAN과 같은 응급구난망, 필요할 때 펼쳐볼 수 있는 쉽게 이해할 수 있는 잠수의학 교재 등이 절실하게 요구되어 왔습니다. 앞으로 이 책의 발간을 계기로 이와 같은 부분에도 한층 발전이 있기를 기대합니다.

마지막으로 이 책이 나오기까지 출판과 번역 등 제반 어려움을 다 해결해 주신 도서출판 정담의 김정찬 사장님과 김미자님, 번역정리와 일부 번역을 해주신 BSAC 강사 주진수님, 몇 번을 통영까지 찾아와 주신 동료 번역자 선생님 두 분(을지의대 김찬 교수님, 한양의대 김동원 교수님)께 감사드리고, 한국의 진정한 잠수의학계 대 선생님이신 故 홍석기 교수님과 고신의대의 박양생 교수님께 저희들의 작은 이 책을 드리고 싶습니다.

2005년 6월

남해바다가 보이는 통영의 작은 醫窓에서 **김 희 덕**

제가 처음으로 스쿠버 다이빙을 하게 된 것은 모든 스포츠에 전문가인 김찬 교수의 권유로 시작되었습니다. 나와는 거리가 먼 스포츠라 생각했던 다이빙을 하게 되리라고는 생각을 못했습니다.

여가활동으로 스쿠버 다이빙에 대한 관심이 점점 높아가는 추세인 것은 알았지만 잠수에 대한 일반사람들의 관심이 이렇게 높은 줄은 잠수교육을 시작하면서 알게 되었고, 그 동호인의 수가 제가 생각했던 것의 수백 아니 수천 배인 것을 알았습니다. 그리고 이론 교육을 받으면서 많은 이론을 정확하고 쉽게 이해하는 것이 중요하겠다고 생각해왔습니다.

그러던 중 2001년에 출판된 『스포츠의학(제 1 판)』에서 잠수의학에 관한 부분을 제가 소개하게 되면서, 잠수에 관한 지식이 너무 부족하여 이런 저런 참고서적을 참조하여 기술하게 되었습니다. 이 과정에서 종합적이면서 쉽고 간결한 책이 없는 것이 좀 아쉽다고 생각되었습니다.

『스포츠 의학』이 발간된 후 김찬 교수와 많은 이야기를 주고받던 중 우리나라도 올바른 교본을 하나 만드는 것이 좋을 것이라 생각되어 진해 김희덕 해양의료원 원장님, 김찬 교수, 그리고 저 이렇게 셋이 만나 의견을 종합해 책을 번역하는 것을 결정하고 실행하였습니다.

이 책을 연구실에서 접하면서 정말 외국에서는 다이빙 강사나 잠수전문의사뿐 아니라, 일반 다이버들도 이 정도의 지식은 갖추고 다이빙에 입문하는 것을 알았을 때 놀라웠고, 우리나라도 꼭 일반 다이버들의 교본 같은 책을 만들자는 우리들의 결의가 정말 옳은 생각이었다고 자부합니다.

이러한 소망이 이제 결실을 맺어 정말 기쁩니다. 이 기쁨을 느낄 수 있게 모든 일을 도맡아 처리하고, 힘든 일을 마다하지 않고 끝까지 마무리해준 친 동생보다 더 아끼는 김찬 교수, 잠수의학 전문의이신 김희덕 원장님, 제게 다이빙 세계를 접하게 해주고 가르쳐주신 양근택 강사님, 정운교 강사님께 감사드립니다.

스쿠버 다이빙 다닌다, 연구한다고 수도 없이 주말, 휴가에 집을 비워도 불평 한마디 하지 않고 항상 곁에서 힘을 준 아내 영선, 그리고 예쁘게 자란 내 두 딸 보경, 현경에게 이 책을 건네고 싶습니다.

끝으로 부족하나마 이 책이 많은 다이버에게 도움이 되길 바랍니다.

2005년 6월

김동원

지난 1992년 스쿠버 다이빙에 입문한 뒤, 게으름 대신 바쁘다는 핑계로 그동안 자주 다이빙을 하지 못했습니다. 우연한 기회에 해녀 연구를 시작하고 잠수의학 및 잠수생리학을 공부하면서 국내 다이버 인구에 비하여 – 특히 다이빙을 취미로 하는 의사들이 제법 많음에도 불구하고 — 이 분야에 관한 책이 너무 없음을 안타까워하다가 평소 존경하는 김희덕 해양의료원장님(2003년 당시)과 김동원 교수님과 함께 일을 저질렀습니다.

이 책은 다이빙에 관한 물리학적, 생리학적 지식을 갖고 강습생을 교육해야 하는 강사들이나 몇몇 관심 있는 의사들만을 위한 책이 아닙니다. 다이빙에 입문한 뒤 좀 더 적극적으로 다이빙을 하고자 하는 모든 다이버들에게 꼭 필요한 책이라고 자부합니다. 제가 다이빙을 하면서 힘들었던 문제들이, 이 책을 쓴 호주의 다이버들에게도 어김없이 문제가 되었고 빠짐없이 언급되고 있습니다. 또한 그 해결책을 명확히 제시해 주고 있습니다. 이 책을 읽고 나면 그냥 다이빙을 하는 것이 아니라, 잘 해야겠다는 생각이 들 것입니다. 약간 어렵기도 할 수 있지만 도움이 되기 위하여 각주를 부지런히 달아놓았습니다.

책의 완성도를 높이기 위해 개인적으로 Dive Master 교육까지 받으면서 다이빙에 대한 이해를 몸으로 느꼈으며, 다이빙에 대한 생각과 느낌이 발전할 때마다 책을 처음부터 끝까지 재수정하였고, 그렇기에 더욱 애착이 가고 소중합니다. 힘든 작업이었지만, 지금 되돌아보면 잘한 결정이었음을 확신합니다. 물론 저는 잠수의학의 대가는 아니지만 많은 다이버에게 도움이 될 수 있도록 최선을 다했습니다. 부족한 점은 더욱 보완하여, 보다 나은 정보를 드릴 수 있도록 노력하겠습니다. 다이버 여러분의 많은 격려와 지도편달을 바랍니다.

번역이나 편역이 아니라 단독 저술도 충분히 가능하면서 아무런 불평 없이 이끌어주시고 어려운 부분을 도맡아 해결해주신 김희덕 원장님— 저만 아니었으면 벌써 책이 나왔을텐데... 죄송하고 고맙습니다.

바쁜 병원 일에 힘들어하면서도 친하다는 이유로 코가 꿰어 다이빙 배우고, 번역까지 함께 해준 김동원 교수님 — 형~ 늘 함께 있어줘서 고맙고 든든해.

이런 훌륭한 분들과 함께 작업을 하여 정말 행운이었습니다. 그리고 다이빙 장비에 관한 번역지원과 장비사진을 챙겨주신 주진수 강사님(BSAC Instructor), 잘 팔릴지도 모를 책의 편역을 선뜻 맡아주신 도서출판 정담의 김정찬 사장님과 김석진 전무님, 꼼꼼히 책의 편집을 봐주신 김미자 선생님께 감사드립니다.

또한 저와 제 아내에게 다이빙을 처음 가르쳐주신 양근택 강사님(KUDA Instructor, NAUI Instructor), 저를 다이브 마스터까지 이끌어주신 다이빙의 정신적 지주이신 정운교 강사님(KUDA Instructor, PADI Master Instructor), 대부분의 다이빙을 함께 하고 가르쳐주신 이서구 강사님(PADI Master Scuba Diver Trainer)과 주공(대한주택공사) 잠수회 회원,

그리고 다이브 마스터 동기들에게도 감사의 말씀을 올립니다.

끝으로 내게 항상 기쁨과 웃음을 주는 사랑하는 가족

— 아내 일자(日慈),

애들 데리고 중국에 가 있느라 고생이 많소. 결혼 10주년도 함께 하지 못해 미안하오. 교정볼 무렵, 무슨 일 때문이었는지 서로 삐쳐 잠깐 말도 안한 덕분에 교정이 훨씬 빨리 끝날 수 있어 다행이었지. 그리고 아빠에겐 최고인 아들 도유와 딸 차영아,

중국어 열심히 배워서 이 책을 중국어로 번역하여 백만 권만 팔아오려무나.

벌써 90세가 되신 아버님, 올 여름엔 꼭 다이빙 배우시고 최소한 20년은 더 사셔야지요? 10년 전에 돌아가셨지만 언제나 제 마음 속에 자리하고 계신 어머님, 마지막으로 가족 아닌 가족 안해철 — 너무나도 소중한 이들이 없었다면, 이 책은 훨씬 빨리 나왔을 텐데...

그만큼 당신들을 사랑합니다.

2005년 6월

김 찬

차례

Chapter 14 감압표 Decompression Tables __139

Chapter 15 감압병의 임상적 특징 Decompression Sickness Clinical Features __147

CHAPTER 1

잠수의 역사
History of Diving

언제부터 인간이 최초로 잠수를 하였는가를 정확하게 알고 있는 사람은 없다. 아마 야생의 진주조개를 잡기 위해 지금의 잠수와 유사한 방법으로 물 속으로 들어갔을 것으로 추정하고 있다. 처음으로 잠수를 할 때, 빨리 내려가기 위해서 무거운 돌을 사용하였을 것이며, 그 당시의 잠수 수심은 30미터를 넘지 않았고, 해저체류시간도 2분을 넘지 못했을 것으로 본다. 그 후로, 군사적인 목적(주로 배의 닻줄을 끊거나 배 밑바닥에 구멍을 내어 침몰시키는 정도)을 위해 잠수를 하였고, 또 침몰된 배를 인양하기 위해서도 잠수를 했었다. BC 1800년과 BC 400년 사이의 해전에서 잠수부가 참여하게 되었고, BC 330년경에는 알렉산더 대왕이 잠수 종(diving bell)을 이용하여 물밑으로 내려갔다는 기록도 있다.

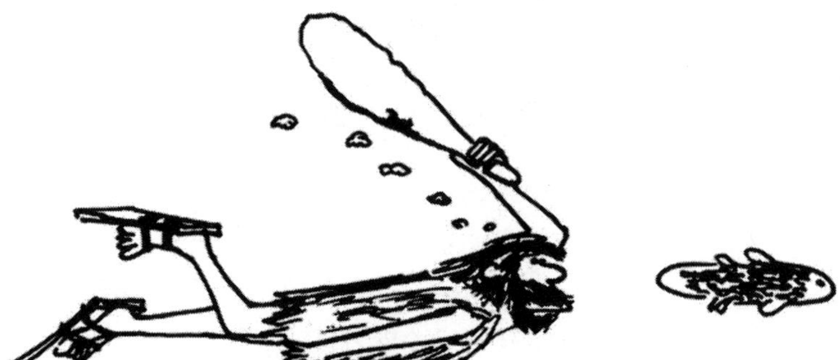

그림 1.1

수표면에서 공기를 공급하는(surface supplied) 잠수의 최초 기록은 AD 77년, 로마의 역사학자인 Pliny에 의해 기록되었다. 즉 수표면에서 잠수부에게 호흡관(breathing tube)을 연결하는 식이었다. 이것을 최초의 "스노클(snorkel)"로 볼 수 있다. 아마 이것은 아주 낮은 수심에서만 가능했을 것이다. 왜냐하면 수중에 있으면서 스노클을 통해 공기를 수면으로부터 끌어당기기에는 너무 인간의 호흡 근육이 약하기 때문이다.

레오나르도 다빈치는 잠수장비와 잠수함에 대한 여러 가지 디자인에 대한 스케치를 남겼다. 1500년대부터 다른 여러 역사책에서 잠수부의 후드(diver's hood)에 대한 그림들이 발견되기 시작했으나, 대부분의 이런 장비들은 단지 몇 피트 정도의 수심보다 깊은 곳에서는 사용할 수 없는 것들이었다. 그러나 인간의 욕망은 깊은 수심에서 장시간 있고 싶다는 것이었다. 1680년 이탈리아의 Borelli는 잠수 장비를 잠수부가 직접 메고 가는 개념의 잠수 세트를 디자인하였고, 실제로 사용은 할 수 없었지만 그 당시로는 상당히 혁신적인 생각이었다. 많은 잠수 장비가 원시적이었고 실제로 제 기능을 발휘하기에는 부족하였지만, 17세기 이후부터는 잠수 종(diving bells)이 성공적으로 사용되기 시작하였다.

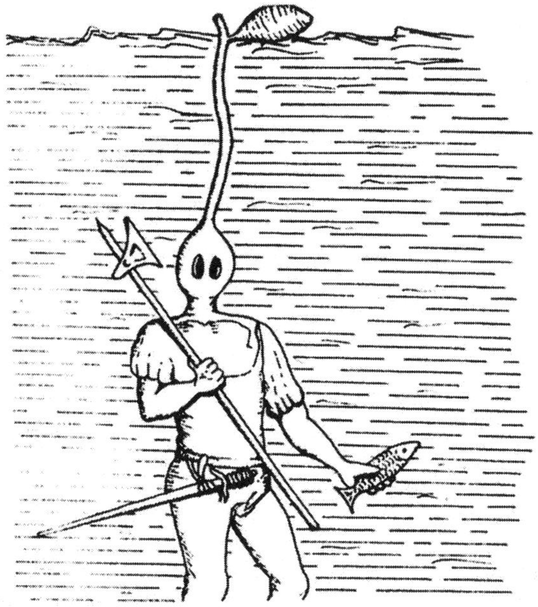

그림 1.2
표면 공급식 잠수의 개념도

헬멧(다이버의 머리를 둘러싸는 양동이를 엎어놓은 모양의 장치)을 이용한 잠수 방법이 점차 널리 사용되기 시작하였다. 1800년대 경에는 효과적인 공기펌프로 수표면에서 공기를 수중으로 내보내주는 펌프장치가 사용되기 시작하였다. 바람을 불어내어 주는 풀무가 다이버들에게 사용되었고, 이것을 사용함으로써 더 오래, 더 깊이 잠수를 할 수 있었지만 수중이라는 환경에서 야기되는 많은 생리적인 문제가 유발되기도 하였다.

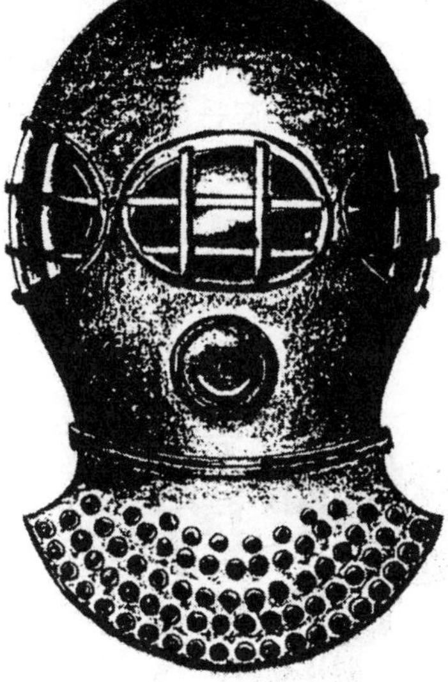

그림 1.3
Siebe의 최초 개방식 헬멧

1837년, Augustus Siebe는 처음으로 효과적인 잠수복(diving dress)을 디자인하였는데, 수면 위의 펌프나 압축기와 연결된 공기공급관(air-supply line)이 다이빙 헬멧과 연결되었다. 헬멧은 잠수복에 물샐 틈 없이 붙어 있었고, 헬멧과 잠수복 안은 공기가 가득 차 있었다.

1866년 프랑스 사람인 Rouquayrol과 Denayrouze이 스쿠버 잠수를 위한 만족할 만한 요구성 레귤레이터(demand regulator)를 발명하였지만, 여기에 적합한 콤프레서와 실린더가 없어서 수면공급식 잠수에 한해서만 제한적으로 밖에 사용할 수 없었다.

1878년 H. A. Fleuss는 산소를 사용하는 폐쇄식 스쿠버 장비(closed circuit self-contained oxygen breathing apparatus)를 만들었으며, 배출되는 이산화탄소는 양잿물(caustic potash)로 제거하였다. 여기서 "폐쇄식"이란 말은, 기체가 물 밖으로 나오지 않는, 즉, 기포가 생기지 않는 것을 말하고, 이것은 내밸은 기체를 다시 호흡한다는 것을 말한다. 이것이 요즘 사용하고 있는 현대식 폐쇄식 잠수장구의 전신인 셈이다.

1800년대 후반이 되어서 다이버들은 수심 50미터 이상까지 잠수할 수 있게 되었고, 이로 인해 감압병(decompression sickness) 또는 벤즈(bends)라는 것이 생긴다는 것을 알게 되었는데, 많은 다이버들이 이 질병에 걸렸으며 또한 관심을 갖게 되었다. 그 이후 20세기 초반에 이르러 비로소 Dr J. S. Haldane이 수학적인 감압표(decompression tables)를 만듦으로써, 깊은 수심에서의 이러한 생리적인 문제들이 해결되기 시작하였다. 이 성공적인 최초의 감압표는 감압(pressure reduction)과 감압정지(pressure stop)의 비율이 2:1이 넘지 않으면 감압병이 생기지 않는다는 전제 하에 만들어졌다.

이는 인체에서의 불활성 기체의 특징을 수학적 모델로 반영한 것이었고, 요즘 사용되는 감압표의 시초가 되었다. 나중에 많은 곳에서 이 원칙이 틀렸다는 것을 알게 되었지만, 이런 초기의 감압표와 나중에 새로 개편된 감압표 등은 감압병을 예방하는 데 많은 기여를 하였다.

1900년대의 잠수에 대한 연구가 잠수 장비의 모든 부분에서 엄청난 발전으로 이어졌고, 1940년대 이후 이러한 장비를 많이 사용하게 되었다. 1943년 Cousteau와 Gagnan은 등에 짊어진 압축공기 탱크로부터 필요한 만큼 공기를 공급받는 요구성 레귤레이터를 개발하였는데, 이것이 현대적 스쿠바 방식의 잠수로 발전할 수 있게 된 결정적 계기가 되었다.

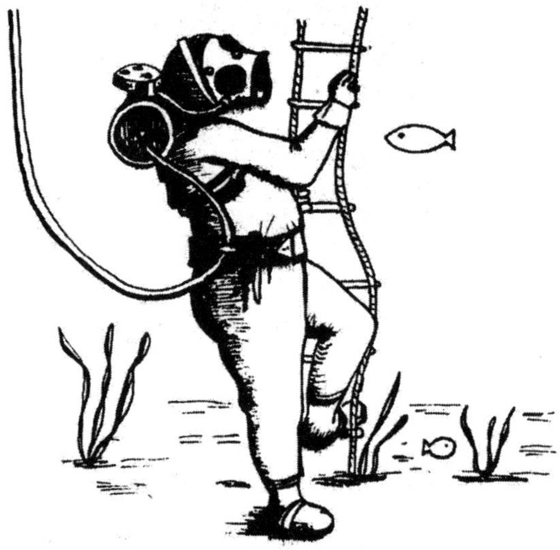

그림 1.4
Rouquayrol & Denayrouze에 의해 고안된 잠수복(1865년)

산소 단독으로, 혹은 산소/질소의 혼합기체를 사용하는 **폐쇄식 재호흡기(closed-circuit re-breathing apparatus)**는 1941년 이탈리아의 지브랄타에 있는 적군의 배를 공격하기 위해 이탈리아 해군 다이버들이 사용한 이후 상당히 빠른 속도로 발전하게 되었다. 심해잠수 시 기체의 효율성이 중요한 문제가 되었으며, 이러한 이유로 폐쇄식 잠수장치는 더욱 중요하게 되었다.

100미터 이상의 수심을 잠수하기 위해서는 특별히 고안된 폐쇄식 혹은 반폐쇄식 재호흡기의 개발은 물론, 산소 혹은 다른 기체와 불활성 기체의 혼합 사용이 필요해졌다. 수심이 깊어짐에 따라 생기는 질소의 마취효과 때문에 질소 대신 헬륨과 수소와 같은 기체가 사용되게 되었다. 이러한 기체들일지라도 합병증 없이 사용할 수 있는 기체는 없으며, 즉 모든 기체는 특별한 생리적인 문제를 가지고 있으며, 이상적인 혼합기체는 아직 없다.

포화잠수(saturation diving)의 도래는 잠수를 할 수 있는 능력과 깊은 수심에서의 작업 능력, 장시간 체류, 그리고 경제적인 이익 등으로 봐서 가히 혁명적인 사건이었다. 이는 어떤 수심에서 다이버의 모든 인체조직을 불활성 호흡 기체로 포화시킨다는 개념에 기초하였다. 즉 인체가 불활성 기체에 완전히 포화되고 나면 더 이상 기체가 녹을 수 없게 되어, 이 수심에서의 잠수시간이 문제가 되지 않게 된다. 그래서 더 오래 체류한다고 해서 감압시간을 길게 할 필요가 없다. 이 방법은 현재 100미터 이상의 깊이에 오래 동안 작업을 해야 하는 대부분의 잠수에 적용되고 있다.

심해 잠수의 위험을 줄이기 위한 수단으로 **대기압 잠수복**(one atmosphere diving suits: ADS)이 개발되었고, 이는 강하고 가벼운 합금체를 사용하고 있다. 이 잠수복은 인간의 손을 대신하여 집게발과 레바를 장착하였고, 관절과 같은 기능을 할 수 있게 만들어져 있다. '응급 구조를 위해 회수장치(rescue facilities)'가 반드시 필요하고, 운동성과 추진력을 가진 것도 있다. 그리고 자체적으로 재호흡 장치를 가지고 있으며, 보통 200-300미터 정도의 수심에서 사용되고 있다. 비록 다소 부피가 크고, 수면에서 끌어올리는 장치가 필요하지만 최신의 모델에서는 다이버가 어느 정도의 이동 작업도 가능하게 되어 있다. 그리고 요즘은 비디오 장치가 되어 있는 **무인 원격 조정이송장치**(non-manned Remote Operated Vehicles: ROV)가 대신하고 있으며, 탐사 작업에도 유용하게 사용된다.

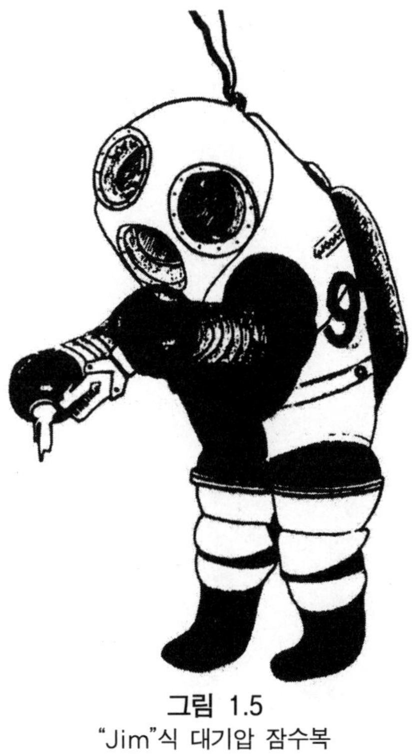

그림 1.5
"Jim"식 대기압 잠수복

CHAPTER 2

물리학 Physics

다이버가 직면하게 되는 물리적, 생리적 문제를 이해하기 위해, 몇 가지 기본적인 물리 법칙을 짚어보는 것은 도움이 될 수 있다.

압력 PRESSURE

중요한 물리적 위험 몇 가지는 압력과 관련되어 있다. 압력은 단위 면적당 힘으로 정의된다.

$$\text{압력 (Pressure)} = \frac{\text{힘 (Force)}}{\text{면적 (Area)}}$$

만일 어떤 힘이 2배의 면적에 미친다면, 압력은 반이 된다.

이것은, 해변의 모래사장에서 자동차를 운전할 때 넓은 타이어가 좋다는 것으로 설명할 수가 있다. 왜냐하면 차량의 무게(힘)가 타이어의 보다 넓은 면적으로 인하여, 모래에 낮은 압력을 미치기 때문이다. 이 차량은 좁은 타이어보다 모래에 덜 가라앉는다.

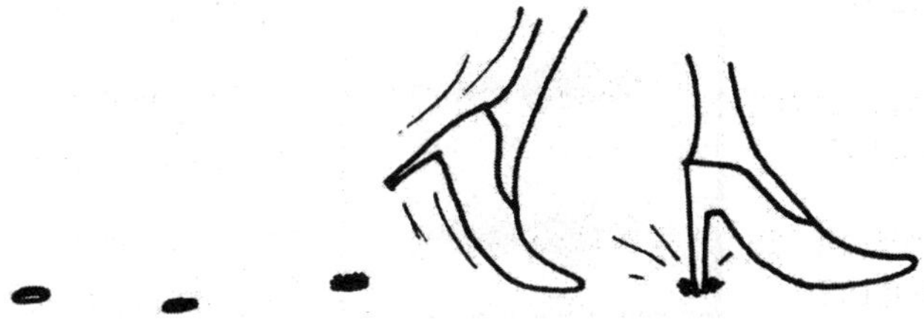

그림 2.1

기체는 빨리 움직이는 많은 분자로 구성되어 있음으로써 압력을 나타낸다. 기체의 분자 수가 많을수록, 더 빨리 움직일수록, 보다 큰 압력을 나타낸다.

다이버에 미치는 압력

잠수한 다이버에 미치는 압력은 다음 2개의 성분으로 구성되어 있다.

1. **대기압(atmospheric pressure) - 수면 위의 대기압**
2. **정수압(hydrostatic pressure) - 다이버 위에 있는 물의 무게**

절대 압력	게이지 압력	바다 속 깊이
1 ATA	0 ATG	표 면
2 ATA	1 ATG	10 m (33ft)
3 ATA	2 ATG	20 m (66ft)
4 ATA	3 ATG	30 m (99ft)

표 2.1 수심에 따른 압력

대기압 Atmospheric Pressure

지표면 위의 대기는 약 150km 높이까지 있다. 공기가 매우 가볍지만, 막대한 양으로 인하여 상당한 무게와 압력으로 지표면에 작용한다.

해수면 높이(sea level)에서의 대기압을 1기압(one atmosphere 혹은 one bar)이라고 표현하며, 이것은 100KPa, 1kg/㎠, 760㎜Hg, 및 14.7psi와 같다. 보다 높은 고도에서는 대기압이 감소하는데, 이는 산 위의 호수에서 다이빙을 할 때 중요한 영향을 끼치는 요소이다(제 6 장 참조).

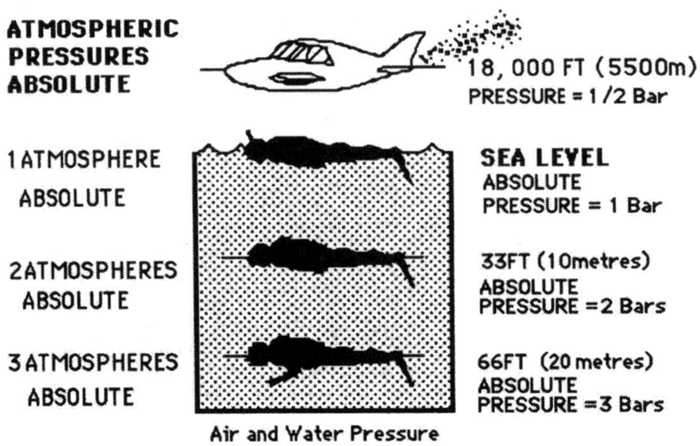

그림 2.2

정수압 Hydrostatic Pressure

물은 공기보다 밀도가 높아서 바닷물 10m(33ft)은 150km 높이의 대기 중의 공기 압력과 같다. 따라서 다이버가 10m씩 물 속으로 내려갈 때마다 1기압씩 증가한다.

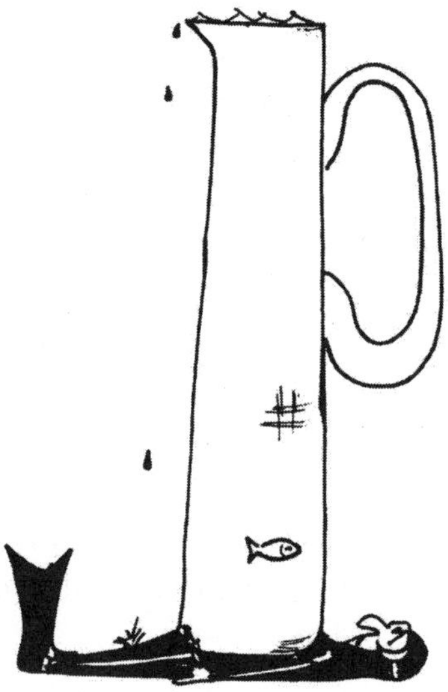

그림 2.3

압력의 일반적 단위:

1 기압 = 10 m sea water (바닷물)
= 33 feet sea water (바닷물)
= 34 feet fresh water (민물)
= 1 kg/㎠
= 14.7 lbs/in^2, psi
= 1 bar
= 100 kilopascals, ㎪
= 760 millimetres mercury, mmHg

절대 압력 Absolute Pressure

어떤 깊이에서 다이버에 작용하는 전체 압력은, 물 위의 공기에 의해 생기는 압력(대기압, atmospheric pressure)과 물 그 자체의 깊이에서 생기는 압력(정수압, hydrostatic pressure)의 합이다.

다이버에 작용하는 전체 압력을 절대압력(absolute pressure)이라 한다. 이것은 종종 기압의 관점으로 표현되어지고 "atmospheres absolute" 혹은 "ATA"이라 부른다.

어떤 주어진 깊이에서 다이버에 작용하는 절대압력을 기압의 관점에서 계산하기 위해서는, 깊이(m)를 10으로 나누고(매 10m 바닷물이 1기압의 작용을 하므로) 1을 더한다(바닷물 위의 대기압이 1기압이므로). feet로 표현되어진 깊이는 33으로 나누고 1을 더해 절대압력을 구한다.

[예] 40m 깊이에서 절대 압력은 (40 / 10) + 1= 5 ATA

압력계압 Gauge Pressure

다이빙 장비에서 압력은 일반적으로 압력계(pressure gauge)에 의해 측정되어진다. 압력계는 일반적으로 해수면 높이에서 0으로 표시되므로, 대기압(1 ATA)은 무시된다. 즉 대기압이 무시된 압력을 말한다.

바닷물 깊이 10m에서 압력계에 표현되는 압력은 1 atmosphere gauge (1 ATG)로 표현된다. 압력계의 압력은 1기압을 더함으로써 절대압력(ATA)으로 변환된다.

부분 압력 Partial Pressure

혼합 기체의 전체 압력은 여러 기체들의 부분압의 합과 같다. 이때 각 기체에 의해 나타나는 부분압은 혼합 기체에 대한 그 기체의 비율과 같다.

[예] 1 ATA 공기에 21% 산소를 포함하므로 산소의 부분압은 0.21 ATA이고,
79%의 질소를 포함하므로 질소의 부분압은 0.79 ATA이다.

기체 법칙 GAS LAWS

자연에서뿐만 아니라 다이빙을 할 때에도 기체는 공통적으로 몇 가지 법칙을 따르는데, 이들 법칙을 아는 것은 다이버에게 매우 중요하다. 왜냐하면 그 법칙들은 다이빙 시의 공기 공급시간에 영향을 미치며, 공기를 포함하는 신체 내의 공간(예: 귀, 동(sinus)[1], 폐)에도 영향을 미치기 때문이다. 이것은 또한 여러 가지 잠수병과도 관련이 있다.

보일의 법칙 Boyle's Law

이것은 압력과 부피와의 관계로, 다음과 같이 정의된다; **주어진 어떤 기체의 부피는 절대압력에 반비례하며 변한다(단, 온도가 일정할 시).**

간단히 말하자면, 어떤 주어진 기체의 부피에서, 압력이 증가하면 그 부피는 반대로 감소된다. 만약 압력이 두 배가 되면 부피는 반으로 감소한다.

수학적으로 나타내자면 : $V \propto 1/P$ (V=부피, P=압력)

어떤 주어진 기체에 대하여 부피와 압력의 곱은 일정한 값을 갖는다.

즉, $P \times V$ = 일정

그러므로 어떤 기체 표본에서 최초의 부피와 압력을 V_1, P_1 이라 하자. 이때 부피 혹은 압력이 바뀌더라도 새로운 부피와 압력 V_2, P_2 의 곱은 최초의 곱과 같다.

즉, $P_1 \times V_1 = P_2 \times V_2$

1) sinus (*pl. sinuses*) 동(洞), 혹은 부비동(副鼻洞, paranasal sinuses)으로 해석되며, 두개골 내에 위치하고 있는 4쌍의, 공기를 함유한 공간임. 이곳에 염증이 생기면 부비동염(sinusitis)이라고 하는데, 이를 흔히 축농증이라고 한다.

이 법칙은 자전거 펌프의 피스톤과 실린더에 의해 쉽게 증명된다. 만약 피스톤이 펌프의 실린더 속으로 반정도 들어가면 기체의 탈출은 없으므로 실린더 속의 압력은 두 배가 될 것이다. 높아진 실린더 속의 압력은 공기를 자전거 타이어에 집어넣을 수 있게 해주며, 따라서 타이어의 압력은 증가할 것이다. 이런 방법으로 압축기(compressor)는 2000 ℓ 이상의 공기를 스쿠버 실린더 속으로 넣을 수 있으며, 이때의 압력은 매우 높다.

다이빙 시, 압력은 깊이에 따라 증가하기 때문에, 그에 따른 기체 부피의 감소는 몸에 많은 공기 저장소를 갖고 있는 다이버에겐 매우 중요한 일이다.

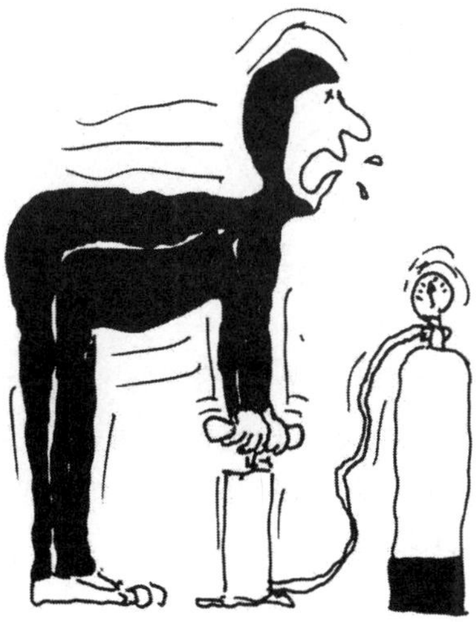

그림 2.4

하강할 때의 문제(descent problems): 다이버의 중이(中耳, middle ear), 동(洞, sinuses)의 공기는 다이버가 물 속으로 내려감에 따라 부피가 감소될 것이다. 만약 이러한 부피와 압력의 변화에 대하여 "압력평형(equalisation)"이 이루어지지 않는다면, 그 조직에 압력손상(barotrauma)이 일어날 것이다.

> 만일 지표면에서 6 ℓ의 가방에 공기가 가득 차 있다면, 20m 깊이(3 ATA)에서의 부피는 3에 의해 나눠지므로 2 ℓ가 된다.
>
> $P_1 \times V_1 = P_2 \times V_2$
>
> $\therefore 1 \times 6 = 3 \times V_2$
>
> 즉, $V_2 = 2\ell$

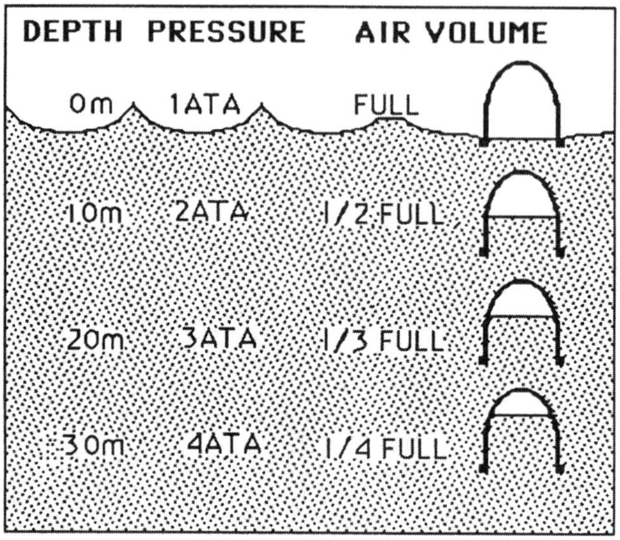

그림 2.5

만약 지표면에서 숨을 가득 들이 마시고 호흡을 정지한 후 20m(3 ATA) 깊이로 들어간다면 폐 속의 공기 부피는 6ℓ 에서 2ℓ 로 감소할 것이다. 따라서 폐는 확장보다는 압축에 대항하려 할 것이다. 숨을 참고 짧은 시간동안 물속에 들어가는 잠수인 지식 잠수(止息潛水, breath-hold diving)의 한계는 알려지지 않았으나, 현재 사람에 따라 100m가 넘는 수심까지 내려가기도 한다.

상승할 때 문제(ascent problems):성인 남자 다이버의 폐는 평균적으로 약 6ℓ 의 공기를 담을 수 있다. 만약 다이버가 20m(3 ATA)에서 스쿠버 장비로부터 숨을 가득 들이마신 후 숨을 참은 채 표면(1 ATA)으로 되돌아온다면 폐 속의 기체 부피는 폐 전체 용량 6ℓ 에서 18ℓ (6× 3)로 증가할 것이다.

쉽게 계산하자면:

$$P_1 \times V_1 = P_2 \times V_2$$

$$P_1 = 3ATA,\ V_1 = 6\ell,\ P_2 = 1ATA,$$

$$V_2 = ?\ell$$

$$V_2 = \frac{P_1 \times V_1}{P_2} = \frac{3 \times 6}{1} = 18\ \ell$$

폐는 부피가 18ℓ 까지 증가한다. 따라서 폐가 파열되면서 『폐 압력손상(pulmonary barotrauma)』을 일으킨다.

보일의 법칙의 중요한 현실적 문제는 **가장 큰 부피변화가 수면 부근의 얕은 수심에서 일어난다는 것이다. 이것은 폐 압력상해의 가장 큰 위험이 수면 근처에서 일어나며, 올라갈 때뿐만 아니라 내려갈 때도 마찬가지다.**

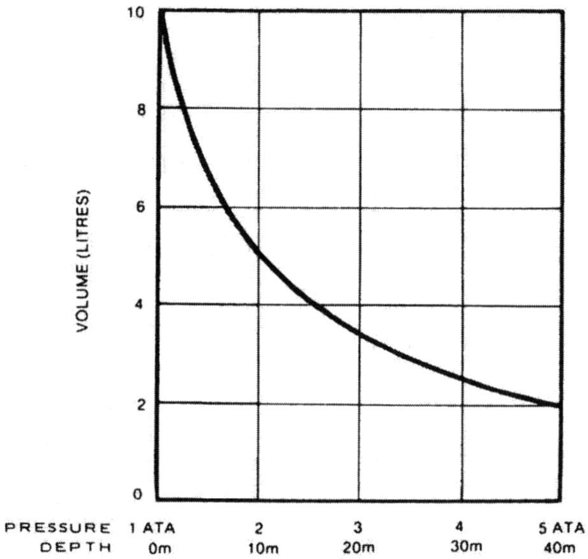

그림 2.6
이 그림은 여러 깊이에서 압력변화에 의한 기체부피의 변화를 보여준다.
최대부피변화는 수면 근처에서 일어나고 있음에 주의하라.

예를 들어 40m 깊이(5 ATA)에서 폐에 4ℓ의 공기가 있다면 공기를 내쉬지 않고 10m 올라간다면(수심 30m, 4 ATA) 폐 속의 부피는 5ℓ로 증가될 것이다: 이 정도의 팽창은 폐 손상 없이 폐 자체의 탄력성으로 조절될 수 있을 것이다.

$$P_1 \times V_1 = P_2 \times V_2$$
$$5 \times 4 = 4 \times V_2$$
$$\therefore V_2 = 5\ell$$

만약 다이버가 수심 10m(2 ATA)에서 숨을 내쉬지 않고 표면(1 ATA)으로 올라간다면 압력은 2 ATA에서 1 ATA로 변화되고, 폐 속의 공기는 4ℓ에서 8ℓ로 팽창될 것이다. 이것은 폐를 파열시킬 수도 있다.

즉, 같은 수심을 올라왔음에도 불구하고, 부피의 변화와 그로 인한 위험은 수면 근처에서 훨씬 심각하다(보일의 법칙에 의함).

많은 다이버들이 이것을 깨닫지 못하고, "얕은 깊이에서 다이빙한다면 압력상태의 위험이 최소화 될 것"이라는 잘못된 믿음을 갖고 있다.

부력 조절기(B.C. buoyancy compensator)도 보일의 법칙에 따라 깊이 변화에 다르게 반응한다. 웻슈트(wet suit)도 수심이 깊어짐에 따라 부력과 단열효과(insulating properties)가 떨어지게 된다.

샤를의 법칙 Charles's Law

대부분의 다이버는 자전거 펌프와 공기 압축기(air compressor)를 사용할 때 뜨거워진다는 것을 알 것이다. 기체의 부피가 압축됨에 따라 열이 난다. 이것은 샤를의 법칙에 의해 설명될 수 있다.

샤를의 법칙은, 압력이 일정할 때 주어진 기체의 부피는 절대 온도와 비례하여 변한다는 것이다. — 절대 온도는 섭씨 온도에 273을 더하면 된다. : T=273+t (℃)

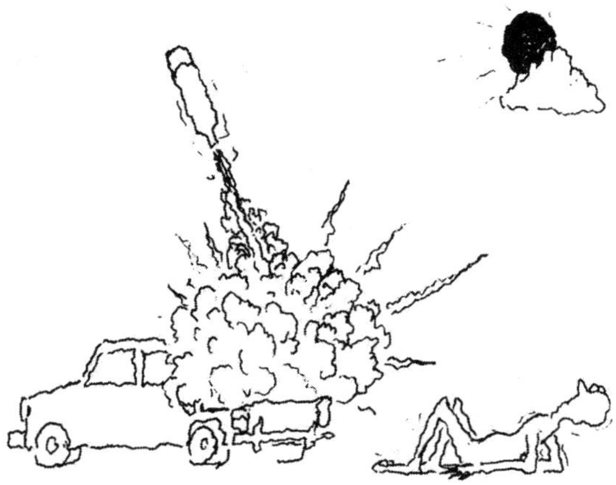

그림 2.7

일반적인 기체 법칙 General Gas Law

샤를과 보일의 법칙은, 일반적인 기체 법칙으로 합쳐질 수 있다: PV / T 는 일정

어떤 주어진 기체에서, 압력과 부피를 곱한 후 온도로 나누었을 때, 항상 같은 값을 갖는다는 것을 의미한다. 이 중 한 요소가 변하면 다른 두 개의 요소도 변한다.

만약 기체 표본 $\frac{P_1V_1}{T_1}$ 중 한 요소가 변하면,

새로운 값들로 재구성되지만 $\frac{P_2V_2}{T_2}$ 의 값은 변하지 않는다.

즉, $\frac{P_1V_1}{T_1} = \frac{P_2V_2}{T_2}$

다른 방법으로 기술하자면, 기체가 압축되면(P ↑) 부피는 감소(V ↓)되고 그것은 더워지기(T ↑, PV/T 는 일정) 시작한다. 만일 기체가 더워지고(T ↑) 부피 팽창이 없다면(V →) 압력은 증가(P ↑, PV/T 는 일정)한다.

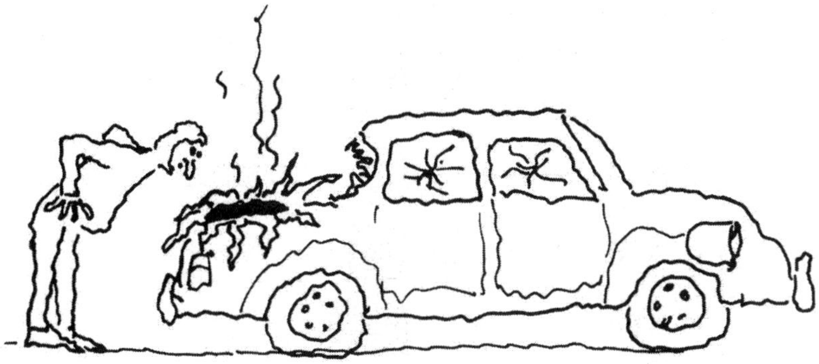

그림 2.8

이 법칙은, 더운 날씨에 자동차 트렁크에 스쿠버 실린더를 가득 실은 자동차가 폭발하여 파손되는 것으로 알 수 있다. 비슷하게, 다이버가 흔히 사용하는 고무보트(inflatable boats) 역시 뜨거운 태양 아래에서 압력이 최대로 증가한다. 온도가 증가함에 따라 보트 속의 공기 압력은 증가하고 부피도 증가하여, 마지막에는 보트가 폭발하기도 있다.

만약 기체가 빠르게 확장된다면(V ↑, P ⇊) 그것은 냉각(T ↓, PV/T 는 일정)될 것이다. 이전에 압축된 공기가 팽창함으로써 생기는 냉각의 예로, 찬물에서 다이빙 시 스쿠버 실린더 안의 공기를 호흡함에 따라 압축공기가 팽창하면서 냉각되어 레귤레이터(regulator)가 얼 수 있다.

문제 충전된 스쿠버 실린더 온도가 37℃이고 압력계의 압력이 199ATG였다. 17℃로 냉각된 후의 압력은 얼마인가?

$$\frac{P_1 V_1}{T_1} = \frac{P_2 V_2}{T_2}$$

여기서 실린더 부피는 변하지 않으므로($V_1 = V_2$) 다음과 같이 쓸 수 있다

$$\frac{P_1}{T_1} = \frac{P_2}{T_2}$$

다시 변환하면 $P_2 = \frac{P_1 T_2}{T_1}$

수치를 넣으면 (ATA = ATG + 1이고, 절대온도는 273을 더하면 된다)

$$\therefore\ P_2 = \frac{(199+1) \times (273+17)}{(273+37)} = 187\text{ATA}$$

■달턴의 법칙 Dalton's Law

혼합 기체의 총 압력은 부분을 이루는 각 기체의 부분압력의 합으로 나타난다. 즉, 전체 압력은 부분 압력의 합이다.

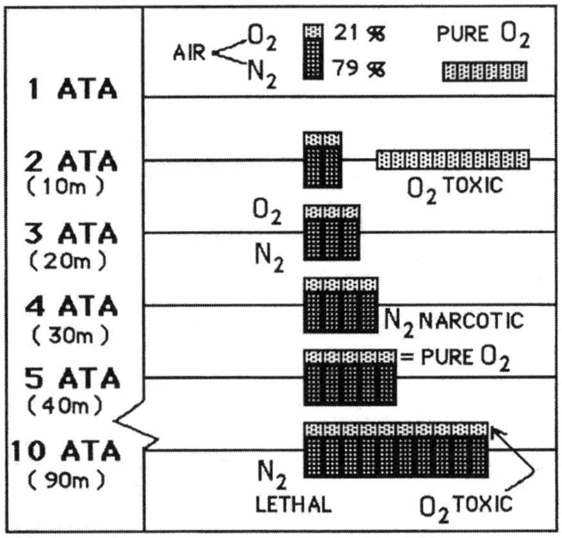

그림 2.9

결국 전체 압력이 증가함에 따라 각각의 부분압도 증가한다.

예를 들어 공기가 21%의 산소와 79%의 질소를 포함한다면, 주어진 압력에서 산소와 질소는 각각 전체 압력의 21%, 79%를 차지한다.

> 공기 중의 산소의 부분압은 1 ATA의 21/100 이므로 0.21 ATA이고,
> 질소의 부분압은 1 ATA의 79/100 이므로 0.79 ATA이다.

기체의 부분압을 계산할 때 절대 압력(ATA)에서의 기체의 비율을 곱한다.

이 법칙은 어떤 깊이에서 기체의 독성을 고려할 때나 산소를 치료목적으로 사용할 때 아주 중요하다.

문제 1.8 ATA 이상에서 호흡할 때 산소는 발작을 일으킬 수 있다고 한다. 그렇다면 30m(4 ATA)에서, 50% 산소와 50% 질소의 혼합기체로 호흡하는 것이 더 안전할 수 있겠는가?

산소의 부분압 = 50% × 4 ATA = 2 ATA

; 30m의 깊이에서 이러한 산소/질소의 혼합기체는 잠재적으로 독성을 일으킬 수 있다.

헨리의 법칙 Henry's Law

이 법칙은 기체의 용해도를 설명할 때 쓰인다: **어떤 온도에서 액체 속에 녹는 기체의 양은 액체와 접한 기체의 부분압에 비례한다.** 이것은 액체와 접한 기체의 압력이 높을수록 더 많은 기체가 액체 속으로 용해되는 것을 의미한다.

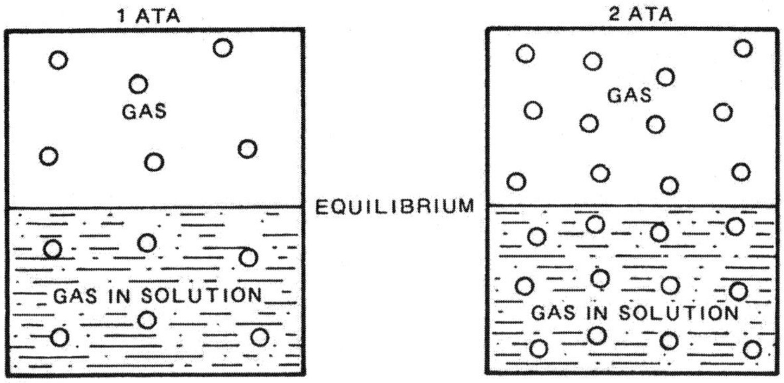

그림 2.10
이 그림은 액체와 접한 기체의 압력이 증가함에 따라,
액체에 용해되는 기체분자가 얼마나 많아지는지를 보여준다.

이 법칙은 사이다 병을 열었을 때를 생각하면 항상 이해가 쉽다. 사이다를 만들 때 이산화탄소는 높은 압력 하에서 사이다 안으로 용해되어지고 병 속의 압력은 강력한 뚜껑으로 유지되어진다. 병뚜껑이 열리고 압력이 낮아지면 기체는 이전만큼 용해될 수 없고, 여분의 기체는 기포 형태로 사이다에서 방출된다.

해수면(1 ATA)에서 인체 조직에는 약 1ℓ의 질소가 용해되어 있다. 다이버는 보다 압축된 공기를 호흡하게 되는데, 이때 다이버가 호흡하는 공기 속의 질소분압이 높기 때문에 더 많은 질소가 몸 속에 용해될 것이다. 이것이 『질소 마취(nitrogen narcosis)』를 일으킨다.

다이버가 수면으로 올라왔을 때, 용해되어 있던 질소는 기포 형태로 나올 수 있고, 이것이 조직 손상을 일으킴으로써 『감압병(decompression sickness 혹은 bends)』의 원인이 된다.

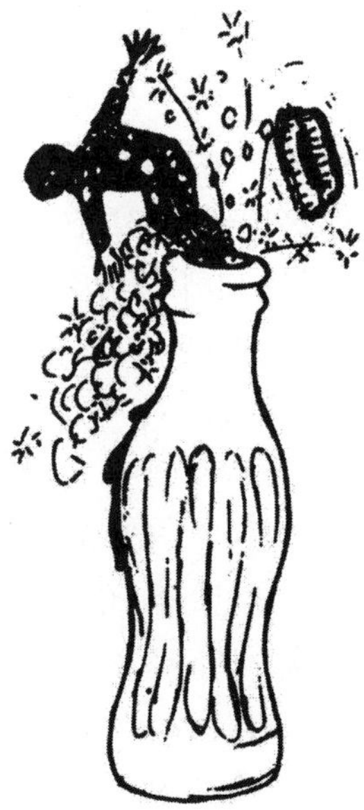

그림 2.11

기체의 확산 Diffusion of Gases

어떤 다이버가 방에서 방귀를 뀌었을 때, 그 방안의 모든 사람들은 그 사실을 알 것이다. 다행스럽게도 누구의 짓인지는 모르겠지만.

이러한 기체의 재분배 과정을 "확산(diffusion)"이라고 한다. 이것은 공간 속의 모든 부분으로 기체 분자가 빠르고 무질서한 운동을 함으로써 일어난다. 한 개 혹은 작은 그룹의 기체 분자들은 모세혈관이나 세포벽 같은 방수 벽을 쉽게 통과하여 확산될 수 있다. 이 과정을 통하여 산소나 다른 기체들이 폐로부터 혈액이나 조직으로 확산될 수 있고, 그 반대 과정도 일어날 수 있다.

다이버에게 중요한 기체

공기 Air

공기는 산소와 질소의 혼합물이며 여기에 약간의 이산화탄소와 소량의 다른 기체들이 섞여있다. 소량의 기체는 네온, 아르곤, 제논, 수소 등이다.

정확한 공기의 조성은:

산소(O_2)	—	공기 부피의 20.94%
질소(N_2)	—	공기 부피의 79.02%
이산화탄소(CO_2)	—	공기 부피의 0.04%

어떤 저명한 공기 공급자들은 스쿠버 탱크에 압축 공기 외에도 약간의 먼지, 기름(oil), 탄화수소, 수증기, 일산화탄소를 넣기도 한다.

산소 Oxygen - O_2

이들은 공기에서 숨쉴 때 눈에 보이지 않는 무색, 무향, 무미(無味)의 기체이다.

이것은 인체 내의 대사와 생명유지에 필수적인 요소지만 과량 존재 시 독성을 나타낸다. 공기에서의 이 비율이 가장 적절하다. 이것보다 많을 시에는 독성을 나타내고, 적을 때에는 생명을 유지할 수 없다. 이런 이유로 깊은 곳에 들어가는 다이버가 호흡하는 기체는 불활성 기체(inert gas)[2)]가 일정부분 포함되어 있다. 일반적으로 질소 또는 헬륨이 산소와 혼합되는데, 산소의 부분압을 0.2 ATA(0.16~0.40 ATA)로 유지해준다.

산소는 연소를 강력히 도와주는데, 산소의 부분압이 충분히 높으면 불꽃을 내지 않는 물질도 밝은 빛을 내며 태울 수 있다.

응급 시 산소의 사용이 요구되거나 높은 산소 혼합물을 가지고 다이빙을 하고 싶은 어리석은 유혹이 들 때, 다이버는 산소의 잠재적인 폭발성과 가연성을 염두에 두어야 한다.

---

2) 화학적 합성에 비활성을 띠는 He, Ne, Ar, Kr 등의 주기율표상의 VIII Group의 기체를 말하며, 인체 내에서는 생화학 반응에 참여하지 않는 질소와 같은 기체도 함께 일컫는다.

질소 Nitrogen - N_2

공기의 주요 기체 성분이며 무색, 무향, 무미의 기체이다. 질소는 몸 속의 액체나 조직에서 잘 용해되며 깊은 곳에서 마취현상(narcosis)을 일으키며, 상승 후 용해도의 감소로 인해 기포가 잘 생기며, 감압병(decompression sickness)의 원인이 된다.

이것은 인체에서 생화학 과정에 참여하지 않으므로 "불활성 기체(inert gas)"라고 불린다. 신(神)은 공기 중에서 이것으로 산소 독성을 막았고, 불로부터의 위험을 줄였다.

다이버는 이 "질소/산소의 비율"을, 다이빙 시간을 늘리기 위해 혹은 질소마취의 위험을 줄이기 위해 변화시킨다.

이산화탄소 Carbon Dioxide - CO_2

이 기체 역시 무색, 무향, 무미이다. 그러나 만일 다이버가 이산화탄소로 채워진 구명 조끼로부터 이산화탄소를 한 모금 삼킨다면, 물에서 탄산(carbonic acid)이 형성되기 때문에 매우 역겨운 맛을 느낄 것이다.

이산화탄소는 세포 대사에 의해 생성되고 우리가 내쉬는 숨(호흡)에서 대략 5%의 농도를 차지한다.

만일 다이버가 고장난 호흡 장비나 과도하게 큰 스노클(snorkel)을 사용한다면, 이산화탄소가 축적되어 몸에서 독성을 일으킬 것이다. 이 효과는 『제 22 장』에서 더 논의하겠다.

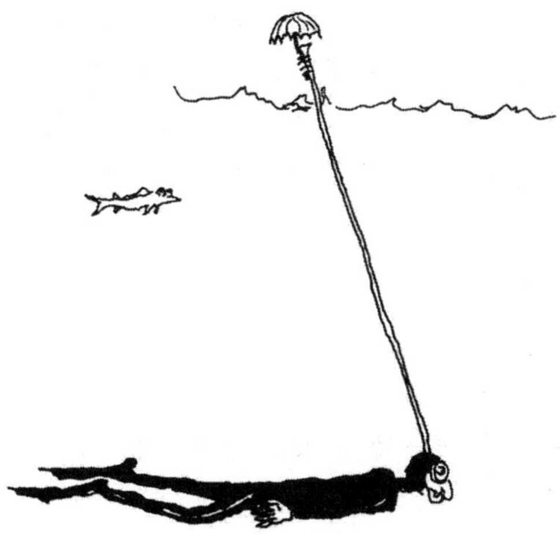

그림 2.12

일산화탄소 Carbon Monoxide - CO

이 기체도 무색, 무향, 무미이다. 이것은 다이버가 감지할 수 없고, 비록 소량이라도 의식을 잃게 하거나 죽음에 이르게 할 수 있다.

이것은 탄소를 포함한 화합물이 불완전 연소하여 생긴 물질로, 자동차 매연이나 담배 연기 속에 있다.

일산화탄소에 의해 오염된 공기가 스쿠버 실린더 속이나 수면 위에서 다이버에게 공급이 된다면 치명적 결과를 가져올 수 있다.

헬륨 Helium - He

이것은 매우 가볍고 비싼 무색, 무향, 무미의 기체이다. 미국에서는 지하 천연 가스로부터 얻을 수 있다.

이것은 매우 깊은 곳에서 다이빙할 때의 기체 혼합물에 산소의 농도를 일정하게 유지하는데 사용된다. 왜냐하면 이 기체는 마취현상을 일으키는 성질이 낮기 때문이다(예: Heliox - 90% 헬륨 + 10% 산소).

이 기체의 밀도는 매우 낮기 때문에 파이프의 작은 틈새와 밸브 등을 통해서도 쉽게 빠져나간다. 또한 열에 대한 매우 효과적인 전도체이기 때문에 저체온증(hypothermia)과 관련된 심각한 문제를 일으킬 수 있다.

헬륨의 낮은 밀도는 발음을 내는 정상적 과정을 변화시켜 다이버가 이 기체를 호흡할 때 오리가 내는 목소리와 비슷한 현상이 있다(“Donald Duck” like speech).

수소 Hydrogen-H_2

수백 미터 이상의 깊은 곳에서 다이빙 시, 질소마취(nitrogen narcosis)를 방지하고 호흡저항을 줄이기 위하여 질소 대신에 사용되는 매우 가벼운 기체이다. 불행히도 이것은 산소와 매우 잘 결합하지만, 그 산물인 물은 다이버를 괴롭힐 만큼의 양은 아니다. 이것은 매우 깊은 곳에서 숙련된 전문 다이버가 매우 낮은 산소 농도와 함께 사용하며, 이것의 문제점은 헬륨과 비슷하여 쉽게 폭발하는 성질이 있다.

불활성 기체 Inert Gas

네온(Ne), 아르곤(Ar), 라돈(Rn), 제논(Xe)

이들은 대기 중에 소량 존재하며, 생물학적으로는 불활성인 기체이다. 이들은 레크레이션 다이버에겐 중요하지 않다.

오일 가스 Oil Gases

공기 압축기를 돌리는 과정에서 윤활유(lubrication)가 필요한데, 이것에서 실린더 내의 공기를 오염시킬 수 있는 오일 증기(oil vapor)와 탄화수소가 생길 수 있다.

부력 BOUYANCY

부력에 영향을 끼치는 요소들을 이해하는 것은 다이버에게 중요하다.

밀도 Density

밀도는 "단위 부피 당 질량"으로 정의된다.

질량을 무게로 간주하면, 밀도는 "단위 부피 당 무게"가 될 것이다.

같은 부피라면 보다 무거운 물체가 밀도가 높다. 이해를 돕기 위해, 물 양동이를 들어보고, 그런 다음 납이 들어있는 양동이를 들어보면 알 수 있을 것이다.

비중 Special Gravity

비중(S.G.)은, 순수한 물(비중=1)에 대한 다른 어떤 물질의 밀도이다.

즉, 납의 비중은 13.5이므로, 물의 13.5배에 해당하는 밀도를 가졌다.

[예] 1000cc의 물은 1kg이고, 1000cc의 납은 13.5kg이다.

비중의 개념은 중요한데, 왜냐하면 그 물체의 비중이 물에 뜨고 가라앉는 것을 결정하기 때문이다.

비중이 1보다 큰 물질은 물에 가라앉을 것이다. 납은 비중이 13.5이므로 가라앉고, 기름(oil)은 비중이 0.8이므로 쉽게 떠서 기름막을 형성한다.

인체의 비중은 내부 물질에 따라 다르고(지방은 1보다 작고, 뼈는 1보다 크다) 전체 비중이 1보다 약간 크지만, 대부분의 사람은 폐 속의 공기로 인하여 충분한 부력이 있음으로 뜰 수 있다.

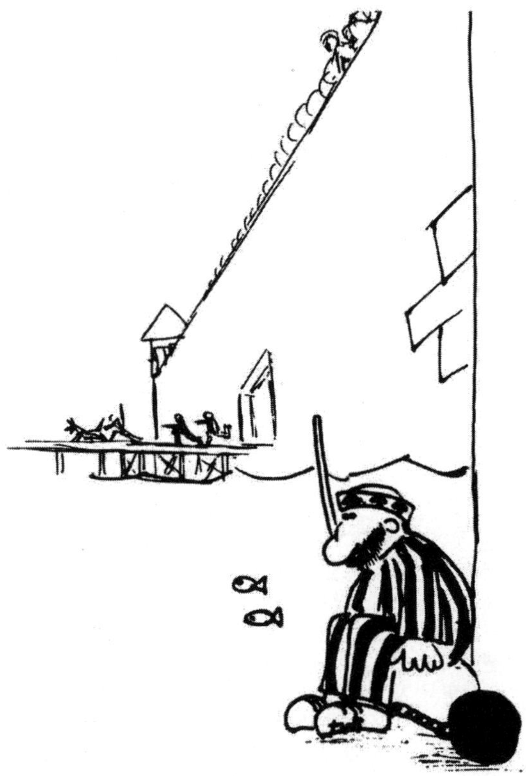

그림 2.13

아르키메데스의 원리 Archimedes Principle

고대 그리스의 아르키메데스는, 물체가 액체 속에 잠겼을 때 물체는 가벼워지는데, 그 무게의 손실(혹은 부력)은 물체에 의해 밀쳐진 물의 무게와 같음을 발견하였다.

즉, 부력의 효과는 잠긴 물체와 동일한 부피의 액체 무게와 같다[3].

밀쳐진(이동된) 액체의 무게가 물체의 무게보다 크고 같고 적음에 따라, 액체 속의 물체는 뜨거나 어중간하게 남아있거나 가라앉는다.

바닷물은 소금 농도 때문에 순수한 물보다 밀도가 높으므로, 물체에 의해 이동되는 바닷물의 무게는 순수한 물의 무게보다 더 크다. 그러므로 바닷물 속의 물체는 순수한 물에서보다 부력이 더 크다[4].

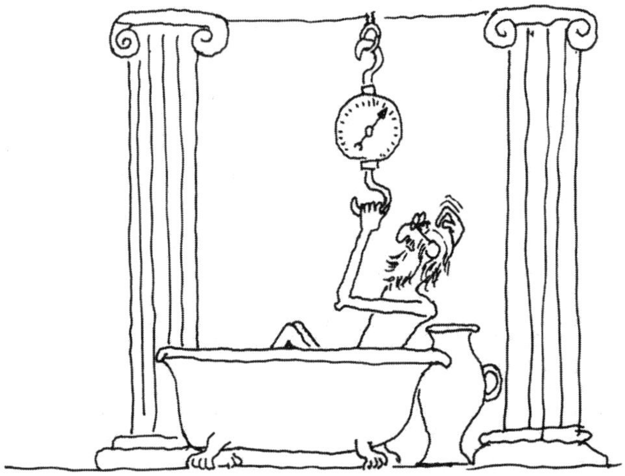

그림 2.14

폐(肺)나 부력 조절기(buoyancy compensator), 웻슈트(wet suit) 속의 공기도 부력을 제공한다. 불행히도 이들 공기는 수심에 따른 압력 변화에 의해 부피가 변하게 되므로, 부력도 변하게 된다. 따라서 일정한 부력 조절이 필요한데, 이는 다이버의 부력 조절기에 공기를 더하거나 뺌으로써 이루어진다.

다이버는 어떤 수심에서 중성부력으로 자세를 유지해야 할 때도 있고, 수면 위에 떠올라 있어야 할 때도 있다. 그러므로 상황에 따라 부력을 적절히 조절할 수 있어야 한다.

---

3) 부력의 원인은 무엇일까? 배나 비행기의 경우 물과 공기분자들이 물체를 아래에서 위로 떠받들고 있다. 액체나 기체를 구성하고 있는 분자 자신들은 끊임없이 움직이는데 이러한 분자 운동에 의하여 부력이 발생한다. 분자들 사이의 끊임없는 운동에 의하여 분자 간에 충돌을 일으키게도 되지만, 마찬가지의 원리로 분자들이 배의 아랫면을 때리는 것이다. 분자 하나하나는 힘이 약하지만 무수히 많은 분자들이 배의 밑창을 때리면서 떠받쳐주기 때문에 무거운 배가 물 위에 떠 있을 수 있는 것이다. [참고: 힘! 재미있는 50가지 힘이야기, 192~193쪽, 임승혁 저, 행법사]

4) 요르단과 팔레스타인 접경 지역에 위치하고 있는 사해(死海)는 실제로는 호수인데, 이곳의 소금 함유량은 바다보다도 무려 5배가 높아 너무 짜서 물고기가 살지 못하고 호숫가엔 풀도 자라나지 못한다. 이곳의 수면은 바다보다 훨씬 낮고, 분지같이 생겨 바다로 통하는 출구가 없다. 날씨가 무더워 수분이 빠른 속도록 증발하기 때문에 물이 줄어들면서 사해의 소금 함유량이 높아지고 그만큼 비중도 커질 수밖에 없는데, 사해의 물의 비중은 1.172~1.227로서 인체의 비중(1.021~1.097)보다 크므로 사람을 수면 위로 떠올린다.
이에 대해 다음과 같은 간단한 실험을 해볼 수 있다. 2개의 유리컵을 준비하고, 한컵에는 소금을 많이 넣어 충분히 녹이고, 다른 컵에는 그냥 물만 채운다. 각각의 컵에 계란을 넣으면 물만 채운 컵의 계란은 가라앉지만, 소금을 많이 넣은 컵의 계란은 가라앉지 않는다. 소금물의 비중이 증가하여 부력도 커지기 때문인데, 이때 소금의 양을 조절하면 계란의 떠있는 위치도 달라진다. [참고: 아주 쉽고 재미있는 과학이야기, 286쪽-청담문학사]

환경의 물리적 효과

온도 Temperature

열은 에너지의 한 형태로, 체온을 측정함으로써 알 수 있다.

열 에너지는 높은 곳에서 낮은 곳으로 흐른다. 다이버에게 중요한 열 전달의 형태는, 직접적인 접촉을 통하여 전달되는 『열전도(thermal conduction)』이고, 이것은 저체온증(hypothermia)과 밀접한 관계가 있다.

정상 체온은 37℃ 정도이고, 바닷물 온도는 계절에 따라 차이가 있지만 한국의 바다는 보통 한 여름이라 할지라도 12~20℃이므로 다이버는 항상 자신의 체온보다 낮은 물 속에 들어가는 것이다. 일반적으로 물의 온도는 깊이에 따라 점차 감소하지만, 갑자기 서로 다른 수온을 가진 물의 층이 연접할 수 있다. 이러한 층을 "변온층(혹은 수온약층, thermoclines)"이라고 하고, 특히 잔잔한 물에서 생길 수 있다.

차가운 물은 신체와 큰 온도차를 보임으로써 결과적으로 인체로부터 끊임없는 열 손실이 일어난다. 이 과정은 그 매개체가 물인 경우, 열전도율이 공기보다 훨씬 크기 때문에 더 빨리 그리고 치명적으로 일어날 수 있다.

정상 체온의 유지는 생리학적 기능을 하기 위해서는 필수적이기 때문에, 다이버에게는 열 손실을 최소화하는 과정이 필요하다. 이 과정은 다이버와 접촉하는 물 사이에 공기층을 넣음으로써 열전도율을 최소화 시킬 수 있다. 이것은 웻슈트에 포함된 미세한 기포나, 드라이 슈트 안의 고무 피복(rubber skin) 바로 아래에서 형성된다.

빛과 색깔 Light and Colour

빛을 통과시키는 물질은, 원래 통과하는 빛의 방향을 약간 바꾸는 경향이 있는데, 이 과정을 "굴절(refraction)"이라고 한다. 굴절의 정도를 "굴절률(refractive index)"이라 한다. 빛은 다른 굴절률을 가진 물질들 사이를 통과하며 방향이 꺾인다.

다이버가 물 속의 물체를 봤을 때 빛은 물, 마스크의 유리, 눈에 닿기 전의 마스크 속의 공기를 통과하며 꺾인다. 이들 간섭물질을 통과하며 빛은 굴절되고, 이로 인해 25%정도 더 크고 가까이 보이게 된다.

다이버가 이 굴절에 적응할 때까지 크기와 거리를 판단하기란 어렵다. 이로 인하여 작살질(spearfishing) 같은 간단한 일도 어렵게 한다.

물 속에 있는 입자에 의해 분산된 빛은 그림자를 흐릿하게 만들고 먼 거리를 선명하게 볼 수 있는 가시거리를 줄인다.

눈의 초점을 선명히 맞추는 일은 눈앞의 공기와 각막(눈동자의 맨 앞에 있는 투명한 막) 사이에서 통과하는 빛의 굴절률에 의해 좌우된다. 만일 물 속에서 마스크 없이 눈을 뜬다면, 이 『공기-각막의 간섭(air-cornea interface)』이 없어져 시야가 흐려지게 보일 것이다.

물은 각각의 색깔을 다른 정도로 흡수한다. 깨끗한 바다에서 빨간색은 수심 1m, 오렌지색은 5m, 노란색은 10m 이내에서 각각 흡수되며, 녹색과 푸른색만이 더 깊은 곳까지 도달하게 된다. 그러므로 수면 위에서의 색깔과 관계없이, 10m 이상의 수심에서는 대부분의 물체가 푸르거나 녹색으로 보인다.

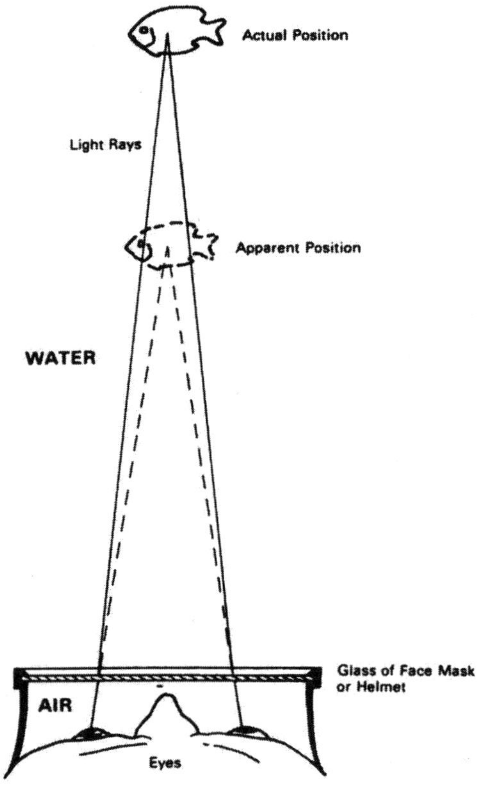

그림 2.15

연안의 물은 종종 식물성 부패물을 함유하곤 하는데, 이 노란색 물질들은 녹색을 제외한 대부분의 색을 흡수한다. 결과적으로 깨끗한 바닷물은 푸르게 나타나고 연안과 하구의 물은 표면에서 볼 때 녹색으로 나타난다.

깊은 물은 푸른색과 녹색으로 보이기 때문에, 이 깊이에 살고 있는 아름다운 산호와 물고기들은 회중 전등(torch)이나 카메라 플래시에 의해 비쳐지지 않으면 그렇게 아름답게 보이지 않는다.

안전을 이유로, 다이빙 장비는 확실히 색깔이 드러나게 화려한 것을 입기 바란다. 그러나, 색을 고를 땐 물밑에서 빛의 흡수를 고려해야 한다. 예를 들어 빨간색은 수면 위에서는 쉽게 눈에 띄겠지만, 물 속에서는 붉은 빛을 강하게 흡수하므로 검게 보인다.

빛을 발하는 오렌지색(fluorescent orange)이나 노란색(yellow)은 보다 잘 보인다. 왜냐하면 형광색은 자신의 빛을 강하게 방출하고, 또한 자연적인 물 배경과는 좋은 대조를 이루기 때문이다.

소리 Sound

공기 속의 소리 파형은 공기와 물 사이의 표면에서 대개 반사되므로, 배위에서(혹은 물 밖에서) 소리치는 강사의 목소리는 잠수한 다이버가 거의 들을 수 없다. 물 아래에서의 소리 파형은 공기보다 훨씬 빠르게 움직이므로, 소리가 난 곳을 파악하기가 더 어렵다. 예를 들면, 다이버가 배의 엔진 소리를 들었을 때 자신의 머리 바로 위라고 생각하지만 실제로는 그렇지 않아 배의 위치나 거리를 알아내기 어렵다는 것이다.

고도 Altitude

만약 다이버가 높은 곳에 노출되어 있다면(1 ATA보다 작은 곳 - 예: 높은 산 위의 호수) 다양한 요소들이 다이버를 위험하게 할 것이다. 압력계 같은 장비는 영향을 받을 수 있고, 폐 압력손상(pulmonary barotrauma)나 감압병(decompression sickness) 등을 예방하기 위해 다이빙 계획(diving profile)도 어느 정도 수정이 필요하다.

CHAPTER 3

생리학
Physiology

심장과 폐의 기능은 다이버에게 상당히 중요하다. 심혈관계와 호흡계는 이 장에서 다루고, 귀 같은 다른 기관의 생리는 다른 장에서 언급하겠다.

대사 METABOLISM

에너지의 필요

에너지는 모든 생명 과정의 필수조건이다. 성장, 치료, 움직임과 인체의 모든 활동 과정에 에너지가 필요하다. 이 에너지의 원천은 우리가 먹는 음식 속에 있는 복잡한 분자 구조를 가진 탄소화합물(carbon compounds)이다. 소화기관에서 생리학적으로 분해된 이 화합물은 피를 통해 세포 단위까지 운반된다. 궁극적으로, 탄소가 산소와 결합해 이산화탄소와 에너지를 낼 때까지 이들은 더 많은 생화학적 과정을 겪는다.

이 과정은 연료나 목재 속의 탄소가 산소와 결합하여 에너지를 생산하는 자동차 엔진이나 불 속에서의 에너지 형성과 비슷하다. 인체 내에서의 이 과정은 적절한 산소의 가용성, 온도, 및 산성도(acidity)의 엄격한 조건 하에서만 일어난다.

인체는 산소와 영양분을 조직(세포)으로 운반하고 이산화탄소를 제거하는데, 이 과정은 혈관계 내의 혈액에 의해 이루어진다. 혈관계는 (1) 심장에서 조직으로 혈액을 운반해 주는 동맥(arteries)과, (2) 세포와 접촉하여 필요한 물질교환을 하는 미세한 모세혈관(capillaries), (3) 혈액을 다시 심장으로 보내주는 정맥(veins) 등으로 구성된다.

혈액은 심장에 의해 혈관을 통해 순환하는데, 혈관계와 심장을 합하여 『심혈관계(cardiovascular system)』라고 한다. 이것은 폐로부터 산소를 가져오고 호흡기계를 통해 이산화탄소를 제거한다.

호흡 RESPIRATION

해부학적 구조

인체의 호흡기계는 입과 코에서 시작해서 "폐포(alveoli)"라 불리는 폐 속의 미세한 공기 주머니에서 끝난다.

장식 기능 외에 코(nose)는 우리가 숨쉬는 공기를 따뜻하게 하고 습도를 높여준다. 또한 우리가 숨을 들이마실 때 코에서 큰 먼지 등을 걸러내기도 한다. 만일 코를 통하지 않고, 입 - 스노클 - 레귤레이터만을 통해 공기를 들이마신다면, 보다 건조하고 차가운, 그리고 걸러지지 않은 공기가 폐로 들어가기 때문에 이에 대한 대처가 필요할 것이다.

입이나 코를 통과한 후 공기는 성대 근처의 후두(larynx)로 들어간다. 이곳은 남자의 목 앞쪽에 튀어 나온 부분으로 "아담의 사과(Adam's Apple)"라고 알려져 있다. 후두는 외부 공기를 들여 마시는 중간 통로로서 폐를 보호하는 기능뿐 아니라 음성(말소리)을 만들어낸다(voice box).

스노클이나 레귤레이터를 통해 바닷물이 후두로 들어와도, 뚜껑문처럼 생긴 후두 덮개(epiglottis)가 입구를 덮고, 성대(vocal cords)가 닫혀져 있어 폐 안으로 물이 들어오는 것을 막아준다. 만약 어떤 물질이 이들 구조를 통과하면 기침(coughing)을 하게 되는데, 인체는 기침을 통하여 들어온 외부물질을 밖으로 배출하고자 한다.

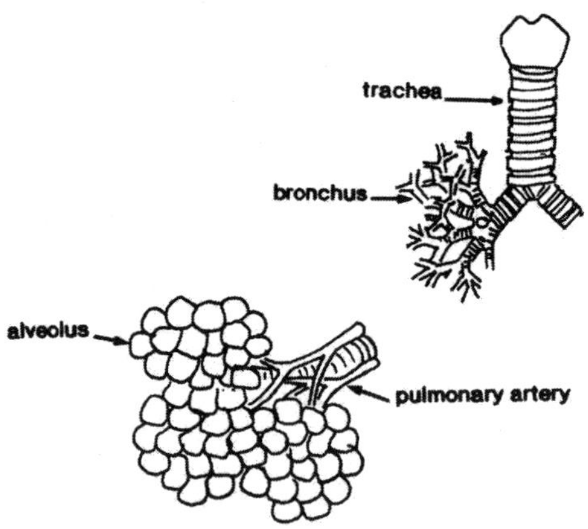

그림 3.1
그림은 기관(trachea)에서 폐포(alveolus)까지 이어지는 기관지 구조를 보여준다.
기관지(bronchus), 폐포, 폐동맥(pulmonary artery)의 가지들 간의 관계를 볼 수 있다

후두를 지나 공기가 통과하는 관을 "기관(trachea, 氣管)"이라고 한다. 기관의 두께는 스노클과 비슷하고, 가슴 안쪽에서 양쪽 폐로 연결되는 두 개의 기관지(bronchus)로 이어진다. 이들 공기통로는 후두 쪽(위쪽)으로 천천히 점액을 이동시키는 섬모(cilia)를 가진 세포로 덮여있다. 특히 먼지 같은 작은 외부 물질은 점액층을 따라 후두 쪽으로 난 공기 통로에서 발견되어지는데, 이것은 기침

을 통하여 내뱉어지거나(가래) 삼킬 수도 있다. 이 섬모는 담배나 감염에 의해 파괴될 수 있는데, 이로 인하여 점액이 배출되지 못하고 정체되거나 침입한 외부물질로 인하여 공기통로가 나중에는 막힐 수도 있다.

기관지는 나무의 가지가 뻗어가듯이 점차 작은 공기통로로 이어지고, 이들 통로는 주위를 둘러싼 근육의 수축과 이완에 의해 반경이 조절되어진다.

천식(asthma)에 걸렸을 때 작은 기관지 근육은 매우 민감해져 공기통로를 과도하게 작게 만들거나 심지어는 막아버리기도 한다. 천식은 알레르기, 감기, 감염, 불안, 담배, 및 기타 흡입물(예: 바닷물) 등에 의해 발생된다. 동시에 이 통로의 내부를 싸고 있는 세포는 다량의 끈적끈적한 점액을 분비한다. 이런 공기통로의 문제는 다이버에게 심각한 영향을 미칠 수 있다.

기관지(氣管支)의 가장 작은 가지로 미세한 공기 주머니 다발을 "폐포(alveoli)"라고 한다. 많은 폐포가, 두 개의 스펀지 같은 기관(器官)인 폐(lungs) 속에 쌓여져 있다. 폐 속에는 약 3억 개의 폐포가 있으며 이들 폐포를 펼쳤을 때 그 표면적은 테니스 코트의 반 정도 크기이다. 또한 이들 폐포는, 세제와 같은 물질을 포함한 얇은 액체 층에 의해 내부가 덮여 있다. 그 액체는 "계면활성제(surfactant)"라고 하고, 이 계면활성제는 표면장력으로 인하여 폐포가 납작하게 붙어버리는 것을 방지해 줌으로써 폐포를 보호해준다.

폐포 속을 덮고 있는 계면활성제는 질병이나 물의 흡입에 의해 손상되어지며, 이때 폐의 손상과 심각한 호흡의 장애를 일으킨다.

각 폐포는 모세혈관망(network of capillaries)에 의해 둘러싸여져 있으며, 이들은 폐포 안의 공기와 인접한 부분으로 혈액을 운반해 준다. 폐포와 모세혈관 사이에는 둘을 구분하는 미세한 얇은 벽(호흡막)이 있어 이곳을 통하여 산소와 이산화탄소가 교환된다.

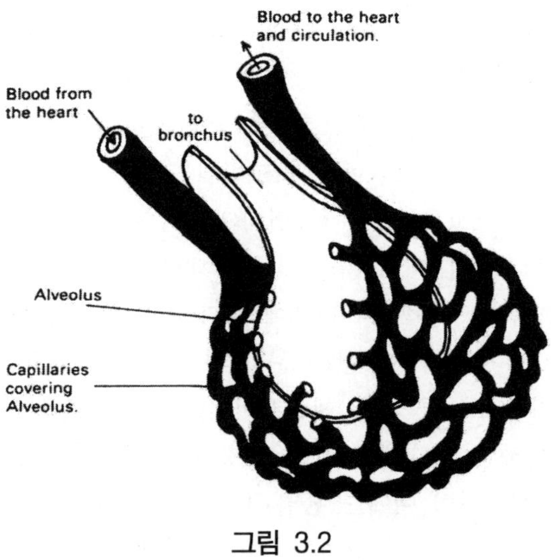

그림 3.2

이 그림은 폐포(alveolus)와 그를 둘러싼 모세혈관(capillairies)망을 보여준다.

만약 폐포의 벽이 파괴되면 『폐 압력손상(pulmonary barotrauma)』를 일으킬 수도 있고, 폐포로부터 공기가 혈류로 들어가 뇌 같은 곳의 인체의 중요한 혈관을 막을 수도 있다. 이것을 『공기 색전증(air embolism)』이라 한다.

폐는 양쪽 가슴에 축구공 크기 정도의 공간을 가지고 있다. 폐는 "흉막(pleura)"이라 불리는 얇은 막에 의해 덮여 있으며 가슴 내부의 벽도 비슷한 막으로 덮여있다. 이 두 개의 흉막 사이의 좁은 공간에는 소량의 액체가 있는데, 이 액체는 우리가 숨쉬는 동안 폐의 확장과 수축에 의한 마찰을 최소화시켜준다. 만일 폐의 바깥쪽 벽이 찢어지면 폐 압력손상이 발생하여, 공기가 흉막 공간 안으로 밀고 들어와 폐를 쪼그라뜨리는데, 이를 『기흉(pneumothorax)』이라고 한다.

폐를 감싸는 가슴 벽은 갈비뼈(늑골)와 그 사이의 늑간근육(intercostal muscle) 으로 구성되어 있다. 흉강의 아래쪽은 "횡격막(diaphragm)"이라 불리는 크고 얇은 둥근 지붕 모양의 근육이 있다. 횡격막이 수축할 때, 이것은 평평해지고 피스톤 같은 효과를 나타내어 흉강의 압력을 줄이고 폐의 부피를 증가시킨다. 감소된 압력은 공기 통로를 통해 폐 속으로 공기가 들어오게 한다.

횡격막의 수축은 평상시 호흡 중 흡기(吸氣; 들이마시는 숨, inhalation)의 중요한 기전이다. 흡기는 또한, 늑간근육의 수축에 의해 흉곽(胸廓, rib cage)이 앞과 위로 늘어나면서 흉강(胸腔)이 커지고 압력이 감소하게 된다. 한편 흉곽에 붙은 목 근육도 최대 호흡이 필요시에는 도움을 준다.

흡기가 끝나면, 폐와 흉곽의 탄성력(; 제자리로 다시 돌아오려는 힘)으로 인해 폐와 가슴이 좁아지게 되어 숨을 내쉬게 된다(호기, 呼氣, exhalation). 평상시 호기에는 근육의 역할이 거의 없지만, 크게 숨을 들이실 때에는 배나 가슴의 근육에 의해 도움을 받는다.

호흡의 기능

성인 남자가 평상적으로 호흡할 때, 약 500mℓ의 공기가 한 번 숨 쉴 때마다 호흡기관을 왔다 갔다 한다. 이에 해당하는 부피를 『일회호흡용적(tidal volume)』이라고 하며, 격렬한 운동을 할 때에는 그 10배인 5ℓ까지 증가하기도 한다.

한편 폐 속에 담을 수 있는 공기의 총량을 『총폐활량(total lung capacity, TLC)』이라 하며, 성인 남자에서 대략 6ℓ이다. 일반적으로 숨 쉴 때마다 교환되는 공기량은 가슴 속 공기의 약 10% 정도에 불과하다. "폐활량(vital capacity, VC)"은 한 번에 내쉴 수 있는 최대 부피를 뜻하며, "강행성 호식용적(forced expiratory volume, FEV1.0)"은 1초 동안 내쉴 수 있는 최대 부피이다.

호흡통로를 통한 공기의 흐름은 호흡의 각 단계에 따라 변한다. 이것은 숨을 들이마시는 중간에 최대에 이르고, 분당 약 30ℓ에 달한다. 이 값은 운동 시에는, 분당 600~700ℓ로 증가한다.

다이버가 사용하는 호흡 기구(스노클 혹은 레귤레이터)는 큰 저항 없이 많은 공기 흐름을 조절할 수 있어야 한다. 그렇지 못하면 다이버는 저항을 이기기 위해 더 많은 노력을 해야 한다. 다이버가 깊은 곳에서 압축된 공기를 마실 때에는 흡입 공기의 밀도가 매우 증가하여, 호흡 기구와 폐에서의 공기흐름에 저항이 증가되고, 이로 인하여 복잡한 문제가 발생한다.

기체의 섭취와 손실

약 21%의 산소와 79%의 질소가 포함된 공기는 모세혈관의 혈액과 접촉한 폐포로 들어간다. 혈액은 폐포의 공기보다 낮은 산소 분압과 높은 이산화탄소 분압을 갖고 있다. 왜냐하면 인체의 조직에서 이미 산소를 사용하고 이산화탄소를 받아왔기 때문이다. 따라서 이러한 압력차로 인하여 산소는 폐포에서 혈액으로, 이산화탄소는 혈액에서 폐포로 확산된다. 다이빙 시를 제외하면 폐포와 혈액에서의 질소농도는 같기 때문에 실질적인 질소의 이동은 없다.

만일 다이버가 공기(79%의 질소)나 헬륨 같은 불활성 기체를 들이마신다면 불활성 기체는 폐포를 지나 혈액으로 이동할 것이다. 왜냐하면 폐에서 이들 기체의 부분압은 다이버가 더 깊이 들어갈수록 증가하기 때문이다.

상승 시에는 폐에서 불활성 기체의 부분압이 감소하므로, 불활성 기체는 혈액에서 폐포로 이동하여 호흡으로 배출될 것이다.

호흡의 조절

혈액 속의 이산화탄소와 산소의 부분압은 민감한 조절 체계에 의해 매우 좁은 범위 내에서 조절된다. 이것은 혈액 속의 이산화탄소의 작은 변화를 감시하는 뇌 속의 감각기에 의해 조절된다. 만일 이산화탄소가 증가하면 감각기는 뇌 속의 "호흡 중추(respiratory center)"를 자극해서 더 빠르고 깊은 호흡을 유도함으로써 더 많은 이산화탄소를 제거한다.

다이버가 스노클을 입에 물고 숨을 참은 채 잠수하면 혈액 속의 이산화탄소는 증가한다. 이것은 다이버의 호흡을 자극한다. 아마 그는 곧 수면 위로 되돌아와야 할 것이다.

혈중 산소 분압의 감각기는 뇌에 피를 공급하는 경동맥(carotid artery) 속에 있다. 혈액 속의 산소가 낮아지면 호흡을 자극하지만, 이것은 이산화탄소 변화에 의한 효과보다는 작다.

흡연 Smoking

종이로 감겨진 담배를 피는 습관, 그것에 불을 붙이고 연기를 들여 마시는 것은 몇 가지 점에서, 인체의 복잡한 호흡·순환 구조에 대한 파괴 행위일 수 있다.

담배 연기 속의 유해한 타르는 기관지에 만성 자극을 유발하고 통로를 좁게 하며 지속적인 점액을 다량 분비하여, 결국에 만성 기관지염이 된다. 타르는 또한 점액을 후두로 올려 보내는 섬모(cilia)에 유해한 성분인데, 이로 인하여 폐는 오래된 점액이 빠져나가지 못하고 기관지 내에 남게 된다(호흡 시 냄새를 맡아보라!).

담배 연기 속의 다양한 유해 물질은 폐포벽을 파괴시켜, 폐에 구멍을 만들고 폐의 구조물들을 파괴하며 『폐기종(emphysema)』라 불리는 병을 일으킨다. 이것은 공기 통로의 흐름을 막음으로써, 흡연하는 다이버의 폐 속의 공기는 배출이 잘 되지 않아 폐 압력손상의 위험에 놓일 수도 있다.

일산화탄소는 혈액의 산소운반력을 감소시키므로, 조직은 보다 적은 양의 산소를 받게 된다. 담배 연기 속의 화학적 구성물 몇 가지는 혈류에 흡수되어 심장, 뇌, 팔다리로 공급하는 혈관 벽의 변화를 일으킨다. 궁극적으로 이들 혈관은 막히게 되고, 오랜 세월 후에 이로 인하여 심장마비, 뇌졸중, 말초 혈관질환 등을 일으킨다.

심혈관계

혈액 Blood

동맥(arteries)은 심장으로부터 나오는 혈액을 운반하고, 정맥(veins)은 심장으로 혈액을 되돌린다. 폐를 통과한 동맥혈은 심장에 의해 몸의 말단 조직으로 펌프질되고 모세혈관을 통해 모든 세포에 가깝게 운반된다. 여기에서 산소는 혈액에서 세포로, 이산화탄소는 세포에서 혈액으로 확산된다.

혈액은 산소와 이산화탄소를 운반한다. 산소는 적혈구에서 철을 포함한 "헤모글로빈(hemoglobin)"이라 불리는 것에 의해 주로 운반된다. 혈액 100㎖는 약 산소 20㎖을 운반한다. 혈액 한 방울은 거의 3억 개의 적혈구를 포함하는데, 만약 적혈구가 모두 제거되면 혈액(혈장)은 단지 100㎖당 산소 0.3㎖만을 운반할 수 있다.

동맥혈에서 헤모글로빈은 거의 100%의 산소를 포함하고 있어, 동맥혈의 색깔은 밝은 선홍색이다. 혈액이 심장에서 조직으로 갈 때 어떤 원인으로 인하여 동맥혈이 적절히 산소화되지 않으면, 저산소증(hypoxia)이 되고 피부가 푸른색을 띈다(청색증, cyanosis).

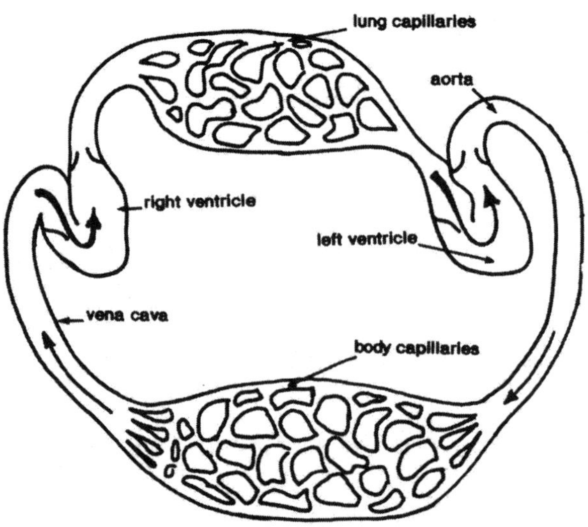

그림 3.3
위 그림은 심장의 왼쪽과 오른쪽 심실(ventricles)에 의하여 형성된 순환사이의 관계를 보여준다.

보다 푸른 빛을 띠는(암적색) 정맥혈의, 적혈구 속에 있는 헤모글로빈은 75% 정도 산소를 포함한 채 심장으로 되돌아온다. 따라서 조직은 동맥혈 산소의 단지 25%만을 필요로 한다. 숨을 참고 잠수를 하거나 운동을 할 때에는 보다 많은 산소 공급이 필요하다.

혈액은 조직으로부터 이산화탄소를 가져와서 폐로 들어간다. 이산화탄소의 일부는 혈장에서 용해되고, 일부는 헤모글로빈 분자의 단백질과 결합한다. 하지만 혈액 속의 이산화탄소의 대부분은 탄산 형태로 용해되고, 혈액의 완충 시스템으로 작용하여 혈액이 과도하게 산성화되지 않도록 해주는 역할도 수행한다.

고압산소(hyperbaric oxygen)의 사용으로 혈액의 산소운반능력이 증가할 수 있다. 비록 헤모글로빈에 산소가 완전히 포화되었을지라도, 고압산소는 혈장에 물리적으로 용해되는 산소량을 증가시켜준다.

심장 Heart

심장은 가슴 중간에 위치한 주먹만한 크기의 근육으로 된 펌프이다. 기능적으로 분리된 두 개의 다른 순환을 유지하는, 두 개의 펌프로 구성되어 있다. 심장의 우측(right side of the heart)은 전신(全身)으로부터의 정맥혈을 받아 폐로 보낸다. 폐에 전달된 혈액은 산소를 받고 이산화탄소가 제거되어 심장의 왼쪽으로 들어간다. 심장의 왼쪽(left side of the heart)은 폐로부터 산소를 많이 포함한 혈액을 받아 전신으로 동맥혈을 펌프질한다.

심장의 양쪽은 본질적으로는 2단계로 이루어진 펌프이다. 1단계에 해당되는 "심방(atrium)"은 낮은 압력의 펌프이고 얇은 근육 벽으로 되어 있다. 이것은 전신으로부터 돌아오는 혈액을 정맥으로부터 받는다. 이어서 심방의 혈액은, 2단계의 "심실(ventricle)"로 이동하는데, 이 심실은 더 두껍고 강력한 심장근육으로 되어 있어 높은 압력으로 혈액을 내보낸다.

심실은 두개의 밸브(심장판막)를 갖는데, 첫 번째 밸브는 심실이 수축할 때 심방으로부터 받은 혈액이 심방으로 되돌아가려는 것을 막고, 다른 하나는 심장을 떠난 혈액이 대동맥으로부터 심실로 되돌아오는 것을 막는다. 따라서 심실이 수축될 때는 단지 한 방향(동맥)으로 혈액을 펌프질한다.

이따금씩 심장의 왼쪽과 오른쪽 사이에 구멍이 생긴다(난원공 개존, patent foramen ovale; 중격결손, septal defects). 이것은 서로 다른 산소・이산화탄소 분압을 가진 혈액이 만나게 되어, 다이버의 정맥계에서 동맥계로 기포가 통과하게 한다. – 즉, 정맥계와 동맥계의 압력이 틀리므로 각각의 혈액에 용해되어 있는 기체의 양이 다르다. 따라서 정맥계와 동맥계가 만나게 되면 서로 다른 분압차로 인하여 용해된 기체가 기포로 빠져나오게 되는 것이다. 이로 인하여 안전해야만 하는 다이빙에 감압병의 심각한 증상을 야기할 수 있다. 따라서 비정상적인 심장을 가진 사람들은 스쿠버다이빙을 해서는 안 된다.

심장도 혈액을 공급받아야 하는데, 대동맥(aorta, 그림 3.3. 참조)에서 기원한 "관상동맥(冠狀動脈, coronary arteries)"에 의해 심장에 혈액이 공급된다. 따라서 이들 관상동맥의 장애는 심장 근육에 파손을 일으킬 수 있다 - 심장마비(heart attack).

관상동맥의 부분적 장애는, 심장에 불충분한 혈액 공급으로 인하여 『협심증(狹心症, angina - 심장근육으로부터 기원한 흉통)』을 일으킬 수 있다. 심장 마비는 다이빙 여행의 즐거움을 빼앗을 수 있기 때문에, 이러한 위험에 대한 의학적 검사를 받거나, 관상동맥질환에 대한 다이버의 심장 상태를 확인하는 것은 매우 중요하다.

심장의 평균 심박출량은 분당 5ℓ이다. 심장은 상당한 예비 능력을 가지고 있어, 만일 조직이 더 필요하다면 심박수와 수축력을 증가시킴으로써 심박출량을 몇 배 증가시킬 수 있다.

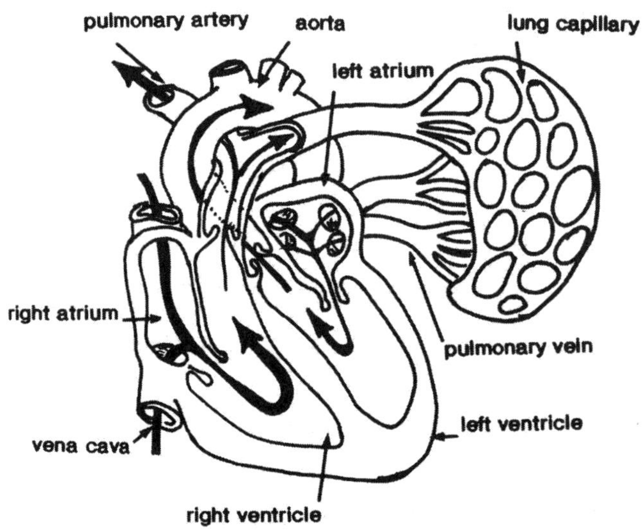

그림 3.4
이 그림은 심장의 단면으로, 대정맥(vena cava)으로부터 혈액이 들어와서, 심장의 심방과 심실, 폐와 대동맥 등을 거치는 혈액의 흐름을 보여준다.

순환 Circulation

심장으로부터 나가는 혈액의 흐름은 박동적이고, 혈압(blood pressure)은 심장 수축의 단계에 따라 변한다. 심장의 수축 동안에 이루어지는 높은 혈압이 "수축기 혈압(systolic blood pressure)"이며, 100~140㎜Hg 정도로 측정된다. 심장이 수축하지 않을 때의 혈압은 "이완기 혈압(diastolic blood pressure)"이며, 60~90㎜Hg의 정상 값을 갖는다. 혈압은 『수축기 혈압/이완기 혈압』으로 기록한다. 예를 들어 140/90.

혈관은 신경계의 조절에 의해 내부 반경이 변할 수 있다. 특별한 환경 하에서 신체의 각 부분에 혈액 흐름의 변화가 일어난다. 예를 들어 운동 중에는 근육에 더 많은 혈액을 보내는 혈관이 확장되며, 추운 곳에서는 피부 주위의 혈관이 수축되어 혈액을 적게 흐르게 하여 열 손실을 최소화시킨다.

혈관의 수축이나 확장은 또한 혈압에 영향을 준다. 과도하게 높은 압력(고혈압, hypertension)은 궁극적으로 혈관을 파괴하고 심장에 큰 부담을 준다. 고혈압에는 혈관을 확장시키는 약을 종종 사용하지만, 이것이 안전한 다이빙을 방해할 수 있다.

혈압은 인체의 여러 부위에서 감지되고, 피드백 원리에 의해 일정하게 유지된다. 신체 활동이나 자세의 변화(예: 누었다가 일어섰을 때) 등으로 혈압은 변동되는데, 이러한 변화는 혈관의 수축·이완 등으로 빠르게 보상되어진다.

누운 자세에서 갑자기 일어섰을 때에는 상체의 혈압은 떨어질 것이다. 정상인일지라도 심장과 혈관이 빠르게 적응하지 못하는 경우가 가끔 생기는데, 이로 인하여 어지럽거나 머리가 핑 돌 수도 있다. 이것을『실신(syncope) 혹은 체위성 저혈압(postural hypotension)』이라고 한다.

심혈관계는 출혈(hemorrhage)과 같은 혈액량의 변화에 대해, 혈관을 수축하고 혈액을 재배치 －중요한 기관에서 뇌와 심장같이 보다 중요한 기관으로의 혈액 이동－ 함으로써, 보상하고 적응할 수 있다.

"폐 압력손상(pulmonary barotrauma)"이 있을 때, 공기가 혈액으로 들어갈 수 있는데, 이 때 들어간 공기(air bubble)는 뇌나 심장 같은 중요 기관으로 이동되어져, 혈액의 흐름을 방해하며 "공기 색전증(air embolism)"과 같은 심각한 결과를 낳을 수 있다. 감압병(decompression sickness)에서도 공기가 혈류를 타고 이동할 수 있다.

CHAPTER 4

다이빙 생리학
Diving Physiology

지식잠수 止息潛水, BREATH-HOLD DIVING

다이버가 약 1분 이상 호흡을 정지한 채 잠수를 하는 것은 어렵지 않다. 이것은 폐 －폐에 공기를 가득 담았을 때, 약 1리터의 산소가 있음－ 와 혈색소(헤모글로빈, hemoglobin)에, 그리고 근육의 마이오글로빈(myoglobin)에 산소의 여분량이 저장되어 있기 때문이다.

이러한 여분의 산소를 사용함으로써, 다이버는 혈중 산소 농도를 크게 낮추지 않고 어느 정도의 시간 동안 숨을 참을 수 있는 것이다. 정상적인 혈중 산소분압의 절반 정도인 50mmHg 정도 이하로 떨어지면, 뇌의 기능이 떨어지고 의식을 잃게 된다. 이 상황에 이르면 심장 역시 산소가 크게 부족하게 되어, 심장에 손상을 초래하여 심장 박동에 문제가 생긴다.

숨을 참고 잠수를 하는 동안 산소는 사용되어지고 이산화탄소는 생산되어, 혈중 산소는 감소하고 혈중 이산화탄소는 증가하게 된다. 이러한 효과는 호흡을 자극하는데, 특히 이산화탄소의 증가가 매우 중요하다. 동맥혈의 산소분압이 위험한 수치로 떨어지기 전에, 다이버는 숨을 쉴 수밖에 없는 상황에 도달하게 된다(파열점, break point). 빠른 시간 안에 수면 위로 닿을 수 없게 되면, 마침내 자신을 제어할 수 없게 되고 다이버는 물 속에서 그냥 숨을 쉬는 지경에까지 도달한다.

호흡을 참는 것은 경험과 의지력으로 상당히 연장할 수 있으나 무한히 연장할 수는 없고, 결국은 파열점(break point)에 도달하게 된다. 이것은 과도한 호흡 정지로 인하여 의식을 잃을 수 있는 상황을 방지해 주는 안전한 기전이다.

과호흡 Hyperventilation

빠르고 깊은 호흡을 연속적으로 하는 것을 과호흡이라고 한다. 다이빙 전에 과호흡을 할 경우, 동맥혈의 이산화탄소를 감소시켜 파열점에 도달하는 시간을 연장할 수 있다. 이렇게 파열점이 연장되는 동안, 혈중 산소의 농도는 계속 떨어져 의식을 유지하지 못하여, 다이버는 갑자기 의식을 잃게 되는데, 이를 『과호흡에 의한 저산소증(hyperventilation induced hypoxia)』이라고 한다. 몇몇 다이버들이 이 방법을 이용하여 자신들의 호흡 정지 잠수시간을 늘려 왔다.

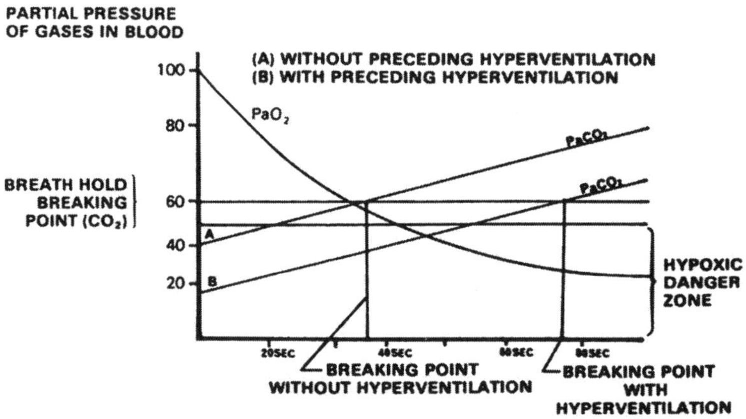

그림 4.1

이 그림은 숨을 참는 동안, 산소 농도의 감소와 혈중의 이산화탄소 농도 간의 관계를 보여준다. 정상적으로 (A) 파열점(breaking point)은 저산소성 영역(hypoxic zone)에 도달하기 전에 먼저 도달된다. 과호흡을 할 경우 (B) 파열점은 저산소성 영역에 있다.

폐 압착 Lung Squeeze

숨을 참고 잠수할 경우 가슴과 폐는 증가된 수압으로 인해 압박을 받는다. 이러한 기전으로 받는 폐 손상은 "폐 압착(lung squeeze)" 혹은 "하강 시의 폐 압력손상"이라고 알려져 있다(제 2 장, 보일의 법칙).

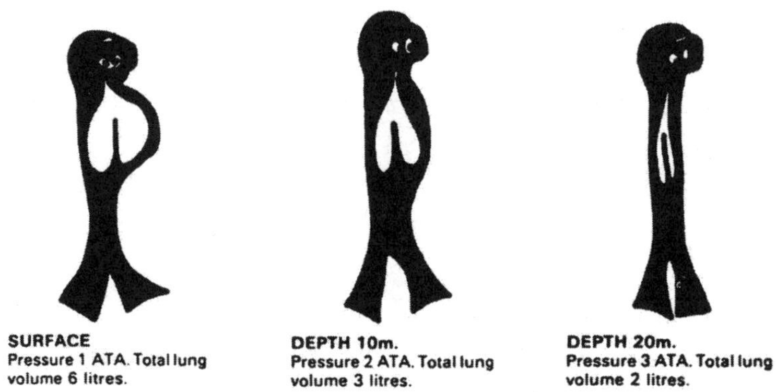

그림 4.2

이론적으로, 대부분의 다이버들에게 가장 안전한 최대 깊이는 약 30m(4 ATA)이다. 그러나 이것은 개인마다 많이 다르며, 숨을 참고 잠수를 할 수 있는 최대 깊이는 100m 이상으로 알려져 있다.

상승 시의 저산소증 Hypoxia of Ascent

숨을 참고 잠수를 하는 동안, 대부분의 다이버들은 깊어질수록 호흡을 하고자 하는 욕망이 종종 줄어듦을 발견할 것이다. 이것은 아마 폐가 압축됨에 따라, 폐의 산소분압이 증가하기 때문일 것이다. 이로 인하여 그에 상응하는 혈중 산소분압의 상승이 생길 수 있는데, 이것은 호흡하고자하는 자극을 주지 않는다.

한편 다이버가 상승할 때에는 폐는 팽창할 것이고, 폐의 산소분압은 그에 따라 감소할 것이다. 이것은 혈중 산소분압의 갑작스러운 감소를 가져와, 상승하면서 의식을 잃게 될 수도 있다. 이 현상을 『상승 시의 저산소증(hypoxia of ascent)』이라고 하며, 특히 과호흡 후에 잘 발생한다. 따라서 스킨 다이빙을 하기 전에 너무 과도한 과호흡을 하지 말고 2-3번의 심호흡으로 잠수하는 것이 안전한 방법이다.

침수 Immersion

중성부력의 다이버는 중력의 영향을 받지 않으며, 이는 신체에 생리적인 변화를 야기한다. 즉 심장으로 들어오는 혈액이 증가하게 되고, 이어 소변량이 증가하여(increased urine production), 심한 경우 탈수(dehydration)에 빠질 수 있다.

인체가 찬물에 노출될 때에는 많은 반사작용이 일어나는데, 소변을 보고자 하는 욕망도 포함된다. 온도 조절이 점점 어려워지며, 공간지각력(spacial orientation)은 망가진다. 신체적 손상, 감염, 위험한 수중 동물, 압력손상, 익사 등에 관해서는 각각 다른 장에서 다룰 것이다.

잠수 반사 Dive Reflex

수중 포유류는 "잠수 반사(dive reflex)[5]"라고 알려진 반사를 보인다. 이것은 심장이 매우 천천히 뛰게 되고, 혈류가 근육과 덜 중요한 기관에서부터 심장과 뇌로 재배치가 일어난다. 이 반사는 사람에게 있어서 가볍게 발생할 수 있는데, 얼굴이나 머리를 찬 물에 담금으로써 일어날 수 있다. 이러한 반사의 심장박동 저하 효과는, 임상 의사들에 의하여 빈맥(빠른 심장박동)과 관련된 심장병 치료에 이용되어 왔다.

다른 비슷한 반사들은 호흡을 멈춤으로써 생겨질 수 있다.

---

5) 지상에서 호흡을 중지할 경우 심박수가 증가하지만, 물에서 잠수할 때에는 정반대 현상이 발생한다. 잠수 시 심박수 감소현상은 "포유류 잠수반사" 라고 부른다. 비록 인체는 반응이 훨씬 약하지만, 이 현상은 모든 잠수 동물에 있어서 공통적인 현상으로, 이것이 바다 포유동물의 놀라운 호흡중지능력을 설명해 준다. 그러나 이 현상이 발생하기 위해서는 찬물에 얼굴을 담그거나 최소한 적셔야 한다.

스노클 다이빙 Snorkel Diving

숨을 참고 잠수를 하는 것과 관련하여 모든 어려운 점은 스노클 다이빙과 관련하여 일어난다. 스노클을 이용하여 호흡하는 것은 머리를 수면 위로 들지 않은 채 호흡을 할 수 있게 해주는 편리한 방법이지만, 여러 가지 생리적, 물리적 한계를 가지고 있다(제 5 장 참조).

압축공기 다이빙 COMPRESSED-AIR DIVING

스쿠버 다이빙은 다이버로 하여금 상당한 자유를 주지만 그 나름대로 한계도 있다. 그것은 맨몸으로 하는 다이빙의 모든 잠재적인 문제 외에도, 그 특유의 특별한 문제까지 함께 갖고 있다.

호흡 시 저항 Resistance to Breathing

스쿠버 다이빙의 가장 주요한 문제는 호흡할 때의 어려움이다. 다이버가 수면 위에서 최대로 운동할 때, 1분 동안에 최대 70리터의 공기를 소모할 수 있으며, 흡기 시 최대 공기 속도(peak flow rate)는 이것의 몇 배에 달한다. 어떤 레귤레이터는 이 정도의 속도에서 공기를 제대로 전달하지 못하는 경우가 있으며, 이 경우 호흡에 어려움이 생긴다.

이 문제는, 깊은 수심에서 높은 공기압력으로 흡입할 때 공기의 밀도가 높아져서 발생할 수 있다. 공기로 호흡할 때에는 30m 이상의 깊이에서, 헬륨과 산소의 혼합기체(heliox)로 호흡할 때에는 200m 이상의 깊이에서 특히 잘 발생한다. 호흡의 어려움은 결국 다이버가 도달할 수 있는 깊이가 제한된다는 것을 의미한다.

다이버가 직면하는 호흡의 부담은 다음 표를 참조하라.

수쿠버 수영속도	속도			1분당 산소 소모량	1분 환기량
	노트	kph	미터/분		
천천히(slow)	0.5	0.93	15	0.8리터/분	18리터/분
보통(average)	0.8	1.48	25	1.5리터/분	28리터/분
빨리(fast)	1.0	1.85	31	1.8리터/분	40리터/분
최대한(maximum)	1.3	2.41	40	3-4리터/분	70-100리터/분

• 1노트(knot): 한 시간에 1해리(海里)를 가는 속도로, 1해리는 위도 1°의 1/60에 해당하는 길이로 약 1,852m이다.
• kph(kilometers per hour): 한시간 동안에 몇 km를 이동했는지를 나타내는 속도의 단위
• 1분 환기량: 1분 동안에 몇 리터의 공기가 폐로 들어갔다가 나왔는지를 나타냄.

표 4.1

공기 소모 Air Consumption

수면 위에든 깊은 수심에서이든 운동량이 같으면 산소 소모는 같다. 깊은 수심에서는 압축된 공기를 호흡하기 때문에 다이버가 필요로 하는 양보다 많은 산소가 공급된다. 어떤 수심에서든지 호흡하는 공기의 실제 양은 수면 위에서 호흡하는 양과 같다. 그러나, 깊은 곳에서는 공기의 압력이 높기 때문에 수면 위의 대기압으로 바꾸어보면 훨씬 더 많은 양의 공기를 호흡하게 된다.

예를 들면, 수면 위에서는 다이버가 최대한 사용하는 공기양은 분당 70리터 정도인데, 같은 양의 운동을 수심 20m(3 ATA)에서 수행한다면, 그가 소모하는 공기양은 역시 분당 70리터이지만, 그것은 대기압(1기압)에서 분당 210리터에 해당되는 양이다. :

$$70 \text{ 리터} \times 3 \text{ (기압)} = 210 \text{ 리터/분}$$

이런 종류의 다이빙은 스쿠버 공기를 채워 파는 사람들에게 환영받는다.

어떤 상황에서는 레귤레이터가 다이버의 호흡 요구량에 공기를 적절히 공급하지 못할 수도 있다(제 5 장 참조). 이러한 상황 하에서, 다이버는 공기공급이 불충분하다고 인지하고, 매우 당황하거나 위험한 상황(예: 급상승, 감압정지를 안 지킴)에 빠질 수도 있다.

호흡 건너뛰기 Skip Breathing

스쿠버 다이버는 의도적으로 자신의 호흡을 천천히 함으로써 공기 소모량을 최소화할 수 있다. 이런 호흡 패턴은, 다이버의 폐나 혈색소(헤모글로빈)에 저장되어져야 할 여분의 산소량이 제한되고 이산화탄소가 많이 남게 된다. 이것은 폐 압력손상을 쉽게 가져올 뿐 아니라 공기 공급을 제대로 해주지 못해 안전성을 떨어뜨린다. 이러한 호흡법은 결국 자살하려는 다이버에게나 추천할 수 있는 호흡 방법이다.

스쿠버 다이버의 다른 영향

스쿠버 다이빙의 생리적 영향은 숨을 참고 잠수하는 것과 유사하다. 과호흡, 숨참기, 다이빙 반사, 침수 효과 등이 모두 일어날 수 있다. 탈수 효과는 감압병을 악화시키는 중요한 요소이다.

공기압력 Gas Pressures

다이버에게는 증가되어 있는 높은 압력 때문에 질소분압이 증가되어 『질소마취(nitrogen narcosis 혹은 "narks")』를 일으킬 수 있다. 이와 마찬가지로, 높은 산소분압은 어떤 상황에서 산소독성을 야기할 수 있다. 다이버의 체액에서 빠져나오는 기체는 『감압병 혹은 이압성 골괴사(dysbaric osteonecrosis 혹은 "bone rot")』를 일으킬 수 있다.

CHAPTER 5

다이빙 장비
Diving Equipments

이 장에서는 현재 스킨 다이빙 및 스쿠버 다이빙에 사용되는 장비들의 작동 원리와 사용 한도에 대하여 설명하고자 한다.

스킨 다이빙 장비 FREE DIVING EQUIPMENT

마스크 Mask

시장에 나와 있는 마스크의 다양성을 볼 때 다양한 얼굴형에 적합한 이상적인 형태의 마스크는 아직 개발되지 않았음을 보여주고 있다.

마스크는 눈과 코는 덮고, 입은 가리지 않아야 한다. 마스크가 코를 덮도록 하는 것은 다이버가 수압의 변화에 따라 마스크 안에 호흡을 내쉼으로써 압력 평형을 맞추어 마스크의 압착을 해결하도록 하기 위함이다(제 12 장 참조). 마스크 안으로 호흡을 내쉬는 것은 마스크 안으로 유입된 물을 제거하기 위해서 필요한 기본적인 능력이다. 마스크는 다이버가 귀의 압력평형을 맞추기 위해 자신의 코가 잘 잡히고, 막을 수 있는 형태로 되어있다.

마스크는 숨을 참고 잠수를 하는 동안 수압에 따른 압력 평형 유지를 위한 노력을 최소로 하기 위하여 **작은 공기 공간을 갖는 것이 이상적**이다. 마스크의 얼굴 접촉면은 넓은 시야를 확보하기 위하여 가급적 눈과 가까이 있어야 하나, 코가 있어 제한적일 수밖에 없다. 이러한 문제를 해결하기 위해서는 근본적으로 (그럴 수야 없겠지만..) 성형수술을 하던지, 아니면 고무재질의 돌출된 코 덮개를 만들어 눈과 유리면이 더 가까이 할 수 있도록 할 수 있다. 깨끗한 플라스틱이나 유리를 옆면에 부착하는 것도 도움이 될 수 있다. 이러한 구조가 주변의 시야는 개선할지 모르나, 아래쪽 시야는 여전히 제한적이다. — 장비, 웨이트 벨트, 비상용 장치 등은 불분명하게 보일 수밖에 없다.

어떤 마스크는 물을 제거하기 위해 아랫면에 밸브를 장치하기도 한다. 때로는 오히려 이 밸브를 통해서 마스크 안으로 성가시게 물이 새어들기도 한다.

마스크 몸체는 플라스틱, 고무 또는 실리콘으로 만들어진다. 이러한 재질은 마스크의 형태를 유지할 정도로 견고해야 하며, 얼굴형에 밀착되어 물이 새지 않도록 가장자리는 부드러워야 한다. 만약 마스크가 지나치게 딱딱하여 수압의 변화에 적합하지 않다면, 얼굴 압착도 더 잘 일어날 것이다. 고무나 플라스틱에 알레르기가 있는 다이버는 실리콘 고무 재질의 마스크가 적합하다.

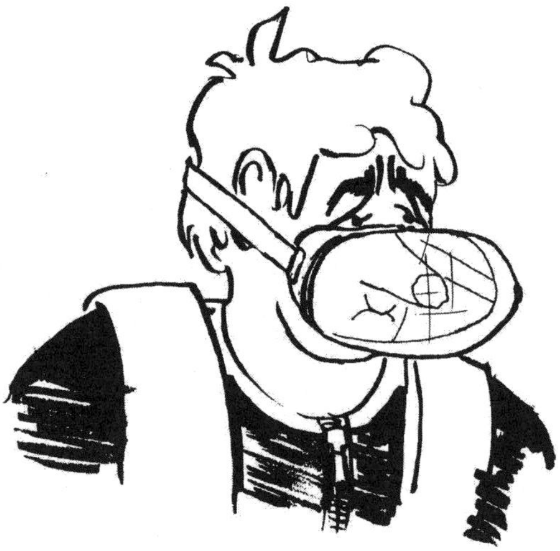

그림 5.1

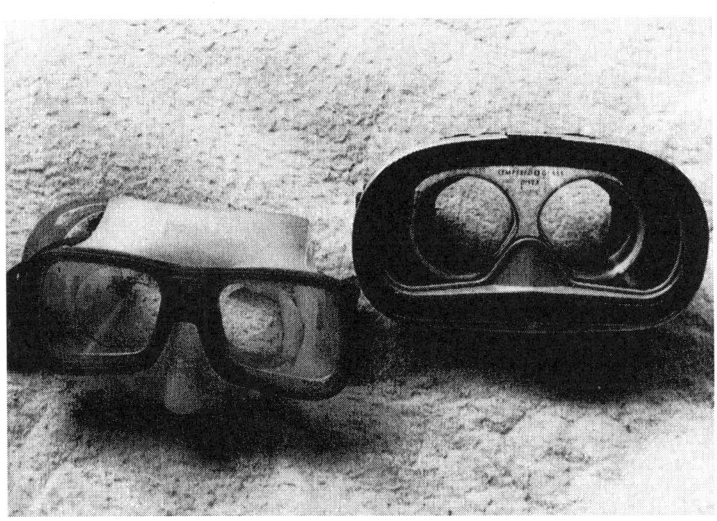

그림 5.2
교정 렌즈를 마스크 내부에 삽입하거나 유리면에 부착해서 시력 교정이 가능하도록 한 다이빙 마스크. 왼쪽 마스크는 실리콘 고무 재질의 마스크로, 렌즈가 교체 가능한 형태.

마스크의 시야면은 유리 또는 플라스틱으로 만들어질 수 있다. 유리의 경우 강화 처리된 안전한 유리(자동차 유리를 생각해 보라)여야 한다. 만약 유리가 파손될 경우 강화 처리된 유리는 눈의 손상을 최소로 하기 위하여 날카롭게 쪼개어지지 않고 작은 입체 모양의 조각으로 분쇄가 될 것이다.

얼굴에 마스크를 가져다 대고 코로 부드럽게 호흡을 마셔보면 자신에게 맞는 것을 선택할 수 있다. 가장자리가 적합한 마스크는 공기가 새지 않고 얼굴에 밀착될 것이다. 적합한 마스크는 마스크 조절끈을 과도하게 조이지 않더라도 얼굴에 밀착되어야 한다. 어떤 마스크의 조절끈은 머리의 넓은 면에 압력을 골고루 분배하기 위해 머리 뒷부분이 넓게 되어 있다. 너무 폭이 좁은 조절끈은 다소 불안할 뿐만 아니라 두통의 원인이 될 수도 있다.

시력에 이상이 있는 다이버의 경우, 얼굴 접촉면을 교정 렌즈로 바꾸거나 투명한 접착제로 얼굴 접촉면에 별도의 렌즈를 붙여서 사용할 수 있다. 굴절률이 다른 렌즈로 기본 렌즈를 대신하여 직접 끼워서 사용할 수 있는 마스크도 있다.

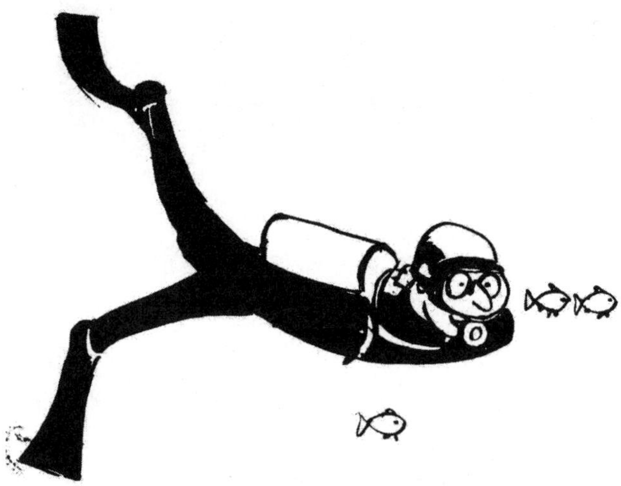

그림 5.3

스노클 Snorkel

스노클은 다이버가 수중에 얼굴을 담그고 수영하는 동안 숨을 쉴 수 있도록 한다. 또한 스쿠버 다이버가 수면으로 안전하게 이동하거나 압축 공기를 절약하기 위해 수면에서 유영을 하는 경우에도 사용되어 진다. 호흡하는 근육 강도의 제약과 수압의 영향으로 스노클의 **길이가 50cm를 초과해서는 호흡하는 것이 어렵다.** 스노클의 길이는 다이버가 물 속에 얼굴을 담그고 주변을 관찰하고 또한 넘실대는 물결이 스노클 안으로 넘쳐들지 않을 정도여야 한다. 스노클은 호흡의 저항과 호흡 사강이 증가되지 않도록 과도하게 길어서는 안 된다. **최적의 길이는 30-35cm이다.**

스노클의 최적의 직경은 호흡 저항을 줄임과 동시에 과도한 호흡사강이 생기지 않는 정도의 넓이여야 한다. 최적의 내직경은 약 1.5-2cm 정도이다. 스노클은 최소한의 꺾임과 부드러운 내부를 가져야 한다. 주름진 관과 예리하게 꺾인 각은 호흡 저항을 증가시킨다. 마우스피스는 때때로 최소한의 턱 힘으로 편안하게 물수 있도록 움직이거나 회전이 되도록 만들어진다. 이를 위해 개인적 치열구조에 맞게 변형하여 사용하는 마우스피스도 있다.

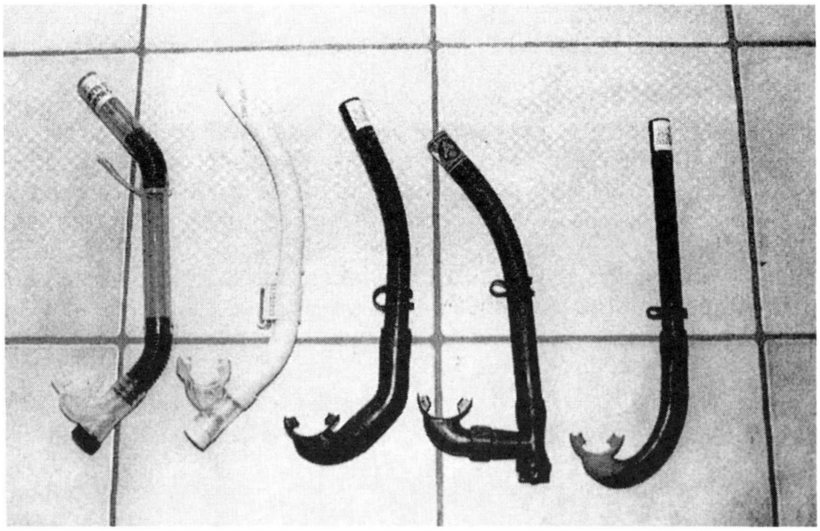

그림 5.4
여러 종류의 스노클들. 이중 세 종류는 물을 제거하기 위한 배출 밸브가 있는 형태이다.

호흡 저항이 크도록 디자인된 스노클의 경우 편안한 호흡에서는 잘 느낄 수 없으나 다이버가 최대의 능력으로 호흡을 해야 할 경우에는 이를 방해할 수도 있다. 걱정할 만한 초과호흡을 동반하는 큰 호흡을 하거나 1노트(약 시속 1,850m) 이상의 속도로 유영할 경우, 스노클은 다이버가 수면 유영을 하는데 필요한 호흡 용량을 제한한다.

유영 중에 스노클 안으로 물이 유입되는 것을 막기 위해 몇 가지 장치들이 개발되어 있다. 일반적으로 탁구공이나 코르크처럼 물에 뜨는 물체를 채택하거나 물에 잠겼을 때 스노클의 끝부분을 차단하는 방식 등이다. 이러한 일련의 장치들은 스노클의 모양을 별도의 U자 형태로 만들어 호흡 저항과 호흡사강을 증가시키게 된다. 이러한 장치들은 신뢰할 수 없으며 필요하지도 않다. 다이버는 수면으로 올라왔을 때 스노클 안의 물빼기를 배워서 이러한 문제를 해결할 수 있다.

현재의 일부 스노클들은 마우스피스 근처에 작은 배출 밸브를 만들어 상당수의 스노클 안의 물이 배출될 수 있도록 한다. 이러한 장치는 다이버가 적은 노력으로 스노클 안의 물을 배출할 수 있도록 한다. 하지만 이런 장치도 잠재적으로는 스노클 안으로 물이 스며드는 원인이 될 수 있다.

오리발 Fins, Flippers

오리발은 다이버의 수영 능력을 월등히 향상시킨다. 오리발은 여러 가지 형태로 디자인되어 있다.

오리발은 발 포켓에 따라 기본적으로 두 가지 형태로 나눈다. 하나는 오리발과 발 포켓이 통합된 형태이고 다른 하나는 다이버가 네오프렌 재질의 신발을 신고 발을 오리발에 반쯤 넣고 조절끈으로 조이는 형태이다. 이때 신는 신발은 바위 위를 걸을 때 발을 보호하거나 발에 열을 차단하여 보온 효과를 제공한다.

오리발의 날은 그 크기와 강도가 다양하며 어떤 것은 날이 갈라져있는 형태도 있다. 다양한 형태의 오리발에 대한 연구를 통해 한 가지 형태의 오리발이 모든 다이버에게 적합하지는 않다는 것을 알게 되었다. 크고 딱딱한 날을 가진 오리발은 보다 강한 액션을 구사할 수 있는 반면 보다 많은 힘과 보다 어려운 조작을 요구한다. 일반적으로 중간 정도의 크기와 유연성을 가진 오리발이 레크레이션 다이버에게 적합하다.

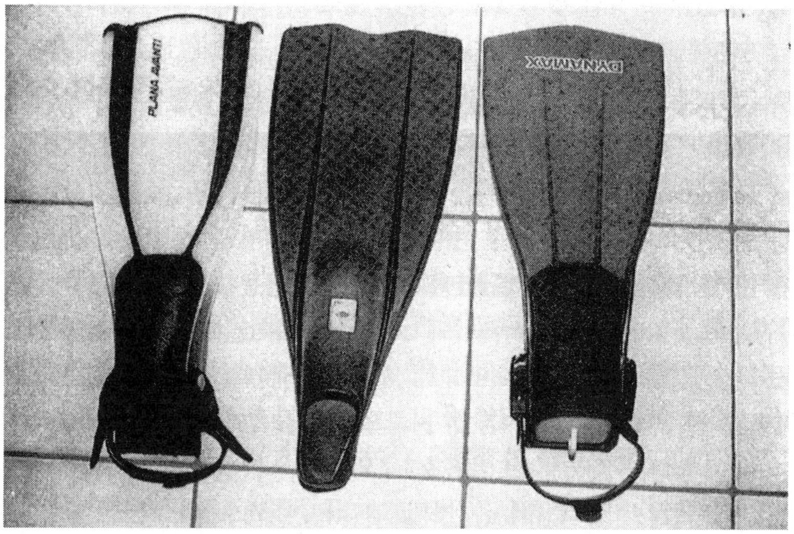

그림 5.5
여러 종류의 오리발들. 가운데의 오리발은 발 포켓 일체형이다.

오리발 차기의 방식은 매우 중요하다. 전통적으로 보폭이 좁고, 발을 편 상태의 발차기를 가르쳐왔다. 덜 우아하지만 보폭이 넓고, 무릎을 약간 굽힌 발차기가 보다 효율적이다.

포켓 일체형의 오리발의 경우 때때로 발에 생기는 물집이나 찰과상의 원인이 되기도 한다. 다이버가 특정한 오리발에 익숙해질 때까지 양말을 착용하고 사용함으로써 이러한 부상을 줄일 수 있다. 자기에게 잘 맞는 오리발이 필요하다. 만약 너무 헐거우면, 오리발의 분실로 다이버를 위험에 빠뜨릴 수 있으며, 너무 꽉 끼면 근육 경련이나 발의 상처의 원인이 될 수 있다.

웻 슈트 Wet Suit

이 잠수복은 몸의 보호, 편안함 그리고 안정감을 제공한다. 이것은 단열 효과를 제공하기 위해 작은 공기 방울을 간직하고 있는 고무 또는 네오프렌 재질로 만들어진다. 또한 생채기나 동물로부터의 마찰 또는 쏘이는 것으로부터 다이버를 보호한다.

수면 또는 얕은 물에서는 웻 슈트가 큰 부력을 제공한다. 이러한 부력을 상쇄하고 물속으로 가라앉기 위해, 일반적으로 부가적인 웨이트가 필요하다. 하지만 깊은 물에서는 웻 슈트 속의 공기방울이 압축되어 옷 자체의 두께, 부력 그리고 단열 특성 등이 감소된다. 이러한 부력의 변화는 부력조절기를 사용하여 상쇄시킬 수 있다.

잘 맞지 않는 웻 슈트는 특히 목과 겨드랑이 주변의 살갗이 헐게 하는 원인이 된다. 목이 너무 꽉 죄는 경우에는 머리로 가는 혈관을 압박하여 어지러움이나 졸도의 원인이 될 수 있다. 가슴 주변이 너무 조일 경우에는 호흡하기가 힘들다. 지퍼는 쉽게 옷을 입고 벗게는 하지만 물이 쉽게 스며들고 효과를 떨어뜨리는 역할을 한다.

기체를 불어넣을 수 있는 변형된 웻 슈트는 부분적으로 이러한 문제를 극복할 수 있다. 이 슈트는 입으로 불어 넣거나 공기탱크에서 직접 공기를 넣을 수 있다. 이 잠수복의 경우 너무 빠른 상승을 막기 위해 상승 시에 신중한 공기 배출이 필요하다. 이것은 드라이 슈트(Dry Suit)의 현대식 버전이다. 상승 시 부력이 증가되는 문제 때문에, 드라이 슈트를 사용하기 위해서는 별도의 훈련이 요구된다.

웨이트 벨트 Weight Belt

웨이트 벨트는 인간의 몸, 웻 슈트 그리고 다른 장비들이 갖고 있는 부력을 상쇄하기 위하여 사용된다. 이상적으로 다이버는 수면에서 중성 부력이 될 정도의 웨이트를 사용하여야 한다(부력 조끼에 의지하지 않고). 정확한 웨이트의 양은 얕은 물에서 여러 번의 시행착오를 통해 결정되어진다. 다이버가 하강함에 따라 웻 슈트가 압착되어 다이버는 더 적은 부력을 갖게 된다. 이것은 부력조절기(B.C.)의 사용을 통해 상쇄시킬 수 있다.

웻 슈트를 입지 않은 다이버는 일반적으로 약 2kg 이하의 웨이트가 필요하며, 실제로 많은 다이버들은 웨이트를 필요로 하지 않는다. 웻 슈트를 입은 다이버의 경우 슈트의 매 1mm 두께마다 1kg 정도의 웨이트가 필요하다. 비숙련 다이버의 경우 숙련된 다이버에 비해 보다 많은 웨이트를 사용하는 경향이 있으며, 따라서 부력 문제에 있어서 좀더 위험에 노출될 수 있다.

물에서 중성 부력을 맞추기 위해 공기를 들이마시면서 납 웨이트를 10kg 또는 이상의 무게까지 신중하게 추가해 가는 것은 분명 안전을 위해 중요하다. "납 중독"은 레저 다이버의 죽음에 대한 일반적인 원인 제공자 이다.

대부분의 웨이트의 경우 벨트로 꿰어지는 성형된 납덩어리 형태이다. 편안함을 위하여 때때로 그 형태가 굽어져 있거나 최근의 벨트에는 납을 수납할 수 있는 지퍼가 달리 주머니를 포함하여 몸에 더 잘 맞도록 하고 있다. 웨이트는 주로 1, 2 또는 3kg 단위로 판매된다.

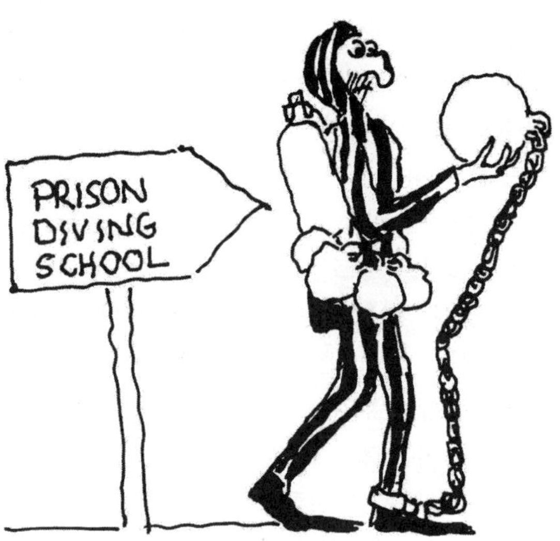

그림 5.6

웨이트 벨트는 가급적이면 스쿠버 착용 장비로부터 쉽게 분리되어지고, 손쉽게 풀 수 있는 버클과 결합되어져야 한다(단, 포화 다이빙이나 동굴 다이빙 같이 예기치 않은 웨이트 벨트의 분리로 비극적인 결과를 초래하는 경우에는 예외이다.). 버클은 스쿠버 장비 장착 버클과 구별되어 쉽게 인식되어져야 한다. 웨이트 벨트의 끈은 너무 길지 않아야 하며, 그렇지 않으면 빠른 웨이트 벨트의 탈착이 방해받게 된다.

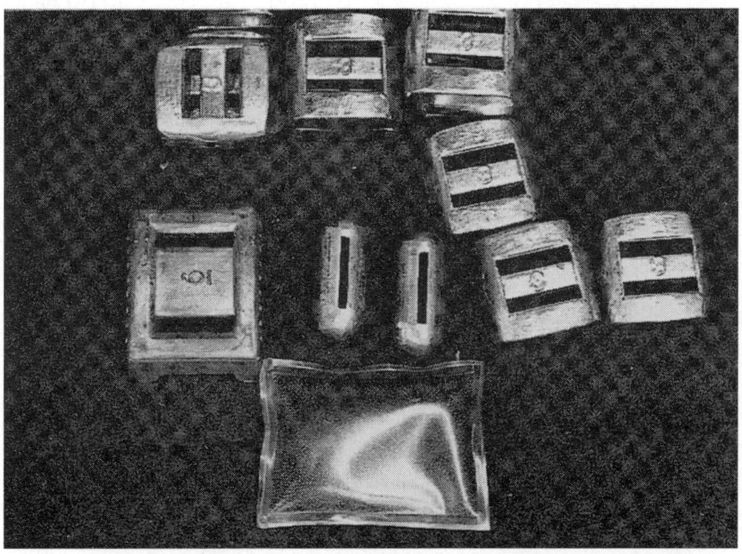

그림 5.7
웨이트 벨트에 사용되는 다양한 납덩어리 종류(그리고 납 수납 주머니)

웨이트 벨트는 허리 주변에 잘 맞아야 한다. 만약 그렇지 않으면, 수중에서 슈트가 압착을 받을 경우 웨이트 벨트를 잃어버리거나 몸을 따라 벨트가 돌아가게 되고, 버클을 잡을 수 없게 된다. 어떤 벨트들은 탄력성이 있는 물질로 만들어져 수심에 관계없이 편안하다.

다이빙 사고에서 중요한 부분 중의 하나는 비상 시에 다이버가 웨이트 벨트를 탈착하는데 실패하는 경우이다. 비상 시에 웨이트 벨트를 실수 없이 탈착하도록 다이버의 교육이 요구된다. 웨이트 벨트를 벗어야 할 경우, 다이버는 웨이트 벨트를 떨어뜨리기 전에 한 손으로는 버클을 풀고 다른 한 손으로는 벨트가 몸에 엉키지 않게 웨이트 벨트를 잡아야 한다. 그렇지 않으면 다른 장비와 엉키게 된다. 웨이트 벨트의 탈착은 실수 없이 반드시 성공하여야 한다.

즉시 탈착되지 않는 일반적인 버클이나 로프에 웨이트를 부착할 경우에는 때때로 다이버가 의도한 것보다 훨씬 더 많은 시간이 소요되는 것으로 증명되었다.

웨이트 벨트는 항상 물에 들어가기 전에 마지막으로 착용하고, 물에서 나올 때 제일 먼저 탈착되어야 한다. 만약 이 충고에 따른다면, 부적절하게 장비를 착용하고 물에 뛰어든 경우에라도 더 쉽게 물에 뜨고 물에 빠져 익사하지는 않을 것이다.

다이빙 칼 Diving Knife

유명한 할리우드 영화에서와는 달리, 다이빙 칼로 습격하는 상어와 맞서 싸우는 것에는 한계가 있다. 하지만, 다이빙 칼은 로프, 해초, 낚싯줄 그리고 그물과 같은 것에 엉켰을 경우 끊고 탈출하는데 유용한 필수적인 안전 장비이다.

스테인레스 강철의 칼날은 녹에 강하긴 하지만, 질이 낮은 강철의 경우 칼날 상태를 유지하기가 힘들다. 다이빙 칼은 강한 구조와 적당한 크기여야 한다. 다이빙 칼은 다이버에게 방해가 되지 않도록 고정되어 장착되어야 하며(예, 종아리나 팔의 안쪽 면) 쉽게 접근이 가능하여야 한다. 칼은 웨이트 벨트나 스쿠바 장치와 같이 비상 시에 벗어 던질 수 있는 장치에 부착되어서는 안 된다.

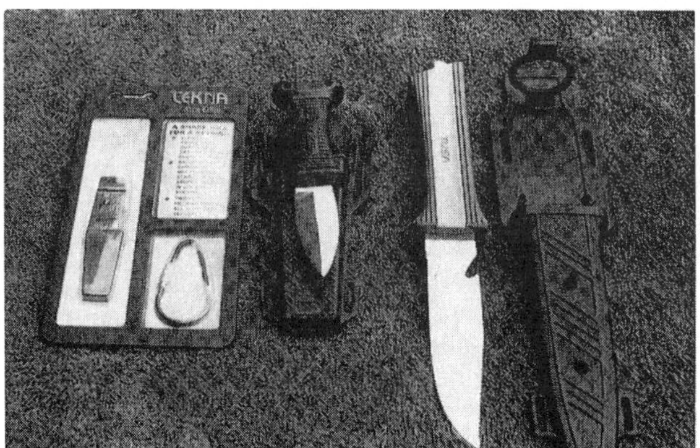

그림 5.8
여러 종류의 다이빙 칼

스쿠버 다이빙 장비 COMPRESSED AIR DIVING EQUIPMENT

스쿠버 장비의 사용은 다이버가 물속에서 좀더 자유롭고, 좀더 깊이 그리고 좀더 오랜 시간 머무르는 것을 가능하도록 해준다.

엄격히 말해서, "SCUBA"라는 용어는 "Self Contained Underwater Breathing Apparatus"(수중에서의 자가 호흡 장치)이지만, 요즘에는 일반적으로 개방식 공기 호흡 장치에만 국한해서 지칭한다(초창기에 "아쿠아렁(Aqualung)"으로 불림). 이 장치를 통해서 다이버는 자신의 등에 장착된 실린더(공기통)로부터 공급되는 압축 공기를 호흡한다.

다이버가 사용하는 다른 장비들로는 표면 공급식 압축 공기 호흡 장치(후카 또는 SSBA)와 재호흡 장치(반 폐쇄식 또는 완전 폐쇄식)가 있다.

완전 폐쇄식과 반 폐쇄식 재호흡 장치는 다이버가 내쉰 기체를 다시 호흡할 수 있도록 한다. 이 장치에는 내뱉은 이산화탄소를 제거하기 위한 화학적 기체 세정기 또는 흡수 장치가 포함되어 있다. 내뱉은 기체를 다시 재활용함으로써 물속으로 나오는 공기방울을 최소화할 뿐만 아니라 경제적으로 호흡 기체를 사용할 수 있다. 이것은 군사적인 용도로 사용할 경우 분명한 이점이 있다.

스쿠버 Scuba

스쿠버 장치에는 기본적으로 두 가지 형태가 있다. - 더블 호스 시스템과 싱글 호스 시스템.

더블 호스 시스템은 최근에는 거의 사용되지 않으므로 여기서는 간략하게만 소개하고자 한다.

싱글 호스 시스템은 강철 또는 알루미늄 실린더(스쿠버 탱크)에 담겨진 압축 공기를 사용한다. 실린더는 일반적으로 150-200 Bar(2250-3000 psi) 정도의 압력으로 채워진다. 유럽에서 개발된 어떤 시스템들은 거의 압력을 300 Bar(4500 psi) 정도까지 채울 수 있도록 내구성을 개선시켰다. 합금 재질로 만들어진 새로운 실린더는 압력은 좀더 강하게 하면서 더 작고, 더 가벼운 것들도 있다. 대부분의 나라에서는 법적으로 매 1-2년 마다 실린더에 대한 육안 검사 및 유체역학적인 검사를 하도록 규정하고 있다.

실린더의 목에 해당되는 부분에 결합되어 있는 실린더 밸브는 실린더에 너무 과한 압력이 채워질 경우 사전에 파열되어 이를 방지할 수 있도록 "파열판"이 장착되어져 있어야 한다. 보편적인 나사 형태 또는 조임 형태로 결합되어 있는 이 밸브는 압력 감소 밸브이다(또는 1단계 레귤레이터). 이 레귤레이터는 실린더 안에 150-200 Bar(2000 - 3000 psi)정도의 압력을 7 Bar(100 psi) 정도의 중간 압력으로 감소시켜 다이버의 어깨 주변으로 지나가는 공기 호스에 이 압력으로 공기를 공급한다. 1단계 레귤레이터는 다이버가 유영하고 있는 수심의 수압(주변압)보다 큰 거의 7 Bar(100 psi) 정도의 압력으로 조정되도록 설계되었다. 이것은 다이버의 수심이 변하더라도 자동적으로 이 정도의 압력으로 맞추어 준다.

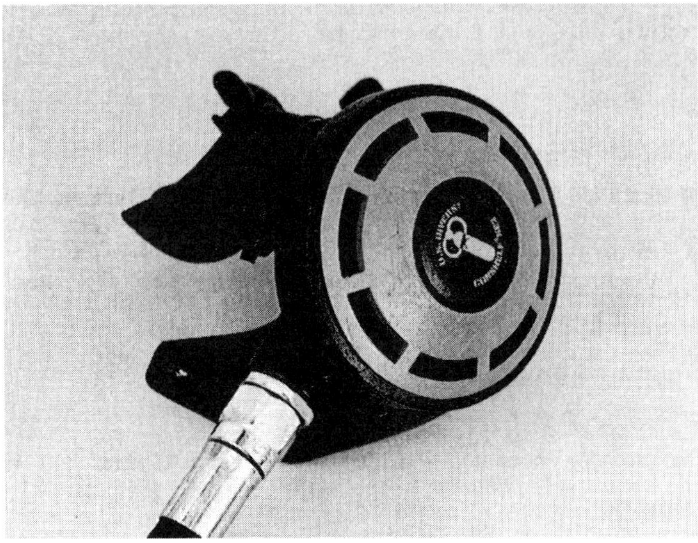

그림 5.9
전형적인 2단계 스쿠버 레귤레이터

작은 직경에 압력에 견딜 수 있는 물질로 만들어진 부드러운 튜브 형태의 공기 호스는 1단계 레귤레이터에서 마우스피스를 통해 다이버에게 순차적으로 공기를 공급하는 2단계 레귤레이터(또는 요구성 밸브) 사이에 공기를 운반하는 역할을 한다. 호흡을 들이마심으로써, 요구성 레귤레이터의 다이아프램이 열리고, 주변압과 같이 조절된 공기가 공기 호스를 통해 다이버에게 공급된다.

다이버가 하나 또는 그 이상의 일방통행 밸브를 통해 공기를 물속으로 내뱉으므로 공기를 뱉는 동안 물이 요구성 밸브로 유입되는 것을 막을 수 있다.

스쿠버 실린더가 비어가더라도 다이버에게 공급되는 공기 압력이 변하지 않는 것은 중요하지만, 탱크의 압력이 떨이지게 되면 다이버가 호흡하는 것이 점차로 어렵게 된다. 현재의 1단계 레귤레이터는 1960-70년대 개발된 것들에 비해 훨씬 개량되었으며, 어떤 종류들은 밸랜스 밸브와 결합되어 이러한 문제들을 어느 정도 극복하고 있다.

다이버가 호흡할 때마다 요구성 밸브의 동작을 활성화하기 위해 마우스피스 안의 압력을 약간 음압으로 만드는 것이 필요하다(밸브가 동작하도록 어느 정도 빨아들여야 한다). 이 음압은 최소로 되어야 하며, 그렇지 않으면 호흡하는 것이 힘들어지게 된다. 수면에서 호흡하기 쉬운 레귤레이터라고 해도 깊은 수심에서 다이버가 활동하는데 필요한 많은 공기를 공급할 수 있는 것이 아닐 수 있다. 레귤레이터를 선택할 경우에는 별도로 장비 기능에 대해 해박한 기관(예, 미 해군)의 성능 테스트를 참고한다.

아래의 조건들이 있으면 호흡하기 위해 적절히 노력을 하더라도 공기를 공급받기에 여전히 어려움에 봉착할 수 있다.

- 낮은 실린더 압력(압력 게이지에 의해 확인 가능) ; 50 Bar 미만
- 실린더 밸브가 완전히 개방되지 않은 경우
- 1단계 또는 2단계 레귤레이터에서의 저항감(조악한 디자인이나 부적절한 관리로 인해)
- 증가된 호흡(활동, 초과호흡, 음성 부력 등등에 의해)
- 수심이 깊어져 호흡하는 공기가 더욱 압축되어지는 경우 ; 30미터 이상
- 공기를 다른 장치에 공급할 때(부력 조절기 또는 보조 호흡기 등등)

어떤 요구성 밸브는 너무 크고 무거워서 마우스피스를 물고 있기 위해서는 입과 턱을 지속적으로 긴장하게 만든다. 이로 인해 턱 근육의 고통스런 경련과 턱관절의 기능 이상이 발생할 수 있다. 전체 치아에 골고루 압력을 전달하기 위해 부드러운 플라스틱 마우스피스가 좋다. 부드러운 실리콘 재질의 마우스피스라면 더욱 좋다. 마우스피스 주변에 달려있는 테두리들은 입을 편안하게 벌린 상태로 유지하고, 입 안에 요구성 밸브를 바르게 위치시키고 유지시키기 위함이다. 테두리들을 조밀하게 꽉 물 필요는 없다.

실린더 밸브 Cylinder Valve

실린더에서 레귤레이터로 방출되는 기체는 고압밸브 또는 탭에 의해 컨트롤된다. "K" 또는 "J" 밸브가 이 조립품의 부품으로 포함된다. 고압밸브에 부착되는 "파열판"은 과도한 압력이 걸렸을 경우 실린더 폭발의 위험을 최소화하기 위해 모든 스쿠버 실린더 밸브에 법적으로 장착하도록 하고 있다.

J 밸브는 실린더 내의 압력이 21-35 Bar(300-500 psi)에 도달할 경우 스프링의 힘으로 실린더로부터 공기의 흐름을 제한하게 한다. 이렇게 함으로써 다이버에게 저압 상태임을 알려준다. 다이버는 실린더의 옆에 있는 레버를 당김으로써 J 밸브를 열 수 있으며 이렇게 함으로써 실린더에 남아 있는 공기로 호흡할 수 있다.

J 밸브는 많은 단점들이 있다. 밸브의 작동 이상이 자주 있으며, 호흡을 제한하는 경우가 실린더 내부의 잔압이 10-70 Bar 정도로 다양한 범위에서 발생한다. 만약 다이빙 도중 뜻하지 않게, 예를 들어 부딪친다던지 해서 밸브가 열린다면, 다이버는 실린더가 완전히 빈 상태에서 공기 부족 신호를 받게 될 것이다. J 밸브는 경제적이고 정확한 내용물 게이지가 사용되기 이전에 개발되었으며, 현재에는 그 밸브의 사용이 권장되지 않는다. 이 밸브는 때때로 1단계의 감압 밸브로 사용되거나 오래된 장비에서 볼 수 있다.

요즘의 대부분의 실린더에는 부가적인 장치가 없고 단지 탭의 기능을 수행하는 간단한 K 밸브가 부착되어 있다.

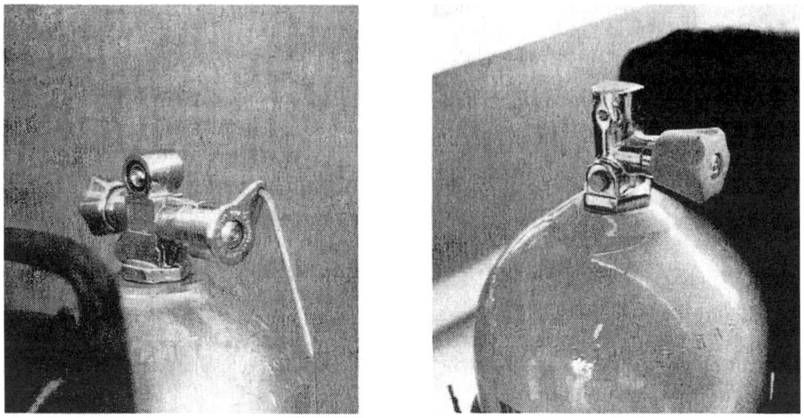

그림 5.10
J 밸브와 K 밸브

트윈 호스 장치 Twin Hose Unit

트윈 호스 장치는 감압 밸브를 포함하는 1, 2단계를 하나의 단위로 하여 실린더에 부착되어져 있다. 공기는 주변압과 같은 상태로 흡입 호스에 의해 다이버의 입으로 전달된다. 방출 호스는 레귤레이터를 통해 내뱉은 공기를 물속으로 방출한다.

다이버가 사용한 공기가 레귤레이터로부터 머리 뒤쪽으로 방출됨으로써, 다이버의 시야를 가리지 않는다. 트윈 호스 장치는 직경이 2.5-4cm 정도의 두 개의 덩치 큰 주름진 공기 호스가 필요하고, 시스템 내의 물을 빼는 것이 어려운 단점이 있다. 이 장치는 사진 작가나 레귤레이터가 얼어붙는 곳을 제외하고는 거의 사용되지 않는다. 트윈 호스는 고장이 잘나고 누수가 되는 경향이 있다.

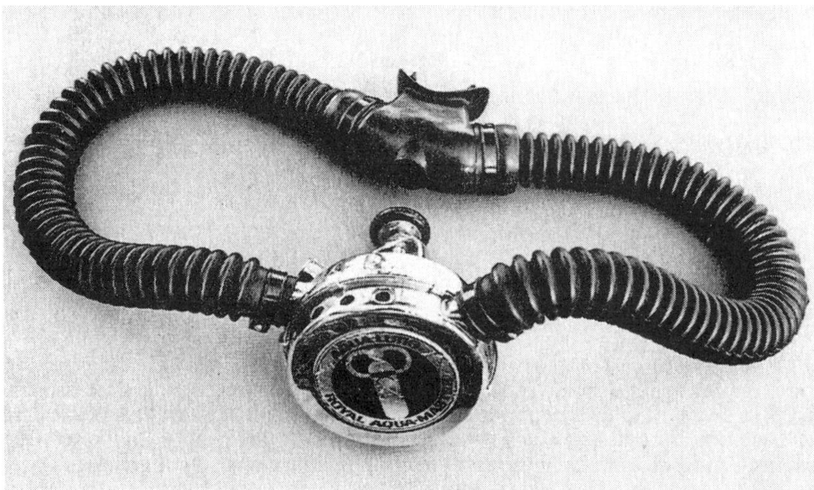

그림 5.11
트윈 호스 레귤레이터

후카와 표면 공급 호흡장치 Hookah and SSBA

공기는 수면에 있는 공기압축기(후카 장치)나 한 개 또는 여러 개의 실린더(SSBA, surface supply breathing apparatus, 표면 공급 호흡장치)에 의해 다이버에게 공급될 수 있다.

공기는 다이버가 작업을 하는 수심에 맞게 사전에 수동으로 조절된 압력으로 요구성 밸브에 직접 공급된다. 1단계 감압 밸브는 수표면에 있는 실린더에 위치하고 다이버의 수심에 따라 조절할 수 있다. 이 시스템은 거의 시간 제약 없이 물 속에 머무를 수 있게 하므로 잠수 시간과 수심을 관측하지 않으면 감압병의 위험에 노출될 수 있다.

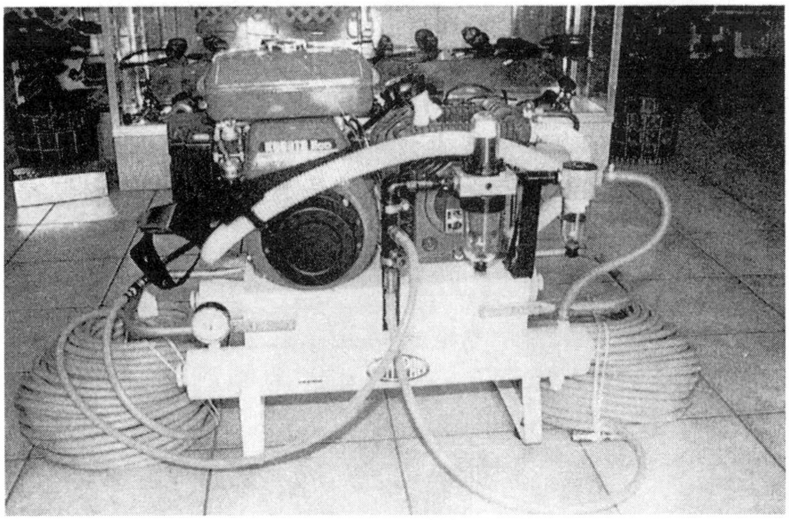

그림 5.12
2명의 다이버에게 공급 가능한 용량의 후카 공기압축기와 모터

후카 장치는 압축기가 고장날 경우를 대비하여 비상 호흡을 위한 작은 압력의 저장통을 가지고 있다. 많은 다이버들은 주 공기 공급이 실패할 경우에 대비하여 주 호흡 호스에 연결되어 수동으로 작동할 수 있는 작은 압력의 공기 실린더(포니 바틀 또는 비상호흡용기)를 소지하고 다이빙을 한다.

표준 잠수복 혹은 고형헬멧 Standard Dress or Hard Hat

전통적인 이 장비는 무거운 드라이 슈트에 연결된 단단한 황동이나 구리 헬멧에 유연한 호스를 통해 압축공기를 전달하도록 되어 있다. 다이버가 호흡하기에 충분한 산소를 공급하고 호흡하고 내쉰 가스를 밖으로 배출하기에 충분할 정도의 비율로 지속적인 공기가 공급된다. 원래는 손으로 작동하는 압축기가 사용되었고, 이후에 모터로 작동하는 압축기가 대신하게 되었다. 표면 공급식 호흡장치(SSBA)에는 압축된 여러 개의 실린더를 사용할 수도 있다.

부피가 큰 이 시스템에서는 헬멧과 잠수복의 부력을 상쇄하기 위해 무거운 납 웨이트(주로 발과 조끼 부위에)가 필요하였다. 다이버의 하강 속도에 맞춘 지속적인 공기 공급의 실패 또는 공급 공기의 누출(누출 차단(non-return) 밸브가 없는 경우) －이런 사고는 다이버를 헬멧 안으로 압착시킬 수 있다.－ 은 머리와 신체에 큰 충격을 줄 수 있다. 이것은 매우 유쾌하지 못한 일이다.

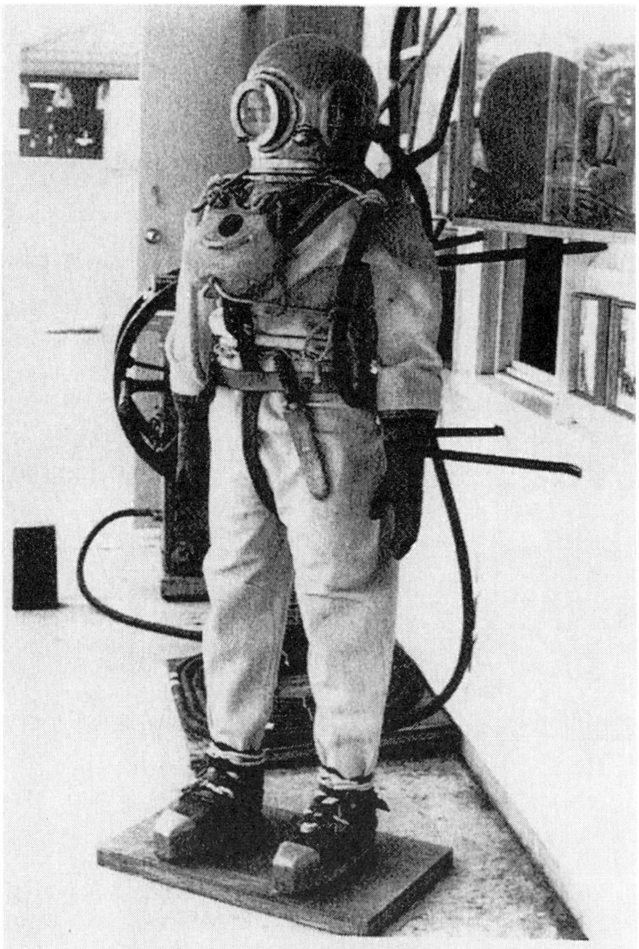

그림 5.13
헬멧과 표준 잠수복장

지금은 이 시스템을 현대적으로 변현된 것이 깊은 수심의 다이빙에 사용되어진다. 이 장비는 드라이 슈트 또는 보온된 웻 슈트와 함께 더 작고 가벼운 유리섬유 또는 알루미늄 헬멧이나 마스크를 활용하여 다이버가 좀더 자유롭게 유영하고 움직이는 것을 가능하게 한다. 비상 라인이 잠수종(diving bell)과 연결될 수 있다. 다이버는 질소 마취의 발생을 방지하기 위해 일반적으로 헬륨이 포함된 혼합기체로 호흡한다.

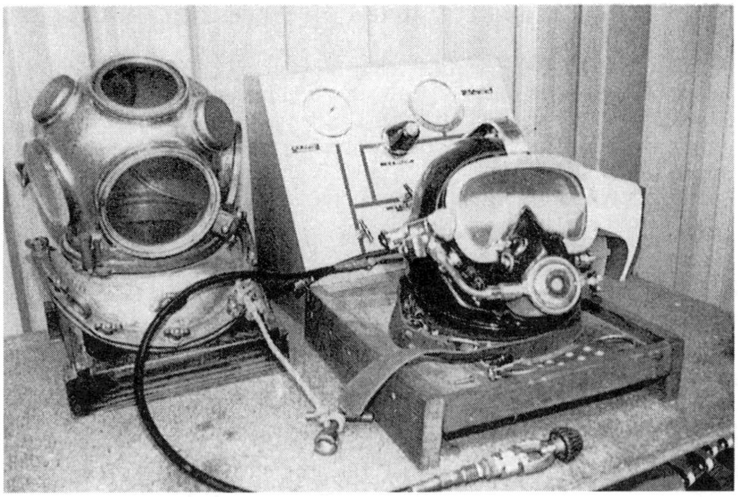

그림 5.14
앞 - 현대의 잠수 작업용 마스크 뒤-기존의 헬멧

■반 폐쇄와 완전 폐쇄식 재호흡 장치

이 장치를 통해 다이버가 내쉰 가스의 일부 또는 전부는 이산화탄소 흡수기를 거치게 되고 호흡백(Counter lung)을 통해 다시 호흡에 이용된다. 이 장치는 기체 소비율을 최소화하고, 적은 공기 방울을 배출하게 하며, 다른 다이빙과 비교할 때 시간 대비 더 적은 실린더를 사용할 수 있도록 한다.

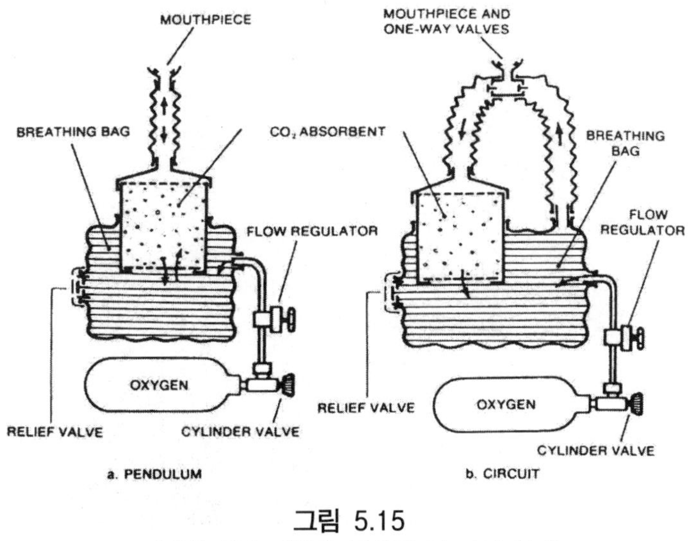

그림 5.15
폐쇄식 산소 재호흡 장치의 두 가지 형태

완전 폐쇄식으로 100% 산소를 사용하는 군사용 시스템에서는 비밀 작업(배의 폭파, 지하 갱의 파괴 등등)을 위해 사용된다. 이 장비는 산소 중독의 위험이 있는 100% 산소로 호흡을 하기 때문에, 실질적인 작업 수심은 9m 이내로 설정된다.

비싼 헬륨 가스의 소비를 최소화하기 위해 심해 잠수에서는 완전 폐쇄식 혼합기체 재호흡기가 사용된다. 가벼운 무게의 실린더는 다이버가 착용하기에 보다 더 편안하고 가스 소비율을 고려했을 때 이 시스템은 훨씬 더 경제적이다.

어떤 완전 폐쇄식 혼합기체 재호흡 장치는 완전히 자동으로 채워진다. 초창기 하나의 예를 보면 1960년대의 "Electrolung" 이다. 이 형태의 장비는 센서에 의해 혼합기체의 구성 비율이 감시되고, 미리 설정된 값으로 유지하게 하는 솔레노이드 밸브에 의해 전기적으로 가스 공급이 조절된다.

재호흡 장치의 안전한 사용을 위해서는 철저한 교육이 필요하며 레크레이션 다이버들에 의해 사용되는 것은 적합하지 않다(지금은 많은 스쿠버 단체에서 전문가 교육과정으로 재호흡기 과정을 포함하고 있다 - 역자 주). 산소와 이산화탄소 중독은 일반적인 문제들이고(때때로 치명적인 결과를 가져오는) 가스 혼합 비율의 변동은 감압의 계산을 복잡하게 한다. 이 장비는 매우 비싸며, 유지 관리하기가 힘들고 전기적 부속들은 누수와 고장 등으로 인해 매우 성가시게 만든다.

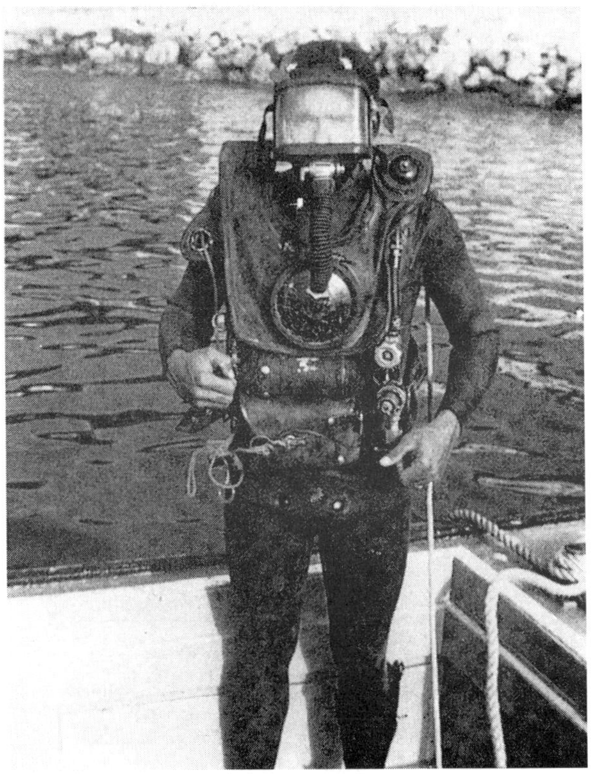

그림 5.16
산소 재호흡 장치를 장착한 군사용 다이빙 복장

그 외의 다이빙 장비들

부력조절기(부력 조끼, B.C.)

부력조절기는 다이버가 비상시에 물에 떠있을 수 있도록 하기 위한 개조된 구명조끼로 발명되었다. 수심의 변화에 따른 웻 슈트의 압착으로 부력이 변화하는 것을 보상해 줄 수 있다는 것을 알게 되어 다이빙을 하는 동안 부력의 필요에 따라 주입하는 공기의 양을 변화시킬 수 있도록 개조되었다. 이것은 또한 B.C.D나 B.C.V.(Buoyancy Compensating Device or Vest) 또는 A.B.L.J. (Adujstable Buoyancy Life Jacket) 등으로 다양하게 불려진다.

부력조절기의 바람직한 특징

부력조절기를 부풀렸을 때, 다이버와 장비의 무게를 상쇄하기에 충분해야 한다. 이 장비는 의식이 없는 다이버가 그의 얼굴을 수면 밖으로 나올 수 있도록 하여야 한다. 10kg(22 lbs) 정도의 부력을 가져야 하며 대부분의 부력조절기는 이 이상의 성능을 갖고 있다.

부력조절기는 압축 실린더로부터 공급되는 방법뿐만 아니라 입으로 불어서 넣는 기능도 가지고 있어야 한다. 요즘의 부력조절기는 대부분 1단계나 감압 밸브와 연결되는 저압 호스를 가지고 있다. 이 장비는 스쿠버 실린더로부터 직접 부력조절기에 공기를 불어넣을 수 있게 한다. 만약 탱크의 압력이 낮거나 특히 호흡을 하는 데 공기가 필요한 경우에는 가끔 불충분하게 팽창되기도 한다.

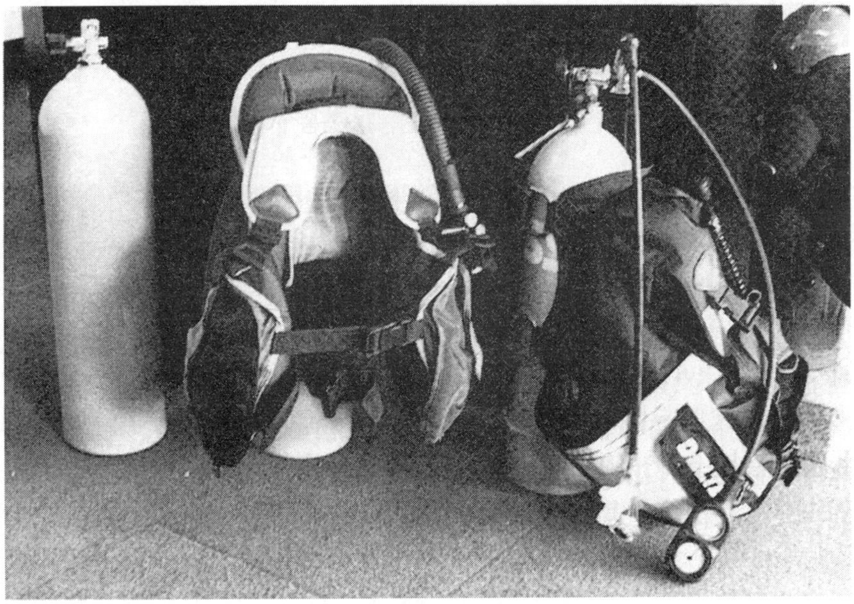

그림 5.17
실린더, 실린더와 결합된 자켓(또는 조끼 형태) 부력조절기 그리고 레귤레이터와 게이지가 결합된 스쿠버 장비

이상적으로 이 장비에는 비상용 팽창 공기 공급 장비가 있어야 한다. 이것은 이산화탄소통이거나 작은 압축공기통일 수도 있다. 만약 이산화탄소통이 사용된다면, 일반적으로 최소 20그램 용량을 요구하며 수중에서 부력조절기를 최대로 팽창시킬 수 있어야 한다. 특히 이산화탄소통 작동 장비는 쉽게 부식되는 경향이 있으며 정기적으로 또한 매 다이빙 전에 관리되고 검사되어야 한다. 이 가스통을 작동시키는 막대는 장애물을 통과할 때 걸려서 원하지 않는 상태에서 부력조절기를 팽창시킬 수 있다. 이러한 상황은 동굴 다이빙, 감압 다이빙 또는 다른 상황 등에서 치명적인 결과를 가져올 수 있다.

어떤 부력조절기들은 비상 팽창을 위한 작은 압축 공기통을 부착하고 있다. 이 통은 의도하지 않게 열리는 것을 막기 위해 밸브를 돌려야 열리도록 되어있다. 이 통은, 요구성 밸브가 부력조절기에 부착되어 있다면, 비상시에 몇 번의 비상 호흡을 위해 사용되어질 수도 있다.

부력조절기는 사고로 과팽창 되는 것을 막기 위한 압력 안정 밸브(용량 이상 팽창될 경우 자동으로 공기를 배출하는 기능 - 역자 주)를 가지고 있어야 한다. 또한 빠른 공기 배출을 위한 덤프 밸브를 쉽게 조작할 수 있어야 한다.

부력조절기는 팽창되었을 때 목 부분을 가리지 않도록 디자인되어야 한다. 이렇게 하기 위해 전통적으로 가랑이에 고정끈을 부착하거나 스쿠버 장비 고정 장치를 한다. 부력조절기는 점점 더 복잡해지고 고가가 되어가고 있으며, 이로 인해 다이버의 실수와 그로 인한 부상의 원인이 될 수 있다.

근래에는 등 부분에 스쿠버 탱크를 부착하는 자켓형 부력조절기가 일반적이다. 이것은 사용하기에 편안하고 편리하며 가슴을 압박하지 않고 전통적인 스쿠버 탱크 고정 장치와 결합하는 많은 조절끈을 줄일 수 있도록 해준다. 하지만 이런 대부분의 장비들은 비상 시에 부력조절기와는 별도로 빈 공기탱크만을 수표면으로 올려보내는 것은 어렵게 되어 있다.

■압력 게이지 Contents Gauge

압력 게이지는 기본적으로 다이빙을 하는 동안 위급 상황과 감압을 위해 충분한 공기가 남아있는지 알려 준다.

압력게이지의 장점을 최대한 활용하기 위해서 다이버는 수시로 게이지를 살펴보아야 하며 수심에 따른 자신의 공기 소비량이 얼마나 되는지 알고 있어야 한다.

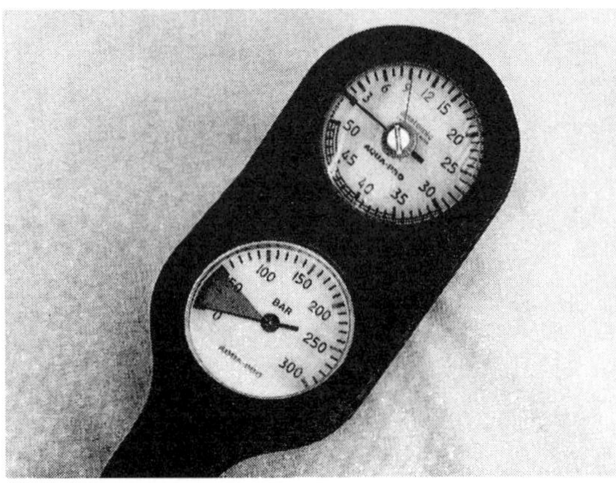

그림 5.18
해수면을 기준으로 하는 미터 단위 수심게이지와 압력 게이지

비상용 공기 공급 장비 Alternate Air Source

보조호흡기(Octopus Regulator)는 주 요구성 밸브가 고장 났을 경우에 사용되어질 수 있으며, 다른 다이버의 장비가 고장나거나 공기가 고갈되었을 때 사용되는 2단계 요구성 밸브이다. 이 장비는 비숙련 다이버나 열악한 상황에서 어렵고 위험한 짝호흡을 해야 하는 어려움을 해결해준다.

명백하게, 같은 스쿠버 장비를 두 다이버가 사용하면 탱크의 용량을 반으로 나누어 쓰게 될 것이다. 이것의 대안으로는 수면에 도착할 때까지 적절한 공기의 공급을 하는 별도로 분리된 비상용 "여분의 공기"를 가지고 다니는 것이다. 수중에서 압력이 낮아진 탱크를 가지고 요구성 밸브와 보조 호흡기를 동시에 사용할 경우에는 공기가 불충분하게 공급될 수 있다. 다른 방법의 공기 공급원으로는 두 개의 스쿠버 실린더와 이에 연결된 각각의 레귤레이터, 그리고 부력조절기(B.C)로부터 공기공급을 받는 시스템으로 구성되어 있다.

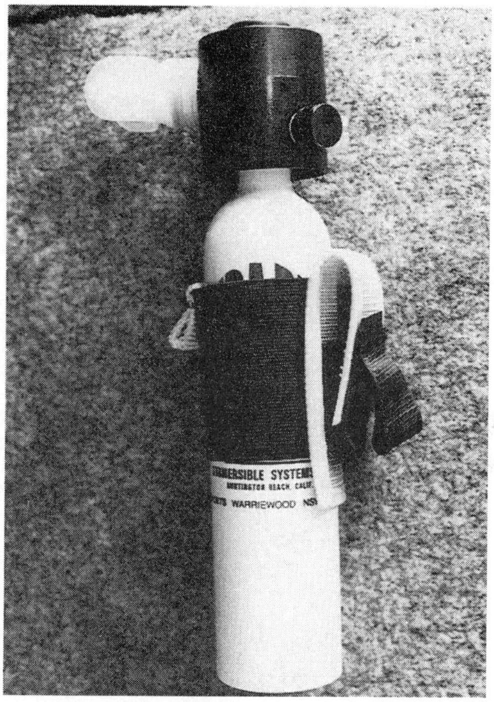

그림 5.19
여분의 공기-호흡기 일체형의 비상용 소형 공기 실린더

다이빙 시계 Diving Watch

신뢰할 수 있고, 정확하며 방수가 되는 다이빙 시계는 감압 시간을 계산하기 위해 필수적인 다이빙 장비이다.

이 장비는 경과된 시간을 측정할 수 있어야 한다. 시계 앞면의 회전하는 베젤은 이러한 기능을 제공하는 간단하고도 널리 알려진 방법이다. 경과된 시간을 알려주는 디지털 시계 또한 사용되고 있다.

전자 다이빙 시계는 얕은 물에 하강하면서 자동으로 작동하기 시작하며, 다이빙 시간을 기록할 뿐만 아니라 다이빙과 다음 다이빙 사이의 시간(수면 휴식 시간)도 기록한다.

수심 게이지 Depth Gauge

다이버는 필요한 감압시간을 결정하기 위하여 자신이 노출된 수심을 정확하게 아는 것이 필요하다. 수심 게이지는 모든 시야 조건 하에서도 쉽게 읽혀질 수 있어야 한다. 현재에는 몇 가지 유형의 수심 게이지가 사용되고 있다. 가장 간단한 형태는 공기로 채워진 가는 튜브 형태이다. 튜브 안의 공기가 하강 시 압축됨에 따라 물이 가는 튜브 안으로 들어가고 물의 위치는 수심을 가리키는 측정 눈금으로 된다. 이 형태의 게이지는 10미터 까지 하강할 때에는 매우 정확하지만 20미터를 초과하는 경우, 게이지의 작은 눈금의 편차가 발생하여 적절하지 않다

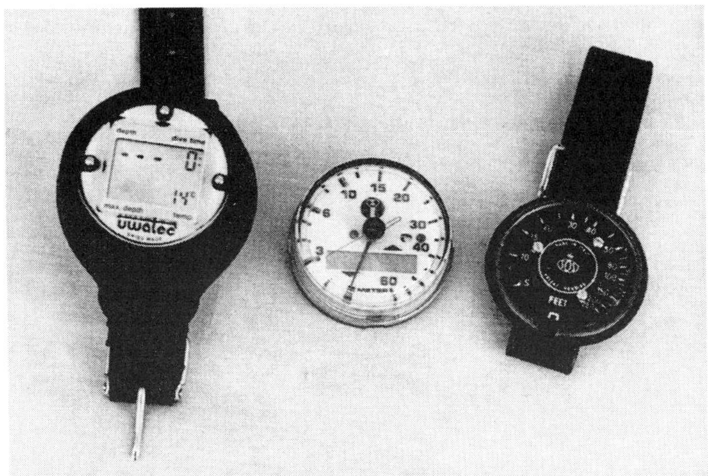

그림 5.20
세가지 유형의 수심 게이지-전자식(왼쪽), Bourdon(중간), 튜브 방식(오른쪽)

Bourdon 튜브 게이지는 얇게 굽은 구리 튜브를 가지고 있어, 수압이 증가하면서 튜브 안의 공기를 압축함에 따라 그 구리 튜브가 점점 펴지게 되어 있다. 튜브의 움직임은 눈금을 지나는 바늘을 움직이게 하는 기어 시스템에 의해 확대되어 보여진다. 이 유형의 게이지는 물이 유입되는 부분의 염분의 작용, 반복되는 기계적 손상과 고도의 노출에 의해 부정확하게 될 수 있다.

다른 형태로는 유연한 다이아프램을 케이스로 싼 형태의 게이지가 있다. 다이아프램은 움직임을 확대하여 주는 기어 시스템에 의해 바늘을 움직인다. 이런 유형의 게이지의 장점은 상대적으로 간단하고 신뢰할 수 있다는 것이다.

현대의 마이크로프로세서 기술은 압력 변환기를 이용하여 수심을 측정하는 디지털 수심 게이지를 생산해 냈다. 이 유형의 게이지는 신뢰할 수 있는 작동을 위해 절대적인 방수와 적정하게 충전된 배터리가 있어야 한다.

최고 도달 수심을 기록하는 장비(Maximum Depth Indicator 또는 M.D.I)는 다이버가 다이빙 도중 도달한 최고 수심을 기록하는데 실패할 경우 유용하다. 최고 도달 수심은 감압 요구 시간을 계산하는데 필요하다.

수심 게이지는 정확성을 기하기 위해 주기적으로 수리 및 보정하여야 한다. 어떤 게이지들은 얕은 물에서 상호 교차 보정을 제공할 수 있도록 가는 튜브 방식의 게이지과 함께 사용된다. 종종 수심 게이지는 실린더 압력 게이지, 타이머 그리고 나침반을 하나에 모아놓은 콘솔에 포함되어 있기도 한다.

■감압 자동계측기 Decompression Meters 또는 D.C.M. (제 14 장 참조)

감압 측정기는 기체의 축적 및 제거를 위한 기계식 또는 전자식 모델이 사용된다. 만약 측정기는 다이버가 감압 테이블을 준수하지 않는다면, 이 장비를 믿어서는 안 된다. 이것은 다이버의 인체 내에서 일어나는 기체의 흡수 및 배출을 계산하는 데 있어서, 이러한 측면까지 고려하지는 못한다.

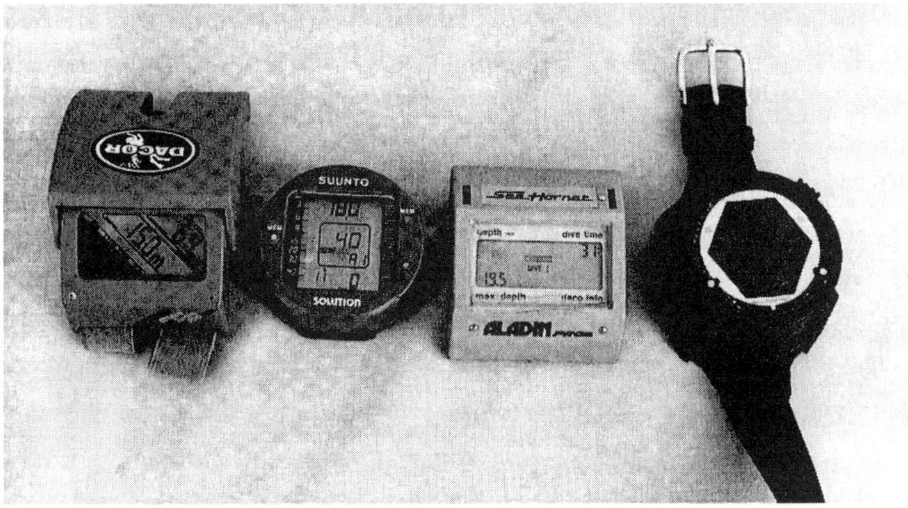

그림 5.21
여러 종의 현대식 감압 측정기들

하지만 감압이론(또는 개발되어진 테이블의 원칙에 의거한)을 바탕으로 한 감압 측정기는 아직까지는 충분하지는 않다(1992). 어찌되었건, 이 장비는 잠수의학 전문 의사들에게 감압병 발생에 대한 많은 정보를 제공한다. 어떤 측정기들은 다이빙 시간, 수심, 실린더 압력 심지어 수온까지 기록하는 정확한 장치들과 통합되어 나온다.

보다 개량된 종류의 D.C.M은 컴퓨터와 연결되어 출력할 수 있는 기능도 있다. 이것으로 다이버의 다이빙 프로파일을 정확한 그래픽으로 표현할 수 있도록 할 수 있고, 감압병이 발생했을 경우 의사가 유용하게 활용할 수 있다.

■의사소통 장비 Communication Systems

다이빙에서 짝 다이빙의 안전성은 두 다이버 간의 지속적인 의사소통이 있기에 안전하다고 하는 것이다. 지속적으로 의사소통이 없다면 두 사람이 다이빙을 같이 하지만 단지 같은 바다에서 다이빙을 하는 것일 뿐이며, 자신의 짝이 응급 상황에 놓였을 때 도와주지 못할 수도 있다. 심지어 그들이 지속적으로 의사소통을 하더라도 때때론 다른 제 3자의 구조자가 필요할 수도 있다.

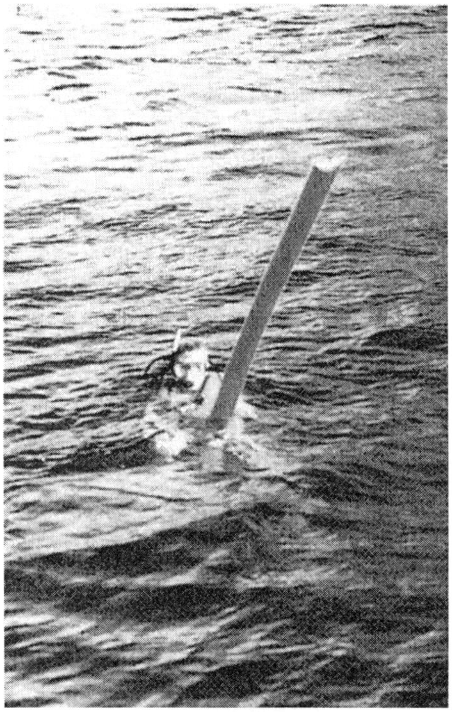

그림 5.22
안전 소세지 또는 다이버 콘돔

호각은 수면에서 보트 승무원이나 다른 다이버들에게 도움을 요청할 때 매우 유용하다. 주의를 이끌어 내거나 대부분의 사고가 발생한 지점인 수면에서 다이버들의 위치를 알려주기 위한 다른 장비로는 수압에 견디는 조난신호(낮에는 연기, 밤에는 불꽃)가 있다.

스쿠버 장비나 입으로 팽창이 가능한 2미터의 오렌지색 플라스틱 튜브는 표시장비로 좋으며, 안전 소세지(Safety Sausage)라는 이름으로 불린다. 만약 이 장비가 똑바로 서 있으면 멀리 위치한 보트에서도 쉽게 잘 볼 수 있다. 이것이 수면에서 평평하게 누워있을 경우에는 항공기에서 보다 쉽게 확인이 된다. 다이버 콘돔으로 불리기도 한다.

물밑의 다이버는 다양한 전송 및 귀환 장비로 통신을 할 수 있다. 밤에는 라이터가 좋은 통신 수단이다.

짝 다이버끼리 서로 연결되는 버디 라인은 두 명의 다이버를 가까이 머무를 수 있도록 해준다. 이것은 물에 뜨는 것이 좋고 짧은 길이의 줄(2-4미터)로 분리가 가능한 끈에 의해 각각의 다이버의 팔에 부착이 된다. 어떤 비상 상황이 한 명의 다이버에게 발생하게 되면 버디는 그 사람을 보고 있지 않아도 그 사실을 곧바로 알게 된다. 아마도 버디 라인을 포기해야 하는 유일한 경우는 줄이 꼬였거나 아니면 큰 상어가 나의 버디에게 중대한 관심을 보일 때뿐이다.

대부분 다이버들의 사체는 수색을 통해 회수가 되고, 일반적으로 짝 다이버가 알지 못하는 사이에 사망사고가 발생한다. 아마도 많은 사망사고들은 간단하고도 값싼 통신 수단을 바르게만 사용하더라도 예방할 수 있을 것이다.

대부분의 다이버들은 서로 근접해 있으면서 눈으로만 확인하는 방법에 의지한다. 한 다이버가 다른 다이버들이나 그룹을 인도하는 경우에는 각각의 다이버가 다른 다이버들에 대한 불명확하고 완전하지 않은 책임감의 결여로 인하여 버디 시스템의 정반대의 결과를 가져온다.

CHAPTER 6

다이빙 환경
Diving Environments

이번 장에서는 다양한 환경에서 다이빙을 할 때 생길 수 있는 몇 가지 문제점을 짚어보고 그 위험을 줄일 수 있는 방법에 대해 알아보고자 한다. 경험이 적은 다이버가 흔히 간과할 수 있는 특별한 다이빙 환경에 잠재된 위험물들로는 동굴, 해초, 파도 등이 있다.

우리는 여기에서 이 문제에 대해서는 아주 간단히 짚어보고 갈 것이다. 다이빙 매뉴얼과 다른 참고서적들을 참고하길 바란다(부록 A 참조). 다이버들은 이들 환경에 과감히 도전해보려고 생각하기 전에, 이들에 대해 잘 알고 있는 다이빙 단체로부터 전문적인 교육과 조언을 받아야 한다.

조류 TIDAL CURRENTS

몇 노트(knots)로[6] 흐르는 조류는 다이버들에게 그리 낯설지 않다. 이러한 정도의 조류는 다이버의 보잘 것 없는 수영 속도에 비할 바가 아니다. 다이버의 수영속도는 1.5 노트까지는 잠깐 가능하지만, 지속적인 속도로는 1.2 노트가 최대이다. 비교적 평범한 다이버의 경우, 조류의 속도가 0.5 노트 이하이어야 한다. 조류로 인하여 발생하는 문제들은 다이빙 타임을 수정함으로써 피할 수 있다.

우선 다이버들은 계획된 다이빙 지점의 조류에 대하여 잘 알고 있어야 한다. 조류표에 의하여 다양한 시간들이 검토되어야 한다. 이런 정보들은 그 지역의 다이버들이나 해운항만청과 같은 곳에서 얻을 수 있다. 조류는 정박해 있는 다이빙 보트를 보고, 가끔 판단할 수도 있다.

반탱크의 법칙(The "Half Tank Rule") 조류가 심한 곳에서의 다이빙 시 가장 좋은 방법은 준비된 공기량을 기초로 하여, 예비량으로 쓰여질 기압을 우선 제외한 뒤, 그 남아있는 공기양의 반은 다이빙을 하러 나갈 때, 나머지 반은 돌아올 때 사용한다. 다이빙 시 조류의 방향이나 흐름에 대한 변화를 미리 예측해야 한다. 조류가 심한 지역에서의 다이빙하기 가장 좋은 시간은 흔히 조류와

6) 1노트는 1시간에 1해리(1,852m)를 달리는 속도. 예를 들어 3노트의 흐름은 어른이 빨리 걷는 속도와 비슷하다.

조류 사이에 물의 흐름이 가장 없는 때이다.

닻줄(anchor line)을 사용하면 편리할 수 있다. 닻줄을 이용하면 조류를 거슬러 하강하거나 상승하는 것은 수영으로 하는 것보다 훨씬 편하고 쉽다. 배로부터 닻줄에 느슨하게 이어진 로프가 수면 위에 떠 있다면, 다이버는 이 줄을 이용하여 닻줄까지 갈 수 있을 것이다. 닻줄을 이용하여 약간만 하강하여도 조류는 훨씬 덜 할 것이다. 고정되지 않은 닻이나 닻줄 주변을 수영하지 말아야 한다. 이 경우 배가 고정되지 않고 표류하며 다이버를 다치게 할 수 있기 때문이다.

보트 후방으로 약 50m가량의 밧줄에 부위나 플라스틱 용기를 일정하게 매달고, 이 밧줄이 해류를 따라 떠다니도록 장치해야 한다. 이 장치는 보트 위치를 잃거나 해류로 인해 조난된 사람들을 구하는데 이용되며, 이런 이유에서 “floating line”혹은 “Jesus line”이라고 불린다.

강한 해류에서는 표류 잠수(drift diving)가 있다. 이때는 강한 해류가 흐르므로 모든 장비를 단단히 매고, 주위의 위험한 장애물에 걸리거나 다른 잠수자와 부딪히지 않도록 한다. 부유물(float)은 끌고 다니면서 잠수자의 위치를 배 위에서 발견하기 쉽도록 한다. 구조선이나 픽업 보트(pickup boat)는 닻을 내려 위치를 고정시키지 말고 반드시 다이버와 함께 표류하면서 다이버가 상승했을 때 가까이 위치해 있도록 한다.

구조선이나 픽업 보트의 프로펠러에는 반드시 보호장치(propeller guard)가 있어야 한다. 다이버를 구조할 때 강한 해류로 자칫 프로펠러에 다칠 수 있기 때문이다. 다이버 스스로의 예방책으로는 표류에 대비하여 방수용 연막탄(smoke flare)이나 다이빙 소시지(safety sausage, Fig. 5.22 참조)를 가지고 다니는 것도 유용하다. 구조 신호 시 호각(호루라기)을 불어 주위를 끄는 방법도 있다.

큰 파도 써지 ; 놀 Surge

파도의 영향을 받는 얕은 물에서는 수영할 수 없을 정도로 강하고 앞뒤로 움직이는 써지[7]를 만날 수 있다. 큰 파도가 역류하는 동안(가려고 하는 방향과 반대로)은 바닥을 꼭 잡고 있어야 하며, 상태가 호전되었을 때(가려는 방향으로 움직일 때) 움직이는 것이 최선의 방법이다. 강한 큰 파도와 맞싸워 잠수를 할 경우 파도에 강하게 휩쓸려 방향을 잃고 바위에 부딪혀 부상을 입고 공포에 허둥대어 상태를 더욱 위험하게 몰아가게 된다.

밀려오는 파도 연안 쇄파:沿岸碎波, Surf

해안으로 밀려드는 파도에 입수할 때에는 완숙한 기술이 필요한데, 완전히 장비를 갖춘 다이버는, 파도로부터 공격받기 쉬운 대표적인 목표물이 되기 때문이다. 이 경우 다이버는 파도에 순식간에 휘몰려 중요한 장비를 잃고 물에 잠겨 물거품(; 부력이 거의 없어짐) 속에서 숨을 쉴 수 없게 된다.

7) 깊은 수심에서는 원형으로 움직이던 물입자가 얕은 수심에서 충분히 원형으로 움직이지 못하고 바닥으로 갈수록 타원형을 이루다가 바닥 가까이에서는 앞뒤로 단순한 수평운동을 하게 된다. 큰 파도가 있는 곳에서 다이버는 앞뒤로 움직이는 물의 운동에 영향을 받게 된다. [참고: 다이빙 이론과 실제, 150쪽 - 양근택 저, 풍등출판사]

해안으로 밀려오는 강한 파도를 헤치고 잠수하는 기술은 입수 전에 핀을 포함한 모든 장비를 입고 바다를 등지고 접근하는 방법이다. 다이버는 자신의 몸을 계속 살피면서, 어깨너머로 밀려오는 파도를 지켜본다. 얕은 물의 파도는 옆으로 맞서 가장 적은 파도의 면적과 만날 수 있도록 하면 효과적이나, 균형을 잡기 어려우면 파도를 등으로 맞는 것도 한 방법이다. 다이버는 발을 넓게 벌리고 파도가 오는 쪽으로 몸을 기울임으로써 몸의 균형을 잡아야 한다. 핀과 마스크는 소실되기 쉬우므로 반드시 단단하게 밀착시키고, 레귤레이터는 부력조절기(B.C.)에 클립으로 고정시켜 쉽게 찾고 사용할 수 있도록 한다. 다이버는 입수하자마자 가능한 재빨리 레귤레이터를 물고 하강한다. 이렇게 밀려오는 파도(surf) 아래로 빨리 잠수해야 위쪽의 난류(turbulence)를 효과적으로 피할 수 있다.

부유물(floats)은 입수할 때(입수방향: 해변 → 바다)에는 다이버 뒤에서 끌려오고, 돌아올 때에는 앞에서 다이버를 끌어준다. 출수(exit)는 입수와 반대로 진행되며 해변으로 밀려드는 파도를 이용하면 한결 쉽다.

수중 장애물 ENTRAPMENT

밧줄, 끈, 낚시줄이나 그물, 대형 해조류(海藻類), 및 기타 장애물은 다이버의 몸이나 장비에 걸리기 쉽다. 장애물에 걸릴 경우에, 다이버는 차분히 상황을 파악 후, 날카로운 칼을 사용하여 장애물을 제거함으로써 안전하게 문제를 해결할 수 있다. 마스크는 주변의 시야를 제한시켜 장애물 제거에 어려움이 있을 수 있는데, 짝(buddy)의 도움이 엉킨 매듭을 풀고, 자르는 데 무엇보다도 중요하고 큰 힘이 된다.

대형 해조류 Kelp

그냥 '켈프'라고도 부르는 이것은, 약 30미터의 수심에서 숲을 이루며 자라는 거대한 바다 식물이다. 켈프는 긴 몸체를 가지고 있고 수면 근처에는 잎이 갈라져 부채 모양을 하고 있으며, 조금 차가운 수온에서 살면서 환상적인 풍경을 만든다. 하지만 켈프는 다이빙 하는 데 잠재적인 위험을 가지고 있다. 켈프가 있는 곳에는 현명하게 대처하는 방법은 천천히 다이빙을 하는 것이다.

다이버는 켈프에 쉽게 걸려 허우적거릴 수 있는데, 특히 수면 근처의 잎이 줄기보다 두꺼워 위험하다. 이렇게 켈프가 많은 지역에서의 다이빙은 특별한 기술과 조심이 요구된다.

장애물에 걸리지 않기 위해서 다이버는 몸에서 돌출되는 물건을 최소화하여, 걸리는 원인을 제거해야 한다. 또한 칼을 다리 안쪽에 차도록 하고, 칼집은 플러시 핏팅 버클(flush-fitting buckle)[8]로 하고, 돌출된 장비는 테이프로 감도록 한다. 켈프가 많은 곳을 지나갈 때 몸을 비틀거나 회전하는

8) 돌출된 부분이 없이 꼭 들어맞는 버클

것은 금해야 한다. 켈프의 뿌리 근처(바닥)가 가장 걸릴 가능성이 적은 곳이다.

수면 위로 다시 올라올 때에는 충분한 공기를 가지고 돌아오는 것은 중요한데, 이것은 수면 근처의 켈프를 통과할 때 충분한 주의를 하고 서두루지 않으면서 통과할 수 있게 여유를 가질 수 있다. 만일 통과 도중에 켈프에 엉키게 되면 당황하지 말고 칼을 꺼내 줄기를 잘라야 하는데, 이때 간혹 켈프 줄기가 아닌 레귤레이터 호스를 혼동하여 자르는 치명적인 실수를 하는 경우도 있다.

폐쇄된 환경 Enclosed Environments

동굴, 난파선, 빙하나 큰 직벽과 같은 지역의 다이빙은 위험이 잠재되어 있으며, 따라서 이같은 지형에 대비한 특수 훈련과 장비를 반드시 갖추어야 한다. 다음의 내용은 결코 충분한 내용이 아니며, 특별한 훈련과 장비가 필요하다.

동굴(Caves) 잠수

동굴에서는 장비 고장과 같은 응급상황이 닥치면 대부분은 곧바로 수면에 오를 수 없다. 이밖에 방향을 잃고 헤매다가, 수면으로 상승하기 전에 공기를 다 소모해버리는 경우도 종종 있다. 동굴에서 가장 주된 문제는 공포와 보이지 않는 시야 그리고 방향을 찾기가 어렵다는 것이다. 또한 다이버가 호흡한 기포는 동굴천장으로 올라가 그 이전까지 천장을 떠받히고 있었던 물을 밀어냄으로써 천정이 무너질 수도 있다.

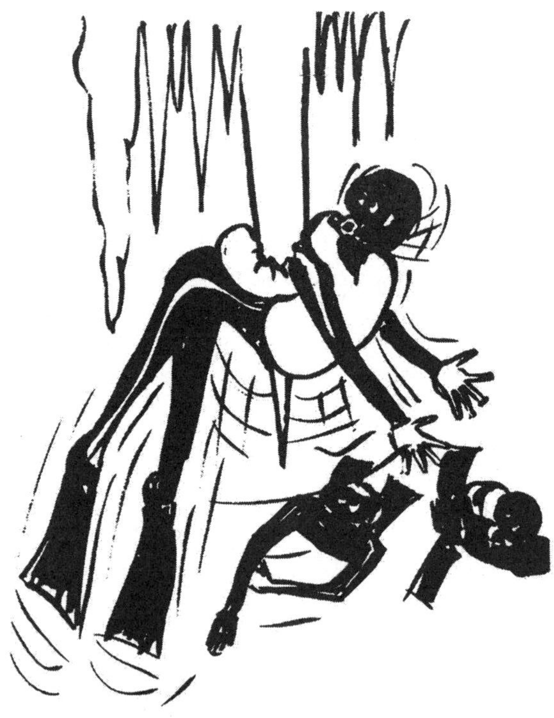

그림 6.1

동굴은 대부분 어둡고, 물에 의해 운반되어 침적된 쇄설물이 줄지어 있는데, 핀이 움직이면서 이것을 퍼트려 물을 흐리게 할 수 있다. 이를 방지하려면 작은 크기의 핀을 사용하고 움직임을 되도록 천천히 하며, 바닥 혹은 천장을 피해 수중항해를 해야 한다. 쇄설물이 물에 퍼져 시야를 가리면 자연 빛 혹은 전등의 밝은 조명은 쇄설물에 반사되어 아무 쓸모가 없다.

동굴에서 안전한 수중항해를 하기 위해서는 주요 장비와 조명등을 두 배로 준비하도록 한다. 특히 나침반은 필수 소지품이며, 여분의 공기통과 레귤레이터를 준비해야 하고, 이 중 레귤레이터의 호스는 충분하게 길게 하여 좁은 통로에서 필요한 경우 동료 다이버도 사용할 수 있도록 대비한다. 특히 긴급 사태를 대비하기 위해 공기 공급 장비를 한 세트 더 준비하는 것이 좋다.

수중항해 후 동굴 입구로 되돌아 올 때는 선두 다이버가 릴을 사용해 만든 표식선을 따라 되돌아온다. 이 방법은 선두 다이버와 떨어졌을 경우에도 이 선을 따라 진행함으로써 길을 찾아갈 수 있도록 해준다.

난파선(Wrecks) 잠수

난파선 잠수는 동굴 잠수가 가지고 있는 위험 뿐만 아니라 난파선이 가지는 특수한 문제점들까지도 포함하고 있다. 대부분의 경우 난파선은 깊은 곳에 있기 때문에, 일반적으로 감압병과 질소마취의 위험을 안고 있다.

난파선에는 종종 물리적, 화학적으로 불안정한 수하물을 싣고 있을 때가 있으며, 독성 화학물, 그리고 공격적인 수중 동물이 살기도 한다. 깊은 수심에 난파된 배에는 쇄석물이 떠다니고 뾰족한 금속이 튀어 나와 있어 꾸불꾸불한 통로나 사다리 등을 통과해야 하는 등 수중항해를 어렵게 만든다. 나침반의 사용이 때로는 철의 자력에 의해서 거의 무용지물이 될 경우도 있다.

아이스 다이빙(Ice Diving)

아이스 다이빙은 특수 장비와 노하우가 필요하다. 아이스 다이빙은 동굴 다이빙에 나타나는 대부분의 위험을 함께 가지고 있으며, 영하의 온도에 의한 문제도 있다. 아이스 다이빙에서는 레귤레이터가 결빙될 수 있으며, 다이버는 레귤레이터가 결빙된 상태에서 빙하의 장애물에 걸릴 경우 공포감을 경험하게 된다. 동계용 레귤레이터(ice diving regulator)라고 해서 무조건 믿어서는 안 된다. 이들도 얼 수 있는데, 특히 과호흡을 하거나 수면 근처(수중 보다 온도가 더욱 낮다)에서 계속 호흡을 하면 얼 수 있으니 주의해야 한다. 또한 아이스 다이빙을 마치고 나올 때에도 특히 주의를 기울여야 하는데, 왜냐하면 출구는 주위 환경에 의해 쉽게 얼음으로 덮일 수 있기 때문이다.

환경적인 다른 요인들 ENVIRONMENTAL VARIANTS

찬물 Cold Water 에서의 다이빙

찬물은 다이버의 잠수 능력과 장비의 기능을 무력화 수 있다. 찬물에서 다이빙을 할 때에는 체온 유지를 위해 드라이 슈트나 두꺼운 웻 슈트를 입어야 하며, 장갑, 신발, 후드 등을 반드시 착용해야 하기 때문이다. 또한 웻 슈트를 입을 경우 수심이 깊은 곳으로 들어가면 잠수복의 공기층이 압축되어 보온성이 떨어진다는 사실을 알고 있어야 한다.

레귤레이터는 압축된 공기가 팽창하면서 냉각효과를 가져오는데, 특히 저온의 물에서는 레귤레이터를 얼게 만들 수도 있다. 이를 예방하기 위한 변형 레귤레이터(동계용)가 생산되고 있으나 이 문제를 완벽하게 해결하지는 못하고 있다.

야간 다이빙 Night Diving

야간 다이빙은 누구나 할 수 있는 안전한 다이빙이 아님을 명심해야 한다. 특히 낮에 다이빙을 하면서 완벽히 안정된 다이빙을 구사하지 못하는 초보다이버는 이 사실을 더욱더 명심해야 한다. 야간 다이빙은 어두움과 공포에 대한 위험을 가지고 있으므로, 밀실(密室) 공포증이나 안 보이는 시야에 대해 심한 불안을 느끼는 사람은 피해야 한다. 캄캄한 시야는 방향감각을 상실하게 하고, 기분 나쁜 상상을 하게 한다.

배와 해안의 출구에는 물 속으로 밝은 조명이 비치도록 조치한다. 하지만 조명이 다이버의 얼굴에 비추지 않도록 해야 하며(시야를 방해하여 앞이 보이지 않도록 함), 때때로 이것을 이용하여 수신호를 보내는 데에도 사용할 수 있다.

야간 다이빙에 관한 문제의 핵심은 캄캄한 시야이다. 다이버는 시야를 확보하기 위해 인공 조명을 사용하지만 거리가 매우 한정되어 실패할 경우도 종종 있다. 따라서 다이버는 반드시 촉감만을 이용하여 모든 장비를 찾고 사용할 수 있도록 해야 한다.

조난되어 사라진 다이버를 찾아 구조하는 일은 상당히 어려운 일이다. 다이버는 조난 사태에 대비해서 긴급용 조명탄이나 스트로보 라이트(strobe light), 화학물질을 이용한 조명 막대(Cyalume light stick)를 탱크 밸브에 달고 다니는 것이 유용하며, 호각을 불어 주위를 끄는 방법을 사용할 수도 있다.

심해 다이빙 Deep Diving

30미터 이상의 심해 다이빙은 위험이 더욱 크고, 인체의 반응이 부적절하게 나타난다.

깊은 수심을 수중항해하면 호흡기에서 공급되는 공기량이 증가해 더 빨리 공기가 소모되고, 감압요구 시간은 길어진다. 따라서 공기 예비량의 안전한계는 점점 빨리 다가오고 다이버는 긴박감을 더하게 한다.

50미터 이상의 수심을 다이빙 했을 경우 감압은 의무적으로 수행되어야 하며, 추가적인 공기 공급도 필요하다. 불행하게도 잠수의 깊이가 깊어질수록 감압표의 신뢰도는 점점 떨어지는데, 이로 인해 감압표의 지시를 올바르게 따라 차질 없이 감압했어도 심각한 감압병에 걸릴 수 있다.

질소 마취 또한 수심 30미터 이내에서도 나타날 수 있으며, 수심이 더욱 깊어질수록 판단력, 주의력, 지각력 그리고 사고에 대한 대처 능력이 더욱 감소된다. 또한 수심 45미터를 초과하면 정신적인 안정감, 인지력, 판단력이 심각하게 손상된다.

깊은 수심에서는 장비 조작이 보다 힘들어진다. 레귤레이터의 호흡도 더욱 힘들어지고, 부력 조절기(B.C.)의 팽창 시간이 더 오래 걸리며, 공기통의 공기를 더욱 많이 사용한다. 또한 웻 슈트의 압착으로 인해 보온성이 떨어지며, 깊어질수록 점증적으로 부력도 감소한다.

30미터 아래의 수중 환경은 어둡고, 색깔이 없으며, 차갑고, 수중생물이 상대적으로 적고, 무엇보다 생리적인 위험이 많아진다. 이같이 열악한 환경과 제한된 짧은 다이빙 시간(산소공급의 한계가 원인)의 제약에도 불구하고 많은 레저 다이버들이 심해 다이빙을 하고 싶어 한다.

저자는 위와 같이 깊은 수심에서는 위험이 증가하고 상대적으로 적은 만족을 얻을 수 있는 점들을 고려할 때, 레져 다이빙을 하는 다이버의 최대 안전 수심 깊이로 30미터를 권장한다. 이 이상의 수심에서도 무사했던 다이버들은 다른 이들에게 다이버의 능력을 과대평가하여 떠벌인다. 이런 잘못된 행동은 사고로 이어진 연후에야 없어진다.

고지 다이빙 Altitude Diving

해수면보다 높은 곳(산의 호수, 댐 등)에 위치한 물에서의 다이빙도 숨어있는 잠재적인 위험이 있다.

우선 대기압의 반이 되는 곳(즉, 고지 약 6,000 ~ 18,000미터 지점)에 있는 호수에서 다이빙을 한다고 가정해보자. 이때의 호수 수표면의 기압은 0.5 ATA가 된다(이 호수는 염분이 있는 호수라고 생각하자. 민물은 같은 깊이의 바다보다 상대적으로 적은 기압을 가진다.)

이때 호수의 물에 의한 수압은 지역에 상관없이 깊이에 따라 같은 압력이 작용한다.

즉, 10미터 깊이의 물은 여전히 1 ATA의 압력을 작용할 것이다.

따라서 이 호수에서의 수심 5미터 깊이는 대기압의 0.5 ATA와 물의 0.5 ATA의 압력에 의해 절대압이 1 ATA(0 ATG)가 된다.

그렇다면 이 호수의 수심 10미터에 해당하는 압력은 1.5 ATA(0.5 ATG)가 된다.

위의 조건을 생각할 때, 아마도 다이버는 같은 수심일 경우 고지(高地)에 위치한 호수에서의 다이빙이 바다에서보다 안전할 것으로 생각할 수 있다. 그러나 고지의 다이빙의 중요한 차이점은 다이버가 수면에 떠올랐을 때 기압은 대기의 그것보다 낮다는 것이다.

이에 관한 문제는 Haldane의 가설에 의해서 설명할 수 있다(제 13 장 참고). Haldane의 관찰에 따르면, 수심 10미터(2 ATA)에서 시간에 상관없이 무제한으로 잠수를 하다가 수면(1 ATA)으로 돌아와도(두 기압의 비는 2:1) 감압병이 생기지 않는다. 다시 말해서 잠수 깊이의 압력에 대해 1/2에 해당하는 압력이 수면 압력이라면 조직 내에 질소 기포가 생기지 않는 다는 것이다.

그러나 고지에 위치한 호수의 수면압은 해수면 기압의 반인 0.5 ATA이다. 따라서 다이버는 단 5미터(1 ATA, 0 ATG)만 잠수를 하고 수면으로 상승해야 기압비 2:1을 어기지 않게 된다. 결국 이 때문에 해수면을 기준한 감압표는 고지에서는 신뢰하기가 어렵게 된다.

고지에서 감압은 깊이 측정의 어려움으로 인해 보다 복잡하다. 해수면을 기준으로 보정된 수심계는 단지 기압을 측정하여 이 값을 수심으로 변환하기 때문에 기압이 다른 고지에서는 사용할 수 없다. 대기압이 0.5 ATA인 호수에서 수심계는 기계 작동이 바르지 않고, 계기의 바늘이 해수면의 기압인 “0” ATG(1 ATA)을 거꾸로 지나 상승한 것처럼 가리키도록 계기 바늘에 힘을 가함으로써 바늘이 휘게 될 수 있다. 즉, 계기판은 1기압의 압력이 되었을 때(1 ATA, 0 ATG) 정상으로 돌아오며, 대기압 0.5 ATA의 고지에 위치한 호수에서는 물과 대기의 압력의 합 즉 절대압이 1 ATA(수심 5미터)가 된 후에 비로소 정상적인 기능을 하게 된다.

모세관식 수심계(Capillary depth gauge)[9] 역시 해수면을 기준으로 보정되어 있어서 고지에서 올바르게 작동되지 않는다. 해수면에서 모세관 내의 공기-물 접촉지점(the air-to-water interface)은 10미터 지점에서 모세관을 따라 1/2까지 움직이게 되는데, 이때가 수면의 압력보다 2배가 되기 때문이다. 그러나 압력이 0.5 ATA인 호수는 수면 압력의 2배에 해당하는 것은 수심 5미터이다. 따라서 모세관식 수심계는 실제 수심 5미터에서 10미터의 수심으로 잘못 표시하게 되는 것이다.

수표면의 낮은 기압은 기체 부피에도 변화를 가져온다. 다이버의 폐 속 기체는 해수면으로부터 수심 10미터 지점 사이에서 부피 변화가 두 배가 되는 반면, 고지의 호수(0.5 ATA)의 경우는 수면과 수심 5미터 지점 사이에서 부피 변화가 두 배가 될 것이다. 따라서 압력 손상을 예방하기 위해서는 상승 속도를 더욱 천천히 해야 한다. 또한 부력 조절기(B.C.) 안의 기체 팽창 속도도 더욱 빠르게 되어, 다이버가 기체의 팽창 변화를 예측하지 못할 수도 있다. 그 밖에도 호수가 맑고 염분이 없는 물로 차있다면 부력과 관련된 많은 문제가 추가적으로 존재할 것이다.

■다이빙 후 비행 Flying after Diving

다이빙을 한 후에 비행기를 타는 것은 고지 다이빙에서 일어나는 유사한 문제들이 생겨난다. 감압표가 만들어진 근거는 다이버가 수중항해 후 1 ATA로 복귀하는 것을 가정한 것이다. 만약 다이버가 비행기를 타고 높은 고도로 상승하거나 높은 산을 등반하는 경우, 조직 내에 남아있는 질소가 몸에서 기포로 발생하거나 기존의 기포가 보다 커지게 된다. 따라서 다이빙 후에 비행기를 타기 위한 정해진 규칙에 맞추어 비행을 해야 한다.

■민물과 댐에서의 다이빙 Diving in Freshwater and Dams

민물은 소금이 혼합된 바닷물 보다 부력이 적다. 따라서 수심의 측정과 계산이 달라진다(바닷물 10미터 = 민물 10.3미터). 또한 민물은 잔잔한 편이어서 급격한 변온층(thermocline)을 발생시킬 수 있다. 민물에는 나무와 그 밖에 여러 가지 장애물이 존재하며, 바다의 장애물 보다 제거가 용이하지 않다. 민물에서 생기는 특정한 물살은 다이빙을 더욱 어렵게 만든다. 또한 화학물질과 하수 처리물에 의한 민물 오염도 문제를 일으키며, 민물에서 사는 특정 생물 또한 매우 위험한 것들이 있다(Naegleria[10])

댐은 수면 아래 물이 유출되는 부분이 특히 위험하다. 수중항해 중 다이버가 댐의 유출구 주변에 휩쓸리면, 압력차로 인하여 다어버가 휘감겨 유출구로 빨려들고 매우 심한 상해를 입을 수 있다.

---

9) 투명한 관 내부의 압축되는 공기 방울에 의해 수심을 나타내는 장비. 즉, 한쪽이 막힌 관속에 있는 공기 공간이 수심에 따라 수압에 의하여 밀리는 경계 눈금으로 깊이를 측정함.

10) 민물에 사는 단세포생물인 원생동물(protozoa)의 일종으로 뇌수막염을 발생시킨다.

CHAPTER 7

스트레스성 질환, 공황과 피로

Stress Disorders, Panic & Fatigue

1950년대와 1960년대의 다이빙 장비와 시설은 간단하였으며, 다이버는 장비와 환경 때문에 약간의 어려움을 만나곤 하였다. 다이빙은 쉽지도, 안전하지도, 편하지도 않았으며 극히 소수만이 이에 전념하고 있었다. 살아남은 다이버는 매우 유능하였고 환경에 잘 적응하였다.

보다 사용자에게 편리한 장비가 만들어졌고, 일반인들이 다이빙을 함께 즐기게 되었다. 바다 환경에 잘 어울리지 못하는 사람들까지도 다이빙을 하게 되었는데, 이들은 가끔 위험한 상황에 접하게 되었을 때 **스트레스 증후군**(stress syndrome)에 보다 잘 걸리곤 한다.

다이빙을 하면서 종종 만나게 되고 극복해야 할 장비와 환경 문제에는 어떤 것이 있는지 알아보도록 하겠다.

개인적 요인 - 인성 PERSONALITY

몇몇 인성은 다이빙하기에 보다 적당한 경우가 있다.

군대에서의 다이빙은 매우 엄격한 신체적 · 정신적 기준을 요구하고 있으며, 이는 50%에 달하는 높은 실패율을 보면 잘 알 수 있다. 많은 프로 다이빙 코스도 비슷한 요구를 하며 실패율도 비슷하다. 이런 높은 실패율을 통과하고 성공적으로 선택된 사람들의 인성적 특성에 대해 연구자들은 매우 궁금해 한다.

보통 성공적인 군인 다이버는 정신적으로 안정되어 있으며, 다이빙의 위험에 대해 불안해하지 않고, 지적이고 실용적이다. 좋은 체력, 자기 만족감은 물론 수영도 잘 하고, 물에서 하는 운동에 대해 자신감과 충분한 능력을 갖고 있다. 성공적이고 안전한 레크리에이션 다이버를 특징지을 만한 유용한 자료는 그리 많지 않다. 군인에게 요구되는 엄격한 요구 조건이 필요하지 않지만 두 집단 모두 비슷한 특성을 가지고 있는 것으로 보인다.

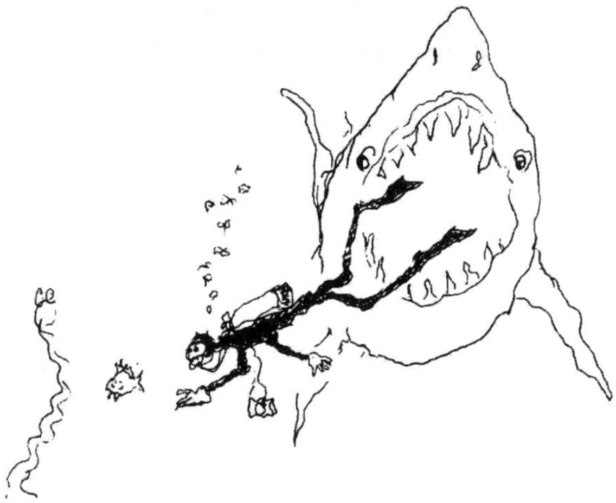

그림 7.1

군대와 상업적인 다이빙 코스에서는 높은 실패율을 보이지만, 많은 아마츄어 다이빙 코스에서의 실패율은 거의 0에 가깝다. 몇 몇 다이빙 단체에 의해 만들어진 기준은 상업적인 면이 지나치게 고려되어 심각한 상황에 이르고 있다. 심지어는 훈련 도중에 사망하는 레크리에이션 다이버가 5-15%에 이르기까지 한다.

스트레스 반응 STRESS RESPONSES

우리는 위협받는 환경에 대해 인체 고유의 자동 반응 시스템을 갖고 있다. 이런 상황에서 인체는 위험에 대비하기 위해 자율신경계가 활성화되는 반응이 나타나는데, 이를 **"싸우거나 도망치기 (fight or flight)" 반응**[11]이라고 부른다.

이러한 반응으로, 교감신경계는 아드레날린을 분비하는데 이것이 심장을 자극하여 근육으로 가는 혈류량을 증가시키고, 뇌를 경계 태세에 있게 하고 호흡도 자극한다. 예를 들어 어떤 사람이 갑자기 강도를 만나면 자동적으로 싸우거나 도망칠 태세를 취하게 된다. 강도가 무장하고 있다면 우

11) 인체의 신경계는 크게 중추신경계와 말초신경계, 자율신경계로 나눌 수 있다. 과거에는 자율신경계를 말초신경계의 한 부분으로 분류하였으나, 요즘은 자율신경계의 역할이 커지면서 아예 따로 분류하고 있다. 자율신경계는 말 그대로 신경이 자율적으로 알아서 반응하는 것이다. 팔을 움직이라는 명령을 뇌에서 내리면 팔이 움직이는 것과 같이 의지에 따라 반응하는 것이 아니라 상황에 따라 생존을 위해서 만들어진 신경계이다. 예를 들어, 심장에게 빨리 혹은 느리게 박동할 것을 명령한다고 심장이 그렇게 되는 것이 아니라 신체의 상황에 맞게 심장의 박동이 자동조절되는데 이는 자율신경 때문이다. 한편 자율신경계에는 교감신경과 부교감신경이 있는데, 교감신경은 어떤 위기상황에 대하여 빠르고 효과적으로, 강력하고 체계적으로 대응하도록 해주며, 부교감신경은 그러한 위기상황에 대처할 수 있도록 에너지를 저장하는 방향으로 작동된다.

리의 지능은 가장 안전한 방향을 모색하여 조용히 돈을 건네주는 결정을 내리게 된다. 이것이 생존을 위해 내린 적절하고 이성적인 결정이며, 자율적인 반응을 억제하고 올바르게 행동한 것이다.

어떤 다이버는 어느 정도의 스트레스에 매우 부적절하게 반응하는데, 이렇게 부적절하고 위험한 스트레스 반응들은 다음과 같다 :

- **공황**(panic) - 과도한 불안에 의하여 야기되는 심리적 스트레스 반응
- **피로**(fatigue) - 활동에 반응하는 신체적 스트레스
- **돌연사 증후군**(Sudden Death Syndrome) - 과도한 스트레스에 반응하는 치명적인 심장 반응 (제 35 장 참조)

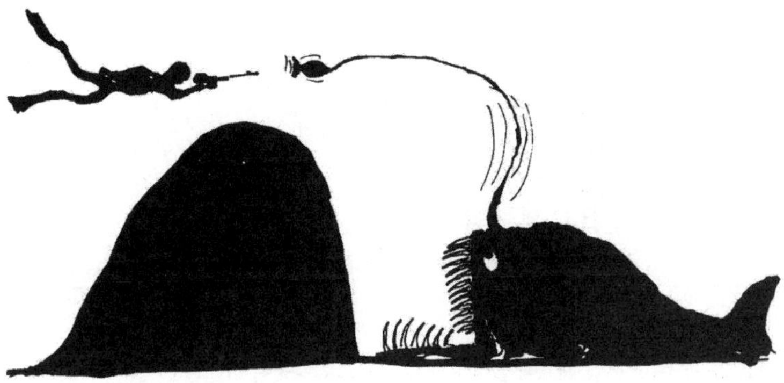

그림 7.2

공황 Panic

공황(panic)은 아마 레크리에이션 다이빙에서 가장 흔한 사망원인일 것이다. 공황으로 인한 사망원인은 다이빙 사고 사망의 약 40-80% 정도에 이른다고 한다.

패닉(공황)은 실제 혹은 상상의 위협상황에 대한 극단적이고 부적절한 반응이다. 행동적 통제가 안 된다. 몇몇 독자들도 실제 생활을 하다보면, 패닉 혹은 그에 준하는 상황을 경험할 수도 있을 것이다.

보통, 더 많이 불안해할수록 더욱 패닉에 잘 걸린다.

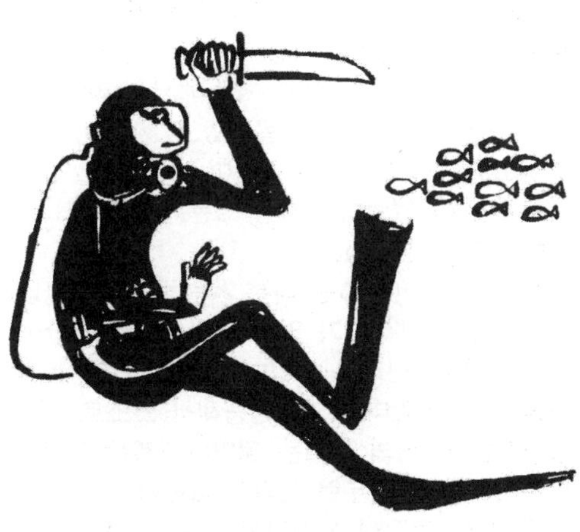

그림 7.3

패닉이 발생하면, 이성적으로 생각하고 응급 상황을 해결하는 능력이 상실된다. 다이버는 더욱 더 좁게(어느 한 방향으로만) 생각하게 되고, 급기야는 오직 한가지 목표에만 초점을 맞춘다(예를 들면 수면 위로 올라가야 한다는 목표). 이때 다른 중요하고 치명적인 것(예를 들면 상승 시 숨을 내쉬는 것 같은)을 잊어버린다.

다이버의 정서적 평온을 뒤집어 엎어, 패닉으로 빠지게 하는 인자들은 다음과 같다:

개인적 요인	장비의 문제	환경적 위험 요소
• 피로 • 체력의 저하, 혹은 장애 • 의학적 질환력 • 뱃멀미, 구토 • 알코올, 혹은 약물 복용 • 무경험 • 부적절한 다이빙 계획 • 위험한 테크닉 (예: 짝 호흡, 자유 상승) • 심리적 문제 (예: 극심한 공포나 불안) • 감각 이상 - 야간 다이빙, 단독 다이빙 • 현훈(현기증), 방향 감각 상실 • 다이빙 사고	• 부력 • 스노클 • 얼굴을 덮는 마스크(face mask) • 웻 슈트(wet suit) • 스쿠버 탱크 • 레귤레이터 • 산소의 부족 혹은 고갈 상태 • 다른 장비들의 문제 • 장비에 대한 지나친 의존 (예: B.C.) • 장비의 분실 (예: 마스크, 오리발) • 장비의 오용 (예: 과도한 웨이트를 이기기 위한 B.C.의 사용) • 줄이나 그물 등에 걸림	• 높은 파도와 조류 • 입수(entry)와 출수(exit) 때의 문제 • 급류 (예: 파도) • 켈프 (다시마 등의 대형 갈조) • 동굴, 난파선 • 얼음과 찬 물 • 심해 다이빙 - 질소 마취, 빠른 공기 소모, 부력의 감소 • 위험한 해양 동물 • 나쁜 시야 • 폭발의 위험 • 보트 사고

몇 가지 다이빙 사고로부터 수집된 다음 정보를 보고, 패닉과 관련된 사망 사고에 관여한 인자들을 생각해 보라.

해리는 최근에 다이버 자격증을 땄다. 처음 가보는 바다에서 빌린 장비로 훈련을 받았는데, 빌린 웻 슈트는 가슴이 약간 꽉 끼었고, 숨을 쉴 때 조금 힘들었다.

그는 당시의 낯선 바다 조건에서 가라앉기 위해 두 개의 웨이트를 추가하기로 하였다. 그는 제한수역이 아닌 오픈 워터에서는 처음이었고, 자신이 생각하기에 바다 조건도 다이빙하기에 그리 쉽지만은 않았다.

동료들은 자신보다는 경험이 많았으며, 그는 자신의 짝(buddy) 만큼 오래 동안 공기를 사용할 수 있을지도 자신이 없었다. 결국, 그는 공기가 떨어지는(고갈되는) 첫 번째가 되기를 원치 않았고 짝을 졸라 다이빙을 짧게 끝냈다.

다이빙 동안에 그는 다른 사람들보다 더 많은 공기를 사용하고 있다는 확신에 차 있었지만, 빌려온 스쿠버 장비에는 게이지가 없어서 이를 체크할만한 방법이 없었다.

그는 좀더 염려가 되었다. 그들은 해안과 보트로부터 많이 떨어져 있었지만, 그는 그의 짝을 귀찮게 하기를 원치 않았다. 또한 상승해서 스스로 당황하게 되는 것을 원치 않았고, 자신이 얼마나 해안에서 멀리 떨어졌는지, 짝의 공기는 얼마나 남았는지 등에 대해 굳이 알려고 하지 않았다. 자신의 공기가 얼마큼 남았는지에 대해 아무런 생각도 없었지만, 그리 넉넉하지는 않을 거라고 느꼈다.

점점 더 걱정이 되어갔고 호흡은 빨라졌다. 그는 숨을 쉬는데 약간의 불편함을 느꼈다. 이것은 단순히 레귤레이터의 저항 때문일까, 아니면 공기가 떨어진 것일까?

그는 예비 밸브를 열었다. '아마 이렇게 하면 공기의 흐름이 좀 나아지겠지.'라고 생각하였지만 소용이 없었다. 조류도 있었는데, 이것이 자신들이 계획했던 안전한 출수 지점으로 진행하는 것을 방해했다. 그는 자신의 동료들도 자신처럼 공기가 떨어지기를 바랬다.

> 그는 점점 더 걱정에 휩싸였다. 심장은 쿵쾅거렸고, 호흡은 더욱 빨라졌다. 충분한 공기를 얻기가 점점 더 힘들어졌다.
>
> 더 이상 숨을 쉴 수가 없었다. 빨리 수면 위로 올라갈 것을 결심했다. 빠른 상승에도 불구하고, 그는 더 이상의 공기를 얻지 못했다. 분명 공기가 떨어졌음이 틀림없다.
>
> 그는 수면을 뚫고 나와 숨을 헐떡였다. 자신의 얼굴을 덮고 있던 마스크와 레귤레이터를 벗어던지고 숨을 헐떡였다.
>
> 파도는 거셌고 그의 얼굴을 때렸다. 수면에 떠 있기 위해 그는 열심히 발을 놀렸다. 잘 맞지 않았던 빌려온 오리발 한 짝이 벗겨졌다. 파도는 계속 얼굴을 덮쳐 왔고, 바닷물을 먹어 기침이 시작되었다. 그것은 정말 수면 위에 떠있기 위한 사투였다. 그는 점점 탈진되어갔다. 그는 얼마나 더 떠있을지 의아스럽게 생각했다. 자신의 머리를 파도 위로 들어 올리려고 했지만 그럴 수 없었다.
>
> 그의 짝은 비로소 그가 없어진 것을 알고, 잠깐 찾은 뒤 수면 위로 올라왔다. 해리는 어디에고 없었다. 나중에 조직된 구조대는 그의 시신을 바닥에서 발견하였다. 그가 떠 있으면서 발버둥쳤던 바로 그 밑바닥에서.
>
> 그의 웨이트 벨트는 아직도 꽉 조인 채로 있었고, B.C.는 부풀어 있지도 않았다. 그의 공기 탱크에는 충분한 공기가 있었고 요구밸브를 점검해 보니 정상으로 작용하고 있었다. 다만 공기의 흐름이 커졌을 때에 저항이 좀 커졌을 뿐이었다.
>
> 사후 부검 결과는 "익사"였다. 진짜 이유는 "패닉에 의한 사망"이었다.

위의 이야기를 살펴보면 그를 패닉 상태로 이끈 불안을 발생시킨 몇 가지 요인을 알 수 있으며, 패닉에 빠진 다이버에게 나타나는 이성을 잃은 반응을 묘사하고 있다. 그를 재앙으로 몰아넣은 여러 단계 중 하나만이라도 제대로 적절한 반응을 했다면 죽음으로까지 가지는 않았을 것이다.

예방

불안이 패닉을 일으키는 매우 중요한 요인이라면, 불안을 줄이는 것이 매우 효과적인 대비책일 것이다. 불안을 줄이는 가장 효과적인 방법은 주어진 상황에 대해 자신감을 갖고, 익숙하게 느껴야 한다. 이것은 **지식**, **훈련**, 반복적인 **다이빙 실습**, 그리고 안전한 다이빙 과정 등으로 달성될 수 있다.

상업적인 비행기 조종사의 훈련에서 좋은 예를 볼 수 있다. 그들은 한달에 최소한의 기준 이상의 비행시간을 요구받는다. 매 6개월마다 응급 상황을 실행하고 연습해야 한다. 그들은 비행 시뮬레이터에서 응급 상황에 대한 충분한 연습을 한다. 응급상황에 대한, 이들 프로 조종사들의 신중하고 적절한 수행능력은 일상적인 연습으로 이루어지는데, 이것은 다이버들에게 매우 중요한 지침이 된다.

또다른 중요한 예방책으로는 다이버가 스스로 자신의 한계점을 알고, 그 범위 내에서 다이빙을 하는 것이다. 어떤 다이빙에서는 보다 편안해지고, 자신감에 차고, 모든 것을 잘 해내지만, 또 다른 경우에는 전혀 그렇지 않다. 앞의 경우가 바로 안전한 다이빙을 말하며, 뒤의 경우는 패닉으로 가는 시나리오인 것이다.

피로 Fatigue

레크리에이션 다이버의 사망에 대한 연구에 의하면, **사망 사고의 28% 정도가 피로에 기인함**을 알 수 있다. 이 피로 역시 개인적, 환경적 및 장비의 문제로 발생한다.

개인적 요인

높은 수준의 체력은 다이빙 시 생존에 매우 중요하다. 심지어는 매우 잔잔한 물에서의 다이빙을 할 때에도 갑작스럽게 예기치 않은 상황(예: 조류, 응급 상황 등)으로 최대의 신체적 활동이 필요한 경우가 생길 수 있다.

극심한 신체활동 동안에, 체력이 낮은 다이버일수록 피로와 포기가 빨리 찾아온다. 또한 피로는 불안한 다이버 혹은 신경과민의 다이버에게 보다 빨리 찾아온다.

일반적으로, 스쿠버 다이버는 5분 이내에 아무런 도움 없이 200미터를 수영할 수 있어야 한다. 체력이 좋은 경우에는 3분 30초 이내에도 마칠 수 있지만, 체력이 떨어진 다이버는 5분 이상이 걸린다.

장비의 문제

다이버 장비의 대부분 - 부력조절기(B.C.), 공기 실린더, 마스크(facemask), 웻 슈트 등 - 은 수영하는데 저항을 증가시키거나 움직임을 둔하게 만든다. 과도한 웨이트는 수영을 하는데 더욱 힘들게 한다. 가장 좋은 레귤레이터라고 할지라도, 높은 공기 속도에서는 공기흐름에 대한 심한 저항을 나타내어 호흡을 매우 힘들게 한다. 이러한 모든 요소들이 피로를 가속화시킨다.

환경적 문제

모든 장비를 다 갖춘 다이버는 1 노트[12] 이상의 조류를 거슬러 장시간 수영할 수 없다. 험한 파도와 추위에 노출되면 피로가 더욱 빨리 찾아온다.

12) 매시간 1해리(1,852m)의 속도를 1노트(knot)라고 부른다.

CHAPTER 8

여성 다이버
The Female Diver

1960년대까지, 다이빙은 거의 남자의 세계에서만 허용되는 것이었다. 그 이후로 점점 더 많은 여성 다이버가 이 스포츠를 즐기고 있으며, 다이빙의 모든 면에서 남성과 동등함을 증명해내고 있다.

그럼에도 불구하고 여성들은 남성과 차이점을 갖고 있으며 그로 인하여 다이빙 활동에 중요한 영향이 있다.

■여성 다이빙의 역사

아마 가장 유명한 여성 다이버 집단은 한국의 해녀들일 것이다. 이들의 작업은 원래 남자들이 해왔는데, 여자들이 대신하게 된 것이다. 그 이유는 여성들이 추위에 더 잘 견디기 때문일 것으로 생각된다. 따라서 남자들은 여름에만 조업을 한 반면, 여성들은 일 년 내내 조업을 해왔다. 또 다른 이론은 다이빙을 하면 남자들의 생식력에 손상을 받는다고 믿었다는 것이다.

해녀들은 놀랄만한 생리학적인 적응을 해왔는데, 겨울 몇 달 동안, 그들의 대사율은 약 30% 정도 증가되어 더욱 많은 체열이 발생된다. 또한 그들의 피부로 가는 혈류량이 30% 정도 감소된다. 또한 피하지방량도 증가하는데, 이것은 보온 효과를 향상시켜준다.

많은 유명한 여자 다이버가 있다. 1940년대에, 시몽 꾸스또(Simone Cousteau)는 그녀의 남편인 자끄 꾸스또(Jacques Cousteau, 스쿠버 장비의 발명자)를 따라 다이빙을 하였다. 호주에서는 발레리 테일러(Valerie Taylor)와 에바 크롭(Eva Cropp)이 유명하고, 미국에서는 유지니 클라아크(Eugenie Clark)가 "상어 여인[13]"으로 잘 알려져 있다. 1970년, 실비아 얼(Sylvia Earle)은 Tektite II 해저 거주 실험실에서 모두 여성으로 된 팀을 구성하여 2주 동안의 수중 생활을 이끌었다.

---

13) 상어를 연구한 생물학자(1922~)로 Mote Marine Laboratory (MML)란 비영리단체에서 해양 연구와 교육에 힘써왔으며 미국 매릴랜드 대학의 생물학 교수로 있다.

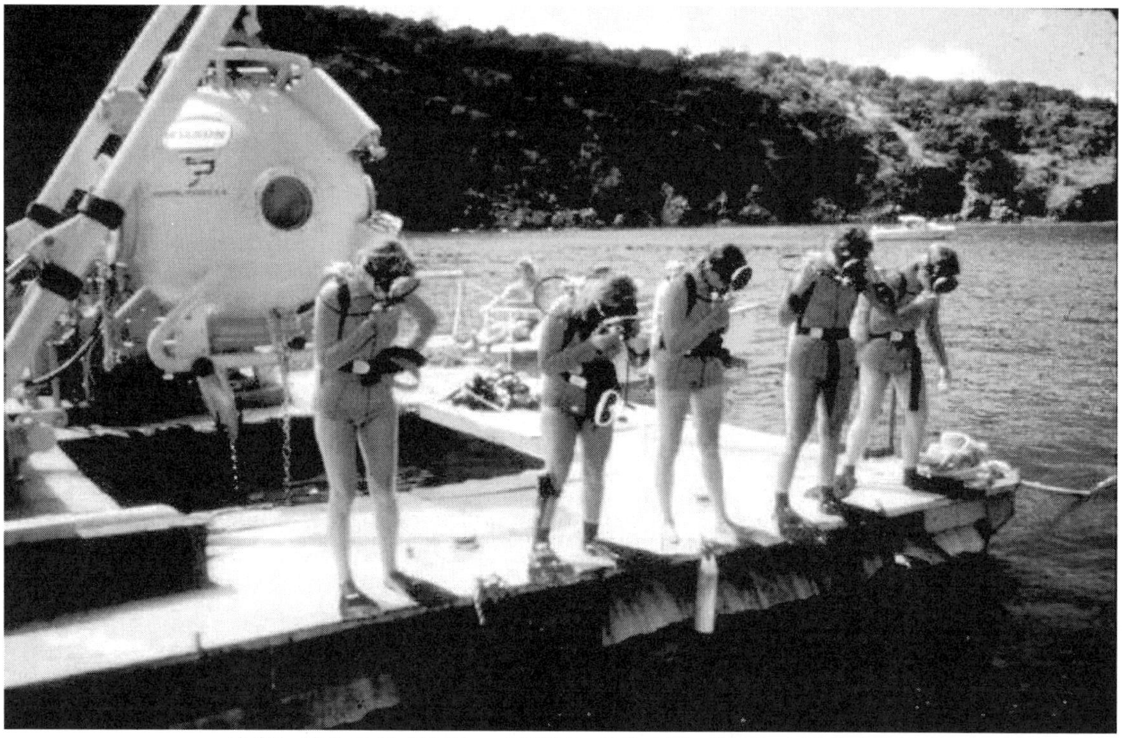

실비아 얼과 그의 동료들 - 2주간의 해저 거주 실험을 수행하였다.

최근까지 다이빙 강습은 남자들의 직업이었고, 여성에 대하여 매우 배타적이었다. 많은 강사들이 "수퍼맨"같이 군림하였고, 지식보다는 경험에 보다 의존적이었다.

최근 여성 중에서 직업적인 다이빙 강사가 나타나기 시작하였고, 이들은 부지런하고 매우 경쟁력이 있다. 보통 이들은 힘이나 허세보다는 지식이나 기술로써, 자신들의 수강생들에게 보다 예리한 인상을 주고 있다.

여성 다이버들은 남자들에 비해 보다 올바르게 다이빙을 하고 있음이 분명하다. 다이빙 통계를 보면, 다이빙 피교육생 3명 중에 한명이 여성인데 비해, 레크리에이션 다이빙 시 사고는 10명 중에 한명에 지나지 않는다는 것이 이것을 반증해 준다.

스쿠버 훈련 Scuba Training

흔히 여성은 남성에 비해 약한 존재로 묘사되어 왔다. 남자보다 신체적으로 약하다는 것이 보편적인 사실이지만, 수상 스포츠에서는 그 수행능력에 큰 차이가 나지 않는다. 예를 들어 1988년 올림픽에서 남자와 여자의 수영 기록을 보면, 10-12% 정도밖에 차이나지 않았다.

서구 사회에서 여성들은 남자들보다 기계를 다루는데, 수학을 하는 데에 취약한 것으로 알려져 있다. 이런 편견은 다이빙 훈련을 하는 데에도 반영되어 있다. 많은 경우에, 여성들은 친절한 남자 강사나 남자 동료에 의해 보호를 받는 존재이다.

최근까지도 많은 여성들은 무리에서 튀지 않도록 문화적으로 길들여져 왔는데, 이것이 그들로 하여금 자신들의 강사에게 단순하고 고지식한 질문 — 그냥 몰라서 묻는 질문 — 을 쉽게 하지 못하도록 했다. 또 다른 한편으로, 강사들은 편견을 갖고 있어, 여성들이 장비의 복잡한 기능이나 감압 계획 등에 대해 별로 관심을 갖지도 않고 있으며, 이해도 못하는 것으로 믿고 있다. 이러한 생각은 훈련을 할 때 남성 지향적인 경향을 띤다. 여성들은 흔히 훈련 중에 생기는 질문에 대한 대답을 해 주는 강사 보다는 남성들의 친구 혹은 짝(buddy)으로 변한다. 하지만 강사들이나 남성 다이버들의 생각은 항상 맞지는 않다.

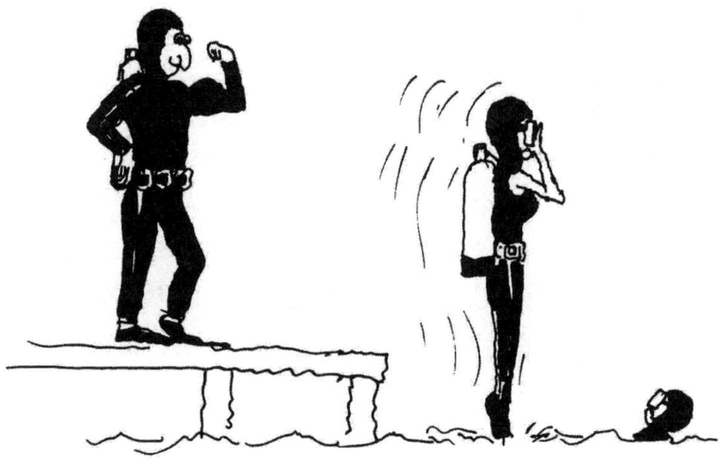

그림 8.1

종속적인 역할이라는, 여성에 대한 오래된 고정 관념은 다이빙 실전에서 많은 문제를 야기할 수 있다. 따라서 남성과 여성이 짝을 함께 이루어 다이빙을 하는 것은 안전하지 못한 조합이 될 수 있다.

남성 다이버가 대신 장비를 조립해주고 점검해주는 여성 다이버는 대개 입수 지점까지 장비를 운반하는 것과, 입수 및 출수까지도 대개 남자의 도움을 받게 되며, 결국 유능하고 자신감 있는 다이버가 되기는 힘들다.

해부학적 차이

같은 신체 크기를 갖고 있어도 남자는 여자보다 훨씬 힘이 강하다. 이것은 체중 1kg 당 근육량이 남자가 많기 때문이다. 하지만 이러한 힘의 차이가 수중 환경에서의 무중력 상황에서는 그리 중요한 단점이 되지 않는다.

여성들은 신체적으로 보다 작기 때문에 주어진 신체활동을 수행하는 데 더욱 적은 산소를 필요로 한다. 폐의 크기도 작기 때문에 한번 숨을 쉬는 것 또한 남성보다 더 작다. 그래서 남성 다이버보다 공기 소모가 적고, 보다 작고 가벼운 스쿠버 탱크를 사용할 수 있다. 이것은 작은 체구와 적은 힘(근력)의 단점을 상쇄시켜준다.

체형의 차이 때문에 여성들은 장비의 디자인도 다를 수 있다. 적당한 크기의 웻 슈트, 오리발, 잠수용 부츠, 장갑 등을 쉽게 얻지 못할 수도 있다.

남성에 맞게 나온 장비를 사용할 경우 생길 수 있는 특별한 문제는 특히 마스크(face mask)와 스쿠버 탱크에서 생기는데, 마스크가 잘 맞지 않고, 탱크가 필요 이상으로 너무 크고 무겁다. 탱크를 지지해 주는 백팩(backpack)은 너무 길어 웨이트 벨트 아래까지 내려가기도 하는데, 이것은 응급 상황에서 벨트를 벗어 던지는 데 문제를 야기할 수 있다. 표준 사이즈의 부력조절기(B.C.)도 과도한 부력을 줄 수도 있고 수영을 할 때 거추장스러울 수 있다.

체온 조절의 차이

여성들은 남성들보다 체온을 덜 뺏긴다. 피하지방층이 남성보다 25%나 많기 때문이다. 또한 팔과 다리로 가는 혈류량을 더 감소시킬 수 있는데, 이것 또한 열 손실을 줄여준다.

이러한 요인들로 하여금 여성들은 찬 물에서도 체열을 보다 효과적으로 유지할 수 있으며, 타고난 부력으로 수영을 하거나 수면 위에 떠 있으려고 할 때 보다 유리한 것이다.

월경 생리, Menstruation

월경을 하는 동안에 여성들은 보통 50-150 cc 정도의 혈액과 노폐물(세포 잔해물)을 잃게 된다. 월경으로 인한 신체적 · 생리적 영향은 나중에 다시 언급되겠지만, 월경을 하는 동안에 다이빙을 하지 말아야 한다는 이유는 없다.

편의상, 오늘날 대부분의 여성들은 탐폰(tampons)과 같은 보호대를 사용하곤 한다. 옛날에, 월경으로 인한 실혈(失血) 때문에 상어의 공격을 받았다는 얘기도 있는데, 실제로 남성 다이버와 비교해 볼 때 여성들이 상어의 공격을 받은 발생률이 훨씬 낮다.

월경을 하기 전과 월경 동안의 호르몬의 변화로 체액이 증가하고 부종이 생길 수 있다. 이론적으로 이것이 감압병의 발생을 증가시킬 수 있지만 이것을 증명할만한 실험 자료는 아직 없다. 하지만 현명한 여성들은 이 시기에 감압에 필요한 시간을 보다 추가적으로 충분히 확보한다.

몇몇 여성들은 월경 기간 전후에 신체적 · 심리적으로 심각한 문제를 갖는데, 복통, 근육 경련, 두통, 오심(욕지기)과 구토 등이 그것이다. 이것들이 그들의 다이빙 능력을 저해할 수 있다. 이렇게 심한 문제들을 원래 갖는 여성 다이버는 이 기간 동안에 다이빙을 피하는 게 좋다. 월경 전에 심한 긴장이나 불안을 보이는 심리적 문제가 있다면 역시 다이빙을 피하는 게 좋다.

평상시 편두통을 가끔 호소하는 여성이라면, 이 시기에 편두통의 발생이 더욱 증가할 수 있다. 편두통과 관련된 문제에 대해서는 제 32 장에서 자세히 논의하였다.

경구용 피임약 the "Pill"

이 호르몬 알약을 복용한 후 생기는 생리적 · 심리적 변화는, 바로 위에서 언급한, 월경의 영향과 비슷하다. 이론적으로 볼 때, 혈액 응고 효과가 증가되어 감압병 발생을 증가시키거나 악화시킬 수 있지만, 실제로 관찰되어 보고된 바는 없다.

감압병 Decompression Sickness in Women

여성에서 감압병의 발생률이 증가되었다는 몇 몇 보고가 있었다. 미국 공군에서, 저압실 챔버[14]에 노출된 여성들이 남자들에 비해 4배나 감압병의 발생이 높았다는 것이다. 여성 다이버들에 대한 한 연구는 같은 다이빙 프로파일을 수행한 남자들과 비교해 볼 때 3.3배나 높은 감압병을 보고한 바 있다. 그러나 실제로 이 연구에서 감압병의 발생률은 0.033%에 불과하였다. 월경의 여러 시기 혹은 경구용 피임약 복용과 관련된 감압병의 발병 간에 어떤 관계를 발견하지는 못하고 있는 실정이다.

미 해군 다이빙 훈련센터의 보고에 따르면 여성들의 감압병 발생률의 증가는 없다. 그러나 그 숫자 자체가 적기 때문에 명확한 결론을 내릴 수 없으며, 또한 기포의 발생률과 감압병 발생률의 결과가 서로 상충되기도 하였다.

하지만 여성 다이버의 감압병 발생률이 증가될 것이라는 몇 가지 설명 가능한 논리는 있다.

여성들은 남성에 비해 보통 체력이 떨어지며, 체지방률은 훨씬 높은 편이다. 체지방은 질소를 흡수하는 능력이 매우 높기 때문에 여성들의 감압병 발생률이 증가될 거라 예측하는 것이다.

해군의 감압표는 체력이 좋고 건강한 젊은 남성 다이버에 맞게 고안되었으며 검증된 것이므로, 엄격히 말하면, 이것을 여자들에게 적용하는 것에는 한계가 있는 것이다.

이러한 위험의 증가 때문에, 현명한 여성 다이버는 감압표를 이용할 때 추가적인 안전 요인을 고려해야 한다. 즉, 잠수 시간의 허용 한계시간을 줄이거나, 더 오래 동안 감압을 해야 할 것이다.

최근 감압이 더욱 문제가 되는 것은 **유방 보형물(breast implant)** 때문이다. 다행히도, 기체를 채운 이식물의 삽입이 더 이상 사용되지 않으므로 그 끔찍한 다이빙의 압력 손상 결과는 많이 줄어들었다. 그러나 실리콘을 채운 이식물도 다이빙 동안에 질소를 흡수하여 이식물 자체의 크기를 4% 증가시키는 것으로 알려졌다. 이것이 어떤 문제를 일으키는 것 같지는 않다. 하지만 이들 여성들이 포화 잠수 후 상승하는 동안이나 상승 후에 크기(용적)의 변화로 이식물이 터지거나 조직에 손상을 일으킬 수 있는 위험은 있다.

---

14) 보통 공군 조종사들을 대상으로 저산소증의 증상을 체험하도록 챔버를 만들고, 그 안의 공기와 산소를 조절하여 고도 25,000~35,000 피트 정도에 해당하는 저압성 저산소증을 만든다.

임신 PREGNANCY

임신한 여성이 다이빙을 해야 하는지 하지 말아야 하는지에 대해서는 상당한 논란이 있다. 이러한 문제는 흔히 대부분의 여성 다이버가 가임 연령에 있기 때문에 발생한다. 개인의 자유를 제한해야 하는지와 아직 태어나지 않은 아이에게 발생할 수 있는 위험 사이에서 갈등과 논란이 있는 것이다. 임신 동안에 나타날 수 있는 문제들은 다음과 같다. :

임산부에게 나타나는 영향

구토

임신 2-3개월에, 많은 여성들이 "입덧"을 한다. 그들은 뱃멀미를 하기 쉽고, 수중 환경에서 오심(욕지기)과 구토할 가능성이 좀 더 높다. 이것이 심각한 다이빙 사고로 이어질 수 있다.

압력 손상

임신 4개월 이후부터, 호흡기 내피조직에 부종과 체액이 저류되고, 부비동과 귀의 압력평형이 어려움을 겪어 압력 손상을 받기 쉬워진다.

호흡 기능

임신이 진행됨에 따라 호흡기능이 점진적으로 감소하게 된다. 폐의 공기흐름에 저항이 증가한다. 나중에는 커진 아기 때문에 가슴이 눌리고, 숨쉬기가 더욱 힘들어진다. 이러한 이유로 임산부는 힘든 일 －예: 응급상황에서 필요한 신체활동－ 을 하기 어려워지고, 저산소증이나 폐의 압력 손상을 일으킬 수 있다.

감압병

임신 동안에는 순환과 혈액량에 큰 변화가 있다. 이것은 더 많은 질소를 흡수하고 전신으로 분포시키므로 감압병에 더욱 잘 걸릴 수 있다.

감염

임신 말기, 양막에 경미한 손상이 발생되면 출생 전이나 출생 직후에 감염이 발생하기 쉽다.

태아에 대한 영향

태아의 발달은 다이빙과 관련된 생리적 문제점에 특이하게 노출되어 있다.

태아의 발달

태아는 하나의 수정란에서부터 시작하여 4개월 후에는 쥐보다 약간 작은 개체가 된다. 감압병으로 인한 작은 기포(bubble)는 매우 심각한 영향을 끼칠 수 있다.

태아의 순환은 매우 특이하다. 어른의 경우, 신체 조직에 산소를 공급한 후 심장으로 돌아오는 정맥혈은 새로운 산소를 공급받기 위해 폐의 모세혈관을 통과하는데, 여기에서 다이빙의 상승 중 혹은 상승 후에 흔히 형성된 기포가 걸러진다. 태아의 경우에는, 엄마의 자궁안의 양수에 떠있는 상태이므로 호흡을 할 필요가 없기 때문에 혈액이 폐를 거치지 않고 바로 심장으로 들어가기 때문에 기포를 걸러주지 못하게 된다. 심지어는 태아의 정맥에 형성된 단 하나의 기포가 체순환(심장에서 동맥을 통하여 전신 조직에 혈액을 공급해 주는 순환)에서 공기 색전증[15]을 일으켜 치명적인 결과를 낳을 수 있다.

저산소증

다이빙 중에 생기는 사고의 많은 결과는 저산소증으로 이어진다. 특히 바닷물을 마시거나 익사 사고의 경우가 그러하다. 임신한 다이버의 경우 자신에게만 저산소증이 문제가 되는 것이 아니라, 저산소증에 자신보다 훨씬 취약한 태아까지 문제를 일으킨다.

고압 산소

다이버가 고압 산소에 노출되는 것은 다음 두가지 경우이다. 단순히 압축된 공기로 숨을 쉬는 것으로 산소분압이 증가된다. 두 번째 경우로, 만일 다이버에게 감압병이나 공기색전증이 발병하면 치료를 위해 고압산소 치료를 받게 된다.

태아의 어떤 조직은 높은 산소분압에 매우 민감하다. 미숙아의 경우 고농도의 산소 투여로 수정체 뒤에 섬유증식증이 발생할 수 있는데 이는 실명으로 이어질 수 있으므로 매우 조심해야 한다. 여성 다이버의 자궁 속의 태아, 즉 아직 태어나지도 않은 태아의 경우도 아마 비슷하게 높은 산소분압에 민감할 것이라고 생각된다.

태아 순환의 특징 중 하나는 심장으로 들어온 혈액이 폐를 거치지 않고 바로 대동맥으로 가는 채널(동맥관, ductus arteriosus)이 존재한다는 것이다. 이것은 출생 후에 높아진 산소압에 의하여 수축하게 되고 몇 개월 후에는 완전히 닫히게 되는데[16], 출생 전에 미리 고압산소에 노출되면 이것이 빨리 닫힐 수 있게 된다.

---

15) 혈액의 응고된 덩어리 혹은 공기방울 같은 것이 혈관을 떠 돌아다니다가 작을 혈관을 막게 되면, 그 이후의 조직은 산소공급을 받지 못하게 되는데 이를 색전증이라고 한다. 이때 뇌혈관을 막게 되면 뇌경색으로 인한 중풍이 발생되며, 폐동맥을 막게 되면 폐색전증으로 인한 급사로 이어질 수 있어 매우 치명적이다.

16) 태아의 경우 폐에서 산소를 공급해 주지 못하기 때문에, 폐로 가는 혈액량은 매우 적어도 큰 문제가 없지만, 출생 후 호흡을 시작하면 폐가 확장되어 폐에서 대부분의 산소 공급을 해주게 되므로 폐순환의 중요성이 매우 커진다. 따라서 출생 후에도 계속적으로 동맥관이 열려져 있으면 산소공급에 문제가 되므로 수술로 이를 폐쇄시켜준다. 하지만 출생 전에는 이를 통하여 많은 양의 혈액이 대동맥으로 공급되므로, 출생 전에 고압산소로 인하여 미리 닫히게 되면 태아의 혈액 순환에 장애를 주게 된다.

감압병

앞에서 언급한 바와 같이 여성 다이버는 감압병에 보다 잘 걸릴 수 있으며, 이러한 이론적 근거로 임신한 경우에는 보다 잘 걸릴 수 있을 것이다. 도플러를 이용한 혈류 연구에서, 감압을 하지 않고 상승하는 많은 다이버의 정맥에서 기포들이 수없이 많이 생기는 것이 관찰되었으며, 다행히도 이들은 특별한 증상을 야기하지는 않았다.

임신한 동물을 이용한 몇 몇 실험에서 태아는 엄마보다 기포의 형성에 보다 저항력을 갖고 있는 것으로 알려져 있다. 즉 엄마보다 기포가 잘 생기지 않는 것으로 보고되고 있으나 몇 번의 다이빙 후에, 특히 20미터 이상의 심해 다이빙을 한 경우에는 기포가 형성된다고 알려져 있다. 태아 순환의 특징[17] 때문에 기포가 비록 적게 생기더라도 치명적인 결과를 야기할 수 있다.

임신한 양(양의 태반은 인간과 흡사함)에서, 30미터(100피트) 이내의 다이빙 후에 태아에게 기포가 형성된 것이 보고되었는데, 이 깊이는 미국 해군의 무감압 한계 수심이다. 이러한 결과들은 태아가 기포에 대해 저항성이 있다는 것을 감안한다면 매우 혼란스러운 결과이다.

다른 연구에 의하면, 감압 후에 임신한 동물에서 사산(死産), 유산, 태아의 기형 등의 발생률이 증가되었다고 한다.

고압 산소에 노출은 몇 몇 연구에서도 태아의 기형과 사망을 야기한다고 보고되고 있다.

■인간을 대상으로 한 연구의 자료

일본의 해녀들은 임신 말기에까지 다이빙을 하는 경우가 흔한데, 같은 지역의 다이빙을 하지 않는 대조군과 비교할 때 미숙아 출생율이 44%나 높다고 한다.

미국 플로리다 대학의 마가렛 불턴(Margaret Boulton)은 임신을 하고 다이빙을 한 208명의 자료를 분석하였는데, 유산, 사산, 저체중 출산, 출생 후 1개월 이내 사망 등이 유의하게 높았다고 보고하였다. 30미터 이상을 다이빙했던 24명의 여성 중 3명(12.5%)은 선천성 기형을 가진 아이를 출산하였다. 이것은 일반적인 집단에서의 발생률(2%)과 비교해 볼 때 매우 높은 수치이다. 한명의 아기는 손이 없었는데, 이것은 매우 드문 기형이다.

호주에서 보고된 증례에서 다이빙의 효과는 임신 중 탈리도마이드(Thalidomide)[18] 복용과 비슷하다고 주장되었다.

아직 그 숫자가 통계적으로 볼 때 많지 않기 때문에, 이러한 연구에서 어떤 확고한 결론을 도출하는 것은 어렵다. 그러나 많은 동물 연구에서는 일치된 결과를 보이고 있는 것 또한 사실이다.

---

17) 앞에서도 언급하였듯이, 폐순환이 거의 없기 때문에 기포를 없애주지 못한다.

18) 1957년 독일의 그루넨탈 제약회사에서 개발한 수면제로 동물실험 결과 부작용이 낮은 것으로 판명되어 의사의 처방없이도 약국에서 자유롭게 구입할 수 있었다. 특히 임산부들에게 입덧과 불면증에 탁월한 효과가 있다는 회사의 광고로 독일 뿐 아니라 최소 46개국에서 엄청난 매상(당시 그루넨탈 회사 매출의 45%를 차지하였다고 함)을 올렸지만, 이를 복용한 임산부에게서 많은 기형아가 출산되었다. 특이하게 손과 발이 짧거나, 손가락과 발가락이 모자라거나, 아예 사지가 없이 몸통만 있는 기형아들이 유럽에서만 만 명이 넘었다.

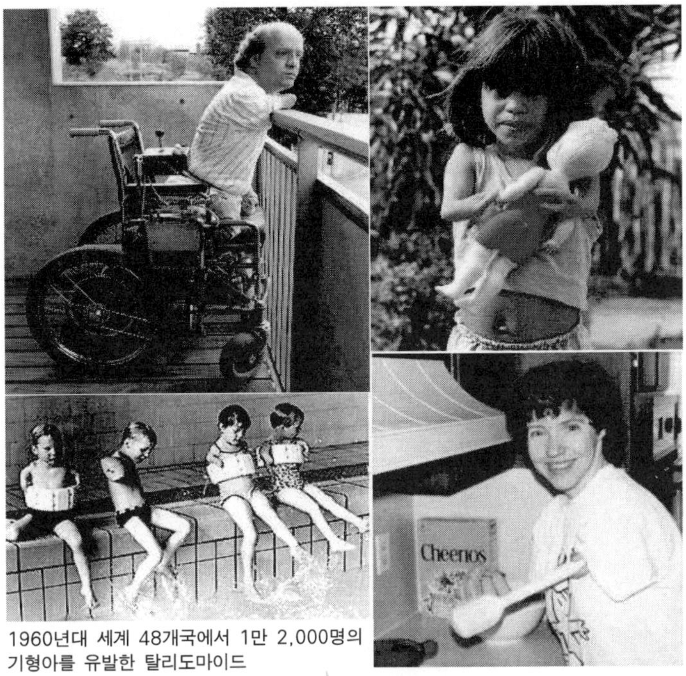

1960년대 세계 48개국에서 1만 2,000명의 기형아를 유발한 탈리도마이드

최저 수심 Bottom Line

임신 동안의 다이빙이 태아에게 해롭다는 중요한 증거가 있다. 태아에 대한 위험 때문에 임신 동안에 음주와 흡연, 불필요한 약물 복용 등을 피해야 한다는, 일반적으로 받아들여지는 것과 비슷하게 다이빙에 대한 것도 보수적으로 접근할 것을 권한다. 임신 동안에 다이빙을 포기하는 희생은, 죽거나 기형으로 태어날지도 모를 아기를 생각해 보면 훨씬 쉬운 일이며 죄를 짓지 않은 것이다.

여성들이 고려해야 할 또 하나의 재미있는 문제는, 임신을 하고도 다이빙을 하겠다는 결정을 내릴 때, 그 엄마의 다이빙으로 인해 어떤 장애를 갖고 태어나 평생을 살아야 할지도 모를 아기는 정작 고려의 대상조차 못 된다는 것이다[19].

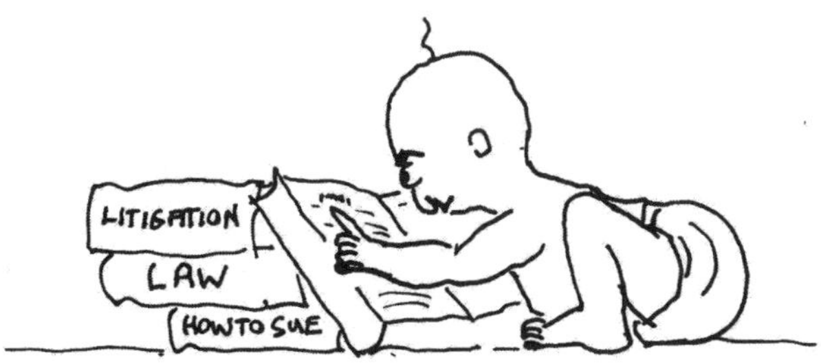

그림 8.2

19) 이 때에 엄마들은 뱃속의 아기보다 웨이트 벨트는 얼마나 차야 하는지, 탱크에 공기는 얼마나 있는지, 다이빙 포인트에 볼 것이 많을지에 보다 관심을 갖을 것이다.

CHAPTER 9

귀의 압력손상
Ear Barotrauma

귀의 구조 ANATOMY OF EAR

귀는 해부학적으로 외이(outer ear), 중이(middle ear), 내이(inner ear)로 구성 되어 있다. 외이는 귓바퀴(耳介, the pinna)와 외이도로 구성 되며, 귓바퀴는 소리를 모아 이도(耳道: ear canal)를 통해 고막까지 전달한다.

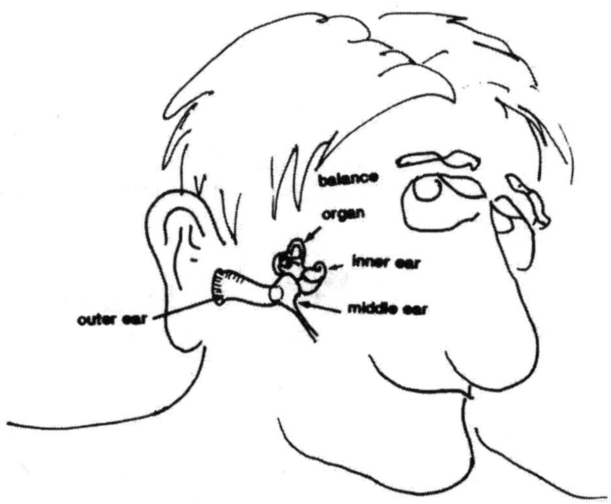

그림 9.1

중이는 완두콩만한 크기의 공간으로 두개골의 딱딱한 뼈로 둘러 싸여있고 종이 같이 얇은 고막에 의해 이도와 분리된다. 몇몇 구조들이 중이로 연결되어 있다.

•이관(The Eustachian Tube) – 목구멍(throat)과 중이를 연결시키는 구조로 유스타키오관이

라고도 하며, 공기가 중이공간으로 들어가는 것을 조절하는 기관이다.[20)]

- **유양돌기동**(mastoid sinus: 유돌골(mastoid bone)[21)]에 있는 공기주머니) - 중이에서 끝남.

중이공간의 안쪽 뼈 표면에(inner bony surface)에, 내이와 중이를 연결시키는 두 개의 구멍(opening)이 있는데, 이를 각각 원형창(round window)과 난원창(oval window)이라 부른다. 원형창은 얇고 정교한 막에 의해 막혀져 있는 반면, 난원창은 아주 단단한 막으로 이소골(耳小骨, ossicles)의 끝과 연결되어 있다.

고막(ear drum 혹은 tympanic membrane)은 세 개의 작은 귀뼈들(이소골)[22)] – 추골(槌骨, 망치뼈, malleus), 침골(砧骨, 모루벼, incus), 등골(鐙骨, 동자벼, stapes) – 에 의해 연결되어 있고, 이러한 귀뼈의 연결 고리는 고막으로부터의 소리 진동 등을 내이로 전달하는 역할을 하는 구조물이다.

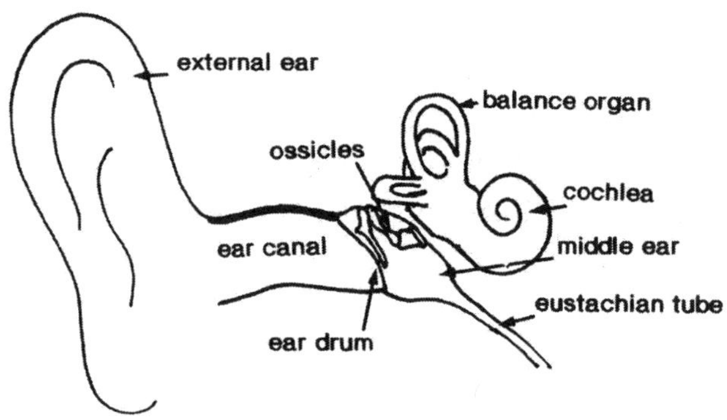

그림 9.2

내이는 청각과 균형을 담당하는 기관으로, 뼈로 둘러 쌓여 있고 액(fluid)으로 꽉 차 있다. 청각기관(와우, 蝸牛, Cochlea)은 나선형 모양의 구조물로, 그 안은 소리진동(sound vibrations)에 민감한 신경세포와 그를 둘러 싼 액체가 있다.

삼반고리관(3 semi-circular canals) 또한 액체로 차있는데, 위치(position)와 운동(movement)에 민감한 평형기관이다. 이를 『전정계(前庭系,Vestibular System) 혹은 전정기관(前庭器,Vestibular Apparatus)』이라 부른다.

---

20) 흔히 귀와 코를 잇는 관으로 알려져 있으나, 정확히 말하면 귀와 인두(pharynx; 보다 정확히 말하면 비인두, 鼻咽頭, nasopharynx)를 잇는 관이라고 하여 "귀인두관"이라고도 하며, 간단히 이관(耳管)이라고도 한다. 가끔 "유스타키 관", "유스타키안 관"으로 표기된 것도 있는데, 이는 잘못된 것이다. 왜냐하면 16세기 이탈리아의 해부학자인 Eustachio가 발견하여, 그의 이름에서 명칭이 유래하였기 때문이다.

21) mastoid bone(혹은 mastoid process)은 귓바퀴 바로 뒤에 약간 돌출된 부분으로, "유양돌기" 혹은 "꼭지돌기"라고 한다.

22) 소리를 내이(內耳)에 전달하는 작은 뼈로 청소골(聽小骨, auditory ossicle)이라고도 한다. 고막과 내이를 연결하며, 세 개로 되어 있는데 그 모양에 따라 망치뼈(고막에 부착되어 있음), 모루뼈("모루"는 대장간에서 불린 쇠를 올려놓고 두드릴 때, 받침으로 쓰는 쇳덩이), 내이의 전정창에 부착된 동자뼈("동자"란 말을 탔을 때 두발을 디디는 제구) 등으로 부른다.

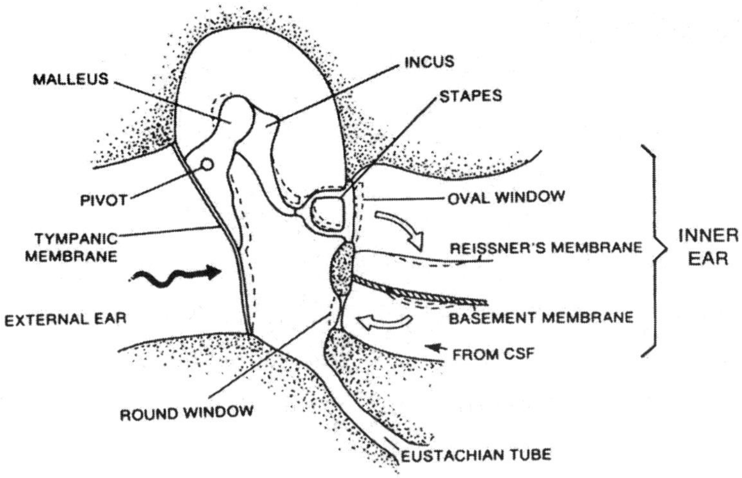

그림 9.3
중이는 외이와 내이를 연결시켜주는 구조물이다.

청각의 기전 THE MECHANISM OF HEARING

청각 조직(hearing system)은 독창적인 방법으로 역할을 담당한다. 외이도에서 모아진 소리진동이 이도(ear canal)을 따라 고막에까지 전달되면, 지레의 원리와 같이 작은 이골들에 의해 난원창에 전달되고 확대되어진다.

이렇게 전달된 것은 "와우 액(cochlear fluid)"에서 압력 파동(pressure wave)으로 전환된다. 액체는 압축될 수 없으므로, 난원창(OW)의 안쪽으로의 움직임은 원형창(RW) 쪽에서 바깥쪽으로 부풀게 되어 보상된다.

와우(Cochlea)는 특정부위에서 다양한 주파수의 소리가 공명하는 것의 진동 등을 변화시켜 다른 소리의 주파수를 구분하게 된다. 이는 와우 내부에 있는 신경 섬유를 자극하게 되고, 이러한 자극이 뇌에 전달되었을 때 소리(sound)로 느끼는 것이다.

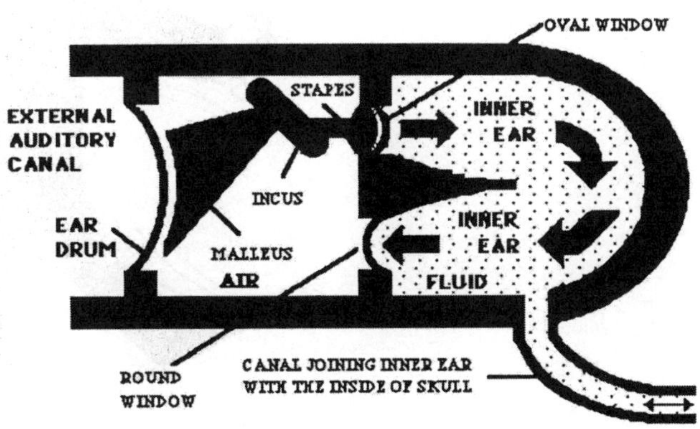

그림 9.4
내이, 난원창 및 원형창의 개략도

하강 시 중이의 압력손상
MIDDLE EAR BAROTRAUMA OF DESCENT MIDDLE EAR SQUEEZE, AEROTITIS MEDIA

수면에서 하강 시 압착의 위험성이 가장 흔한 곳은 중이이다 대개 4명 중 한명 꼴로(25% 혹은 그 이상) 이러한 중이의 압착을 경험하게 된다.

수압은 다이버가 물속으로 내려갈 때 증가된다. 이러한 압력은 중이 공간을 둘러쌓고 있는 체액과 조직에 전달되어 중이의 공기 공간을 압박하게 된다(보일의 법칙: Boyle's Law). 따라서 다이버는 이를 알고 있어야 하며, 귀의 압력평형("equalizing the ear" or "clearing")을 통하여 작아진 중이 내의 공기 공간을 다시 확보해 주어야 한다. 이러한 방법은 공기를 유스타키오관을 통해 불어 넣어줌으로써, 중이 내의 압축된 공기 용적(volume)을 보상해주므로 중이의 압력평형(이퀄라이징)이 이루어진다.

만약 다이버가 중이의 압력평형에 실패를 했다면, 수압이 고막을 안쪽으로 누르게 되고 고막은 안쪽으로 늘어나게 되어 압력에 대한 감각을 느끼게 된다. 이때 중이의 공기 공간내의 용적이 감소되고 이 감소된 부분을 피, 조직액 그리고 중이 내막세포의 부종(swelling the lining cell of middle ear) 등이 채우게 되고, 결국 혈관의 파괴가 이루어져 중이 공간 내에 피가 고이게 된다. 이러한 조직의 파괴는 며칠 몇 주가 지나면 소실된다. 때때로 고막자체가 찢어지거나 파괴되는 수도 있다.

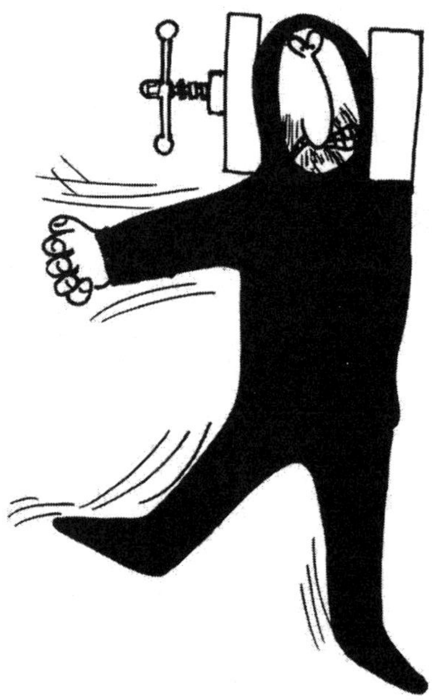

그림 9.5

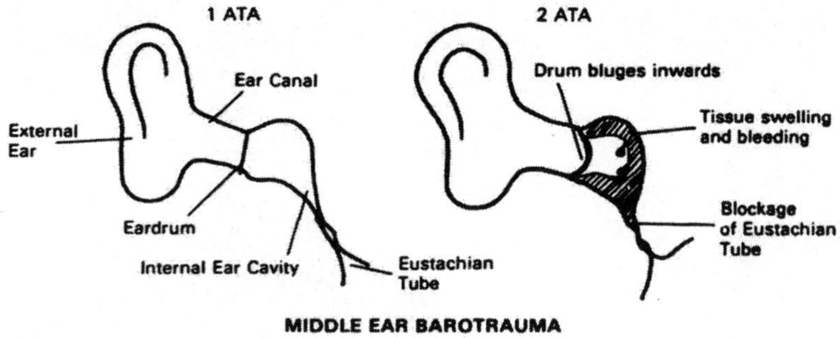

그림 9.6
만약 압력평형이 안되면 중이공간에는 피와 조직의 부종으로 채워지게 된다.

이러한 손상의 정도는 중이공간의 크기나 고막의 탄력성(flexibility)에 의해 좌우된다. 수심 1-2 미터에 도달하였을 때 다이버가 이퀄라이징을 하지 않았다면, 귀는 압력손상을 입기 쉬워진다.

임상적 특징

압박감(pressure sensation)은 손상의 첫 번째 증상이다. 이런 압박감은 매우 날카롭고 심한 통증(severe and sharp pain)으로 되기 쉽고 압력손상이 일어난 귀에(affected site) 국한 된다.

만약 통증을 무시하고 고막이 파열될 때까지 하강을 계속하면, 압력에 대한 통증은 사라지고 귀에서 차가운 느낌(cold feeling)을 느끼게 된다. 이는 바닷물이 파열된 고막을 통과하여 중이 공간 내로 들어오게 되어 뼈와 평형기관 주위를 냉각시키므로써 발생하게 된다. 이로 인하여 평형기관 내에 열의 흐름(thermal currents)이 생기면 자극(stimulation)과 어지러움(dizziness)의 원인이 된다. 또한 찬 바닷물은 중이 공간에서부터 유스타키오관으로 타고 내려가 목구멍으로 물방울이 똑똑 떨어지는 것을 느끼게 된다.

고막 파괴가 동반된 귀의 압력손상은 어지러움증을 동반하는데 이러한 감각을 현기증(眩氣症, vertigo)이라고 한다. 또 매스꺼움과 구토를 동반한다. 바닷 속에서의 구토는 흔치 않게 일어나는데, 특별한 주의를 요한다. 구토로 인하여 공기를 공급해 주는 호흡기(레귤레이터)를 막거나 구토물을 기도로 흡입하면 익사사고로 이어질 수 있다.

다이빙 후에 통증이나 불편함을 느끼게 되면 경증의 압력손상이라고 말하는데 때때로 귀에 물이 꽉 찬 느낌(feeling of fullness)이고, 소리는 작게 들린다. 중이의 혈액 및 체액의 혼합물 안의 공기방울로 인해 씹거나 삼키거나, 턱을 움직일 때 우지직 딱딱 하는 소리(Cracking sounds)가 들리기도 한다.

상승하는 동안 중이 내의 공기가 팽창하면 중이에 있던 혈액이 유스타키오관을 따라 흘러나올 수 있는데, 상승 후 수면 위에서 다이버의 코나 입을 통해 소량의 혈액이 흘러나올 수 있다.

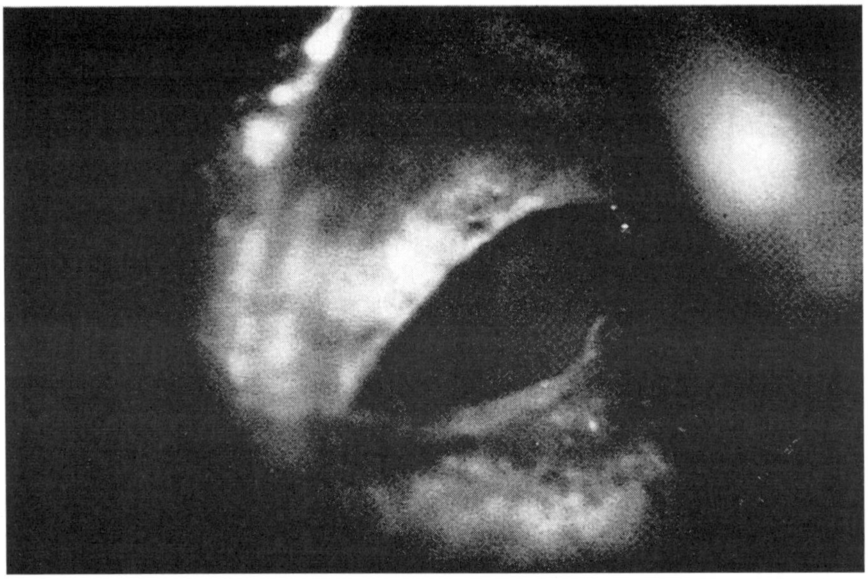

그림 9.7
압력평형 없이 8미터 잠수 중 크게 파열된 고막의 모습

다른 증상으로는 다이빙 중 압력평형 하는 동안에 끽끽(혹은 삑삑)하는 소리가 들리고, 다이빙 후에 귀와 유양돌기 근처에 가벼운 통증과 압통이 있을 수 있으며, 귀 속에서 계속 메아리가 들리는 듯한 증상(echo sensation)이 있을 수 있다.

치료

중이에 압력손상을 받은 다이버는 이비인후과 전문의 혹은 잠수의학 전문의(diving physician)에게 진찰 및 검사를 받아 고막 천공이나 내이 손상 등과 같은 합병증 유무를 함께 살펴야 한다. 원인에 대한 평가와 향후 생길 수 있는 장애, 이를 예방할 수 있는 방법 등은 매우 중요하다. **청력검사**(Audiogram, hearing test)는 중이와 내이의 기능 혹은 손상정도에 대한 필수적인 검사이다.

잠수의학 전문의사는 유스타키오관의 개방(open)을 위해 경구 **충혈완화제**(oral decongestant) 혹은 **코 분무제**(nasal spray)를, 코와 목 부분에 염증이 있거나 중이 공간에 혈액이 있을 때에는 감염 방지를 위해 항생제를 처방할 수 있다. **귀 점적제**(點滴劑, Ear drop) 등은 중이까지 도달하지 않으므로 사용할 가치가 없다.

심한 합병증으로부터 일단 벗어나면 적극적인 치료는 흔히 불필요하다. 단지 휴식이 필요하고, 압력손상이 완전히 해결될 때까지, 약 1-2일부터 1-2주간이 소요되는데, 이 기간 동안에는 다시 다이빙을 하거나 이퀄라이징을 하거나 혹은 비행기를 타면 안 된다.

다이빙을 피해야 하는 기간은 압력손상의 정도에 따라 좌우된다. 압력손상이 완치되었고 압력평형을 완벽히 할 수 있음을 의사가 확진하기 전에는 절대로 다시 잠수를 하거나 비행기를 타서는 안 된다. 만약 **고막 천공**의 경우에는 며칠 내에 완전히 막힌 것처럼 보이지만, 완전히 치유될 때까지 1-3개월이 걸린다. 완치 전에 잠수하게 되면 고막이 다시 천공되기 쉬우며, 때때로 고막의 치유가 잘 되지 않는 경우에는 전문의에 의해 수술적 방법으로("patching" 혹은 "grafting") 치료하기도 한다. 고막이 완전히 치유되고 압력평형(equalisation)이 잘 이루어지면 다이빙이 허락된다. 만일 증상이 자주 생기면 반복적인 청력검사를 시행하여 내이의 이상이 없음을 확인하여야한다.

내이의 압력손상 INNER EAR BAROTRAUMA

귀의 압착의 중대한 결과는 내이(청각, 평형기관)의 손상이다. 내이는 여러 가지 방법으로 손상받을 수 있다.

원형창의 누공(Round window fistula or leak)

다이버가 중이의 압력평형에 실패하면 수압이 고막에 전달되어 고막이 안쪽(내이쪽)으로 오목하게 된다. 고막은 뼈연결에 의해 난원창(OW)과 연결되어 있다. 이 난원창이 안쪽으로 오목해지면 원형창(RW)이 밖으로 튀어 나가게 된다. 이러한 움직임이 과다하면 원형창이 찢어지게 되고(tearing), 이런 상해 후 내이의 액(perilymh)이 중이로 흘러 들어가게 된다.

원형창의 누공(round window fistula)은 **과도한 중이의 압력평형**(forceful middle ear equalisation maneuver)에 의해서 생길 수도 있다. 이런 방법에 의한 두개강 내의 혈압의 증가는 와우액(cochlear fluid)에 전달되고 원형창을 부풀게 하거나 파괴시킨다. 혹은 강한 압력평형으로 고막과 내이액이 갑자기 움직이게 되어 원형창에 손상이 일어날 수 있다.

내이액의 유출은 **와우**의 정상기능에 치명적인 역할을 하고 청각기관의 손상을 야기 시킨다. 만약 원형창의 치유 혹은 수술이 제 때에 이루어지지 않아 내이액의 유출이 계속된다면 영구적인 **청력소실**이 오게 된다.

평형기관에까지 내이액이 잠기게 되면 대표적인 증상으로 **현기증**, **메스꺼움과 구토** 등이 생긴다.

다른 병리적(other pathology) 현상

내이의 압력 손상에 의해 직접적으로 와우가 손상되면 영구적인 청각소실, 혹은 평형 이상, 원형창(RW) 누공 등이 생길 수 있는데, 그 원인은 출혈이나 내이 막(inner ear membrane)의 파괴, 혹은 원형창이 늘어나 내이로 공기가 들어가서 생길 수 있다. 이러한 경우 손상 정도 및 적절한 치료 유무에 따라 임시적 혹은 영구적인 청각소실까지 올 수 있다.

임상적 특징

내이 압력손상의 주요한 증상은 :

- **이명**(耳鳴, tinnitus) - 귀가 계속 울거나 윙윙거림(ringing or buzzing)[23)]
- **청각의 소실**[24)]
- **현기증**(vertigo: a feeling of rotation, rocking or unsteadiness)[25)]
- **오심과 구토**
- **드물게 청각이상**(dysacusis) **및 청취 시 통증**(painful hearing)

한 개 혹은 그 이상의 증상이 있으면 진단을 내릴 수 있으며, 중이에 액체가 있다.

치료

이러한 증상이 발견 시에는 즉시 잠수의학 전문의에게 검사를 받는다.

의사는 귀를 검진한 뒤, 다이버는 느끼지 못하지만 혹시 있을 수도 있는 청각소실을 알아보기 위해 **청력검사**(serial audiograms)을 시행할 것이다. **평형기관의 기능검사**(Test of balance organ function: ENGs)가 필요할 것이다. 아스피린(aspirin), 니코틴산(nicotinic acid), 혹은 다른 혈관 확장제나 항응고약제는 복용하면 안 된다.

청각소실, 이명, 혹은 평형이상 등이 계속되면 내이의 압력손상이 더욱 진행되어 추가적이고 영구적인 문제를 야기할 수 있으므로, 잠수의학 전문의에게 향후 다이빙을 계속해도 되는지에 대해 반드시 자문을 구해야 한다.

원형창의 누공(Round window fistular)

이 경우에는 **침상에서 앉은 자세로 절대 안정**(absolute bed rest in the sitting position)이 치료 원칙이다. 과로나, 재채기, 코풀기, 큰 소리 지르기, 중이의 압력평형 등은 피해야 한다.

원형창의 누공은 종종 1주일 이내에 자연적으로 치유되지만 청각의 소실이 계속되거나 다른 임상증상이 나타나면 **수술적 치료**가 요구된다.

난원창이나 혹은 원형창에 생긴 누공 혹은 와우의 손상 등은 치유되어도, 당분간 조심을 해야 한다. 완치를 위해서 3개월 동안은 절대로 비행기를 타지 말아야 한다.

와우 손상(Cochlear damage)

원형창에 누공이 없으면 와우 손상에 대한 특별한 치료방법은 없다. 상황이 안정화될 때까지 충분한 휴식을 취하고, 압력평형(equalisation), 비행 혹은 다이빙 등 압력손상을 야기할 수 있는 일은 피해야 한다.

---

23) 이명(tinnitus)은 귀에서 윙윙거리거나 음악소리가 들리거나 귀가 우는 경우로, 대개 높은 음으로 들린다. 원인은 와우의 신경세포의 손상과 자극이다.

24) 청각소실은 와우의 손상에 기인하며, 청력검사(audiograms)를 통해 중이의 압력손상으로 인한 청각소실과 감별된다.

25) 현훈(vertigo, 현기증)은 평형기관의 손상으로 빙빙 도는 듯한 느낌이다.

압력손상의 예방

압력평형 Equalization, Equalisation

중이 내강의 적절한 압력평형은 중이와 내이의 압력 손상을 방지할 수 있으며, 이러한 압력평형은 물에서 깊이가 깊어질 때마다 필요하다. 아프기 전에 자주 해야 하며, 특히 용적(volume)의 변화가 가장 큰 수면 근처에서는 더욱 자주 해 줄 필요가 있다(Boyle's Law에서 설명하였음). 압력평형은 항상 부드럽게 해야 손상을 피할 수 있으며, 이것은 자꾸 해봐야 그 기술이 좋아진다. 어떤 다이버들은 눈에 보이는 노력이나 행위 없이도 압력평형이 가능하다.

상기도 감염(URTIs)은 목(throat)과 유스타키오관 개구부(openings)를 충혈시켜 압력평형을 어렵게 하거나 불가능하게 한다. **고초열(hay fever)**[26], **알러지(allergy), 흡연** 등도 비슷한 영향을 준다. 이러한 상황에서의 다이빙은 매우 위험하다. 비중격(鼻中隔, nasal septum)이 비뚤어진 것도 귀 뿐만 아니라 부비동(副鼻洞, sinus)의 압력상해(aural barotrauma)의 원인이 된다(제 10 장 참조).

하강 전 혹은 하강을 하면서 중이의 압력평형을 하는 방법에는 다음 몇가지 방법이 있다.

발살바 법(Valsalva maneuver)

가장 흔히 사용하는 방법으로 쉽고 효과적이다. 다이버는 입을 다물고 코를 손으로 쥐어 막은 뒤 숨을 천천히 막힌 입과 코로 내쉰다. 인후부의 압력이 올라가고, 공기는 유스타키오관에서 중이 쪽으로 불어 올라간다.

상기도 감염(감기) 시 유스타키오관을 통해 중이가 감염되므로 잠수를 연기하는 것이 좋은데, 이것은 다이버가 감기를 앓고 있을 때 다이빙을 하지 말아야 하는 또 하나의 이유이다.

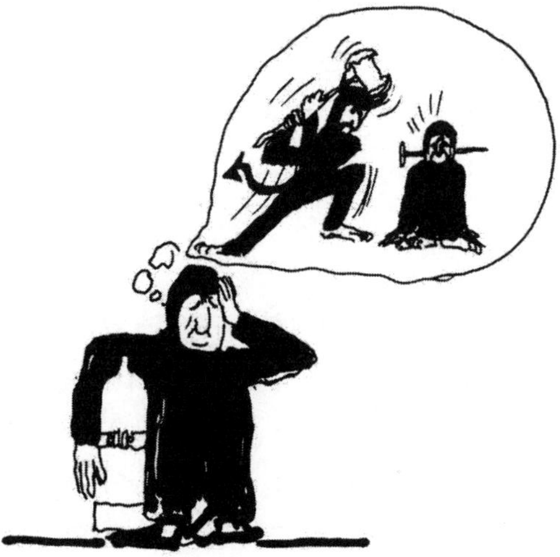

그림 9.8

26) 봄에서 여름 사이 꽃가루 때문에 발생하는 알레르기성 비염(鼻炎)으로, 건초열이라고도 한다.

턱을 좌우로 약간씩 움직이거나 아래 턱을 앞으로 내밀면서 발살바법을 시행하면 유스타키오관이 쉽게 열리게 되어 압력평형이 훨씬 잘 된다(Edmonds first technique).

발살바법의 단점은, 이 방법을 너무 세게 하게 되면 이론적으로 내이에 손상을 가져올 수 있다는 것이다. 또 다른 단점은 코를 손가락으로 꼭 잡아야 한다는 것인데, 이는 항상 쉬운 것은 아니다. 특히 전문가용 잠수 헬멧(diving helmets)이나 얼굴전체를 덮고 있는 마스크(full-face masks)를 착용시 더욱 힘들다.

토인비 법(The Toynbee Maneuver)

코를 잡고 침을 삼키는 동안에 유스타키오관이 열려 중이로 공기가 들어가 압력평형이 이루어진다.

유스타키오관은 잠시 동안만 열리고, 코 안(咽頭, pharynx)에 음압이 발생하여, 소량의 공기만이 중이로 들어가게 되므로, 이 방법은 "발살바 법"보다는 효과적이지 않지만 많은 다이버들이 자주 사용하는 방법이다.

다른 방법들

유스타키오관의 자발적인 열림(Voluntary Opening of Eustachian tubes) : 경험이 많은 다이버들이 주로 사용하는데 이는 목구멍의 근육을 수축시키므로 가능하다. 입을 다물고 코를 잡은 상태에서 후두(喉頭, larynx; 남자의 Adam's apple 부분)를 들어 올릴려고 하면 된다. 이런 기술은 설명하기 어려우나 기술을 완벽하게 습득하였을 때 가장 편리하고 효과적이다. 왜냐하면 힘이 안 들고 반복하여 수행할 수 있기 때문이다.

어려움을 만나면 **로우리 기법**(Lowry technique, 침 삼키기와 코불기를 한꺼번에 실시한다, Toynbee + Valsalva combination) 혹은 **에드몬드 2차 기법**(Edmonds second technique, 코훌쩍이기와 코불기("sniff and blow") - 콧구멍을 막고 양 볼을 입 안으로 빨고 코를 훌쩍거리며 들이쉬고 바로 발살바법을 시행함)가 사용된다.

다이빙 기술 Diving Technique

이상적으로 다이버는 잠수 전에 쉽게 압력평형을 할 수 있는지를 확인하여야 한다.

모든 다이버는 하강 전 수면 위에서 압력평형을 꼭 하여야 한다. 이를 통하여 압력평형이 가능한 지를 확인하고, 고막을 약간 바깥쪽으로 부풀게 해둔다. 이것은 하강 전에 당황하고 있는 다이버가 하강하면서 첫 번째 압력평형을 잊었을 때 특히 도움이 된다.

다이버는 하강 1미터 이내마다 압력평형을 하여 압력에 대한 감각을 느끼지 않는 것이 좋은데 이를 "잠수 전 압력평형"(equalising ahead of the dive)이라고 한다. 이렇게 미리 압력평형을 하는 것은 압력(실제로는 통증)이 느껴질 때까지 기다리는 것보다 훨씬 좋다.

중이와 목구멍 간의 압력차이로 생길 수 있는 "유스타키오관 잠금 효과"(Locking effect)로 압력평형이 어려울 때가 있는데, 이때 더 하강하는 것은 무모한 짓이다. 다이버는 잠수를 포기하거나, 만일 그 잠수가 매우 중요한 것이라면 약간 상승하여 다시 압력평형 방법을 반복하거나 해야 한다. 다이버는 이와 같은 내려갔다가 올라오고 다시 내려가는 "요요"기법("yo-yo" technique)을 계속해서는 안 되며, 귀가 쉽게 압력평형을 하지 못하면 잠수를 포기해야 한다.

발부터 내려가기(Descending 'feet' first)는 압력평형을 매우 쉽게 해주며, 닻줄 등을 이용하면 가장 좋다. 이 방법은 하강속도와 깊이를 정확히 조절해주며, 다이버로 하여금 혼란 없이 압력평형에 집중할 수 있도록 해준다.

초보 다이버와 귀에 문제가 있는 다이버는 다양한 압력평형 방법을 쉽게 할 수 있도록 코를 편하게 잡을 수 있는 마스크를 사용해야 한다. 만일 한쪽 귀에 문제가 심하면, 그쪽 귀를 수면 위로 곧추 세워 압력평형을 시작한다.

비뚤어진 비중격의 수술적 교정, 금연, 감기 등의 상부 호흡기 감염과 알러지의 적절한 치료 등은 이러한 문제를 가지고 있는 다이버들에게 미리 이루어져야 할 것이다.

약물 치료 Medication

귀・코・목에 질병이 있을 때 압력평형을 수월하게 하기 위해서 약을 사용하여왔다. 페닐에프린(phenyleprine), 옥시메타졸린(oxymetazoline)같은 도포성 비강 충혈완화제 스프레이 혹은 점적제(Topical nasal decongestant spray and drops)는 코나 유스타키오관의 내막을 축소시켜 충혈을 감소시키고 공기의 흐름을 원활하게 하여 준다. 슈도에페드린(Phaeudoephedrine)[27]도 같은 효과이다.

감기와 같이 다이빙을 해서는 안 되는 상황에서 이러한 약들의 복용은 다이빙을 가능하게 해준다. 하지만 이와 같은 약의 사용은 하강 시 귀에 압력손상 보다 훨씬 위험한 상승 시에 압력손상을 받을 위험성이 많다. 이런 약들은 증상을 감추는 결과를 초래하므로 이런 약을 계속하여 사용하는 다이버는 잠수를 하지 않는 것이 더 좋다.

또한 이런 약제들은 돌연사 증후군(Sudden Death Syndrome)같은 잠수 질병을 초래하기도 한다.

상승 시 중이의 압력손상 MIDDLE EAR BAROTRAUMA OF ASCENT

역압착 Alternobaric Vertigo, Reverse Squeeze

이런 경우는 그리 흔하지 않지만 하강 시 중이 압력손상의 합병증으로 나타나기도 한다. 상승 시 중이의 공기가 들어있는 공간은 팽창하므로 반드시 빠져나가야 한다. 정상적으로는 다이버의 노력 없이 공기가 유스타키오관에서 인후로 빠져나간다. 매우 세심한 다이버는, 자신의 귀로 공기

27) 슈도에페드린은 약품명이 아니라, 성분명이다. 감기약에 대표적인 성분으로 콧물을 말리는 항히스타민제라고 간단히 알아두면 된다.

가 빠져나가는 것을 듣거나 느낄 수 있을 것이다.

그런데 상승하는 동안에 유스타키오관이 막혀 공기의 흐름이 차단되면 중이의 공기 공간이 팽창되고 압력이 증가하게 된다. 이러한 이유로 고막이 부풀고 파열의 원인이 된다. 또 내이에 손상을 주어 청각의 소실을 유발한다(제 30 장 참조). 그리고 중이 내의 증가된 압력은 평형기관을 자극하여 현기증을 유발한다.

상승 시 중이의 압력손상은 최근에 충혈완화제(비강 점적제 혹은 슈도에페드린 알약)를 사용한 사람에서 흔히 볼 수 있다. 왜냐하면 이들 약물은 다이빙을 하는 동안에 약효가 떨어지고, 유스타키오관의 충혈(중이쪽 보다 비강쪽에 더욱 심하게 발생)이 다시 일어나 문제를 야기할 수 있다.

임상적 특징

상승 시에 문제가 되는 귀에 증가되는 통증, 현기증, 오심과 구토 등이고 수면에서 귀에 물이 가득 찬 느낌, 잘 들리지 않는 느낌 등이다. 이명(Tinnitus)과 청각의 소실은 심각한 내이의 압력손상을 의미한다(inner ear barotrauma).

현기증은 문제가 생긴 이후에 상승 바로 직후에 발생한다(제 31 장 참조, 사례 31.2). 이러한 증상들은 해로울 수 있으며, 특히 증상으로 인하여 상승을 못하는 경우까지 발생한다.

응급처치 First-Aid

만약 다이버가 상승 시 귀에 통증이나 현기증을 느끼면 약간 하강하여 압력 불균형을 최소화해야 하고, 코를 잡고 침을 삼킴(Toynbee maneuver)으로써 유스타키오관이 열릴 수 있도록 해야 한다. 즉 상승 시 목구멍 및 비강에 생긴 음압으로 중이 내강이 확장되는 것을 해소해 주기 위하여 귀에 압력평형을 해 주어야 한다.

이주(耳珠)[28]를 눌러 귓구멍을 겉에서 막거나 귓구멍 속으로 손가락을 넣어 눌러주거나 하면 가끔 유스타키오관이 열리는 경우도 있다. 만일 이것에 실패하면 위에서 언급한 압력평형의 다른 방법들을 사용하고 천천히 상승을 시도해 보아야 한다.

치료

합병증이 없는 것은 빠르게 회복이 되나 고막의 파열, 내이의 손상 등이 있으면 전문적인 치료가 필요하다. 진단과 도움말을 위한 모든 경우에 전문적인 잠수의학적 평가(diving medical assessment)가 필요하다.

28) 외이공(外耳孔)의 앞가장자리에서 뒤로 향해 돌출한 연골부분으로, 귀구슬이라고도 한다.

외이의 압력손상(외이의 압착) EXTERNAL EAR BAROTRAUMA

외이의 압착 External Ear Squeeze

만일 외이도를 귀마개 등으로 막고 하강한다면 마개와 고막 사이의 폐쇄 공간은 압축되어 고막이 바깥쪽으로 불거지고(bulging), 외이도를 감싼 피부는 부풀고(swelling) 상하게(bruising) 된다.

대개 외이도의 막힘은 너무 꽉 끼는 후드(tight fitting hood), 귀지(ear wax), 뼈돌출증(exostosis), 귀마개(ear plugs) 등이 원인이다. 문제는 수심 2미터 이내에서 생길 수 있으며, 어떤 종류의 다이빙에도 귀마개를 사용하면 안 된다.

증상은 하강 시 통증과 불편함, 외이(外耳)에서의 출혈 등이고, 기타 증상으로는 중이의 압력손상으로 인한 압력 효과(압력평형이 잘 되지 않는 것을 포함)이다.

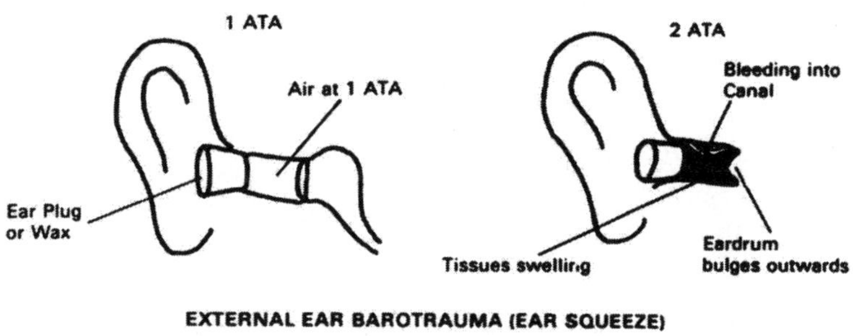

그림 9.9
외이도의 압력손상

CHAPTER 10

부비동의 압력손상
Sinus Barotrauma

부비동의 구조 ANATOMY OF SINUSES

부비동[29]은 두개골의 전두부와 기저부의 뼈(骨) 안에 공기로 가득 찬 공간(cavity)으로 구성되어 있다. 다이버들에게 불편함을 주는 것 외에, 이들의 정확한 기능은 아직 알려진 바 없다.[30]

4개의 주된 부비동이 있으며 코와 연결되어 있다.

- **상악동**(maxiilary sinus): 광대뼈 안쪽에 위치
- **전두동**(frontal sinus): 눈 위에 위치
- **사골동**(ethmoid sinus): 비강의 위쪽 부위의 양쪽에 위치
- **접형동**(sphenoid sinus): 머리 중앙에, 사골동 안쪽에 위치

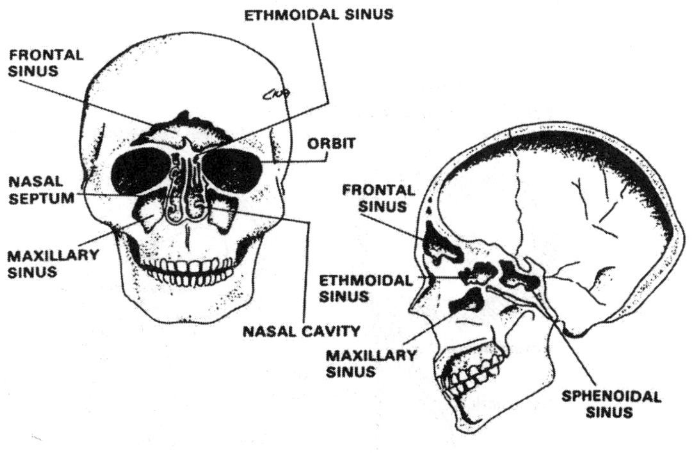

그림 10.1
두개골에서 부비동의 위치, 부비동은 좁은 관에 의해 코와 연결되어 있다.

29) sinus는 단순히, 뼈나 기타 신체 부분에 존재하는 강(腔)이나 공간을 의미하며, 인체에는 무수히 많은 sinuses가 있다. 여기서의 sinus는 두개골의 부비동을 의미하며 정확히 말하면 paranasal sinus라고 한다.

30) 부비동의 기능은 머리뼈의 무게를 감소시키고, 공명통(resonant sound chamber)으로 작용하여 목소리의 강도를 증가시켜준다고 알려져 있다.

모든 부비동들은 부드러운 점액을 분비하는 조직으로 둘러싸여 있는데, 여기에 혈관이 풍부하게 발달되어 있다. 이들은 모두 코(비강)와 좁은 관으로 연결되어 있어 정상적으로 항상 대기압 하에 있다.

유양돌기동(mastoid sinus or antrum) 역시 이와 비슷한 구조로, 코(비강) 대신 중이강으로 연결되어 있으며, 중이에 병적 상황이 발생되면 함께 문제가 될 수 있다.

부비동 압력손상의 기전 MECHANISM OF SINUS BAROTRAUMA

다이빙하는 동안 수압의 변화에 따라 부비동은 비강과의 연결을 통해 공기가 왕래하면서 자연스럽게 압력평형을 이루고 있다.

그러나 만약 이런 연결이 막히면 피할 수 없는 문제가 생기게 되는데, 그 원인은 알레르기, 흡연, 상기도 감염과 동반되는 충혈이나, 국소 도포성 항충혈제(topical decongestants)의 과다 사용 등이다. 다른 원인으로는 만성 부비동염(chronic sinus inflammation, sinusitis)[31], 비염(nasal inflammation, rhinitis), 폴립(polyps), 코딱지 등이 있다.

하강 시에 부비동이 폐쇄되면 부비동 내의 공기는 압축되고 감소된 부피를 채우기 위해 부비동을 둘러싼 조직이 부풀어 오르고(swelling), 부비동 안을 조직액 혹은 혈액으로 채우게 되어 부비동의 압력손상(sinus barotrauma)을 유발한다.

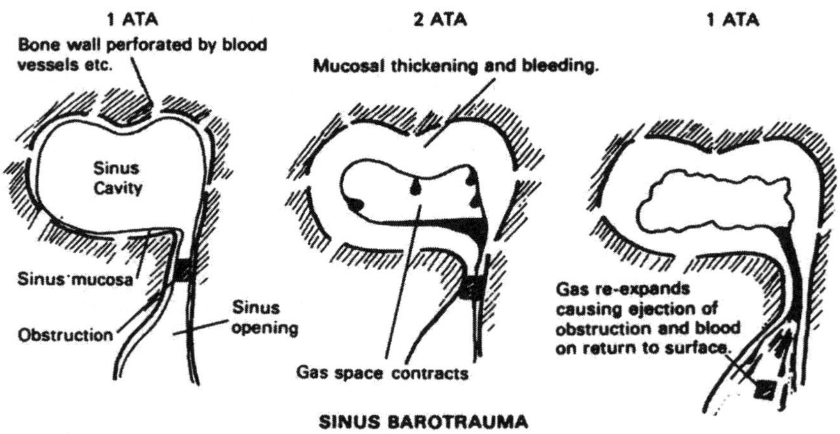

그림 10.2
만약 부비동의 연결이 막히면 압력이 증가되어 충혈과 부종을 유발하게 되고 결국 출혈이 생긴다. 상승 시 부비동 내의 공기가 다시 팽창을 하게 되면 막혔던 곳이 뚫리면서 부비동 내에 차있던 혈액이 흘러나오게 된다.

31) 흔히 '축농증'이라고 한다.

이런 조직액 혹은 피는 며칠 혹은 몇 주가 지나면 자연히 소실하게 되나 이곳은 영양이 풍부하여 균이 잘 자라므로 감염의 위험성이 매우 크다(제 28 장 참고).

상승하는 동안에 문제가 생긴 부비동에 고여 있던 조직액 혹은 혈액이 코나 입으로 나올 수 있다.

만약 상승 동안 부비동이 막히면 부비동 내의 팽창으로 인해 심한 통증을 느끼고 조직에 많은 손상을 주는데, 이를 "상승 시 부비동의 압력손상(sinus barotrauma of ascent)이라고 한다. 드물게 부비동의 골벽(bony wall)이 파괴되어 공기가 안와(eyeball socket)에 들어가면 안구기종(orbital emphysema)을 유발하고, 뇌강(brain cavity)으로 공기가 들어가면 공기뇌증(空氣腦症, pneumoencephalus)을 유발한다. 하강 시의 부비동 압력손상이 상승할 때보다 흔하다. 그러나 때때로 동반되는 경우도 있다.

임상적 특징 CLINICAL FEATURES

■하강 시 부비동의 압력 손상

대개 하강하는 동안에 압박감을 느끼고 문제가 발생한 부비동에 통증을 느낀다. 따라서 눈 위쪽에서 통증을 느끼면 전두동에, 눈과 눈 사이이면 사골동, 양쪽 광대뼈 안쪽 아래이면 상악동, 두개골의 깊숙한 쪽이면 접형동에 각각 문제가 생긴 것으로 생각한다. 상악동의 압력상해는 윗니(upper teeth)에도 통증이 있을 수 있다.

통증은 다이빙하는 동안에 사라지기도 하지만 나중에 무딘 통증(dull pain) 혹은 두통으로 재발한다. 이어서 상승 중이나 후에 적은 량의 코피가 나면 대개 부비동(혹은 중이, 97쪽 참조)의 압력손상에 의한 것이다.

■상승 시 부비동의 압력손상

하강 때에는 아무런 증상이 없다가 상승할 때 혹은 상승 후에 문제가 발생한 부비동에 통증이 발생한다. 부비동에 생긴 출혈은 코나 입으로 나오게 된다.

다이빙 후에 심한 두통이 지속되면 부비동염(혹은 축농증)이나 부비동 조직의 손상을 의심하여야한다.

치료 TREATMENT

다이빙 후 두통을 동반한 부비동의 압력손상이 의심되는 모든 경우는 의학적 평가가 필요하다 왜냐하면 감압병이나 많은 다른 조건의 질환에서도 두통이 존재하기 때문이다.

정상적으로 부비동 압력손상은 어떤 치료 없이 자연히 회복된다. 부비동 안으로의 출혈은 항충혈제(경구 혹은 비강)의 사용으로 빠르게 배출된다.

진단은 부비동의 방사선 촬영이나 컴퓨터 촬영(CT scan)으로 확진을 할 수 있다.

다이빙 후에 열이 나거나 무기력증(권태감)이 동반된 부비동의 동통은 감염을 의심하고, 항충혈제나 항생제를 사용하여야한다. 보통 2~10일간은 비행기를 타지 말고 잠수도 하지 않는 것이 좋다.

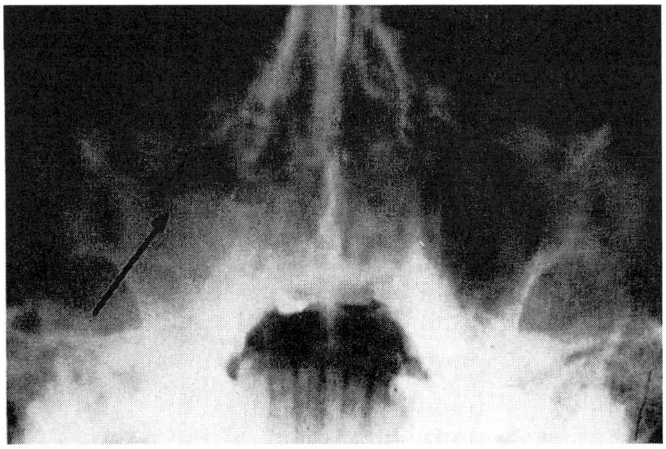

그림 10.3
부비동에 물이 고여 있는 방사선 촬영 사진. 화살표로 가리키고 있는 오른쪽 상악동은 하강 시 압력손상을 입어 조직액이나 혈액이 차 있음. 왼쪽 상악동이 까맣게 공기로 가득 차 있는 것과 비교하여 불투명하게(opaque area) 보임.

예방 PREVENTION

하강하면서 비교적 강한 양압(positive pressure)으로 적극적이고 자주 압력평형을 하면 부비동이 막히지 않고(공기가 들어가면서) 압력손상을 예방한다.

상기도 감염이 있을 때에는 압력손상과 부비동염의 위험을 줄이기 위해서라도 다이빙을 피해야 한다. 흡연과 알레르기성 비염(건초열) 등은 부비동을 막아 압력손상을 일으킬 수 있다. 비중격이 휘어진 것도 부비동에 압력손상을 유발하기도 하는데, 이는 외과적 수술로 치료한다.

다이빙 시 항충혈제(비강용)의 사용은 부비동과 비강을 잇는 관(sinus ostia)의 충혈을 감소시키지만(적어도 비강 쪽 관 끝의 충혈은 감소됨) 상승 시 부비동 압력손상을 방지하지는 못하므로 사용해서는 안 된다. 이 약제는 상승 시 부비동의 압력손상 보다는 하강 시 부비동의 압력손상에 보다 더 효과적이다.

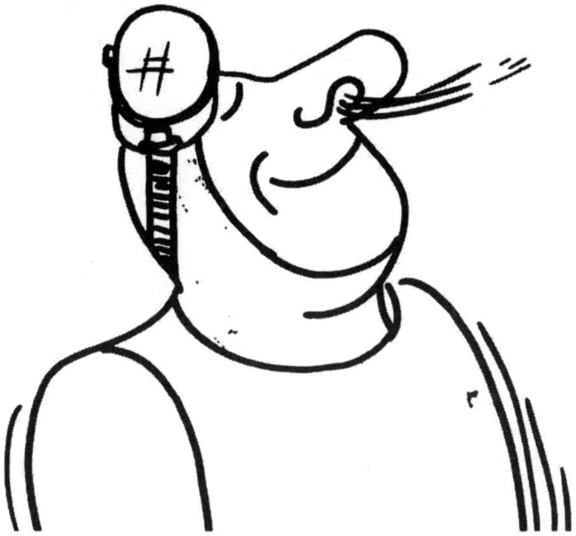

그림 10.4

CHAPTER 11

폐의 압력손상
Pulmonary Barotrama

폐 압력손상(Lung Barotrauma)은 압력 변화에 의한 폐의 손상을 의미하며, 다이버가 상승, 또는 하강할 때 모두 발생할 수 있다. 상승 시 압력손상은 스쿠버(scuba) 다이빙할 때, 하강 시 압력손상은 숨을 참고 하는 스킨 다이빙(지식 잠수, breathhold diving)에서 주로 발생한다.

폐 파열 BURST LUNG, PULMONARY BAROTHRAUMA OF ASCENT

스쿠버 다이빙에서 폐 압력손상은 익사에 버금가는 2번째 사망원인이다.

정상적인 남성 다이버는 폐포와 기도에 모두 6리터의 공기를 포함하고 있다. 만약 다이버가 20미터 수심에서 수면으로 올라오면, 3기압이 1기압으로 감압되면서 6리터의 공기가 18리터로 늘어나게 된다.

이러한 상황에서 폐의 과도한 팽창을 막기 위해서 다이버는 12리터의 공기를 수면에 도달하기 전에 내뿜어야 한다. 호기를 하지 못할 경우 압력이 80 mmHg를 초과하게 되며, 이 정도의 압력에서 폐는 파열될 수 있다. 적절하게 숨을 내쉬어도 만약 폐의 어느 부분에서 공기의 배출이 막혀있다면 새로운 문제가 발생할 수 있다.

80 mmHg의 압력 차이는 불과 수면과 수심 1미터 정도(4 피트) 사이의 압력 변화와 맞먹는 것으로, 스쿠버 다이버가 수영장에 훈련할 때에도 발생할 수 있다.

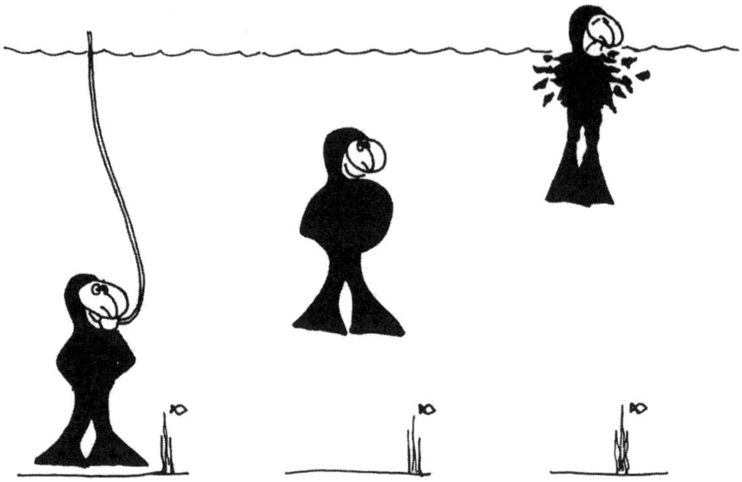

그림 11.1

유발 요인들

숨을 참는 것(Breath holding)

이 책을 읽지 않아 생기는 **공포(panic)**, **무식 혹은 무지(ignorance)**, **망각**, **물 흡인으로 인한 기도 경련** 등의 이유로 숨을 참게 되고 이것이 폐의 압력손상으로 이어질 수 있다. 상승 중에 숨을 참고 공기를 배출하지 않는 것은 폐의 과도한 팽창과 나아가 파열까지 일으킬 수 있다.

공기 흐름의 장애(Air trapping)

폐로부터 빠져나가는 공기를 막는 어떤 원인도 폐에 압력손상을 일으킬 수 있다.

이러한 공기 흐름의 장애 원인으로는 **천식, 급성 및 만성 기관지염, 폐기종**[32] 등에서 보이는 기관지 폐쇄가 가장 흔하며, 이러한 폐쇄는 공기가 폐로 들어가는 것에는 문제가 없으나 빠져 나오는 데 문제를 야기한다(ball valve effect).

다른 경우로는 **폐결핵, 폐종양, 석회화 병변, 낭종형 병변, 기도 감염** 등이 있다. 또한 과다한 흡연은 점액에 의한 **폐쇄**[33]의 원인이 되기도 한다.

---

32) 폐기종의 정의는 『종말 세기관지보다도 말초 부위에서 폐포가 비정상적으로 확대된 상태로, 폐포벽의 파괴를 동반하는 것』이다. 즉, 산소와 이산화탄소가 교환되는 폐의 말단부위인 폐포가 너무 커져 공기가 들어오는 것은 쉬우나, 나가는 것이 힘들어진 상태이다. 마치 풍선을 자꾸 불었다가 바람을 빼는 것을 반복하면 나중에 풍선이 탄력성을 잃고 흐물거리는 상태를 생각하면 된다.

33) 우리가 외부의 공기를 흡입하여 산소를 공급받지만 여기에는 많은 먼지와 걸러져야 할 작은 입자가 있다. 이들은 먼저 코의 점막과 콧털에서 1차로 걸러지며, 이후 기관 및 기관지 등을 통과하면서 그곳의 세포로부터 분비된 점액(mucus)에 의해 최종적으로 걸러지게 됨으로써 폐포로 들어가는 공기들은 깨끗한 공기가 들어가게 되며, 점액은 객담(가래)의 형태로 배출된다(mucus elevator). 이때 과도한 흡연과 같은 유해한 자극이 계속되면 점액을 분비하고 배출시키는 세포들이 마비되거나 파괴되어 점액을 생성하고 객담을 배출하지 못하게 된다.

폐 유순도(lung compliance)[34]의 장애

기존에 발표된 한 연구에서는, 적절히 숨을 내뿜으면서 상승하던 해군 다이버가 폐에 압력손상을 받은 상황을 언급하고 있다. 의학적인 문제가 없었던 이 다이버는 단지 폐의 유순도가 정상인보다 약간 "딱딱"(stiff)하였고, 그래서 폐가 약간 과도하게 팽창되었을 때, 찢어지는 경향이 더 큰 것으로 생각되었다.

폐의 **상처조직**이나 **섬유조직**은 전단력(剪斷力, shearing force)을 야기하여 찢어지게 만들고 폐의 유순도를 국소적으로 감소시킨다.

이런 섬유화는 **육종증(sarcoidosis)**[35], **폐결핵**, **폐농양**, **심한 폐렴** 등과 같은 폐의 염증성 질환에서 발생한다.

이러한 찢어짐은 **숨을 참고 하는 지식 잠수**를 하는 경우에는 잘 일어나지 않으며, 이들에게는 오히려 기흉(pneumothorax)[36], 종격기종(mediastinal emphysema)[37] 등이 잘 발생한다. 간혹 숨을 크게 들이마신 후 숨을 참고 잠수를 할 때 폐에 과도한 압력이 걸리며 이로 인해 폐손상이 일어날 수도 있다. 한 연구에서, 작은 폐와 큰 흉곽을 가진 다이버가 최대한 숨을 들이마시면서 폐가 과도하게 팽창하여 찢어진 사례가 보고된 바 있다.

급속한 상승(rapid ascents)

어떠한 부분적인 기도폐쇄도 공기의 흐름을 방해할 수 있다. 이것은 빠른 상승 중에 대량의 공기 배출이 있어야 하는 상황에 발생할 수 있다. 이에 대한 위험을 감소시키기 위해서 상승 속도를 3초당 1미터(18미터/분 혹은 60피트/분) 이하로 유지해야 하는데, 이 속도는 대부분의 감압표에 기초한 것이다.

> 저자들은 보다 천천히, 1분당 8미터(혹은 25피트/분)의 속도로 상승할 것을 강력히 권장하는 바이다. 이 속도로 상승하게 되면 그에 맞추어 가장 깊은 곳에 머무는 시간이 자연스럽게 감소되고, 심각한 감압병의 위험도 줄일 수도 있다.

---

34) 폐의 유순도는 압력의 변화에 대해 폐가 늘어나는 능력($\Delta V/\Delta P$)이다. 즉 유순도가 크다는 것은 작은 압력에도 잘 늘어난다는 것이다.

35) 원인 불명의 다장기육아종성질환(多臟器肉芽腫性疾患). 폐 · 폐문림프선 · 피부 · 눈 · 심장 그 밖의 여러 장기와 조직에 육아종을 형성한다. 유상피세포 결절인 육아종의 내용물은 결핵에서 보이는 우유나 치즈 모양이 아닌 것이 중요한 감별점이 된다.

36) 폐를 둘러싸고 있는 두 층의 흉막 사이(흉막강)에 공기가 축적되는 것으로, 평상시에는 이곳은 음압이 형성되어 있어 폐가 팽창하면서 숨을 들이마시기 쉽게 해주는데, 이곳에 공기가 축적되면 반대로 폐가 찌그러지게 되는데, 이를 기흉이라고 한다.

37) 종격 혹은 종격동(mediastinum)은 양쪽 폐 사이의 공간을 말하며, 이곳에 폐기종이 생긴 것을 종격기종이라고 한다. 흔히 외상의 결과로 기관이나 기관지로부터 공기가 누설됨으로써 종격동 조직에 공기가 들어가 있는 상태

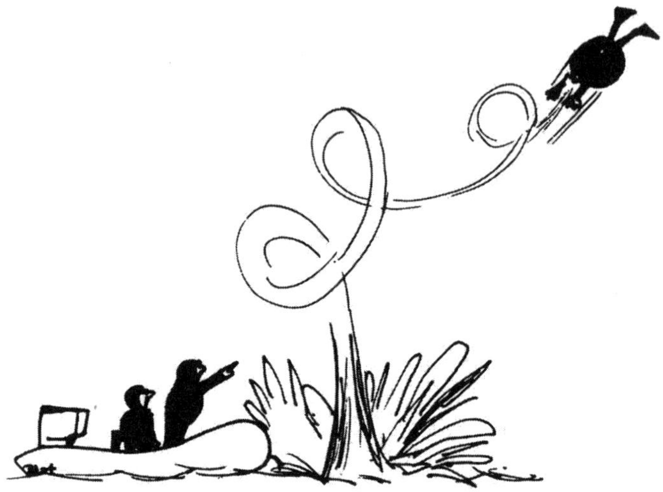

그림 11.2

응급상황의 상승(emergency ascents)

공기공급의 갑작스런 장애, 특히 상당히 깊은 곳에서 이런 경우를 당하게 되면 대부분의 자신만만한 다이버라 하더라도 놀라거나 당황하게 되어 매우 급하게 상승하게 된다. 이러한 경우 불안이나 당황한 나머지 숨을 멈추고 상승하게 되면 폐안의 공기 팽창이 급속히 일어나 폐에 압력손상의 위험도가 커진다.

자유 상승 훈련(Free ascent training) 혹은 응급 수영 상승(Emergency swimming ascent)

자유 상승(free ascent)이란 압축공기로 호흡하던 스쿠버 다이버가 숨을 한 모금 들이 마쉰 후 더 이상 실린더(공기탱크)로부터 공기공급을 받지 않고 수면까지 상승하는 것을 말한다. 자연히 다이버는 확장되는 기체를 배출시키며 상승해야 하는데, 여러 가지 문제점과 직면하게 된다. 가장 흔한 문제는 숨을 참고 상승함에 따른 폐의 압력손상에 대한 두려움으로 너무 많이 공기를 배출하여 수면에 도달하기 전에 호흡이 모자라게 되는 상황이다.

호주 해군의 자유 상승 훈련에서는 바닷물의 흡입과 익사 상태에 도달하는 일들이 종종 일어나고 있으며, 이러한 훈련의 위험 때문에 상승지점에 재가압 챔버(recompression chamber)와 전문적인 잠수 의료진(specialized diving physician)이 항시 대기하고 있다.

상승속도를 면밀히 통제하지 못하면 속도가 지나치게 빠른 경우가 많다. 특히, 깊은 곳(예: 20미터, 3ATA)에서 수면에 도달할 때까지 다이버가 한쪽 폐에 해당하는 정도(약 3리터)의 공기를 지니고 있다고 생각하지만 실제로는 3개 정도의 폐에 해당하는 공기(약 9리터)를 지니고 있기 때문에 급격한 상승은 공기의 과도한 팽창으로 위험을 초래할 수 있으며, 기도의 부분적인 폐쇄(예: 숨을 참는 경우)가 이루어질 때 특히 위험하다.

이러한 시대에 뒤떨어진 훈련방법은 게이지(gauge), 옥토퍼스 장비(octopus rig), 응급 공기공급장비 등의 기구를 사용하기 전에, 수중에서 공기가 떨어진 상황에 대처하기 위해 만들어졌다.

불행히도 이 훈련방법은 훈련으로 인한 높은 사망률 때문에 예방책으로의 역할을 의심할 수밖에 없었으며, 다이버의 상승 시작 시 과도하게 숨을 들이마시려는 경향 때문에 이 훈련은 더욱 위험하게 간주되었다. 물론 공기가 부족한 상황은 대개 숨을 내쉰 상황에서 감지되기 때문에 이 훈련과는 판이하게 다르다. 실제 공기가 부족한 상황에서는 충분히 흡입할 만한 공기가 없기 때문에 최대한 숨을 들이마실 수 없으며, 이때에는 차라리 안전하게 여겨진다.

잠수함에서 탈출(submarine escape)

좌초한 잠수함에서 탈출하는 경우에는 부력을 동반한 빠른 상승이 자주 발생한다. 이런 탈출 방법은 대부분의 해군에서 훈련하는데, 수심 20-30미터의 잠수함 탈출 훈련장(SETF, submarine escape training facilities)에서 시행된다. 상승속도는 매우 빠르며, 적절한 훈련과 철저한 의학적 사전 검사를 하지만 폐의 압력손상은 적잖이 발생한다.

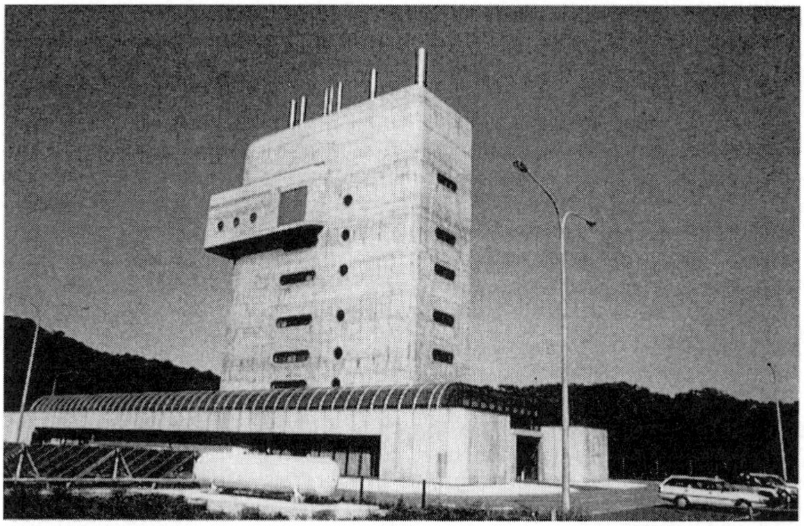

그림 11.3
서부 오스트레일리아에 있는 왕립오스트레일리아의 잠수함 탈출 훈련장(SETF)

짝 호흡(buddy breathing)

이 기술은 두 명의 다이버 중 한 사람이 잠수를 포기하고 먼저 수면으로 자유 상승하기 때문에 시행과 성공이 모두 어렵다. 흔히 다이버는 레귤레이터(호흡조절기)를 상대에게 넘겨주기 전에 과도한 흡입을 한 뒤, 레귤레이터가 다시 돌아오기 전에 그냥 숨을 참고 상승하려는 경향이 있으므로 폐에 압력손상이 발생할 수 있다.

폐 압력손상의 기전

폐는 과도한 공기압에 의해 파열되며, 다음 네 가지 결과 중 적어도 어느 하나의 손상을 받게 된다.

- 폐 조직 손상
- 폐기종 (폐 조직 내의 가스 존재)
- 기흉 (흉강 내의 가스 존재)
- 공기 색전증38) (혈액에 공기 기포의 존재)

폐 조직의 손상

폐가 과팽창 되면, 폐 조직 전반에 심한 파열 손상이 일어난다. 출혈과 조직의 전반적 파괴로 인하여 심한 호흡 곤란을 야기한다.

임상적인 특징

호흡 곤란, 호흡 시 통증, 기침, 객혈, 쇽(shock)이 주 증상이며, 사망에 이를 수 있다.

치료

다이버는 폐 압력 손상의 증상에 대해 적절한 검사와 치료를 받아야 한다. 폐조직 손상은 기본적인 인명 구조 방법과 다르지 않다(제 40 장 참조). 환자는 산소를 공급받으며, 즉시 병원으로 이송되어야 한다.

외과적 폐기종 Surgical Emphysema

폐포가 파열되면 공기가 폐 조직으로 빠져나가고, 폐 조직을 따라 양측 폐 사이의 종격동으로 이동하게 된다. 이 공기는 경부(목)로 이동할 수 있으며, 심한 경우에는 심장을 싸는 막인 심낭과 복강까지도 이동할 수 있다.

폐기종이 생긴 다이버가 장시간 깊은 곳으로 다이빙을 하게 되면 조직에 질소가 축적되고, 몇 시간 후에는 질소가 이들 공간으로 이동하게 된다.

조직 내에 공기가 존재하게 되면, 혈관, 신경, 후두(larynx), 식도 등을 압박하여 문제를 야기시키고, 심한 경우에는 심장을 압박하여 정상적인 심장 박동에 장애를 초래할 수 있다.

임상적 특징

공기가 조직 내로 서서히 이동하기 때문에, 증상 발현은 수 시간에 걸쳐 일어날 수 있다. 종격동 내와 심장 주위의 공기는 **흉통**과 **호흡 곤란**을 일으킬 수 있다. 경부 내의 공기는 음성의 변화, 호

---

38) 색전증이란 어떤 이물질(예: 혈관 내에 비정상적으로 형성된 응괴, 공기방울, 지방의 작은 덩어리 등)이 혈류에 의하여 운반되다가 혈관을 막는 것으로, 공기방울에 의해 혈관이 막힐 때 공기색전증이라고 하며, 감압병에서 흔하다.

흡 곤란, **연하 장애(음식을 삼키는데 어려움)**를 일으키며, 특히 쇄골 상부의 공기는 피하조직에서 **'바스락'거리는 느낌**을 갖게 된다. 이곳을 누를 때에는 셀로판 종이가 있는 듯한 느낌이다. 또한 다이버는 **목안에 뭔가 차 있는 느낌**을 호소할 수 있다.

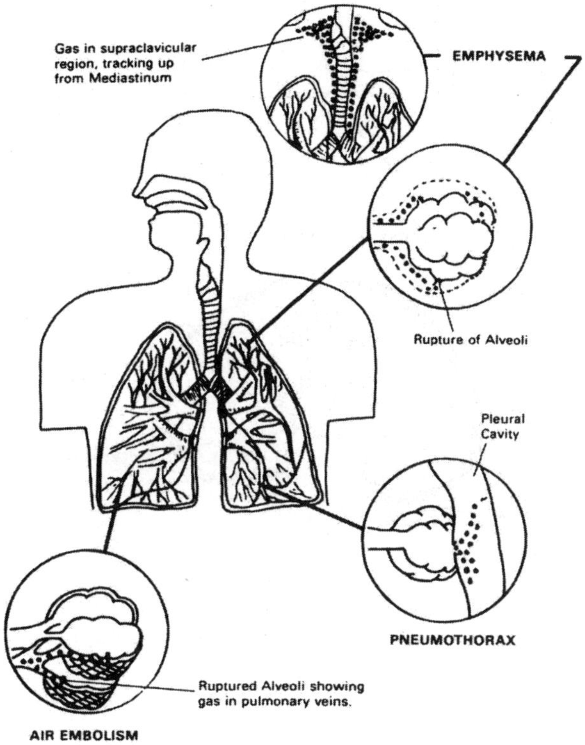

그림 11.4
상승시 파괴된 폐의 다양한 모양

치료

다이버는 폐의 압력 손상의 증상에 대해 검사받고 치료받아야 한다. 가벼운 외과적 폐기종은 100% 산소를 주는 것만으로도 좋은 반응을 보인다(제 40 장 참조). 100% 산소 공급으로 질소가 없는 혈액과, 폐기종이 발생한 공기 공간 간에 질소 농도의 차이로 확산이 일어나며, 기포는 소멸된다. 치료하지 않더라도, 서서히 소멸될 수 있고, 수일간 지속될 수 있다.

심한 외과적 폐기종이 기도나 폐혈관을 누르는 경우라면, 재가압실에서의 재가압이 도움이 된다. 또다시 산소 공급을 통해 질소를 공기 공간 밖으로 밀어내게 된다(확산). 만약 일반 공기를 흡입하면, 질소는 조직 내로 계속 들어가게 되어 다이버가 감압될 때 외과적 폐기종은 악화된다.

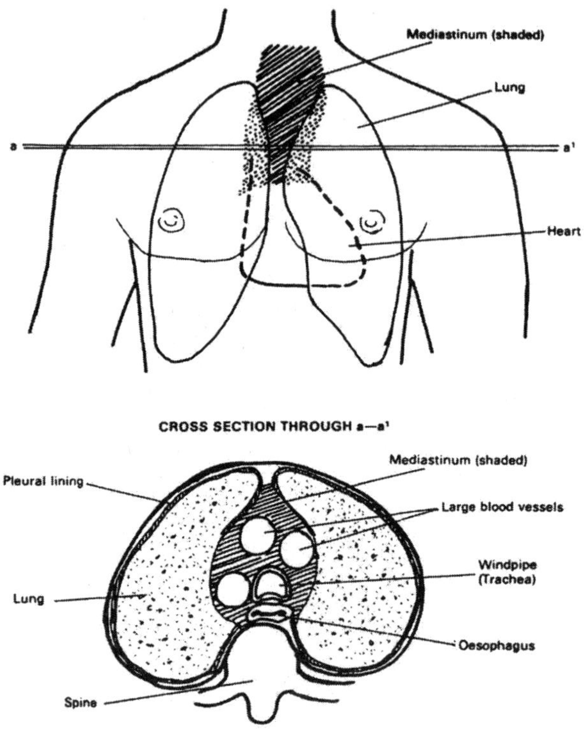

그림 11.5
종격동의 위치 - 위의 그림에서 보는 바와 같이 폐와 폐사이의 깊은 공간, 심장 위에서 목으로 이어지는 부분을 말한다.

기흉 Pneumothorax

만일 폐 표면에서 파열이 일어난다면, 공기는 폐와 흉벽 사이의 흉강 안으로 들어가게 되어 기흉을 일으킨다. 폐의 탄성[39]으로 인하여 터진 풍선처럼 폐는 찌그러지며 흉강 안의 공기는 공기주머니를 형성하여 폐를 누르게 된다.

때때로 기흉 내로 공기가 들어가지만 나오지 못해(valve effect) 공기가 계속 축적됨에 따라, 흉강 내의 압력은 상승하고, 심장이나 폐 등의 흉강 내 구조물들을 압박하게 된다. 이것을 긴장성 기흉(tension pneumothorax)이라 부르며, 만일 치료받지 않을 시에는 치명적인 결과를 초래하게 된다.

기흉 내에 출혈이 일어나면 **혈기흉(hemo-pneumothorax)**을 유발한다.

39) 탄성 혹은 탄력성이란 외부 힘에 대해 자기 자신의 모양을 유지하려는 성질로, 폐는 많은 탄력섬유를 가지고 있으며 안으로 움츠려들려는 경향을 가진 반면, 흉벽은 밖으로 커지려는 경향을 갖고 있으며 이들 사이에 위치하는 흉막은 폐와 흉벽을 연결시키며 자연스럽게 음압을 띄는 것이다. 이렇게 형성된 음압은 폐의 흡기를 돕지만, 만일 기흉이 생기면 흉막강 내의 음압은 없어지고 대기압 혹은 양압으로 인해 폐는 자신의 탄성으로 쪼그라들 것이다.

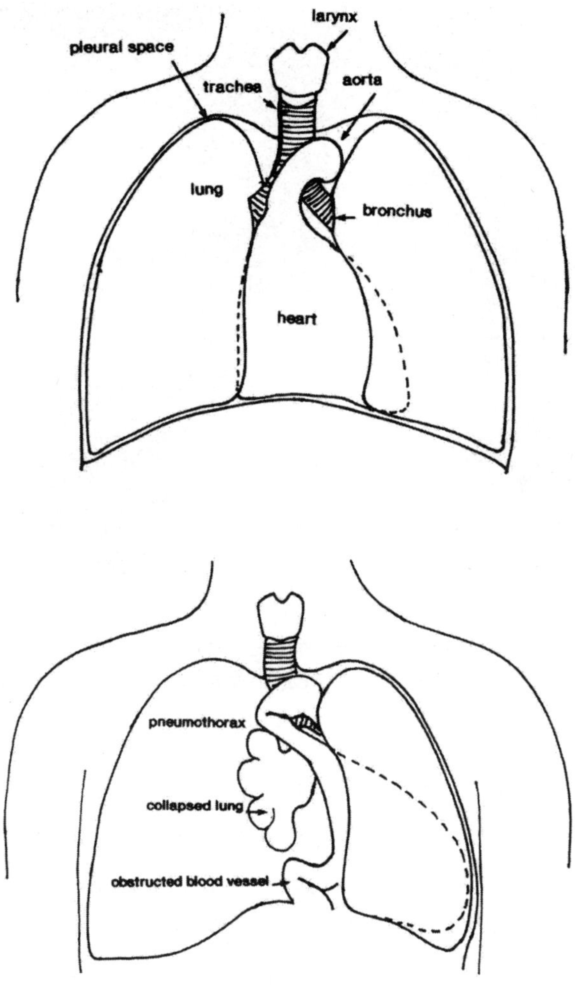

그림 11.6
첫 번째 그림은 정상적인 폐, 아래 그림은 오른 쪽에 기흉이 발생하여
심장과 구조물이 왼쪽으로 향한 긴장성 기흉을 유발하였음

임상적 특징

기흉은 **흉통**을 일으키는 것으로 알려져 있으며, 호흡 시 악화되어, **호흡곤란**을 일으킬 수 있다. **호흡수와 심박수는 증가한다.**

긴장성 기흉 시에는 종격동이 반대 방향으로 밀림에 따라, 기도가 밀려있는 것처럼 느끼게 된다. 환자는 호흡곤란을 더 심하게 호소하고, 청색증을 나타내며, 실신할 수 있다. 혈압 감소로 인해 맥박은 촉지하기 힘들어 진다.

심한 경우는 다이버가 수면 위로 올라 온 뒤 금방 알 수 있으나 경한 경우는 수시간 후에 지연되어 나타난다. 증상은 기침과 고도 변화(예: 비행기 탑승, 등산, 자동차로 높은 고도를 통과할 때)에 의해 나타날 수도 있다.

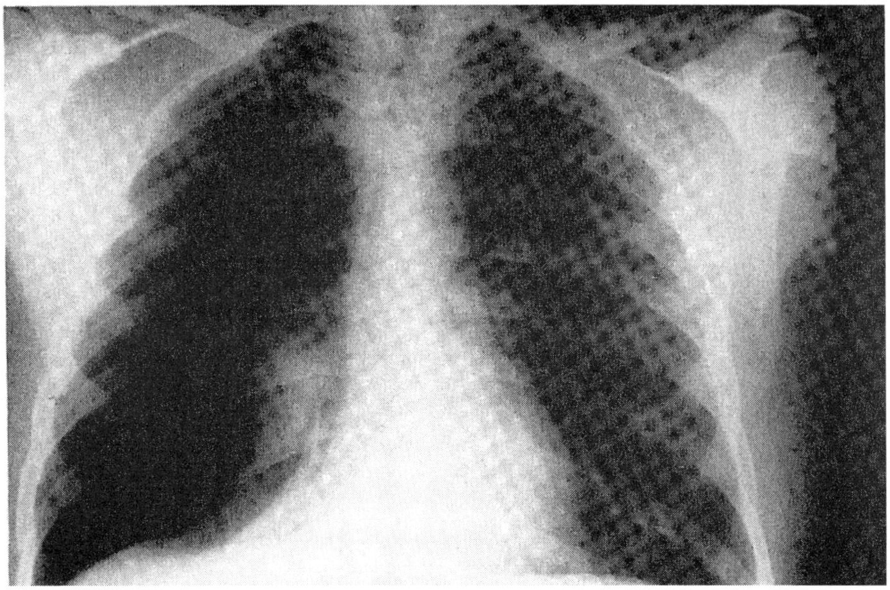

그림 11.7
오른쪽에 기흉이 발생한 다이버의 흉부 방사선 촬영사진 -오른쪽의 대부분을 차지하고 있는 까만 음영은 폐 바깥으로 공기가 가득찬 것으로, 오른쪽 폐는 종격동(가운데 부분)에 찌그러져 조그맣고 하얀 음영으로 보임.

치료

기흉은 **즉각적인 처치**를 요구한다. 폐 협착의 정도(폐가 짜부러진 정도)가 흉부 X-선에 의해 평가되어야 하고, 확진되어야 한다. 큰 기흉은 **흉막강 내로 튜브**를 넣어 줌으로써 치료되는데, 이 튜브는 Heimlich valve 혹은 물속으로 연결(underwater drain)되는 일방통행성 밸브(one-way valve)에 연결된다. 이것은 기흉으로부터 공기는 배출되지만 공기가 기흉으로 다시 들어가지 못하게 해준다. 튜브는 삽입 과정에서 심장 같은 중요장기를 손상시킬 수 있으므로 훈련받지 않은 사람에 의해 시행되어서는 안 된다. 수 시간에서 수일 후에 폐의 파열부분이 치유되고 재 팽창된다.

작은 기흉(폐허탈의 25%미만)은 **100% 산소 흡입**만으로 치료된다(제 40 장 참조).

긴장성 기흉은 응급 질환이다. 기흉의 폐를 압박하는 힘은 주사바늘이나 튜브를 삽입함으로써 해결되어야 한다.

만약 다이버가 기흉 가능성이 의심된다면, 의사에게 알려 적절한 진료를 받아야 할 것이다. 의사는 기흉이 있는 쪽의 쇄골 중간이나 늑골(갈비뼈)의 측면을 통해 주사바늘을 삽입해야 하며, 부작용에 주의해야 한다.

공기 색전증 Air Embolism

폐가 파열되었을 때, 모세혈관을 포함한 폐포벽의 파열로 공기가 혈액으로 들어가게 된다. 이 공기는 좌측 심장으로 이동하여, 전신으로 순환한다.

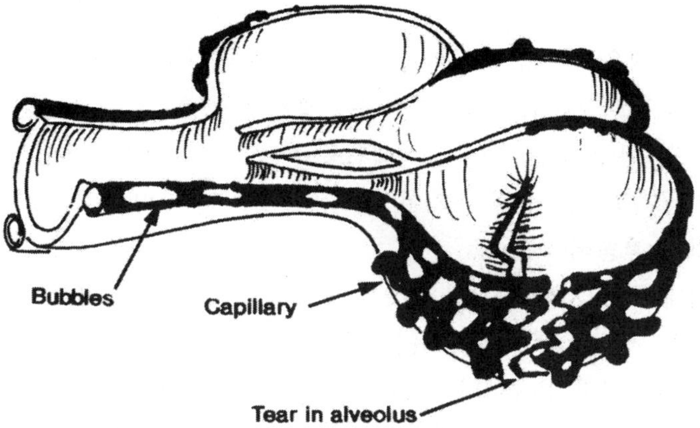

그림 11.8
상승 시 폐 손상으로 인한 폐포와 폐 혈관의 손상.
공기 방울이 정맥을 통해 심장의 좌심방으로 가게 된다.

기포는 심장, 뇌 등의 중요 장기의 혈관을 막거나 손상시켜, 기능 장애를 일으키며 죽음에까지 이르게 한다.

임상적 특징

증상은 보통 수면에 도달한 직후 혹은 10분 이내에 발생한다. 뇌에 있는 공기방울은 **의식 상실, 경련 혹은 의식 장애**, 뇌졸중과 유사한 증상을 보인다.

종종 뇌의 기능 일부가 상실되어 다음과 같은 증상이 일어난다.

- 감각이상(예: 무감각, 저린 감각)
- 운동장애(마비 혹은 무력감)
- 시각장애
- 언어 장애
- 균형 혹은 조정 능력의 장애
- 지적기능의 장애

기포가 관상동맥을 막으면 **심장발작**(heart attack)과 유사한 증상인 **흉통, 호흡곤란, 두근거림** 등이 나타낸다. 기포가 피부 혈관을 막으면 자줏빛 혹은 하얀 반점을 만든다(marbling, 마치 대리석처럼).

다이버가 깊은 잠수 후에 수면으로 올라와 뇌기능에 이상 증세가 있을 때 **뇌 감압병**(cerebral decompression sickness)일 수 있다. 이것은 공기 색전증과 쉽게 구별이 잘 되지 않으며, 요즘은 이 둘을 한꺼번에 **급성 감압병**(acute decompression illness)이라고 하는데, 다행히 초기치료는 모두 같다(Case History 33.5 참조)

치료방법

기포로 인한 혈관의 폐색은 저산소성 손상을 야기하는데, **재가압 치료**를 통하여 기포의 크기를 작게 하여, 더 작은 혈관으로 보내고, 결국 정맥혈을 통하여 폐로 가게 함으로써 제거시킨다.

자유 상승 혹은 잠수함 탈출 훈련 후에 공기색전증이 생긴 다이버는 근처의 재가압실에서 즉시 50 미터로 재가압하면 공기방울은 원래 크기의 1/6 정도 줄어든다. 만일 여의치 않으면 챔버가 구비된 병원 응급실로 빨리 **후송**해야 한다.

후송할 때의, 환자에게 어떤 **자세**가 가장 좋으냐 하는 것에는 약간의 논란이 있다. 대개 다이버들은 환자의 머리를 30도 정도 낮추도록 교육을 받는데, 이는 뇌로 공기가 올라가지 않도록 하기 위해서이다. 하지만 이것은 환자 운송이나 구조에 어려움을 주고 뇌부종을 야기할 수 있다.

더 합리적인 방법은 환자를 베개 없이 **옆으로 누이는** 것이다(이론적으로 왼쪽으로 누이는 것이 더 좋다고 하는데 크게 중요하지는 않은 것 같다). 이것으로 뇌가 심장보다 약간 낮게 된다. 환자는 무의식이거나 의식이 약간 떨어진(drowsy) 상태일 가능성이 높고, 이러한 자세로 기도확보가 더 잘된다. 이 자세를 다른 말로 **혼수 자세**(coma position)라 한다.

이러한 자세를 취한 이후에는 환자를 **앉거나 서게 해서는 안 되며** 만일 앉거나 서게 했을 경우, 압력손상(barotrauma) 이후 얼마간의 시간이 경과했다할지라도, 갑작스럽게 상태가 나빠졌다는 보고가 있다.

환자에게는 **100% 산소**를 주어야 한다. 환자가 무의식상태라면 A-B-C(기도 확보, 호흡, 순환)의 원칙이 따라져야한다(제 42 장 참조).

기흉이나 폐기종과 같은 합병증이 있다면 진단과 치료가 이루어져야 한다. 가장 적절한 치료는 **재가압 치료**이다. 뇌 혹은 다른 중요 기관의 손상을 최소화하기 위해 긴급 후송이 요구된다. 불행히도 최고의 시설이라고 하더라도 항상 완전한 회복을 기대할 수는 없다.

수면 위로 오를 때 폐의 가압손상의 예방

의학적 적합성(Medical fitness)

다이버들은 폐에 압력손상의 가능성이 많은 호흡기 질환(천식, 섬유증[40], 낭[41], 기흉, 감염 등)을 갖고 있지 않은지 미리 검사되어야 한다. 이러한 질병을 갖고 있는 다이버들은 폐에 압력손상의 재발이 흔하며, 종종 더 심각하고 치명적인 결과를 낳는다. 폐에 압력손상을 받은 이러한 환자들은 대부분 더 이상 잠수를 못하게 된다.

---

40) 섬유화 혹은 섬유조직증식이라고도 하며, 폐포벽과 간질(결합조직 등으로 폐포를 지탱하고 있는 부분) 전반에 걸쳐 만성 염증으로 인하여 섬유조직의 증대가 진행된 상태로 주된 증상은 호흡곤란이다.

41) 폐포의 격벽이 파괴됨으로써 융합하여 더 큰 기낭포(氣囊胞)가 형성되는 폐포성 낭포(alveolar cyst)와 기관 혹은 기관지에 유래하는 기관지원성 낭포(bronchogenic cyst) 등이 있다.

잠수 기법(diving techniques)

다이버들은 갑작스럽게 수면 위로 오르는 상황이 발생하지 않도록 주의해야 한다. 더욱 위험한 상황으로는 **깊은 잠수, 공기 공급의 감소, 과다한 웨이트, 그리고 과다한 부력**이다.

잘 관리된 **양질의 장비(예;레귤레이터), 게이지, 옥토퍼스 장비**(octopus rig) 혹은 **응급 공기 공급기**(emergency air source) 등은 가장 기본적으로 갖추어야 할 것들이다.

다이버들은 항상 정상적으로 숨쉬기를 유지하는 것이 좋다. 다이버가 숨을 멈춘 채로 물에서 약간 위로 올라간다면 폐에 과하게 압력이 걸리고 폐의 압력손상이 야기된다. **숨을 참거나 호흡수를 줄이는 것**(skip breathing)은 위험하다.

폐의 압력손상은 **"자유 상승 훈련**(free ascent training)**"** 혹은 **"응급 수영 상승 훈련**(emergency swimming ascent training)**"**에서 흔히 발생한다. 이러한 범주에 속하는 것으로 "ditch and re-covery" 훈련 방법이 있다. 이것은 바닥에 장비를 버린 후에 수면으로 자유 상승하는 것을 말한다. 보일의 법칙으로 인한 부피의 변화는 수면에서 가장 크므로 얕은 깊이의 잠수라고 반드시 안전하지는 않다.

자유 상승(free ascent)기법으로 초심자를 훈련시키는 것은 논쟁의 소지가 있다. 장비가 고장난 경우를 대비하여 안전한 "자유 상승(free ascent)" 원칙에 모든 다이버가 익숙해지는 것이 바람직하다. 그러나 다이버가 자유 상승 후에 심각한 공기색전증을 일으켰을 때, 만일 바로 옆에 재가압 치료 시설과 경험 있는 잠수 전문의사가 없다면 치명적인 결과가 올 수 있다. 재가압이 몇 분만 지연되어도 치료의 결과가 매우 좋지 않다.

잠수함 탈출 훈련자에 대한 스웨덴의 한 연구에 의하면, 약 4%에서 임상적인 증상이 나타나기 바로 전단계의 뇌손상을 나타내는 뇌파(EEG)가 감지되었는데, 이는 작은 공기색전증에 의한 뇌손상을 의미한다. 미 해군에서는 자유 상승 훈련자 중 1/3000 정도에서 폐 압력손상이 생겼다고 보고하고 있다.

공기가 부족한 상태(OOA, out of air, situation)

모든 스쿠버 다이버가 수면에 돌아왔을 때 적어도 50ATA의 공기가 남아있어야 한다. 그렇지 않다면 잠수 과정이 재검토 되어야 한다. 다이빙 도중 공기가 부족한 경우의 대부분은 이 법칙을 지키지 않아서 일어난다.

공기 공급이 없다면 저산소증을 피할 수 없다. 어떠한 경우라도 공기 없이 잠수하는 것은 위험하다. 수면에 도착해서 공기가 부족한 상태라 하더라도 매우 위험하다. 따라서 다이버는 수면에 도달했을 때 공기 부족 상태가 생긴다면 긴급대책을 마련해야 할 것이다.

공기가 떨어진 상태에서 더 많이 수영을 해야 하거나 상승해야 한다면, 다이버는 저산소증으로 인한 의식 상실, 공포(panic), 이산화탄소 축적 등과 같은 위험에 노출되기 더욱 쉬울 것이다.

일반적인 공기 부족 상태에서 다이버가 취해야 할 조치는 다음과 같다.

1. 공기 공급에 문제가 감지되면 바로 자신의 짝(buddy)에게 알려라. 짝이 아주 가까이 있거나 수면과 자신 사이에 있지 않다면 그를 쫓아가지 말라. 어떠한 불필요한 노력도 당신의 이미 부족한 공기 공급을 더욱 고갈시킬 뿐이다.
2. 급상승에 의한 압력손상을 예방하기 위하여, 목을 뒤로 젖히고 자연스럽게 숨을 내뱉으면서 천천히 수면 위로 올라가라(controlled ascent).
3. 동굴이나 난파선 같이 폐쇄된 공간에 있지 않다면, 웨이트 벨트를 벗어버리고 수면 위로 상승하라.

> 완전히 공기가 고갈된 상황이라면, 웨이트 벨트를 벗어던지고, 필요한 만큼 충분히 숨을 내뿜으면서 수면으로 빠르게 상승하는 게 좋다.

4. 만일 당신이 공기 공급을 원한다는 신호에 짝이 반응을 보여 승낙하면, 당신의 입에 물고 있는 쓸모없는 레귤레이터를 빼버리고 짝의 것을 받아라. - 짝호흡(buddy breathing)이 평소 충분하게 연습되지 않았다면 짝의 레귤레이터 하나로만 공기를 공유하면서 호흡하려는 시도는 실패할 수 있다.
5. 당신과 짝 모두가 공기 공급을 할 수 없는 상황인 경우 약간 상승하면 압력의 감소로 공기가 팽창하여 좀 더 공기 공급을 받을 수 있을 것이다.
6. 필요하다면 부력조절기(B.C.)를 부풀려야겠지만 이것은 그리 현명한 것이 못 되며, 공기가 부족하여 B.C.를 부풀리는 것 자체가 불가능한 경우도 자주 있다. 더욱이 깊은 곳에서 B.C.를 부풀리는 것은 적지 않은 시간이 소요되며, 상승할 때 B.C. 안의 공기 때문에 상승 속도가 가속화될 수도 있다.
7. 공기가 부족한 상황에서는 여유가 별로 없지만 시간을 낭비하지 않는다면 대개 적절히 사용할 수 있다. 불필요하고 어려운 수중 대화법은 공기 공급에 아무런 도움이 되지 않는다. 어떤 상황에서는 감압병과 압력 손상에 대한 위험 가능성이 있더라도 빠른 상승을 해야 익사 사고를 면할 수 있다.

짝(buddy)의 관점에서 볼 때 현명한 행동들은 :

1. 공기가 부족한 다이버에게 공기 공급원을 제공하라. 당신 자신의 것을 그에게 주고(당신이 사용하던 것은 분명히 제대로 기능을 할 것이라고 믿기에 안심할 수 있다), 당신은 옥토퍼스를 사용하는 것도 좋은 방법이다.
2. 공기가 부족한 다이버의 상승을 조절해주고, 그가 웨이트 벨트를 벗어던지는 것을 도와줘라. 가능하다면 당신의 웨이트 벨트는 벗지 않는 것이 바람직하다. 만일 적절한 부력을 확보하는 것이 필요하다면 가끔 당신의 웨이트 벨트까지 벗어야 할 때도 있을 것이다.
3. 당신이 수면 위에 도달하면, 공기가 부족한 다이버가 안전할 수 있도록 확실히 해주어야 한

다. 왜냐하면 그는 뇌동맥 공기색전증(CAGE, cerebral arterial gas embolism)으로 인해 의식을 잃을 수 있고, 바로 몇 분 안에 다시 가라앉을 수 있기 때문이다. 또한 수면 위에서 그의 B.C.에 공기를 넣어주어야(상황에 따라서는 입으로 불어서 주입해야) 한다. 이것으로 그의 부력을 확보해 주고 불안을 줄여줄 수 있을 것이다.

4. 이 책의 여러 곳에서 언급하고 있는 다양한 방법들(예: 호각, 불빛이나 조명탄, 다이빙 소시지 등)을 동원하여 주의를 끌고 도움을 요청하라.

하강 시 폐의 압력손상 PULMONARY BAROTRAUMA OF DESCENT

폐의 압착 Lung Squeeze

기전은 다르지만 하강 시에도 부상 시와 동일한 폐의 압력손상의 이론적 위험이 있다.

다이버가 폐에 숨을 가득 담은 상태에서 숨을 멈추고 하강할 때, 보일의 법칙에 따라 폐는 점점 압축된다. 결국 폐 내 공기나 폐의 용적이 최대한 압축될 때에는 폐혈관에 울혈(혹은 충혈)이 생기고, 결국 폐혈관은 한계에 이르러 폐출혈을 야기한다.

표준 잠수복 장비(standard dress equipment)[42]를 착용하고, 표면 공기 공급(surface-supply)을 하는 경우, 빨리 하강하고 수면 위의 공기 압축기로부터 압축된 공기를 공급받기 때문에 이러한 압력손상이 가능하다.

숨을 참고 하강하는 경우 폐의 압력손상에 대한 보고는 흔하지 않다. 몇 년 전, 숨을 참고 100미터 넘게 잠수한 세계 기록이 세워질 때, 그 이론적 근거가 심각하게 분석되었다.

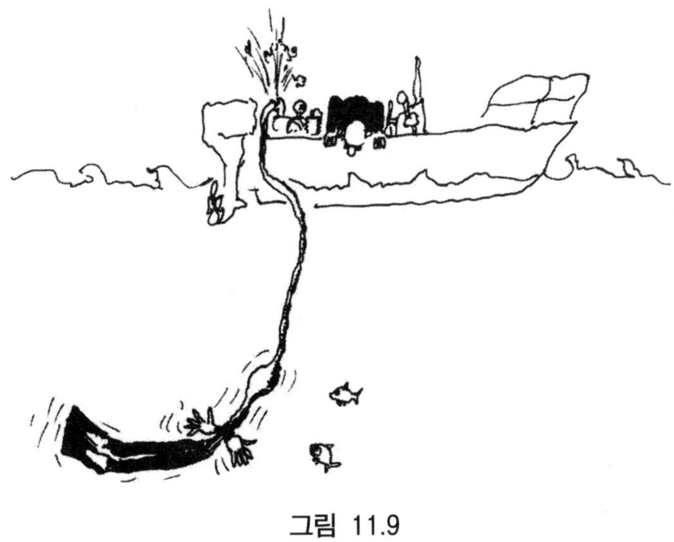

그림 11.9

42) 표준잠수복은 구리, 황동, 청동으로 만든 다이빙 헬멧(diving helmet), 표면에서 공기를 공급받는 생명줄(혹은 공기 공급줄, umbilical cord), 납으로 만든 신발(lead boots) 등으로 구성되어 있다. 주로 장시간 물 속에서 작업을 하는 산업잠수에 많이 사용된다.

CHAPTER 12

다른 압력손상들 Other Barotraumas

압력손상은 조직 주위에 가스 공간만 있으면 어디든지 발생할 수 있다. 하강 시, 공간은 수축되고 조직이 당겨지고 피가 공간 내로 차 들어가며(implosions), 상승 시에는 공간은 확장되고 조직은 파괴된다(explosions).

신체 내의, 그리고 장비와 신체 간의 공간은 다음과 같다.

- 마스크의 압착, Facial (mask) squeeze
- 잠수복의 압착, Skin (suit) squeeze
- 신체의 압착, Body squeeze and "Blow up"
- 위-장관의 압력손상, Gastro-intestinal barotrauma
- 충치공간의 압력손상, Dental barotrauma

폐와 귀, 부비동에서의 압력손상은 앞에서 언급하였다(제 9, 10, 11 장 참조).

하강 시 얼굴의 압력손상 FACIAL BAROTRAUMA OF DESCENT

마스크의 압착 Mask Squeeze

하강 시에 마스크 내 공기공간의 부피가 감소하고, 감소된 공간을 채우기 위해 마스크가 얼굴 가까이에 달라붙거나, 나중에는 얼굴의 피부와 눈에 충혈이 일어난다.

또한 피부 아래의 연조직(soft tissue) 내로 출혈이 생겨 마스크 착용 부위에 특징적인 멍자국이 생긴다(bruised facial appearance). 눈의 흰자위는 충혈되어("red eye") 약 1-3주 후에야 없어진다.

이러한 마스크 압착은, 하강하면서 마스크 내로 약간 숨을 내쉬어 수압과 평형을 이루면 아주 쉽게 예방 할 수 있다. 또한 딱딱한 플라스틱 마스크로 인하여 마스크 압착이 흔히 생기므로 부드러운 고무테두리가 달린 마스크로 바꾸면 된다. 상승하는 동안에는 팽창된 기체가 자동적으로 마스크 주위로부터 새어나온다.

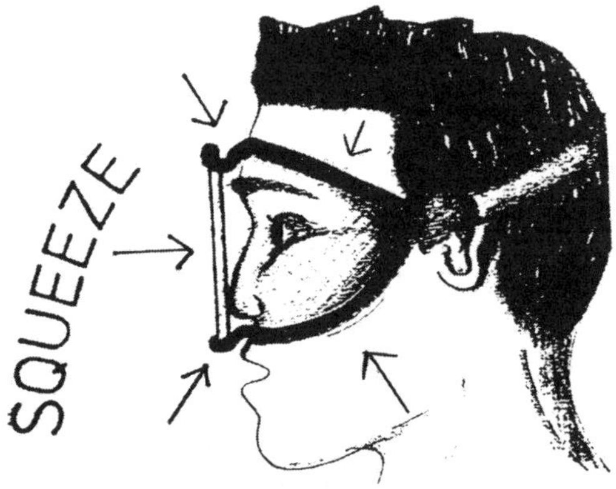

그림 12.1

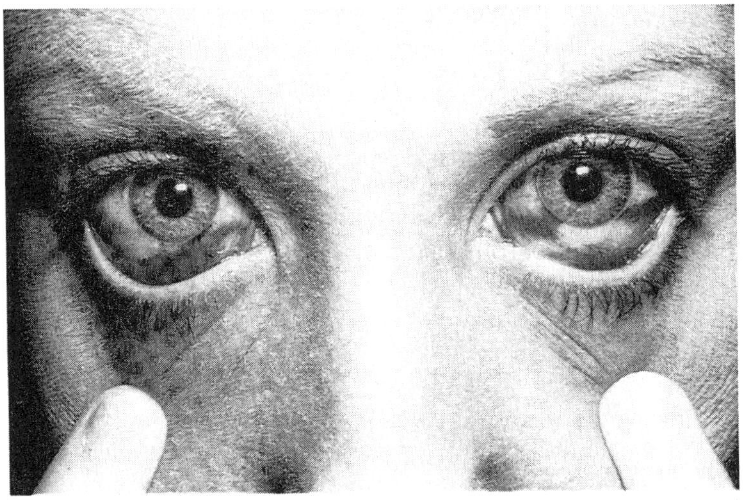

그림 12.2
얼굴의 압력손상 - 눈의 흰자위에 생긴 충혈을 보라.
마스크 착용 부위에 멍 자국이 생기는 수도 있다.

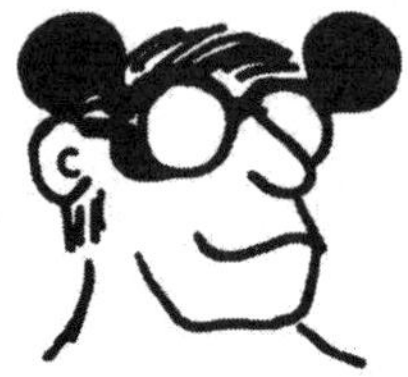

그림 12.3

하강 시 피부의 압력상해 SKIN BAROTRAUMA OF DESCENT

잠수복의 압착 Suit Squeeze

드라이 슈트(Dry suit)나 웻 슈트를 사용하는 다이버는 흔히 경험하는 것으로, 슈트 안쪽 주름(주로 슈트의 연결 부위)의 공기 공간이, 다이버가 하강 시 압축되고 그 공간으로 피부가 빨려 들어가 압착(strip)혹은 멍자국(welts of bruising)을 만든다.

이것은 동시에 불편함의 원인이 된다. 다이버가 수면 위로 올라오면 피부 위에 주름을 따라 생긴 멍자국을 확인할 수 있다.

하강 시 몸의 압력 손상 BODY BAROTRAUMA OF DESCENT

몸의 압착 Body Squeeze

표준잠수복과 금속성 고형 헬멧(solid metal helmet)을 사용할 때, 표면에서 공급받는 공기 공급용 호스에 연결된 비회복성 밸브(non-return valve)가 작동하지 않게 되면 다이버의 몸이 헬멧으로 밀어 올려지게 된다.

최신 플라스틱 헬멧을 사용할 때에도, 심해에서 헬륨을 이용한 다이빙에서 경미하지만 이런 일들이 발생할 수 있다.

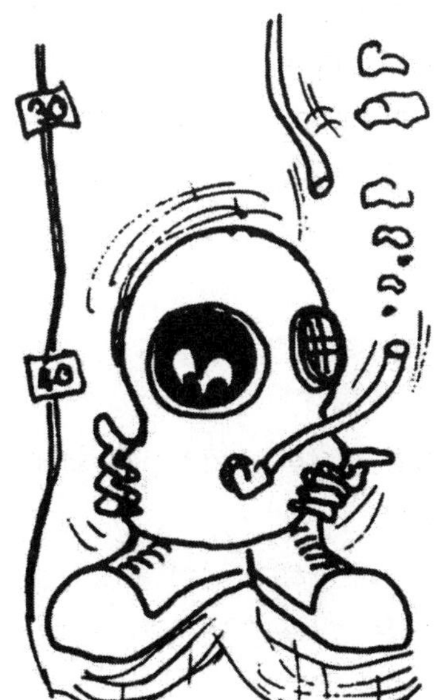

그림 12.4

상승 시 잠수복의 압력손상 SUIT BAROTRAUMA OF ASCENT

■급작 상승 Blow Up

드라이 슈트나 표준 잠수복(standard dress)을 입은 경우, 상승 시 잠수복 내의 공기가 팽창하게 되어 부력이 증가되고 이로 인해 빠르게 상승하다가 수면 위로 휙 내동댕이쳐지고 풍선 같이 부푼 잠수복 안에 갇혀 뒤뚱거릴 수 있다. 특히 드라이 슈트를 입는 레크리에이션 다이버들에게는 이런 상황에 대한 특별한 훈련과 응급 대처방법이 필요하다. 그렇지 않으면 물리적 손상(예: 빠르게 상승하다가 배의 바닥이나 다른 다이버, 혹은 다이빙 장비 등에 부딪칠 수 있다)은 물론 다른 압력손상과 감압병 등의 위험이 높다.

위-장관의 압력손상 GASTROINTESTINAL BAROTRAUMA

정상적으로 위 장관 내에 공기가 존재한다.

다이빙하는 동안에는 압력평형 시에(특히 거꾸로 된 위치, 즉 머리가 아래에 있는 자세에서) 공기를 많이 삼키게 되는데, 삼켜진 공기는 위장관에 축척되어 다이버를 불편하게 하는 원인이 된다. 그러나 상승 시에는 축척된 공기가 팽창되어 급격하고 극심한 복부의 통증(cramping colicky abdominal pain), 트림과 구토 등을 초래하며, 드물게 위의 파열이 생기기도 한다.

따라서 머리를 아래에 둔 자세에서 압력평형을 하지 않도록 한다.

탄산음료를 마신 다이버들이 감압실에 있는 동안 속이 거북할 수 있다. 우스갯소리로 하는 얘기가 있다. 20미터 깊이에서 샴페인을 터뜨린다고 할 때 모두 거품이 하나 없는 것에 실망할 것이다. 어쨌든 맛은 좋으니까 즐겁게 샴페인을 먹고, 상승하게 되면 뱃속의 샴페인은 그제야 거품을 내뿜고 샴페인을 먹은 사람들의 위는 걷잡을 수 없이 팽창하여 매우 당황하게 될 것이다.

치아의 압력손상 DENTAL BAROTRAUMA

흔치않은 경우이나 때때로 다이버들로 하여금 자신들의 턱에 폭탄이 설치되어 있다고 믿을 만큼 떠들썩한 호들갑을 떨게 만들 수 있다.

썩은 치아에서는 작은 공기 공간을 포함하고 있어 하강 시에는 치아가 으스러지면서 안쪽으로 들어가게 되고(imploding), 상승 시에는 그 공간의 공기가 팽창되어 치아는 쪼개지면서(exploding) 심한 통증을 유발한다.

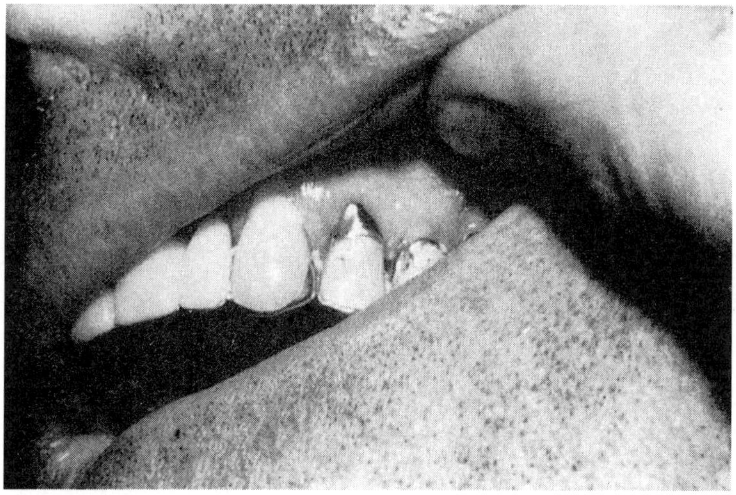

그림 12.5

치아제거 후 며칠 내에 잠수를 하게 되면 레귤레이터의 양압의 공기가 치아를 제거한 자리(tooth socket)를 통하여 들어가게 된다. 이 공기들은 얼굴 주위 조직 내에 갇혀 비정상적으로 존재하게 되는데(tissue emphysema), 이는 위험한 경우는 그리 많지 않고 몇 시간동안 100% 산소로 호흡을 하게 되면 치료된다.

따라서 치아를 뽑은 후에는 그 자리가 치유될 때까지, 즉 약 7~10일이 경과하기 전까지는 다이빙을 피하는 것이 좋다.

CHAPTER 13

감압이론과 감압생리
Decompression Theory and Physiology

감압병은 잠수 후 체액(體液)에 녹아 있던 기포가 빠져나오면서 인체에 영향을 미치면서 생기는 병이다. 이것은 앞장(제 2 장)에서 이야기되었듯이 "헨리의 법칙"에 의한 것이다. 감압 이론을 이해하기란 다소 어렵지만 절대 불가능한 것은 아니다. 그러나 대부분의 다이버들은 이 장이 다소 수리적인 개념으로 설명되어 있어 어렵다고 그냥 지나치는 경우가 많다.

스포츠 다이버들은 대부분의 잠수에 공기를 사용하기 때문에 질소(N_2)가 기포 형성과 관계되는 기체이다. 그러나 심해 잠수를 하는 산업 잠수사와 같은 경우에는 질소 대신 헬륨을 사용하기 때문에 헬륨이 기포형성에 중요한 역할을 한다.

기체 흡수 GAS UPTAKE

다이버가 어떤 수심에서 압축 공기로 호흡하면, 증가된 분압의 질소를 마시게 된다. 기체는 농도가 높은 곳에서 낮은 곳으로 확산되기 때문에, 질소는 폐로부터 흡입되어 혈관으로, 그리고 인체의 전체 부위로 전달되어 조직 안으로 이동한다. 수심이 깊어지면 깊어질수록 질소 분압은 더 증가하게 되고, 따라서 더 많은 양의 질소가 흡수된다. 할데인(Haldane)은 이 개념을 감압 이론에 적용하였다.

질소를 조직으로 배분하는 속도는 혈액의 흐름에 좌우된다. 뇌, 심장, 신장, 간과 같이 대사요구가 높은 조직은 그만큼 많은 혈액을 공급받는다. 이러한 장기들은 혈액 안에 들어있는 **질소를 빨리 받아들인다(rapid N_2 uptake)**. 그래서 이와 같은 조직을, 질소를 빨리 받아들인다고 하여 "**빠른 조직(fast tissues)**"이라고 한다.

혈액은 폐를 통해 흡입하여 들어오는 질소의 변화, 즉 분압에 따라 곧바로 평형을 유지하기 때문에 모든 조직 중에서 가장 빠른 조직이라고 할 수 있다.

그러나 혈액의 흐름이 적은 인대, 건, 지방과 같은 조직은 질소의 흡수도 느린데, 이와 같은 조직을 "**느린 조직(slow tissues)**"이라고 부른다. 근육은 혈액의 흐름이 중간정도인 조직이고, 척수와 같은 장기는 빠른 조직과 느린 조직의 두 가지 성분을 모두 가지고 있다. 조직 안에서의 질소흡수율은 **지수함수**적 경향을 띤다. 즉 그 조직에 이미 흡수된 기체의 양에 따라 달라지는데, 이미 기체를 많이 흡수한 조직은 그 기체의 분압의 차이가 감소하기 때문에 천천히 흡수된다.

이와 같은 현상은 스쿠버 실린더에 공기를 압축시킬 때도 마찬가지로 지수함수적으로 채워진다. 비어 있는 실린더를 고압 압축기에 연결하여 압축할 때, 처음에는 빠른 속도로 채워지지만, 실린더 내의 압력이 증가하면 할수록 천천히 채워진다.

어떤 조직이 기체를 흡수하는 것도 처음에는 빠르지만, 시간이 지날수록 느려진다. 따라서 어떤 조직이 기체에 완전히 포화되는 데는 오랜 시간이 걸리지만, 빠른 조직에서는 느린 조직보다 짧은 시간 내에 포화가 이루어진다.

비록 처음에는 빨리 흡수되지만, 완전히 포화되는 데 지수함수적으로 많은 시간이 걸리기 때문에 **조직의 반감기**(tissue "half times")에 대한 개념을 조직 간의 비교에 사용한다. 반감기는 조직이 완전하게 포화되는데 걸리는 시간의 반(半)을 의미하고, 빠른 조직은 그 반감기가 몇 분 정도로 짧을 것이고 반면에 느린 조직은 그 반감기가 한 시간 이상이다.

기체의 배출 GAS ELIMINATION

체내에 흡수된 질소의 제거는 흡수의 반대 과정으로 배출된다. 다이버가 상승하면, 호흡하고 있는 기체의 질소 분압이 감소하여, 혈액에 녹아 있던 질소가 폐쪽으로 방출된다. 혈액에 녹아 있는 질소의 감소로, 질소가 조직으로부터 더욱 쉽게 혈액으로 확산되어 나온다. 빠른 조직은 늦은 조직보다 질소가 빨리 빠져 나온다.

이론적으로, 조직으로부터 빠져 나오는 질소도 지수함수적으로 배출된다. 그리고 대부분의 감압표는 이러한 전제 하에 계산된 것이다. 처음에 빠져나오는 질소의 양은 많은 반면, 시간이 지날수록 천천히 빠져나와, 잠수하는 동안에 흡수되었던 모든 질소가 체내에서 완전히 배출되기까지는 24시간 이상이 걸린다. 질소가 배출되고 있는 중에 다이빙을 다시 하면, 조직 내에 **잔류 질소**(N_2 retention)가 있는 상태에서, 즉 우리 인체의 조직 내에 질소가 남아있는 상태에서 다시 이차잠수를 한다는 것이다. 이때 이차잠수를 가능하도록 감압 일정을 재조정한 것을 **반복 잠수표**(Repetitive dive tables)라고 한다.

실제적으로는 감압표를 잘 지키면서 다이빙을 하여도, 질소 기포가 혈액과 조직 안에 만들어지며, 이것이 질소의 배출을 방해한다. 몇 차례의 다이빙을 하면 흡수된 질소의 약 5% 정도는 감압 시에 기포형태로 바뀌어 우리 몸에 남아있다. 이러한 기포는 어떤 증상을 유발하지 않기 때문에 **"무증상 기포**(Silent bubbles)"라고 한다. 그러나 조직에 있는 기포들을 제거하는 것은 혈액에 있는 기포의 제거보다 훨씬 많은 시간이 소요되므로, 이러한 무증상 기포는 반복 다이빙 시 요구되는 감압에 심각하고 예기치 못한 영향을 줄 수 있다.

포화 SATURATION

잠수과정 중에 불활성 기체의 증가된 부분압으로 인하여, 이 기체가 헨리의 법칙에 따라 인체의 조직에 녹아든다. 그러나 기체의 부분압에 따라(즉, 수심에 따라) 조직에 녹을 수 있는 기체의 양에는 한계가 있다. 조직이 이 한계점에 도달한 것을 우리는 흔히 그 조직이 **포화(saturated)** 되었다고 한다.

보통 정상적으로 지구표면에 사는 우리 인간의 인체는 대기압 상태에서 질소에 포화되어 있고 약 1리터의 질소가 녹아있다. 만약 다이버가 수심 20미터, 즉 3절대압(3 ATA)에 하루 이상 머물게 되면 그 사람의 몸은 그 압력에서 흡수할 수 있는 질소를 최대한 받아들여 그 수심에 포화된다. 그래서 그 사람의 몸은 약 3리터의 질소가 녹아들게 된다.

그리고 우리 인체가 어떤 수심에서 불활성 기체에 포화되고 나면, 그 수심에 다이버가 아무리 오래 있더라도 더 이상 그 기체를 받아들이지 않는다. 결론적으로 다이버가 한 번 포화되고 나면 감압하는데 걸리는 시간은 증가하지 않는다. 즉 이 이야기는 다이버가 한 번 포화가 되고 나면 그 수심에서 하루를 있던, 일주일을 있던 감압하는 데 걸리는 시간은 같다는 것을 의미한다. 이와 같은 감압 시간의 절약은 **포화잠수(saturation diving)**의 큰 장점이다.

기포 형성 BUBBLE FORMATION

기포가 형성되는 과정은 우리 일상에서 흔히 사이다 병이나 맥주병(혹은 샴페인)을 따보면 쉽게 알 수 있다. 탄산음료에 녹아있는 이산화탄소는 병 뚜껑이 닫힌 고압상태에서 많은 양이 녹아있다. 병 뚜껑을 열면 병 안의 압력은 대기압으로 떨어지고, 압력의 감소에 따른 이산화탄소의 용해도 감소만큼 기포가 형성된다.

다이빙 후 상승하면, 다이버 주위의 압력(즉 환경압)은 떨어진다. 결과적으로, 조직 안에 녹아있던 질소의 압력은 주위 환경압보다 높게 된다. 이러한 상태의 조직을 흔히 우리는 **과포화(super saturated)**되었다고 한다.

조직은 과포화에 어느 정도 견딜 수 있다. 그렇지만 조직 내의 질소압력이 주위 환경의 압력보다 어느 정도 이상 높을 때에는 기포가 만들어진다고 Haldane 은 주장하였다. 이러한 변화를 유발시킬 수 있을 정도의 압력의 차이는 조직에 따라 차이가 있지만 대부분의 스쿠버 잠수에서는 2:1 이상(즉 그 조직 안의 불활성 기체의 분압이 주위 환경압 보다 2배 이상 크면 기포가 만들어진다)이다. 이것은 10미터 이내의 얕은 수심에서 한번 다이빙한 경우 감압병이 잘 발생하지 않는 이유를 설명해준다.－10미터의 절대압은 2절대압(2 ATA)이고 수표면의 압력은 1절대압(1 ATA)이다.

조직과 혈액 안에 있는 기체의 방울들이 감압병을 유발시킨다. 기포 형성의 정확한 기전은 아주 복잡하다. 우리 인체의 체액 내에는 미세한 공기방울이 있고, 이것이 감압 중에 기포를 형성하는

핵(bubble nuclei)으로 작용한다.

혈액을 포함하여 인체의 모든 조직은 기포를 형성할 수 있다. 기포 안의 압력이 변하게 되면 보일의 법칙에 따라 기포의 크기는 변하게 된다.

감압병(DCS)이 생기는 시점에서 보면, 그 조직 내의 질소의 압력은 과포화되어 있어(즉 주위 압력보다 크다), 주위에 있는 다른 기포 안으로 확산이 이루어져 기포가 팽창된다.

공기로 호흡하면서 잠수를 했다면 감압병의 기포는 주로 질소일 것이나, 그 조직 안에 이산화탄소, 산소, 수증기와 같은 다른 기체가 있었다면 이러한 기체들도 조직 안으로 확산되어 들어간다.

기포가 일단 만들어지면 여러 가지 인자에 의해 그 형태가 달라진다. 잠수를 하거나 재가압하는 것과 같이 압력이 증가하면 크기가 작아질 것이고, 수표면으로 상승하거나 산을 오르거나 비행기를 타게 되면 기포는 커지게 될 것이다. 그리고 조직 안에 과도하게 존재하는 질소 기포는 몇 시간 혹은 며칠에 걸쳐 존재하다가 완전히 없어질 것이다. 그러는 동안 그 기포는 조직에 피해를 준다.

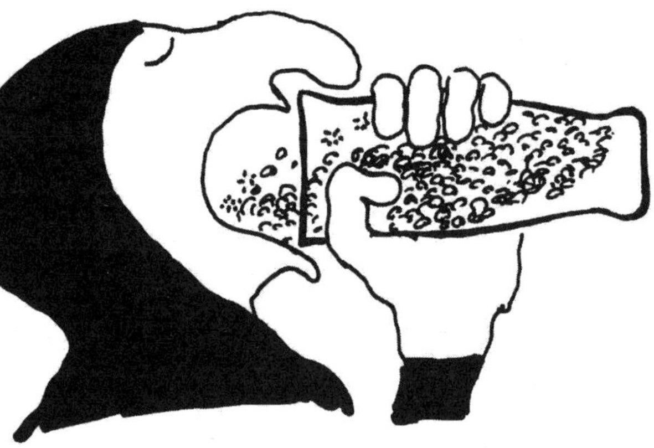

그림 13.1

보통 비감압잠수를 하는 레크리에이션 다이버들이 비록 잠수표를 믿고 그 잠수표에 따라 잠수를 했다고 해도 그들의 조직과 혈액 안에 기포가 형성된다는 증거는 얼마든지 있다. 따라서 이러한 잠수표의 신뢰성에 어느 정도 의문이 있지만 이러한 기포는 감압병의 증상을 유발하지는 않는다.

기포에 의한 조직의 손상은 여러 가지 요소에 의해 달라진다. 뇌와 같은 중요한 기관으로 가는 혈관을 막기도 하고, 조직 안의 기포가 혈관이나 모세혈관을 눌러 혈액의 공급에 장애를 초래하기도 한다. 혈관 안의 기포는 혈액의 응고과정을 촉진하여 응고시킴으로써 혈류에 장애를 주기도 하고, 특히 뇌와 같은 중요한 장기로 가는 혈액을 원활하게 공급하지 못하게 한다. 특히 뇌와 척수 그리고 다른 조직에서 기포는 신경을 압박하거나 방해하여 신경기능의 장애를 초래하기도 한다.

잠수 프로파일 DIVE PROFILES

잠수의 형태는 기포가 언제, 어디에서 형성되는지에 상당한 영향을 미친다. **단시간 동안의 심해(深海)**잠수(여기서 심해잠수란 30미터 이상)는 **빠른 조직**(fast tissues, 혈액, 뇌, 척수)에 기포를 형성하는 경향이 많은 반면에, **긴 시간의 천해(淺海)잠수**는 **느린 조직**(slow tissues, 관절과 같은 조직)에 기포를 만드는 경향이 많다. 긴 시간의 심해잠수는 어디에나 기포를 만든다.

이와 같은 분포를 보이는 이유는:

- 짧은 시간의 잠수는 단지 빠른 조직만이, 상승 중에 기포를 만들 만한 질소를 받아들이고
- 천해 잠수(shallow dives)에서 빠른 조직은 비교적 빨리 질소 기포(그 양이 비교적 많지 않음)를 제거한다.

천천히 상승하라는 이유가 여기 있다. 천천히 상승하면, 빠른 조직이 폐를 통해 질소를 배출하는데 더 많은 시간을 가지게 된다.

다이버들 세계에서 전설처럼 전해오는 이야기로, 2,000리터(72 ft^3)짜리 한 개의 실린더로 잠수하면 감압병이 걸리지 않는다고 전해지고 있다. 이 전해오는 이야기는, 보다 깊은 수심의 잠수를 예를 들면 더욱 명백해진다. 예를 들어, 2,000리터짜리 한 개의 실린더로 50미터 잠수하면 약 10분간 견딜 수 있다. 대부분의 감압표에 의하면, 50미터 수심에서 10분 정도 잠수를 하려면 감압을 위해 별도의 10분이 더 있어야 한다. 그러나 한 개를 메고 가면 감압할 시간동안 호흡하기 위해 남아있는 공기가 없다. 즉 감압하지 못하고 상승한다는 이야기다.(즉 50미터 수심에서 10분 정도 잠수하지 말아야 한다.) 비록 공기가 남아 있어서 감압표에 따라 감압을 정확하게 하였더라도 이러한 깊은 수심에서는 감압병에 걸릴 위험은 상당히 높다.

감압병 발생에 영향을 주는 요인 FACTORS INFLUENCING DCS

감압병은 예측할 수가 없다. 일반적으로, 어떤 장기로 혈액공급을 증가시키는 요인은 질소의 축적을 증가시킬 것이다. 또한 그 장기로부터 흘러나오는 혈류를 방해하는 요인은 질소제거능력을 감소시킬 것이다. 이러한 두 가지 요인에 의해 기포형성이 촉진된다.

수심(depth)

10미터 이상의 수심이면 언제나 감압병이 생길 수 있고, 깊으면 깊을수록 위험은 더 많다.

개인 간의 차이(individuals)

어떤 사람은 다른 사람들에 비해 감압병에 잘 걸리는 사람이 있다. 또한 같은 사람이라도 시간

의 차이에 따라 더 민감하게 잘 걸리는 수도 있다. 그래서 과거에 여러 번 안전하게 시행했던 잠수프로파일이라도 감압병을 일으킬 수 있다.

적응(Adaptation)

일정한 기간 안에 여러 차례 비슷한 수심의 깊이를 잠수하면 감압병에 걸릴 가능성이 줄어든다. 이것은 아마 기포의 핵이 제거되기 때문일 것으로 추측된다. 그러나 이러한 적응의 이점(利點)도 오래 동안 잠수를 안 하게 되면 없어지게 된다.

나이(Age)

보통 일반적으로 나이가 많은 사람이 감압병에 잘 걸린다고 한다. 그러면 나이가 많다는 것은 몇 살 정도로 보아야 할 것인가?[43)]

비만(Obesity)

질소는 물에 비해 지방에, 약 4 : 1 정도로 잘 녹기 때문에 비만도 하나의 소인이 된다[44)].

허약한 신체(Debilitation)

몸의 상태가 좋지 않는 상태, 즉 **탈수상태, 숙취상태**, 또는 **몹시 피곤**한 경우에는 감압병에 잘 걸린다고 한다.

신체적 상해(Injury)

근골격계나 관절에 최근에 타박상을 입었거나, 삐었거나, 혹은 만성적인 상해가 있을 때 감압병에 잘 걸린다.

추위(Cold)

추운 상태에서 잠수를 하면, 특히 다이버의 보온이 부족할 때 감압병에 더 잘 걸린다. 더 정확하게 표현하면, 추운 곳에서 잠수를 하면 기체의 용해도가 증가하여 더 많은 기체가 체액으로 녹아 상승(감압) 시 기포발생이 증가하여 감압증에 더 잘 걸리는 것이다. 또한 같은 이유로 잠수 후의 따뜻한 샤워를 하면 기체의 용해도가 더욱 감소하여 기포 형성이 증가되므로 감압증 발병이 증가된다.

---

43) 이 책에서는 정확하게 정의를 내리지 않았지만, 역자의 생각으로는 40세 이후로 보면 될 것 같다.

44) 비만의 정의가 정확하게 내려져 있지 않지만, 이것도 의학적인 견지에서의 비만의 정의에 따르는 것이 좋겠다. 비만은 체지방이 과도하게 많은 상태를 말하므로, 단순히 키와 몸무게만으로 비만을 판단할 수는 없다. 하지만 간단한 방법으로 자신의 이상체중((키−100)×0.9)보다 20% 초과하는 경우를 비만으로 볼 수 있겠다.

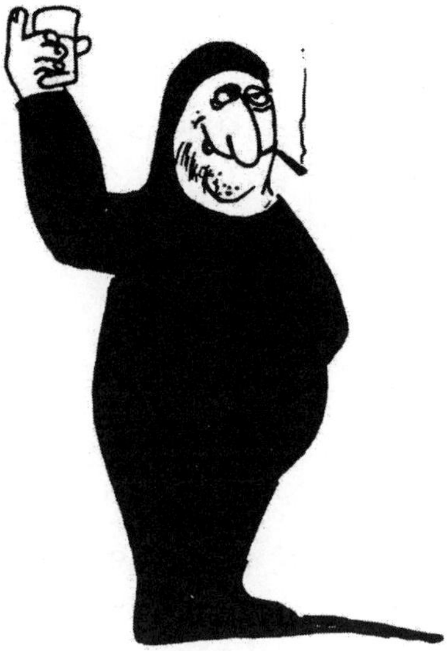

그림 13.2

운동(Exercise)

다이빙 중에 수중에서 격렬하게 운동하면 근육으로 가는 피의 양이 많아지고 따라서 질소의 흡수가 많아지고 감압병에 잘 걸린다. 그러나 감압하는 동안에 적당한 운동은 조직으로 가는 혈액이 많아지고 질소의 배출이 잘 되게끔 한다. 표면으로 급하게 올라가기 위해 다이버가 심하게 운동하면 감압병이 근골격계에 생길 가능성이 많다. 격렬하게 운동한다는 것은 사이다병의 뚜껑을 따기 전에 흔드는 것과 같은 이치다. 다이빙 후 처음 한 시간 동안은 질소 흡수가 많이 되어있는 때이므로, 질소 배출을 최대한으로 하기 위해서는 조용하게 쉬는 것이 좋다.

성별(Gender)

같은 잠수 프로파일 대로 잠수를 했더라도 여자가 남자보다 감압병에 잘 걸린다고 한다. 이것은 여성의 생리와 몸의 구성이 남자와는 다르기 때문이다. 그리고 우리가 사용하고 있는 감압표는 젊은 남자를 이용하여 실험한 결과를 근거로 만들었다는 것을 알아야 한다(제 8 장 참고).

잠수 프로파일(Dive profile)

18미터 이상의 **깊은 수심, 장시간의 잠수, 감압잠수** 그리고 감압표에 표시된 **제한선**을 넘어서는 잠수는 감압병에 잘 걸린다.

급상승(Rapid ascents)

빠른 조직으로부터 질소 기체가 배출되는데 시간이 충분하지 못하므로 기포가 잘 만들어진다.

여러 차례 상승(multiple ascents)

잠수 과정에서 여러 차례 상승한다는 것은, 여러 차례 감압과 잦은 급상승을 의미한다. 빠른 조직은 이러한 여러 차례의 상승으로 인해 기포를 형성한다. 이 기포는 폐에서 여과되지 않고 조직으로 전달되거나, 연이은 잠수로 인해 기포가 작아진 채로 조직으로 전달될 수도 있다. 따라서 여러 차례의 상승은 감압병을 보다 잘 일으킬 수 있다.

반복 잠수(Repetitive dives)

일반적인 다이빙 후에도 기포가 흔히 생기며, 반복적으로 잠수를 할 때마다 이전에 축적되어 있던 질소가 계속 축적된다. 이러한 기포는 연속적인 잠수 과정 중에 다른 기포와 붙어서 크기가 커지고 결국 감압병이 잘 생긴다.

또한 반복해서 잠수하면 이전의 잠수로 인한 생리적인 영향이 남아 있을 수 있고, 이로 인해 감압병의 가능성이 증가한다. 여기서 생리적인 영향이란 저체온, 침수(immersion)와 운동에 의한 탈수(dehydration)를 말한다.

잠수 후의 비행(Flying after diving)

비행기를 잘 이용하는 요즘 세대들은 휴일을 이용해서 마지막 잠수를 하고 몇 시간 내에 비행기를 타고 집으로 돌아오곤 한다. 보통 여객기는 2,000미터(6,500피트) 고도에 맞게 비행기 내부의 압력을 맞춘다. 이것은 25% 정도 감압한다는 의미이고, 다이버에게 있을 수 있는 어떤 작은 크기의 기포라도 그 크기를 크게 할 뿐만 아니라 질소를 더욱 과포화시키는 것이다. 따라서 수표면에서는 증상을 유발하지 않던 기포가 점점 커져 임상적인 증상을 유발 할 수 있다.

감압 자동계측기(Decompression meters - 제 14 장 참고)

잘못된 이론을 근거로 만들어진 다이빙 컴퓨터를 사용한다면, 다이버가 수중에 체류하는 시간이 길어지고, 치료를 받을 때 재가압 챔버 안에 있는 시간이 길어진다.

복합적 요인에 의한 영향(Multi-factorial effect)

감압병에 잘 걸리게 하는 요인이 여러 가지인 경우가 흔하다. 저자들의 치료 경험에 의하면 호주에서는 약 절반에서 심해 잠수, 반복 잠수, 술 먹고 8시간 이내에 잠수를 했다거나 하는 여러 가지 요인이 복합적으로 작용했다고 보고 있다. 다른 20%에서는 항공기를 이용함으로써 증상을 촉진시켰다. 그래서 이러한 다이버들의 많은 경우에서 볼 수 있듯이 적어도 2가지 이상의 요소가 복합적으로 작용하면 감압병에 잘 걸린다는 것을 알 수 있다[45].

45) 역자의 치료 경험에서도 대부분의 대한민국 다이버들에게서도 심해 잠수, 반복 잠수, 감압을 생략하는 경우, 추운 날씨에서의 잠수, 음주 잠수, 등등 여러 가지 복합적인 영향으로 감압병에 걸리는 것을 볼 수 있었다.

CHAPTER 14

감압표
Decompression Tables

20세기 초 영국의 생리학자인 할데인(J.S.Haldane)의 연구 이후로, 인체의 기체 흡수와 배출의 수리적인 모델 근거 하에 감압표가 만들어졌다.

세계적으로 인정되고 있는 **미 해군의 감압표**(U.S. Navy Tables)는 이러한 할데인의 이론적 근거 하에 만들어졌다. 이 이론은 1장과 13장에서 이미 설명했듯이 불활성 기체의 흡수와 배출이 지수 함수적으로 변한다는 것과 주위조직에 비해 과포화의 압력 차이(supersaturation gradients)를 보인다는 것을 기본으로 하고 있으며, 많은 실험적인 시도와 세계 각국에서 사용한 결과를 토대로 변경되어 왔다. 그런데 이 감압표에 따르더라도 감압 잠수, 심해 잠수, 그리고 비감압의 한계점에 근접할 때 불가피하게도 감압병이 약 1- 5% 정도 생긴다. 비록 다이버가 영향을 받지 않은 것처럼 보이더라도 도플러(초음파) 검사를 해보면 감압 중에 주요 정맥에서 기포가 보인다.

스포츠 잠수와 해군의 잠수에는 감압병이 잘 걸리지 않는다. 보통 그 빈도는 5,000-10,000명 중 한 명 꼴인데, 이는 철저하게 감압표에 따라 잠수를 하거나 제한 수심과 제한 시간 등을 충분히 고려하여 안전한 잠수를 하기 때문이다. 어떤 잠수표를 사용하든 해저 체류 시간이 길거나 여러 번 반복 잠수를 하면 감압병의 빈도는 증가 한다[46].

감압하는 동안 인체에 완벽한 수리적인 감압 모델을 만든다는 것은 거의 불가능하다. 정상적인 상태에서도, 시간에 따라 어떤 모세혈관은 닫히고 어떤 혈관은 혈액이 더 많이 공급되는 등 여러 가지 상황이 생길 수 있다. 감압을 하고 있는 동안 모세혈관이 닫힌 곳에서는 실제적으로 질소의 배출(제거)이 멈출 것이다. 감압이 진행되어도 이런 곳은 예상했던 것보다 훨씬 많은 질소가 있을 것으로 생각된다. 이와 같은 생물학적 현상을 어떻게 수학적으로 모델화 할 수 있겠는가?

최근에 우리에게 잘 알려진 **감압표**를 보면 다음과 같다 :

46) 역자의 견해로는 우리 나라의 해군에서는 그 잠수원칙에 입각한 잠수표에 따라 잠수를 하므로 감압병의 빈도가 외국의 정도로 낮으나, 스포츠 잠수와 상업 잠수부에 의한 잠수는 그 감압병 빈도가 외국에 비해 매우 높다고 생각된다.

- RNPL-BSAC
- Bassett
- DCIEM
- NAUI Dive
- Huggins
- PADI
- Buhlmann
- "New"
- Multilevel Diving

RNPL/BS-AC & BS-AC '88 감압표

이 감압표는 1950년대 초반에 영국 해군 잠수의학 실험실(Royal Naval Physiological Laboratory : RNPL)에서 연구한 헴플먼(Hempleman)의 이론적인 근거 하에 만들어진 것이다. 할데인(Haldane) 이론과 다른 점은 임상적으로 나타나지 않는 작은 기포를 고려하고 있기 때문에 질소의 흡수 속도보다 제거 속도가 더 늦다는 것을 가정하고 만들어진 것이다. 조직이 과포화에 어느 정도 견딜 수 있을 것이라고 가정했던 할데인의 제안과 달리, 헴플먼은 기포는 흔히 만들어질 수 있고, 조직은 증상이 생기기 전에 이와 같은 어느 정도의 기포에는 견딜 수 있다고 전제하였다. 상승 속도도 좀 더 안전하게 분당 15미터(50피트)로 하여 감압 속도를 줄였다.

이 표는 감압 시간이 더 길고 최초 감압 정지(first stops)점이 조금 더 깊은 곳이다. 미 해군의 감압표와 비교해 보면 30미터 이내의 레크리에이션 잠수에서는 매우 유사하지만, 불행히도 이 감압표로 더 깊은 수심에 적용하면 신경성 감압병(neurological DCS)이 더 잘 걸릴 수 있다고 알려져 있다.

1968년 새로 정리하고("1968년 공기 감압표(Air Diving Tables") 감압 이론의 변화를 고려해서 개정하였다. 그러나 이 새 감압표는 너무 보수적이어서 영국 해군에서 다시 변경하고 조정하여 RNPL 1972 Tables를 발표하였다.

영국 잠수협회(British Sub- Aqua Club:BS-AC)는 RNPL 1972 Tables를 채택하여 RNPL/BS-AC Tables를 만들었다. 이 감압표는, 보다 깊은 다이빙에서 최초의 무감압 한계 시간이 가끔은 위험할 정도로 길 때가 있고, 수면 휴식시간(surface interval)이 너무 짧다.

1988년 헤네시(Hennessy)가 BS-AC 감압표 중에서 반복 잠수계산을 포함시켜서 BS-AC '88 Tables을 만들었다. 비록 이것이 다른 감압표나 이전의 감압표에 비해 항상 더 안전한지에 대해서 의심스럽지만, 더욱 보수적인 무감압 한계와 보다 안전한 무감압 수심(6 미터)을 제안하고 있다. 이 감압표는 반복 잠수 동안 임상적인 증상을 야기하지 않는 기포를 전제로 하고 있으며, 반복 잠수 시 질소의 제거는 보다 천천히 이루어진다고 가정하고 있다. 따라서 반복 잠수가 있을 때마다 점차적으로 더 긴 감압이 필요하다.

이 감압표는 다음에 설명을 하겠지만, 무감압 잠수 때에는 현재의 Buhlmann과 DCIEM 감압표와 비교할 만하다. 감압 정지가 필요한 잠수를 할 때에는, 항상 그런 것은 아니지만, 때때로 이 감압표가 미 해군 감압표보다 더 보수적이며 Buhlmann이나 DCIEM 감압표보다는 덜 보수적이다.

BASSETT 감압표

미 공군의 생리학자였던 Bruce Bassett 박사는 현재 사용 중인 미 해군 감압표의 한계선에 이르면 감압병의 빈도가 6%를 넘는다고 결론지었다.

Bassett는 미 해군 감압표의 무감압 한계를 줄였다. 그리고 그는 상승속도는 분당 10미터(30피트)로 할 것과, 9미터 이상의 모든 잠수 시 3-5미터에서 3-5분간 안전 감압정지를 할 것을 제안하였다. 반복되는 다이빙 시에는 해저 체류 시간(bottom time) 대신에 총 잠수 시간(total time underwater)[47]을 이용하였다. 스포츠 다이버들에게는 이 Bassett 감압표가 미 해군의 감압표보다 더 안전하다.

Knight와 Lippmann(호주 사람)은 반복다이빙을 위해 Bassett 감압표를 변경하였다.

DCIEM 감압표

캐나다 국방부 및 민간 환경의학 연구소(Defense & Civil Institute of Environmental Medicine of Canada : DCIEM)에서 만든 이 감압표는 아주 잘된 연구를 토대로 만들어졌다. 감압 이론에 근거를 두고 만들어진 감압표이지만, 차가운 물과 수중에서 힘든 작업을 한 상황을, 도플러 검사로 모니터링하면서 이 감압표는 많이 변경되었다. 단 한번의 무감압 한계, 그리고 대부분의 반복 잠수는 미 해군 감압표보다 더 보수적이어서, 레크리에이션 잠수에 권장할 만한 가장 좋은 감압표라고 생각된다.

47) 재잠수 시의 실제 잠수시간 동안 신체는 질소를 더 흡수할 뿐 아니라 일차 잠수 시에 이미 흡수된 질소도 남아 있다. 이렇게 체내에 남아있는 모든 질소에 대한 압력군을 잠수 계획표에서 구하기 위해서는 그 전 다이빙의 잔류질소시간(residual nitrogen time)에 실제 잠수시간(actual bottom time)을 더해야 하는데, 이것을 총 잠수시간(total bottom time)이라고 한다. 이때 잔류질소시간이란 재잠수를 하기 전에 체내에 남아있는 질소의 양을 분으로 표시한 것이다.

NAUI 감압표

이 감압표는 미 해군의 감압표에 "**추가 인자**"를 포함시켜 만들었다. 무감압 한계 수준을 낮추고 안전 감압 정지를 5미터에서 3분간하도록 권고하고 있다. 실제 잠수시간(actual dive time)을 물에 들어가서 하강할 때부터 안전 감압정지 또는 수면에 복귀했을 때의 시간까지로 정하였다.

HUGGINS 감압표

이 감압표 역시 미 해군의 감압표에 근간을 두고 있지만, 최대 과포화 압력 차이(Maximum supersaturation gradients, M-value)를 낮게 하고 모든 인체 조직을 고려하여 반복 잠수군도 다시 계산해서 좀 더 보수적으로 만들었다. 이 표는 다단계잠수(multi-level diving)에 많이 적용하고 있다.

PADI 감압표

Bassett 감압표와 마찬가지로 처음 PADI 감압표도 미 해군 감압표에 근간을 두고 있다. PADI 레크리에이션 다이빙 계획표(나중에 "휠(Wheel)"로 개편됨)는 미 해군 감압표보다 덜 보수적이며, 보다 짧은 수면 휴식 시간(surface interval)을 허용하여 반복잠수를 더 오래 할 수 있게 하였다. 이 감압표의 실제적인 검사는 도플러 검사를 통해서 수행되었다.

BUHLMANN 감압표

스위스의 감압전문가인 Buhlmann 교수가 수많은 이론과 실제적인 조사를 통해, 16개의 이론적인 조직 구획군을 포함하는 스위스 모델로 개발하였다. 해수면보다 높은 호수와 같은 고도 잠수를 위한 이 표는 다른 감압표보다 훨씬 광범위한 검사를 통해 만들어졌다.

심해 잠수의 허용시간은 미 해군 감압표보다 길지만, 상승속도는 분당 10미터로 줄였다. 모든 무감압 잠수도 3미터에서 1분간 정지하도록 규정하였다.

최초의 잠수를 짧게 할수록 버블의 형성을 최소화할 수 있고, 상승 동안에 질소의 배출을 향상시킬 수 있다고 믿었다. 이것은 반복 잠수에서 더 오랜 시간을 허용하고 있다.

"새로운(NEW)" 감압표

곧 "새로운" 감압표가 발표된다는 것은 영원한 소문일 따름이다. 인체의 감압 생리를 가장 잘 반영시키는 수학적인 모델을 만든다는 것은 매우 어렵고 또한 돈이 많이 드는 작업이어서, 진짜로 새로운 모델에 근거한 감압표의 개발은 성공할 가능성이 별로 없어 보인다. 그렇지만, 새로운 수학적 모델에 기초한 새 감압표는 계속 만들어지고 있다.

다단계 감압표 MULTI-LEVEL DIVING

보통 레크리에이션 잠수를 하다보면 해저의 상태에 따라 한 번 다이빙하면서 수심이 다른 다단계 잠수를 흔히 해야 하는 경우가 있다. 이와 같은 다단계 잠수 후 감압이 필요한 적응 기준을 찾기 위해, 흔히 사용하는 감압표의 정교한 수정이 필요하다. 미 해군 감압표의 반복 잠수 시 잔류 질소 개념(repetitive group residual N_2 concepts)이 다양한 수심에서 각 단계의 평가를 위해 사용되어졌다.

감압이 필요한 다단계 잠수를 할 수 있도록 특별히 고려한 감압표는 Huggins, DCIEM, 그리고 BSAC-88 감압표가 있다. 특히 감압이론을 적용한 많은 감압 자동계측기(computers)들은 다단계 잠수를 할 수 있도록 만들어졌지만, 사실 이들은 덜 안전하다.

오늘날 우리가 흔히 사용하고 있는 거의 대부분의 다단계 감압표는 완전히 이론적인 근거에 의해서만 만들어진 것이다. 신뢰도[48]를 증명하고자 수행된 적절하고 이해할만한 실험을 한 적이 없다. 가장 명백한 실수는 얕은 수심에서 깊은 수심으로의 잠수를 허용하고 있는 점이다. 대부분의 전문가는 이것의 위험을 깨닫고 그 반대의 순서를 권유하고 있다. 수많은 잠수 경험과 상식이 수학적인 이론을 극복한 것이다.

감압 자동계측기(다이빙 컴퓨터) DECOMPRESSION METERS (COMPUTERS)

이러한 기계는 3가지의 다른 원칙에 근거하여 만들어졌다.

기체 이동의 기계적인 모델(Mechanical models of gas transfer)

이 기계는 인체의 구획에 의한 질소의 흡수와 배출을 작은 구멍을 통해 이동하는 기체의 흐름을 재현하는 방법으로 만들었다. SOS meter를 제외하고는 그냥 봐도 너무 단순하며, 24미터 이내의 일회 무감압 잠수에는 어느 정도 안전하다고 할 수 있다.

48) 신뢰도란 동일 대상을 동일 방법으로 측정할 때에 얼마나 일정성(consistency)을 가지고 일치하느냐를 검정하는 것을 말한다.

기존 감압표의 전자 모델(Electronic models of existing tables)

이 기계는 잠수를 할 때 수심과 시간을 기록되며, 그 내용은 이 기계의 기억장치에 내장되어 있는 기존의 감압표와 연관되어 있다. 어떤 것은 손목에 차고 있는 시계와 통합되어 있는 것도 있다. 이것은 다이빙 수심과 수중체류시간에 맞게 다이빙 할 수 있도록 도와주고 감압표를 쉽게 이해할 수 있도록 해석해 준다.

이 기계는 그렇게 많이 사용되고 있지는 않다. 왜냐하면 보통 통상적으로 사용하고 있는 감압표를 기초로 한 장비보다 내구성이 좋지 않고, 단지 감압표를 읽는데 어려움을 해소하기 위한 목적만으로는 너무 비싸기 때문이다.

감압이론에 근거한 전자 모델(Electronic models based on decompression theory)

이 계측기는 지금까지 흔히 사용되고 있는 미 해군 감압표나 Buhlmann 감압표와 같은 수학적인 계산에 의한 모델로 다단계 잠수와 연관시켜 만들었다.

일반적으로, 다단계 잠수와 반복 잠수에 있어서 감압 시간은 짧게, 잠수는 길게 할 수 있기 때문에 개념상 처음에는 잠수를 열심히 하고자 하는 사람들에게 인기가 좋았다. 하지만 전통적인 감압표에서 중요하게 다루고 있는 필수적인 "추가 요소"- 예를 들어, 수심이나 잠수시간의 숫자를 반올림하여 계산하는 것 등을 생략해 버렸다. 만약에 19미터 수심에서 36분간 잠수를 했다면(보통 감압표에 의하면 21미터 40분간 잠수로 계산하는데 이렇게 하지 않고), 정확하게 19미터 36분으로 계산하여 감압 시간을 계산한다. 이와 같은 문제점을 해결하기 위해서 더 짧은 무감압 시간과 느린 상승 속도를 권장해 왔다. 그럼에도 불구하고 가끔 위험한 상태를 허용한 다이빙 프로파일과 반복 잠수로 감압병 환자가 생겨났다.

요즘에는 이 제품을 만든 제조 회사들이 최대수심을 제한하고, 좀 더 안전한 개념으로 반복 잠수를, 그리고 감압정지를 두는 등 일련의 좀 더 안전한 장치를 마련하였다. 이 기계가 처음 시장에 나왔을 때, 이 기계가 지시한 대로 다이빙을 한 사람들에서 발생하였던 감압병이 이제는 더 이상 생기지 않도록 조치를 취하였다.

감압 자동 계측기의 단점

이 장비의 가장 중요한 매력은 최대 수심을 다이빙하면서 감압 시간을 최소화하는데 있다. 이것은 즐길 수 있는 자유시간이 제한된 다이버들에게는 중요하다. 하지만 더 오랜 시간동안 다이빙하고 더 짧게 감압하기 위해 지불된 비용은 감압병의 위험을 증가시켰다.

전통적인 감압표들이 수학적인 모델에 근거하였기 때문에 다이빙 컴퓨터는 인체를 대상으로 실험을 한 후에 많은 부분을 수정해야 했다. 기본적으로, 이들 감압 자동 계측기는 감압표대로 만들어진 것이므로 보다 덜 안전하다고 할 수 있다.

구형의 SOS meters뿐만 아니라 1987년부터 92년까지 소개된 제품의 대부분은 한번의 얕은 수심에서 이루어진 짧은 시간 동안의 다이빙에는 안전하다. 그러나 장시간, 반복 잠수, 심해 잠수, 다단계 잠수일 때에는 그 위험성이 증가하며, 특히 얕은 다이빙 다음에 깊은 다이빙을 할 때에는 더욱 위험하다.

또 다른 문제는 이 장비에 대한 신뢰성의 문제다. 기계적인 고장이 너무 자주 있고, 값은 터무니없이 비싸다. 전자제품과 배터리 그리고 소금물은 서로 잘 맞지가 않다. 신중한 다이버는 항상 백업의 기록장비(잠수 로그북이나 휴대용 감압표)를 가지고 있으며 그에 따르면서 잠수하는 것을 확실히 한다.

그럼에도 불구하고, 이 기계는 앞으로도 인기가 있을 것이다. 다이버들은 이 장비를 개인의 책임을 벗기 위한 대체수단으로, 그리고 감압을 계산해야하는 불편함을 해소하는 목적으로 생각한다.

안전한 사용지침(감압자동 계측기(DCM)의 10가지 권고사항)

만약 감압 자동계측기를 사용한다면, 다음의 권고사항에 따르는 것이 좋다:

1. DCM 사용하기 전 24시간 이내에는 잠수를 하지 마라.
2. 만약 어떤 잠수에 한 번 사용했다면, 모든 잠수에 사용하는 것이 좋다.
3. 잠수 프로파일과 그 상세한 내용을 반드시 백업으로 기록해 놓아라.
4. 다단계 잠수를 할 때는, 점점 낮은 수심으로 하라.
5. 같은 날에 반복 잠수를 할 때에는 점점 낮은 수심으로 잠수하라.
6. 반복 잠수를 할 때는 수면 휴식 시간을 적어도 2-4시간 정도 가져라(처음 수심보다 깊은 곳을 잠수했거나 더 많이 반복할 때에는 더 오래 쉬어라)
7. 며칠 동안 연속적으로 잠수할 때는, 매 4일째는 잠수를 하지 말고 쉬도록 해라.
8. 실제로 할 수만 있다면, 15미터 이상을 잠수할 때마다, 5미터 수심에서 5분간 안전을 위해 감압 시간을 더 가져라.
9. 감압이 필요한 다이빙을 피하라. 가능하면 이러한 감압 잠수와는 거리가 먼 다이빙을 하라.
10. 이 기계가 고도가 높은 호수와 같은 곳에서 잠수할 때나 고도에 노출된 상태(비행)에서 정확할 것이라고 추측하지 마라.

이 기계는 정확하게 사용만 한다면 정말 다이버들에게 매우 유용한 장비다. 예전에 사용하던 것들보다 요새 새로 나온 것들은 분명히 게이지가 많이 정확해졌고, 상승계기가 있어 급상승을 예방하는데 도움이 된다. 30미터 이내의 수심에서 사용하면 더할 나위 없이 좋겠고, 제한 수심은 39 미터 이내로 한다.

CHAPTER 15

감압병의 임상적 특징
Decompression Sickness Clinical Features

증상에 따른 분류

침범한 인체의 장기나 기관에 따라 감압병의 임상적 증상을 분류하는 것은 쉽다. 이전에는 전통적인 분류인 1형(경미한 증상 - 근골격계나 관절부위) 또는 2형(위중한 증상 - 심폐기관과 신경계) 감압병으로 나누었다.

증상의 발현

감압병의 임상적 증상은 상승 중이나 상승하고 난 뒤에 나타난다. 대부분의 환자들은 6시간 이내에 증상이 나타나고, 잠수 후 1시간 내에 증상이 나타나는 경우가 약 50% 정도이다. 흔치는 않지만, 24시간 이후에 증상이 발현되는 경우도 있다. 다이버들은 그 증상을 무시하거나 그 증상을 다른 원인이라고 합리화하려는 경향이 있다. 많은 연구 논문을 조사해보면, 단지 약 절반의 다이버들만이 증상이 나타나고 난 뒤 12시간 이내에 그 증상에 대해 전문가에게 조언을 구한다고 한다.

증상이 발현되는 시간은 잠수의 형태에 따라 어느 정도 달라질 수 있다. 감압을 필요로 하는 심해잠수(30미터 이상), 무감압 한계에 육박하는 수심 또는 감압을 빼먹고 하지 않은 경우에는 증상이 빨리 나타난다. 아주 심한 경우에는 상승 중이나 감압을 위해 정지해있는 순간에 나타나기도 한다. 일반적으로, 증상의 발현이 빠르면 빠를수록 위중한 감압병일 가능성이 많다.

이와 같은 증상은 높은 산을 넘어 운전을 하거나 터널을 통과한 것과 같이 고도에 노출된 경우, 또는 운동을 하거나 다른 기체로 호흡한 뒤 증상이 발현되거나 더 악화될 수 있다. 다이버들은 잠수 후 비행기를 타고 이동하면 증상이 악화된다는 것에 대해 알고 있어야 한다.

관절통(근골격계 감압병) JOINT PAIN, MUSCULO-SKELETAL DCS, BENDS

흔히 **벤즈(bends)**라고도 하며, **얕은 수심의 잠수와 관계있는 감압병의 가장 흔히 나타나는 증상**으로 관절주위의 근육이나 건 중에서 통증이 발생한다. 어깨 관절(견관절)이 가장 흔하고, 그 다음으로 팔꿈치 관절, 손목, 손, 고관절, 무릎, 발목관절 빈도로 발생한다. 2개 이상의 관절에 이상이 있는 경우가 종종 있으며, 흔히 같은 쪽의 어깨와 팔꿈치 관절에 문제가 있는 경우가 많다. 대칭적으로 여러 관절을 침범하는 경우는 드물다.

보통 증상은 관절 내 또는 관절 주위에 불편감이나 비정상적인 느낌으로 시작된다. 처음 증상이 나타나고 한두 시간이 지나면 통증과 다른 증상들이 나타날 수 있다. 그 통증은 일반적으로 치통과 비슷하게 계속되는 양상으로 시작되지만, 가끔 고동치듯이 왔다 갔다 할 수 있다. 다이버는 통증을 가라앉히기 위해서 그 관절을 구부리는 자세를 취하며 - 이 자세는 원래 수중 토목 공사(Caisson)의 작업인부들이 고관절 부위의 감압병의 통증을 완화하기 위하여 취한 굽은 자세에서 유래되어 "벤즈(bends)[49]"로 발전하게 되었다.

일반적으로 이 관절통은 만져서 통증이 더하지는 않지만, 움직이면 더 아프다. 혈압기의 커프(cuff)[50]와 같은 것으로 압박하면 통증이 덜해진다.

만약 치료하지 않은 상태로 두면, 며칠 동안 계속 지속되다 천천히 없어진다. 경미한 경우, 몇 시간 정도 불쾌감이 지속되다가 없어지는 것을 흔히 **"니글(niggles)"** 이라고 표현하는데, 엄격하게 말하자면 이 "니글(niggles)"도 감압병의 일종이다.

이와 같은 증상은 흔히 잠수 중이나 잠수 후에, 조금 힘든 활동을 하였거나 근육이나 인대에 과도한 긴장을 준 경우, 최근에 또는 만성적으로 관절 주위에 손상을 입었을 경우에 쉽게 생길 수 있다.

관절통이 있을 때, 다른 원인에 의한 통증, 즉 삐었다거나(염좌), 외상 또는 관절염에 의한 통증과 감압병을 구분하기 어려울 때가 흔히 있다. 다른 원인에 의한 관절통은 흔히 만지면 더 아프다고 하며 관절부위가 빨개지거나 부어있고, 흔히 양쪽성이고 대칭으로 나타나며 더 작은 관절에도 나타난다. 움직이면 더 아프고 국소적으로 아픈 부위를 누르더라도 통증이 완화되지 않는다. 하지만 이러한 증후들은 감압병에서는 잘 나타나지 않는다.

> 일반적으로, 10미터 이상(또는 그보다도 얕은 수심에서, 반복 잠수를 하였거나 오래 잠수한 경우)에서 스쿠버 다이빙 중이나 후에 어떤 통증이 있다면 다른 원인을 증명하기 전에는 감압병으로 보는 것이 타당하다.

49) "bend"라는 단어는 몸을 굽힘, 굴곡, 굽이 등의 뜻이 있다.
50) 혈압을 잴 때 팔에 두르는 압박대로, 안에 공기주머니가 있다.

신경계 감압병 NEUROLOGICAL DCS

감압병은 **뇌**와 **척수** 같은 신경기관에도 영향을 줄 수 있다. 임상적으로 나타나는 증상은 신경계 활성에 장애를 주기 때문에 아래에 기술할 신경계의 다섯 가지 중요한 기능 중의 하나 또는 그 이상에 영향을 나타낸다:

- 감각 기능
- 운동 기능(평형운동과 협동 운동 기능을 포함)
- 의식 기능과 지적 기능
- 자율신경계 기능
- 반사 기능(예를 들면, 무릎반사, 기침반사)

이러한 기능 중에 반사기능을 제외한 나머지 4가지 기능은 일반인들도 쉽게 평가할 수 있다.

감각 기능(Senses)

감각 기능은 시각, 청각, 냄새, 맛, 통각, 그리고 촉각이 있다. 저리거나 따끔거린다고 흔히 이야기한다. 다른 이상 소견으로는 감각이 소실되는 것도 포함된다.

운동 기능(Movement)

어떤 근육을 움직이거나 상호 협동하는 능력, 움직임의 강도 등이 포함된다.

뇌의 고위기능(Higher function of the brain)

뇌의 중요한 지적기능은 의식, 지남력(시간과 사람 그리고 장소를 식별하는 능력), 사고, 말하고 기억하는 능력이다. 발작과 혼돈이 있을 수 있다.

자율신경계 기능(Autonomic functions)

호흡과 심장 기능 조절에 방해를 받아 쇼크가 올 수 있다. 방광과 위, 장(腸)의 기능이 정상적으로 회복될 때까지 장애가 있어 점차적으로 복부의 불쾌감으로 발전하여 압통이 생길 수 있다.

특히 **뇌 감압병**(Cerebral DCS)은, 뇌로 가는 혈관 안이나 근처에 감압병의 기포가 생겨, 혈액순환을 막고 신경조직을 직접적으로 압박한다. 뇌도 다른 장기와 마찬가지로 이러한 손상을 받게 되면 뇌 조직이 붓는다. 그러나 뇌는 딱딱한 두개골에 둘러싸여져 있기 때문에 뇌의 기저부가 직접적으로 압박을 받고 뇌로 들어가는 혈액의 공급이 더욱 장애를 받게 된다. 질소 기포가 점점 팽창될 뿐 아니라 뇌부종이 생겨 더 악화되는 방향으로 진행하게 된다.

뇌 감압병은 흔히 두통으로 시작되며 – 이 두통은 아마 뇌 조직이 붓기 때문일 것으로 생각된다. **저리거나 따끔따끔한 느낌(감각이상), 허약감 또는 마비**는 한쪽 팔다리 혹은 인체의 한 쪽에 나타나고, 말하기가 어렵고, 시야 장애, 혼돈, 의식상실, 발작 등이 모두 증상으로 발현될 수 있다.

뇌의 작용 중 소뇌의 협응 기능이 영향을 받으면 "**감압 현기(staggers)**[51)]"가 유발될 수 있다. 위치 감각과 평형 감각도 영향을 받을 수 있다.

척수 감압병(Spinal DCS)은 혈액과 폐에서 생긴 기포와 자주 연관되며, 흔히 "**쵸우크**(chokes)"라고 알려져 있다. 가슴이나 배 주위가 아픈 "girdle pain"이 먼저 나타나기도 한다. **허약감**이나 **마비** 또는 **저리거나 따끔거리는 느낌**과 같은 감각이상 소견도 흔히 온다. 방광과 장(腸)으로 가는 신경이 장애를 받아서 **배뇨곤란이나 장 내의 가스제거가 잘 안 된다. 하반신 마비**(paraplegia)**나 사지 마비**(quadriplegia)도 생길 수 있다.

내이 감압병 INNER EAR DCS

내이의 와우(cochlea : 청력 기관)와 전정기관(vestibular : 평형기관)이 침범될 수 있다. 이와 같은 내이의 감압병은 **심해 잠수, 헬륨-산소의 혼합기체로 호흡**하는 잠수 때 더 흔히 온다. 흔히 나타나는 임상적인 증상으로는 **청력 감소, 귀에서 잡소리가 나는 이명(귀울림증)**, 그리고 **현기증(어지러움), 메스꺼움, 구토**가 있다. 이 내이의 감압병은 내이의 압력손상과 반드시 구분해야 한다. (제 9 장 참고)

폐 감압병 LUNGS OR PULMONARY DCS

깊은 수심에 잠수하고 상승하는 다이버의 정맥에서 질소의 기포가 흔히 발견되는데, 임상적으로 감압병의 증상으로 발전되지 않을 수도 있다. 이와 같이 형성된 기포가 많으면, 폐의 작은 혈관 안에서 혈류를 방해한다. 만약 많은 양의 기포가 생긴다면 폐 기능에 장애를 주고 **숨이 가쁘다**고 느끼는데, 이것을 "**쵸우크(chokes)**"라고 한다.

임상적인 증상으로는 **가슴이 조이는 듯한 느낌, 흉통과 헐떡거리는 빠른 호흡**이 나타난다.

---

51) 소뇌에 문제가 생기면 운동조절실조와 보행실조가 나타나 비틀거리며 걷게 되는데, 감압병과 관련하여 이를 "감압 현기" 라고 한다.

심장 감압병 HEART OR CARDIAC DCS

다이빙 후 정맥에 생겼던 질소의 기포는 폐의 혈관에서 흔히 대부분이 걸러진다.

매우 흔한 심장 질환인 **난원공 개존증**(patent foramen ovale)[52]의 경우, 좌심방의 높은 압력에 의해 정상적으로는 닫혀있다. 많은 양의 질소 기포가 폐혈관을 막으면 우심방의 압력이 높아지고[53] 결국 좌심방의 압력보다 높아지게 된다. 그렇게 되면 정상적으로 닫혀 있던, 양측 심방 사이에 있는 난원공의 밸브가 열리게 되어 기포가 우심방에서 좌심방으로 이동하게 된다. 이후에 좌심실로 이동한 혈액을 통해 우리 신체 모든 곳으로 이 기포를 확산시킨다.(이 기전은 폐가 파열되어 동맥 공기색전증이 생기는 것과 유사하다 - 제 11 장 참고)

이렇게 전신으로 피와 같이 확산되어 나간 기포는 가끔 심장에 혈액을 공급하는 관상동맥에 걸리게 되면, 심장 근육으로 혈액 공급이 차단된다. 심한 경우에는 심장 근육이 치명적으로 파괴될 수 있는데(심근경색), 이것은 다이버가 아닌 사람에게서도 볼 수 있는 심근경색과 같다. 덜 심한 경우에서도 심장의 박출능력과 리듬에 장애를 일으키면 생명을 위협할 수 있다.

이때 나타나는 증상은 흉통[54], 맥박이 빨라지고 호흡이 가빠지는 것이다.

난원공 개존증이나 다른 심장 질환으로 인하여 생긴 기포는 부력 때문에 위로 상승하려는 경향이 있다. 뇌혈관으로 쉽게 기포가 들어갈 수 있는데, 왜냐하면 뇌는 심장보다 위에 자리하고, 많은 혈액공급을 받기 때문이다. 그래서 비교적 "안전한 잠수"를 한 후에 뇌 감압병이 생기는 원인 중에 하나가 바로 그 때문이다. 그래서 이것은 **뇌동맥 공기색전증**(Cerebral arterial gas embolism, CAGE)이라고도 하지만, 이는 감압병 때문에 생긴 것이지 폐의 압력손상 때문에 생긴 것은 아니다. **급성 감압병**(acute decompression illness)이라는 용어는 위의 두가지 원인을 다 포함한다.

위장관 감압병 GASTROINTESTINAL DCS

장(腸)이나 위로 가는 혈관이 기포에 의해 막히고 그로 인해 위-장관의 기능장애를 유발한다. 흔히 나타나는 증상은 **구토나 설사, 심한 복통과 위장관 출혈**이 있다. 아주 심한 경우는 임상적인 쇼크 증세를 보이고 출혈로 인해 사망할 수도 있다.

---

52) 태아에서는 폐가 기능을 제대로 하지 못하므로 대부분의 혈액이 폐를 우회하는데, 우심방으로 들어온 혈액의 대부분은 심방중격에 있는 구멍인 난원공(foramen ovale)을 통해 직접 좌심방으로 들어가게 된다. 태아의 순환에서 정상인의 20%에 존재하며(심지어 30%의 유병률을 주장하기도 함), 출생 후 호흡이 개시되면 좌심방의 압력이 높아짐에 따라 폐쇄되는데, 난원공이 출생 후에도 남아있는 경우를 "난원공 개존증" 이라고 한다. 이 경우에는 조직학적 유합이 생기지 않았을 뿐 우심방과 좌심방의 혈액이 섞이는 일은 발생하지 않는다.

53) 폐순환 : 전신에 산소를 공급한 혈액(정맥혈)이 대정맥을 통해 심장(우심방)으로 들어오면, 새로운 산소를 공급받기 위해 폐동맥을 따라 폐로 운반된다. 폐에서 산소를 공급받은 후 다시 심장(좌심방)으로 돌아온 혈액은 바로 아래의 좌심실을 거쳐 대동맥으로 박출되어 전신에 산소를 공급해 준다 (보다 자세한 내용은 제 3 장 참조).

54) 흉통의 특징으로는 칼로 베거나 콕콕 쑤시는 예리한 통증이 아니라, 묵직하게 뭔가에 눌리는 듯한 압박감, 가슴이 쪼개지거나 벌어지는 듯한 아픔, 뻐근하고 기분이 나쁜 통증의 양상을 보인다.

감압병의 피부 증상 SKIN MANIFESTATION OF DCS

웻 슈트(wet suit)을 입고 스쿠버 다이빙을 하는 사람에게는 흔치 않다.

깊은 재압 챔버 잠수 후에, 혹은 드라이 슈트를 사용하였을 때, 가끔 발진을 동반한 팔과 다리의 가려움증을 흔히 볼 수 있다. 이것은 기체가 고압환경에서 피부로 들어가서 생기는 것으로 보고 있으며, 보통 그렇게 심하지 않으며, 치료를 필요로 하지 않는다.

보다 심한 감압병에서는, 혈관 안에 있던 질소의 기포가 피부로 가는 혈관을 막아 마치 주위가 희끗희끗하고, 청색과 분홍빛을 발하면서 **"대리석 같은 느낌(marbling)"**을 보인다. 조직액의 흐름을 관장하는 림프계가 막혀서 피부가 국소적으로 부어오르기도 한다.

감압병의 일반적인 증상 GENERAL SYMPTOMS OF DCS

감압병에 걸렸을 때 대부분의 경우 흔히 관찰되는 증상으로는, 사람이 **무덤덤하게 보이고, 피곤해 보이며, 불안하고 안절부절 못하거나, 전신에 힘이 없어진다.** 몹시 심한 중증인 경우에는 **전신에 내출혈(內出血), 쇼크** 그리고 **사망**할 수도 있다.

감압병의 후기 증상 DELAYED SYMPTOMS OF DCS

늦게 지연되어 나타나는 증상은 신경, 인체 조직이나 뼈의 손상으로 인한 것이다(제 17 장 참고). 이와 같은 경우는 증상들은 지속되거나 재발되어 나타난다. 여러 가지 정신과적 문제들도 감압병 환자들에서 볼 수 있다. 발병의 원인과 치료과정에 생기는 스트레스, 그리고 동료들의 반감으로 인해 다이버들간의 정서적인 문제가 정신과적인 문제로 발전할 수 있다.

증상의 진행 양상 EVOLUTION OF SYMPTOMS

감압병을 진단하는데 있어, 증상이 생기기 시작한 시점을 수면에 상승한 시간과 연관하여 보아야 한다. 임상적으로 나타나는 증상과 전개 양상 그리고 증상을 악화시키는 요인에 대해 상세하게 기술하여야 한다.

증상은 더 진행되어 악화될 수도 있고, 그대로이거나 혹은 좋아질 수도 있다. 또한 재발할 수도 있다. 촉발 인자들은 감압병이 쉽게 걸리도록 할 뿐만 아니라 병의 진행을 촉진시키기도 한다(제 13 장 참고).

감압병 진단에 도움이 되는 아주 중요한 관찰점은 주위 환경압을 높이면 - 물 속에 다시 들어가거나 재압챔버에서 치료를 하면 - 빨리 좋아지며, 100% 산소를 주면 천천히 증상이 좋아진다는 것이다.

급성 감압병 ACUTE DECOMPRESSION ILLNESS

이 용어는 처음 다이버들과 잠수의사들 사이에서 감압병과 공기 색전증(급부상에 따른 폐 압력 손상의 이차적인 결과로 생긴 것)을 감별 진단할 수 없어서 그냥 급성 감압병으로 불렀던 것에서 유래되었다. 가끔은, 진단 자체가 어렵기도 하고, 동반해서 생기기도 한다.

보통 관례적으로 이 두 질환은 발병한 인체 기관(예를 들자면 신경계, 근골격계 등)과 증상의 진행 양상으로 구분한다(위에 기술되었음).

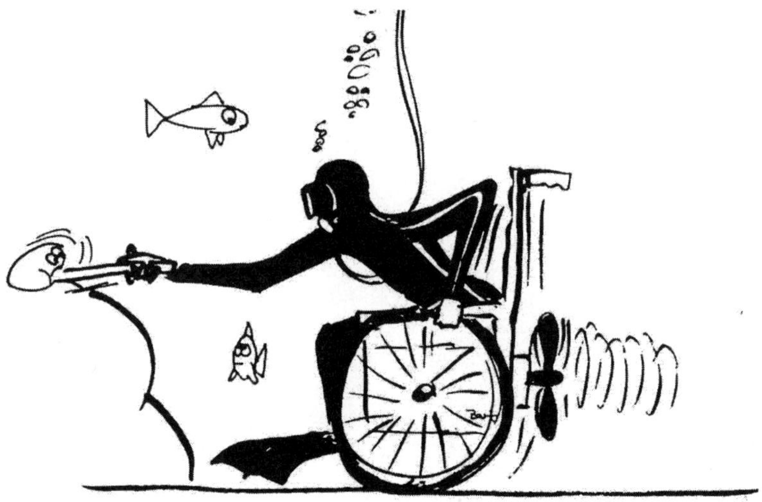

그림 15.1

CHAPTER 16

감압병의 치료
Decompression Sickness Treatment

응급 처치 FIRST AID

감압병의 응급처치 원칙은:

- 가장 기본적인 응급처치 순서인, A-B-C ; 즉 Airway (기도 확보), Breathing (호흡 유지), Circulation (순환계 유지)(제 42 장 참고)
- 100% 산소 공급
- 자세 유지하고 휴식
- 수액 공급

산소 치료(제 40 장 참고)

100% 산소를 다이버에게 주면 폐 안에 있는 질소를 몸 밖으로 배출시킨다. 가능하면 100%에 가까운 산소공급이 이루어질 수 있도록 호흡장치를 얼굴에 밀착시킨다. 즉 단순한 산소 마스크처럼 마스크의 착용이 헐거워 공기가 쉽게 빠져나가는 일이 없도록 밀착 착용하는 마취용 마스크를 사용해야 한다는 의미이다. 100%의 산소가 폐에 들어가면 혈액과 폐 사이의 질소압력차이로 인하여 혈액과 조직 안에 있던 질소를 포함한 기포를 제거한다.

그러나 불행하게도 100% 산소도 해수면에서 18-24시간 정도 주면 폐에 독성을 유발시킨다. 이러한 현상은 고압 산소실(recompression chamber, RCC)에서 고압산소 치료를 하는 과정에서도 일어난다. 가장 안전한 방법은 잠수전문 의사의 지시에 따라서 산소를 공급하는 것이 좋고, 잠수전문 의사의 도움을 받을 수 없는 처지라면, **감압병이 의심되는 모든 경우에 그 시작에서부터** 고압 산소실(RCC)까지 100% 산소를 공급하도록 한다.

만약 본인의 의지로 호흡하기 어려운, 의식을 잃은 다이버들은 인공호흡기의 도움을 받는 것이 좋다(간헐적인 양압 호흡: Intermittent positive pressure respiration, IPPR). 의식이 있는 환자는 지속적으로 산소를 공급하거나 요구성 타입의 마스크로 공급하는 것이 좋다. 호흡용 마스크를 사용하기 전에 산소공급 장치가 잘 작동하는지, 호흡하는데 저항이 너무 크지 않은지 등을 환자 본인이 항상 확인해야 한다.

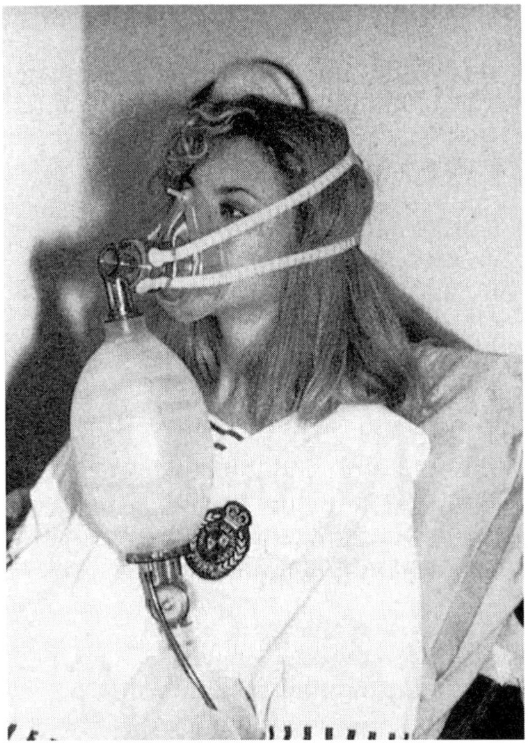

그림 16.1
Laerdal system을 이용하여 거의 100% 산소를 공급하는 호흡장치(제 42 장 참고)
맨 아래에 풍선처럼 보이는 잔여백(reservoir bag)과 다량의(분당 14리터)
산소를 공급해 주는 산소운반관(O_2 delivery tube)을 주목하라.

자세 유지와 휴식

의식을 잃은 다이버는 혼수상태일 때 취하는 자세(coma position), 즉 옆으로 엎드리게 하여 혀나 구토물로 인하여 호흡기도가 막히는 것을 방지하도록 해야 한다.(제 42 장 참고). 만약 공기 색전증일 가능성이 보이면, 편편하게 눕히고, 반드시 그렇게 할 필요까지는 없지만, 할 수 있다면 좌측으로 눕히는 것이 좋다.

어떤 의사들은 뇌 감압병 환자들을 눕힐 때, 베개를 사용하지 않고 측면으로 눕힐 것을 권고하는데, 기포가 부력으로 인해 뇌까지 도달하지 않도록 하기 위해서이다. 예전에 권고되었던 머리를 낮게 하는 트렌델런버그(Trendelenburg) 자세(머리를 30도 정도 낮게 하는 자세)는 이론적으로는 머리 쪽으로 기포가 가는 것을 예방할 것으로 생각되나 머리를 낮춤으로써 생길 수 있는 뇌부종으로 인한 위험성이 더 많아 이제 더 이상 이러한 자세는 권고되고 있지 않다.

기포가 갖는 부력 때문에, 앉거나 서는 자세는 혈관을 통해 기포가 뇌로 들어갈 가능성이 많아, 공기 색전증이나 뇌 감압병 환자들에게는 위험할 수 있다. 일반적인 원칙으로 말하자면, 100% 산소는 환자를 앉히거나 세우기 전에 적어도 1시간 정도는 줘야한다. 그렇지 않으면(산소를 줄 수 있는 상황이 안 되면), 어떤 자세이든 환자가 편안해하는 자세를 취하도록 하되, 되도록 움직이지 않고 가만히 있도록 해야 한다. "쇼크"가 있는 환자는 일반적으로 앉은 자세가 더 편할 것이다.

수액 공급

중증의 감압병은 결과적으로 조직 안으로 혈액의 상당량을 소실하는 결과를 초래한다. 따라서 소실된 양만큼 물을 공급하거나 정맥주사로 필요한 수액을 공급해 주어야 한다.

어떤 학자들은 환자들을 고압 산소실(RCC)로 이동시키는 중에 소실된 액체를 보상할 목적으로 상당량의 물을 먹이는 것을 권고해 왔다. 그러나 이 방법의 문제로는 물을 너무 많이 먹임으로써, 이동 중에 소변이 너무 많아 환자가 불편해하고, 환자가 치료시설에 도착했을 때 위와 방광이 물로 가득 차있는 현상을 초래하였다. 특히 척수 감압병 환자들은 소변을 보는데 어려움이 있으므로 방광이 가득 차는 것이 하나의 고통거리였다. 어떤 사람들은 오렌지 주스를 마시게 하는 것이 좋다고 하나 이 안의 포도당 성분이 위로부터 배출을 지연시킨다. 또한 '산(酸) 성분(acidic drink)' 때문에 메스껍거나 구토를 유발할 수도 있다.

고압 산소실(RCC)이 있는 의료기관에 도착하면, 그 환자는 고압산소 치료표에 따라 치료받으면 된다. 이러한 고압 산소치료는 흔히 오심, 구토와 발작을 유발할 수 있는 위험이 많다. 특히 음식을 먹고 그 음식이 위장에 가득 차 있을 때에는 위 내용물이 역류해서 폐로 들어가는 합병증이 생길 수 있다.

환자가 소변을 보는 데 문제가 없다면, 매 2-4시간마다 1리터 정도가 적당하나, 환자가 갈증을 호소한다든지 물을 먹고 싶지 않다고 하면 그 상황에 맞게 조정하면 된다. 환자가 괴혈병(비타민 C 결핍증)에 걸리지만 않았다면 오렌지 주스보다는 물이나 이온음료가 좋다.

만약 환자의 상태가 뇌나 척수 감압병으로 인해 소변을 자기 스스로 보지 못한다면, "**소변 카테터**"를 숙련된 의사나 간호사가 꼽아 소변이 자동적으로 나오도록 한다. 만약 그렇게 할 수 없는 상황이라면, 환자가 너무 많은 물을 섭취하지 않도록 잘 관리해야 한다.

잘 훈련된 의료 인력이 있어, 정맥주사로 수액을 주고 관찰할 수 있으며, 충분히 공급되었는지, 더 필요한지 그리고 들어간 수액량이 얼마인지 등을 알 수 있다면 더 좋겠다.

약물

아스피린이 가장 먼저 사용할 수 있는 응급약으로 권고되고 있으나 감압병에서 그 효능여부에 대해 연구된 것은 아직까지 없다. 아스피린은 혈액응고 작용을 방지하지만 출혈(특히 위에서)이 있을 수도 있다. 척수 감압병이나 내이 감압병의 합병증 중의 하나가 바로 이 출혈이다.

이 책의 저자들(호주)이 경험한 바에 의하면, 중증의 감압병 환자가 내부출혈이 심해, 실험적으로 항응고제를 마지막으로 써 보려던 참에 사망했던 경험이 있었다. 그러므로 본 저자들은 감압병에서 통증을 완화시키거나 혈액 응고를 방지하기 위해 아스피린의 사용을 흔히 권하는 것에 대해 별로 긍정적이지 않다.

관절통이 있는 감압병 환자의 경우, 통증을 완화시킬 목적으로 paracetamol(acetaminophen, **상품명 예: 타이레놀)**을 매 4시간마다 1000 mg (2정)씩 사용하는 것은 특별한 부작용이 염려되지 않으므로 권장할 만하다.

다른 약물, 즉 스테로이드, 이뇨제, 그리고 Rheomacrodex와 같은 수액제들이 추천되고 있고, 그 효능에 대해서는 저자마다 약간의 이견이 있다. 발작이 있을 때 진정시키기 위한 항발작제로는 다이아제팜(발륨) 등을 사용할 수 있다.

전문가 의견

가능하다면 잠수 전문의의 견해를 들어볼 필요가 있으며, 이 책의 부록에 외국의 전문가에게 접근하는 방법에 대해 기록이 있다[55].

감압병 환자의 후송

환자는 덜커덩거리지 않게 동요를 최소화하고 가능하다면 해수면 높이나 **1기압** 상태로 후송한다. 차로 운반할 때는 높은 고개를 넘어야 하는 산길은 피하고 평평한 길을 택한다. **100% 산소**는 후송 전과 후송하는 동안에 사용하도록 한다(제 40 장 참고).

항공기로 환자를 후송할 때는 문제를 일으킬 수 있다. 이동함으로써 감압병을 더 악화시킬 수 있다. 고도가 증가할수록 주위의 압력은 감소하고 따라서 보일의 법칙에 따라 기포는 더 커지고 조직으로부터 더 새로운 기포가 만들어진다.

대부분의 민간 항공기는 **기내 압력**을 약 2,000미터(6,000피트)정도로 여압[56]하는데(pressurized) 이것은 감압병을 더 악화시킨다.

만약 환자를 헬기 후송과 같이 여압하지 않은 상태로(unpressurized) 후송할 때에는 되도록 낮게 비행하는 것이 안전하다. 고도 300미터(1,000피트)만 하더라도 감압병의 증상을 악화시킬 수 있을 정도의 높이다. 그래서 어느 정도 높은 고도가 되면 경고장치가 울리게 하는 방법을 사용하고 낮게 유지하면서 비행할 수 있다.

---

55) 역자의 견해로는 우리나라의 잠수관련 기관이나 단체들은 잠수 전문의의 근무 위치와 전화번호, 전자메일, 홈페이지 등을 공개하여 자문에 응하도록 하는 제도가 있으면 도움이 될 것이다.

56) 실제의 비행고도는 약 30,000feet(약 9500미터) 정도이며, 이때의 대기압은 200mmHg 정도가 된다. 이런 상황에서는 승무원과 승객 모두 생명을 유지하지 못할 것이다. 따라서 비행기의 조종실과 객실을 외기와 격리하고 고공의 저산소, 저압 환경으로부터 승무원과 승객을 보호하기 위하여 적당한 상태로 기압을 올려주어야 하는데, 이것을 여압(與壓)한다고 한다.

기내 압력을 1기압으로 할 수만 있다면 언제든지 하도록 한다. 전투기와 몇 몇 군 수송기를 포함한 대부분의 민간 항공기는 기내압력을 1기압으로 조정할 수 있다. 그러나 어떤 작은 민간항공기들은 낮은 고도로 비행하면 연료가 많이 들기 때문에, 아예 기내 압력을 1기압으로 조정하는 장치가 없는 것들도 있다.

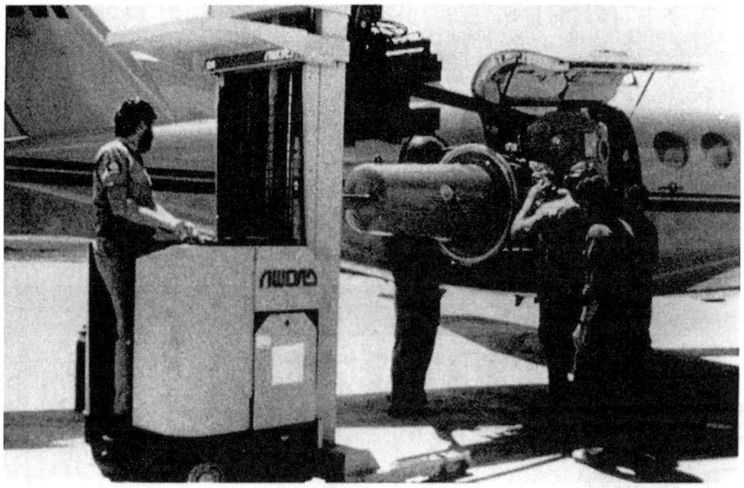

그림 16.2
이동용 고압 산소실(2인용)를 항공기에 싣는 모습.
환자와 보조사 2명이 이동용 고압 산소실 안에 들어가고 환자는 이동 중에도 100% 산소로 호흡할 수 있다.

감압병의 확실한 치료

고압 산소 치료(Therapeutic recompression)

고압 산소실(RCC)에서 치료하는 것이 감압병의 가장 효과적인 치료법이다. 늦게 치료할수록 결과가 좋지 않다. 환자를 **고압 산소실**(recompression chamber: RCC)에 넣고 적절한 치료표에 따라 가압한다.

이렇게 압력을 증가시키면 보일의 법칙에 따라 기포의 크기가 줄어들고 임상적인 증상이 없어진다. 이렇게 증가된 기포 내의 압력은 확산의 차이를 더 크게 하고 질소가 기포로부터 빠져나오게 한다.

고압 산소 치료의 프로파일로서 수심과 시간을 결정한다. 증상이 처음 발현된 시점, 처음 잠수 시의 수심, 잠수 방법 그리고 증상의 경중(輕重)뿐만 아니라 치료 시설의 능력과 사용 가능한 치료 호흡기체 등 여러가지 인자에 의하여 치료표를 선택한다. 또한 환자의 치료에 대한 반응에 따라 수정될 수 있다.

최근에는 공기를 사용하는 방법보다 **산소를 이용하는 치료표**를 더 선호한다. 왜냐하면 치료 결과가 더 좋기 때문이다. 보통 감압병에 걸린 환자는 18미터(60피트) 수심에 맞게 가압하고, 감압은 2-5시간에 결쳐 시행한다. 챔버 안은 공기로 채우고, 환자는 마스크를 통해 산소를 호흡한다. 만약에 챔버 내를 100% 산소로 완전히 채운 뒤 가압하면, **화재 위험**이 엄청나게 높아지기 때문이다.

특히 의식이 없거나 움직일 수 없어 환자를 보조하기 위해 챔버 안에 들어가는 치료 보조자는 챔버 안의 고압 공기로 호흡하기 때문에 고압 산소실 안에서 나올 때 감압병이 걸리는 경우가 종종 있다. 따라서 이를 피하기 위해서 그의 잠수 프로파일도 면밀히 검토해야 한다.

치료과정 중에 **폐** 산소독성을 최소화하기 위하여, 매 25분마다 5분 동안 산소가 아닌 공기 - 혹은 가끔 산소와 헬륨의 혼합기체(He-O_2, Heliox)를 주기적으로 호흡한다. 물론 이것이 발작을 일으킬 수 있는 **뇌 산소독성**의 위험을 완전히 해결한다고는 볼 수 없다.

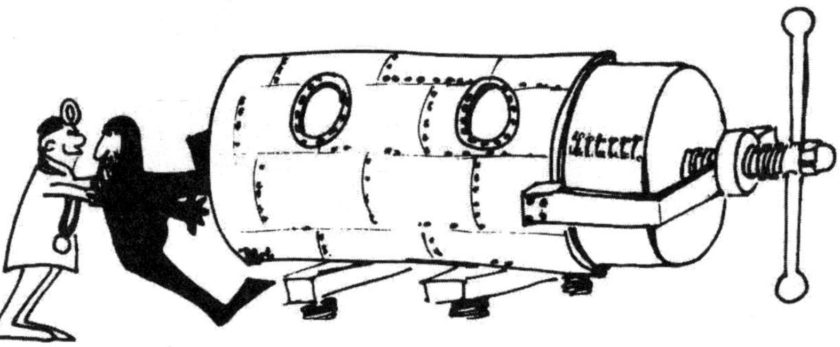

그림 16.3

그 외 사용되는 다른 치료표는 **공기, 헬륨-산소 혼합기체**(heliox), 및 **질소-산소 혼합기체**(nitrox)를 혼합한 챔버 안에서, 치료 수심을 30-50미터(100-165피트)까지 가압하고, 환자의 증상에 따라 몇 시간에서 며칠간 감압한다.

고압 산소실 내에서의 많은 다른 연구나 치료 양식들은 경험 많은 잠수 전문의사에 의해 진행되어야 하며, 체액의 평형, 약물 투여 등 일반적인 다이버에게는 그리 중요하지 않은 사항까지 고려되어야 한다.

보다 응급적인 상황에서는, **산소를 이용한 수중 재가압 치료**(underwater oxygen treatment)를 시행하는데, 먼 곳에 위치한 전문가의 관리 감독 하에 실시할 수도 있다. 이러한 **수중 재가압 치료**는 100% 산소로 호흡하면서 최고 수심 9미터로 가압한다[57].

---

57) 역자의 견해로는 이 방법은 매우 위험하다. 잠수 전문의들의 공통된 의견은 수중 재가압 치료를 하기 위한 조건으로, 6시간 이내에 재압 치료시설로 이동이 어려운 상황에서, 스쿠버 장비로 100% 산소를 공급할 수 있어야 할 뿐만 아니라, 적어도 몇 시간을 환자와 보조 다이버가 물속에 있어야 하며, 수중과 통신장치가 되어야 하는 등 많은 문제를 안고 있기 때문에 우리나라의 상황에서는 하기도 어렵고, 하지 않을 것을 권장한다.

특히 세계 여러 곳과 수중치료표(water treatment tables)에서 사용되고 있는, **공기를 이용한 수중 재가압 치료**는 몇 나라의 해군 다이빙 매뉴얼에도 포함되어 있다. 물론 성공적인 사례도 보고되고 있지만, 이런 형태의 치료 방법은 이론적으로나 실제적으로 심각한 어려움이 있어 환자의 상태를 더 악화시킬 수 있으며, 고압 산소실에서의 치료를 지체시킬 수 있으므로 피해야 한다.

수중 재가압 치료는 깊은 수심(초기 수심 30미터, 감압시간 2-4시간)에서 진행되어야 하며, 환자를 보조해주는 다이버가 저체온증(hypothermia)에 걸릴 수 있으며, 수중에서 공기가 부족할 수 있다. 또한 조류나 파도 등으로 인한 문제가 생길 수 있다. 보조 다이버는 추가적인 노출로 오히려 감압병이 걸릴 수 있다. 따라서 이와 같은 수중 재가압 치료는 고압 산소실에 갈 수 있는 상황이 전혀 안 되거나, 산소치료가 전혀 불가능할 때 어쩔 수 없는 마지막 상황에 고려해봄직한 방법일 뿐, 실제 상황에서 사용하기에는 많은 문제점을 내포하고 있다.

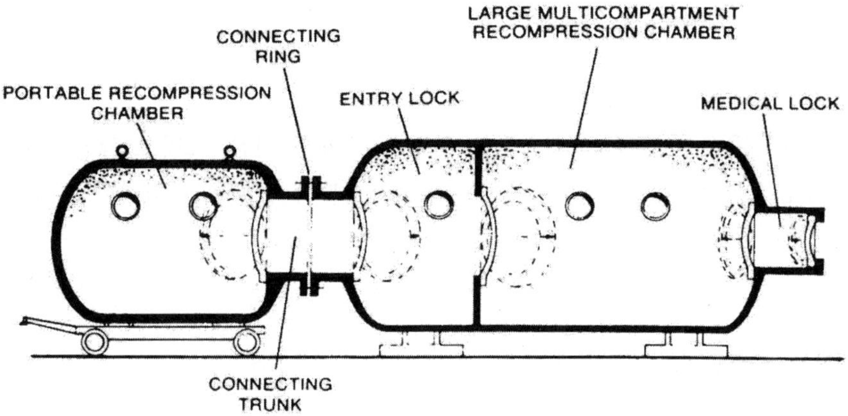

그림 16.4
규모가 큰 고정식 치료시설(오른쪽)에 이동용 챔버(왼쪽)를 부착시킨 모습을 도식화 한 그림. 가압된 상태에서의 이동(TUP, transfer-under-pressure)"이 가능하도록 두 챔버는 동일한 압력으로 가압되어 있다.

고압 치료의 위험성(Hazards of therapeutic recompression)

대체적으로 치료 목적으로 재가압하면 환자의 증상은 드라마틱하게 좋아지나, 몇 가지 위험성을 내포하고 있다. 이러한 위험성으로는 **산소 독성, 화재의 위험**, 그리고 **보조 다이버가 감압병**에 걸릴 위험이 있다. 그러므로 경험이 많은 잠수 전문의가 감독을 철저히 하면서 치료에 임해야 한다.

이 책의 뒷 부분에 독자들을 위해 몇 개의 감압표와 지침서가 있습니다. 그러나 이것들은 다이버 여러분들을 위한 것이 아니라, 잠수관련 의료인들을 위한 참고서이며 지침서입니다.

감압병의 예방법

감압병을 예방할 수 있는 방법은 분명히 있다. 13장에서 이미 설명을 하였지만, 분명히 피할 수 있다면 그렇게 하여 감압병을 예방하기 위한 노력을 취해야 한다. 불행히도 생년월일을 위조하는 것과는 다르지만, 나이에 대한 소인에 대해서도 개인적인 차이가 조금은 있다.

현재 세계적으로 통용되고 있는 잠수표의 신뢰성이 아직 불완전하고, 감압병의 발생이 예측 불가능하며, 매우 조심성 많고 잘 훈련된 다이버에도 생길 수 있다. 다음에 설명한 대로한다면 그 위험성을 줄일 수 있을 것이다.

> 스포츠 잠수에서 무감압 잠수표(no-decompression tables)와 상승속도를 절대로 넘지 않는 것이 중요하다. 가장 안전하고, 가장 최근에 나왔다고 하는 감압표와 잠수컴퓨터들도 여전히 문제를 가지고 있으며 지금도 계속 새로운 방법을 고안해내고 있다.

"추가 요소(fudge factors)"를 고려해라.

감압병 발생률은 사용한 잠수표, 다이빙한 수심과 수중체류 시간, 그리고 감압표의 한계선 근처까지 다이빙을 했는지 여부에 따라 1% 이하부터 15% 정도까지 매우 다양하다. 감압표는 젊고 체력이 튼튼한 남성을 대상으로 한 연구에서 만들어진 것이므로, 나이가 더 많거나, 더 뚱뚱하다거나, 체력이 떨어지는 사람들은 자신들의 "추가 요소"들을 잘 알고 안전영역을 고려해야 한다.

정확한 수심과 시간을 지켜라(Accurate depth & time).

다이버는 자신이 다이빙할 수심과 시간을 정확하게 아는 것이 매우 중요하다. 흔히 다이버는 자신이 느끼는 것보다 깊은 수심에 있기 때문에, 최대 수심을 나타내주는 게이지는 매우 유용하다. 또한 **다이빙 시계** 또한 필수적인데, **해저체류 타이머**(bottom timer)가 있다면 더 좋을 것이다.

무감압 잠수(No-decompression diving)를 하도록 하라.

비록 감압표의 신뢰성이 완벽하지 않다고 하지만, 30미터 이상의 심해 잠수를 할 때는 더욱 감압표를 믿어서는 안 된다. 심해 잠수 후에는 감압을 요하는 수심까지 다이빙 하는 것을 피해야 하고, 설령 심해 잠수 후에 계획된 무감압 잠수도 감압표의 한계선 가까이 하강하지 않는 것이 좋다.

완만한 상승속도(slow ascent rates)를 지켜라.

천천히 상승하는 것이 바람직하고 다이버는 감압표에서 제시한 상승속도보다 빨리 올라와서는 안 되며, 보다 천천히 상승하는 것이 더욱 좋다(분당 8-10미터(25-33피트) 정도면 비교적 안전한 상승속도이다). 감압표에서 허용하는 시간보다 더 늦게 올라왔다면 여분의 시간만큼을 해저체류 시간에서 빼줄 수 있다.

일상적인 감압정지(routine decompression stops)**를 생활화하라**.

대부분의 잠수의학 전문가들은, 무감압 잠수를 하였더라도 통상적으로 수중 **5미터에서 5분간** 안전 감압정지를 하기를 권하고 있다. 이는 질소의 부분적 제거와 폐혈관의 혈전을 걸러줄 수 있다.

다이빙 계획(dive planning)**을 확실하게 잡아라**.

반복 잠수를 계획하였다면, **가장 깊은 수심을 제일 먼저 다이빙**하라. **여러 날 잠수할 것**이라면, 3일 연속적으로 잠수한 뒤 쉬는 날을 하루 포함시켜라. 심해 잠수를 할 때는, 점차적으로 깊은 수심으로 다이빙 하도록(순응) 한다.

잠수 후에 비행기 타는 것을 제한하라(post-dive flying restriction).

심해 잠수나 잠수시간이 길었다면 지방 조직에 남아있는 질소를 완전히 제거하기 위해 한 시간 이상의 **휴식 시간**을 가지기를 권고한다. 비행기 탑승과 높은 고도로 올라가는 것은 일반적으로 다이빙 후 12- 24시간을 지나서 하는 것이 좋다.

감압 자동계측기(Dive computers)

이 내용은 이미 14장에서 설명하였으니 참고하시기 바랍니다.

CHAPTER 17

이압성 골괴사
Dysbaric Osteonecrosis[58)]

이 병은 19세기에 수중 토목공사(caisson) 작업자들에게서 처음 밝혀져 소개된 질환으로, 주로 팔과 허벅지에 있는 장골(長骨)이 죽어 가는 병으로 알려졌다.

고관절(엉덩이 관절, hip)이나 견관절(어깨 관절, shoulder)에 있는 뼈의 관절면 아래에서 뼈가 죽어 가면, 관절염과 같은 통증과 증상을 보이고, 따라서 관절 운동에 어려움이 동반되는데 대부분이 중년이나 그 이후에 발생한다.

정확한 원인은 아마 다이빙 동안에 생긴 기포에 의한 만성적인 영향으로 보고 있다(제 13 장). 따라서 이 질환은 감압병의 만성적인 형태라고 하겠다.

원인

뼈세포는 기존의 뼈를 흡수하고 새로운 뼈를 침착시킨다. 강화 시멘트나 유리섬유와 같이 잘 짜여진 구조를 갖고 있으며, 콜라겐 섬유[59)]가 칼슘 물질 속에 파묻혀 있다[60)]. 뼈세포는 뼈가 부러졌을 때 다시 붙게 만들며, 자신의 구조를 변화시키면서 다양한 스트레스에 적응해 나간다.

기포나 다른 원인으로 인해 뼈세포로 가는 혈관이 막히게 되면, 뼈세포는 죽게 되고 자생력을 잃게 된다. 따라서 주로 관절 근처에서 생기는 반복되는 작은 외상으로부터 회복하는 기능이 상실되고, 결과적으로 고관절이나 견관절 같이 힘이 많이 받는 부위는 영구적인 손상을 받게 되어, 결국 뼈 구조가 와해된다.

---

58) 이것은 다음과 같은 다른 용어로도 사용된다. : 다이버의 뼈 질환 (Divers bone disease), 무혈성 골괴사 (avascular necrosis of bone), 무균성 골괴사 (aseptic bone necrosis), 골괴사 (bone necrosis), 뼈의 케이슨병 (Caisson disease of bone) 등

59) 섬유성 단백질의 일종으로 끓이면 젤라틴(아교, gelatin)이 되어 아교섬유라고도 한다. 관절연골, 뼈와 피부 등의 결합조직으로, 양적으로 가장 많이 발견되는 단백질이다. 장력이 매우 강하므로 힘줄이나 인대에서 힘을 손실없이 전달하는 역할을 해준다.

60) 건물이나 다리를 시공할 때 철골구조물로서 콘크리트 안에 철심을 넣어 지탱하게 하는데, 뼈도 비슷하다. 이때 콘크리트 역할을 하는 것이 칼슘물질이고, 철심이 콜라겐 섬유로 보면 쉽게 이해가 될 것이다.

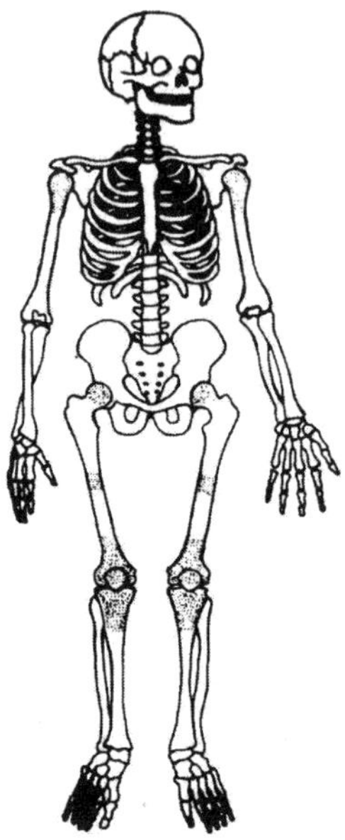

그림 17.1
이압성 골괴사가 잘 생기는 부위 (▦)

발생빈도는 다른 나라의 해군 다이버의 경우 1% 전후에서, 중국의 산업잠수사들은 80%까지 아주 다양하게 보고되고 있다. 빈도가 이렇게 차이가 나는 것은 진단 기준의 차이와 잠수패턴과 잠수빈도의 차이에 의해서 생긴다고 본다.

이압성 골괴사와 관계있는 소인(predisposing factors)은:

- 30세 이상 나이가 많거나(age greater than 30 years)
- 불충분한 감압(inadequate decompression)
- 실험 잠수(experimental dives)
- 심해 잠수(deep dives)
- 감압병(decompression sickness)
- 오랜 기간 동안 잠수한 경력(long duration dives)

어떤 심한 경우에는 단 한 번 심해잠수를 하고 난 뒤 3개월 만에 X선 촬영에서 이상 소견이 보인 예도 있다. 관절에 발병했을 때, 보통 몇 년 후에 증상이 시작되는데, 이것은 관절이 파괴되는데 걸리는 시간을 반영해 주는 것이다. 다행스러운 것은, 대부분의 경우에서 아주 심각한 손상을 초래하지 않으며 따라서 증상이 별로 없는 것이다[61].

61) 그러나 최근의 보고에 의하면 이와 같은 견해는 자기공명영상장치(MRI)가 도입되기 전의 이야기이고, 90년대 후반기부터는 MRI를 이용하여 2- 3년 간격으로 정기적인 검진을 하도록 권장하고 있으며, 진단 즉시 인공관절로 대치하는 수술을 하는 추세이다.

골괴사의 분류

병변을 두 가지 형태로 분류해 보면:

A 형 병변 - 관절면 근처(juxta-articular)에 병변이 있을 때

B 형 병변 - 관절면에서 떨어진 부위에 병변이 있는 경우, 즉, 골간(shaft), 골두(head), 골두에서 골간으로 이행되는 부위(neck)

A 형 병변

이 형태의 병변은 관절을 주로 침범하여 관절면을 파괴한다. 따라서 절뚝거릴 가능성이 있다. 주로 고관절(hips)과 견관절(shoulders)에 잘 걸린다.

B 형 병변

통증과 같은 증상이 있는 경우가 드물고, 임상적인 중요성도 떨어진다. 다이빙을 할 때 더욱 보수적으로 하도록 권고한다. 가장 흔히 오는 곳이 대퇴골(넓적다리뼈, femur), 경골(정강이뼈, tibia), 상완골(humerus) 등이다. 가끔 뼈의 암(골암)으로 발전하는 경우도 있다.

임상적인 증상

A형일 때는 주로 관절을 침범하며, 가장 흔한 증상은 통증인데, 움직이면 더 아프고, 발병된 관절을 움직이는 데 어려움이 있다. 더 진행되면, 심한 골관절염(osteoarthritis)으로 발전하고 그 관절은 결국 굳어서 통증 때문에 움직일 수가 없게 된다.

검사

X선 촬영은 전통적인 검사방법이지만, 뼈의 변화가 확실할 때만 나타난다. 이러한 변화는 발병 후 몇 달 내지 몇 년이 지난 뒤에야 나타난다.

최근에는 새로운 방법을 통해 조기 발견을 하고 있다. 방사선을 띤 테크네튬[62)]을 주사하면 골괴사가 된 부위에 결합하고, 이것을 스캐너로 감지하는 것으로, 발병 후 2주 이내의 병변도 발견할 수 있다(골주사, 骨走査, bone scan). 또한 자기공명영상장치(MRI, Magnetic Resonance Imaging)를 이용하여 매우 미세한 병변까지도 찾아낼 수 있다. 그러나 이 장비는 아직까지는 너무 비싸 일반 스포츠 다이버들이 정기적인 검진목적으로 사용하기에는 어려운 것이 현실이다. 그러나 방사선 피해는 적다.

---

62) 방사성 원소; 기호 Tc; 번호 43

■치료

움직이면 심해지는 통증에는 비스테로이드계 항염증제(NSAIDS)를 사용하는 것이 일반적이다. 심한 경우에는 관절을 아예 움직이지 못하게 하는 수술(fusion)을 하거나, 금속이나 플라스틱으로 된 인공관절로 교체하는 수술을 한다[63].

이 질환은 직업병으로 인정되고 있으며, 따라서 산업안전에 관계되는 보험으로 이 질병의 수술과 관련된 일체의 비용을 부담하여야 한다.

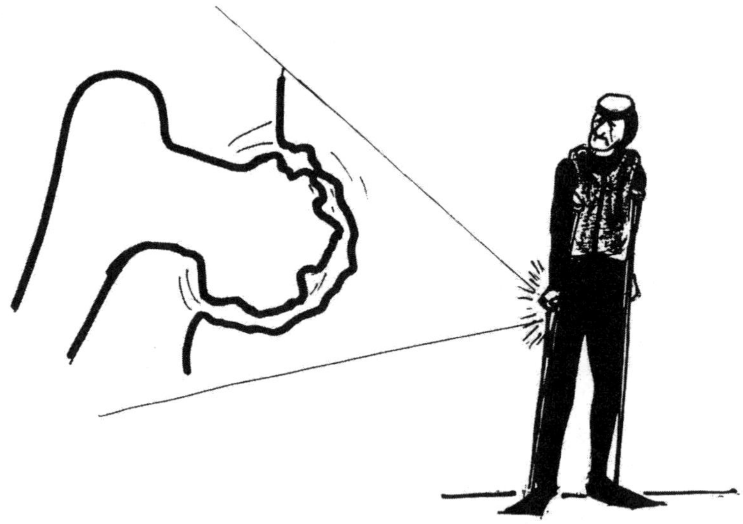

그림 17.2

■예방

이미 알고 있는 소인을 없애는 것이 예방책에서 가장 중요하다. 분별있는 대부분의 레크리에이션 다이버들은 이러한 소인이 거의 없도록 한다. 일반적으로 그들은 30미터 이상의 심해잠수나 감압이 필요한 잠수는 피하며, 무감압 한계에 가까이 가지도 않을 뿐 더러 상승도 천천히 한다.

산업잠수사와 같이 높은 위험을 안고 있는 다이버들(군대 잠수, 연구 목적의 잠수, 산업현장의 잠수 등)은 정기적으로 X선 촬영을 받아야 한다. 이러한 진단 방법은 방사선에 노출 위험이 있기 때문에 골괴사의 발병 위험을 고려하여 X선 촬영의 빈도를 결정해야 한다. 어느 정도 위험이 있다고 판단되는 다이버라면 채용하기 전에 반드시 기초적인 검사를 실시하는 것이 옳다. 골괴사 발병 위험이 있는 산업잠수사들은 5년마다 정기적으로 추이를 관찰할 것을 권고한다[64].

---

63) 그러나 이러한 인공관절은 통증을 없애주고 운동을 할 수는 있으나 태어나면서 가지고 있는 본래의 관절에 비해 내구성이 떨어지고 격한 운동은 할 수 없다.

64) 이 조항은 각 나라와 전문가들의 견해에 좀 차이가 있다. 외국(일본, 영국 등)에서는 3년, 또는 2년에 주기적인 MRI촬영을 규정화하고 있다. 우리나라에도 규정은 있으나 실제로 적용하고 있지는 못하고 있는 것이 현실이다.

감압병에 걸린 다이버는, 2-4주 후에 골주사(bone scan)를 통하여 뼈의 손상여부를 검사해야 한다. 그러나 자기공명영상장치(MRI)를 사용하는 것이 병변의 범위를 결정하는 데 보다 유용하다.

설명할 수 없는 관절통을 호소하는 다이버들은 반드시 MRI 촬영을 실시하여 이 질환 여부를 확인하여야 한다.

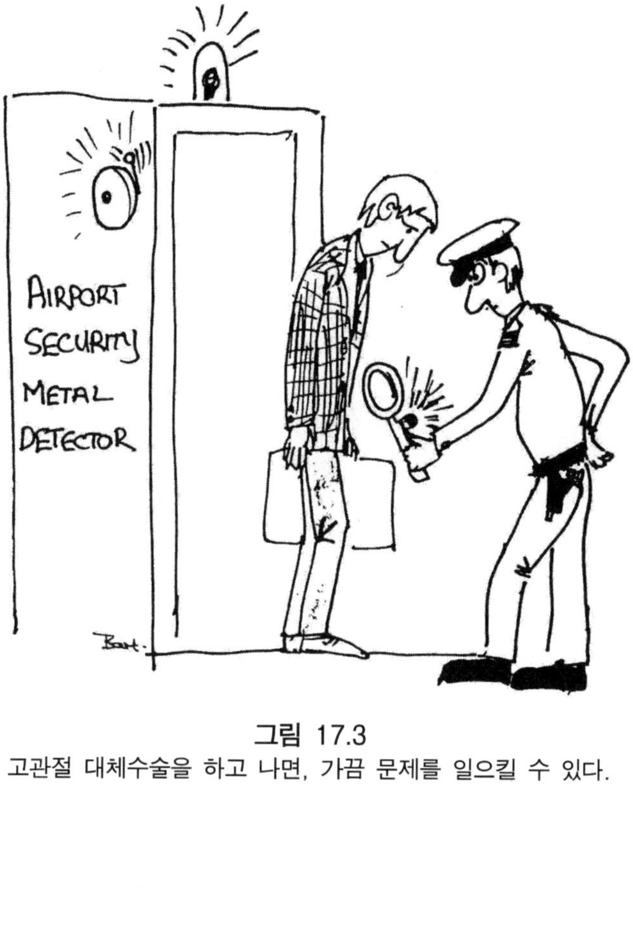

그림 17.3
고관절 대체수술을 하고 나면, 가끔 문제를 일으킬 수 있다.

CHAPTER 18

질소 마취
Nitrogen Narcosis[65)]

다이버들에게 생기는 중독 또는 마취라는 것은 야외의 바비큐 파티나 호텔 바에서 먹는 알코올과는 전혀 무관한 것이다. 다이버가 고압 환경에서 호흡할 때, 질소(공기 중의 약 79%)는 중독 효과가 있는데, 이것은 마치 술을 먹은 것과 비슷하게 홍겹기도 하지만 불행이나 재앙을 초래할 수도 있다.

이 현상은 표면 공급식 잠수를 하는 과정에서, 이상하게 수중에서 분별없는 행동을 하는 다이버를, 보조 다이버가 끌어 올려야만 하는 골칫거리로 여겨졌으나, 스쿠버 다이빙을 하는 경우에서도 그와 같은 현상이 똑같이 나타나고, 이때 그 사람의 안전은 짝 다이버에 달려 있는데, 그 역시 같은 마취 효과에 노출되어 있다면 보다 심각해 질 수 있다.

어떤 사람들은 더 얕은 수심에서도 나타날 수 있으나, 30미터 이상의 수심에서 압축공기로 호흡하는 모든 다이버들에게 나타난다. 어떤 경우는 마취 효과를 인식하지 못한 채, 판단력이나 인지력에 문제를 일으킨다. 증상의 경중과 증상이 발현되기 시작하는 정확한 수심은 사람마다 차이가 있다. 이러한 마취 현상 때문에, 공기로 30미터 이상을 잠수하는 것은 현명하지 못하며, 40미터 이상은 레크리에이션 잠수로는 안전을 장담할 수 없고, 50미터는 공기로 호흡하는 전문 다이버들의 최대 안전 한계수심으로 간주한다.

질소 마취의 원인

질소마취의 정확한 원인은 아직까지 잘 모른다. 질소는 인체 내에서 어떠한 화학적인 반응에도 관여하지 않기 때문에 불활성 기체(inert gas)로 분류한다. 그러므로 마취현상에서의 질소의 영향은 몇 몇 물리적인 반응 때문에 생기는 것으로 본다.

---

65) 이것은 다음과 같은 다른 용어로도 사용된다. : 압축공기 중독(compressed air intoxication), 심해 황홀증(Rapture of the deep), 불활성기체 마취(inert gas narcosis), NARCS

네온, 제논(xenon)그리고 아르곤과 같은 다른 불활성 기체들이 조사되고 있으며, 이들 기체들도 분자량과 수심에 비례하여 마취현상을 일으킨다. 분자량이 크면 마취효과가 더 크다. 그리고 물보다도 지방에 더 잘 녹는 불활성 기체일수록, 마취효과가 더 크다. 불행하게도 이들 기체들의 특성에 몇 가지 일치하지 않는 점이 있어, 이들에 대한 일반적 원칙을 만드는데 어느 정도 문제가 있다.

산소 독성과 이산화탄소 독성에 관련된 다른 이론들, 즉 뇌에서 지방 용해도와 효소 활성도의 변화가 관련되었을 것으로 보기도 한다.

임상적 특징

마취 현상은 어떤 특정한 수심에 노출되면 몇 분 안에 증상이 나타나고, 그 수심에 계속 머무른다고 해서 증상이 악화되지는 않는다. 급하게 하강하면 증상이 악화될 수 있고, 상승하면 증상이 좋아진다.

추리력, 판단력, 기억력, 인지력, 집중력 그리고 주의력과 같은 뇌의 고위 기능이 마취효과에 의해 먼저 영향을 받는다. 행복감에 젖을 수도 있고 주위 환경에 대한 위협감을 느낄 수도 있다. 초보자나 겁이 많은 다이버들은 공포감에 빠질 수 있다. 주어진 수심으로 반복 잠수하면 어느 정도의 내성이 생긴다.

다이버가 평온한 상태라면 마취의 영향은 그렇게 뚜렷하지 않을 수 있으며, 따라서 그 다이버가 상황에 잘 적응하고 있다는 잘못된 인상을 줄 수 있다. 다이버가 지시를 따르지 않거나 계획한 대로 잠수를 하지 않을 때, 또는 부력 조절, 공기 공급량의 확인, 짝 다이버와의 신호 등에 부주의할 때 기억력과 인지력에 장애가 있음을 알 수 있다. 문제가 생기면, 다이버는 주의력이나 인지력이 다른 곳에 맞추어져(시야가 좁아짐, 터널시(視), tunnel vision) 있어, 그 문제를 인식하지 못할 수 있다. 따라서 응급구조 신호를 무시하고, 비상 공기공급을 받지 않으며, 웨이트 벨트를 풀지 못하고, 구조 방법이 너무 이상하거나 매우 서툰 사람처럼 행동한다. 생존본능과 생존 반응이 없을 수도 있다. 다이버 자신과 짝 다이버의 안전이 위협받는다.

잘못된 판단과 인지로 인해, 또는 자신을 과신하여 사망사고가 잇따를 수 있다. 아무런 경고나 신호 없이 갑자기 의식을 잃을 수 있고, 짝 다이버도 전혀 눈치 채지 못하는 상황이 올 수 있다. 깊은 수심에 있는 다이버는 질소마취 효과 자체로, 혹은 그것과 다른 인자들(이산화탄소 중독 혹은 산소중독, 감각 상실) 간의 상호작용으로 의식을 잃을 수 있다.

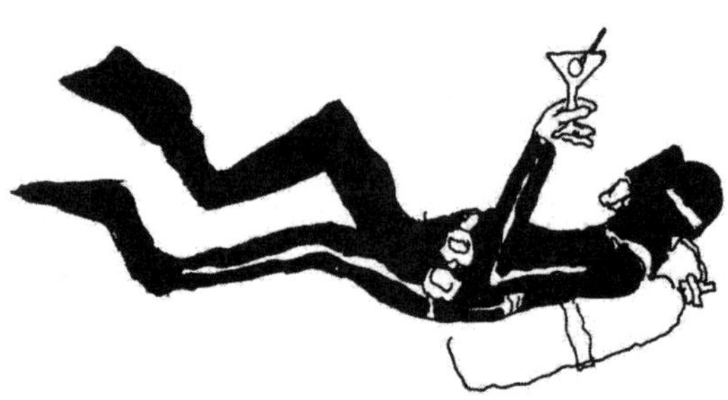

그림 18.1

질소 마취 현상을 더욱 **악화**시키는 것으로 알려진 인자들을 보면:

- 지능이 낮은 경우
- 피로 또는 힘든 작업
- 불안, 경험 부족 또는 두려움
- 추위 (저체온증)
- 음주 후, 또는 신경 안정제(배멀미 약도 포함됨)를 복용 후, 마리화나 등
- 시야가 나쁠 때

질소마취 현상을 **완화**시키는 경향이 있는 인자들은:

- 주어진 임무를 수행하려는 강력한 의지
- 장기간 노출되거나 반복 노출에 의한 적응
- 술을 많이 먹어도 취하지 않는 내성을 가지고 있는 경우

많은 양의 술에 잘 견디는 다이버는 일반적으로 질소마취에도 내성이 크다고 알려져 있다.

술에 취해 저지른 실수가 법정에서 받아들여지지 않는 것처럼, 질소마취에 의한 탄원 역시 일반적으로 법정에서 인정되지 않는다.

흔히 **마티니 법칙(Martini's laws)**이라고 알려져 있는 질소마취의 효과는 10미터 수심을 내려갈 때마다 빈속에 마티니 한잔을 들이키는 것과 같이 취한다.

마티니 법칙을 적용한 표 Martini's Law Table

20- 30 미터	처음 하는 작업에 대한 경미한 장애, 가벼운 행복감
30- 50 미터	실없이 웃거나 말이 많은데, 자신을 조절하는 한계를 넘음 위험에 대한 과신과 부적절한 반응을 보임 인지력이 좁아지고, 특별한 기능과 운동에 고착 공기 공급, 부력 조절, 수중방향감각, 감압의 의무, 상승 속도 등에 영향을 줄 수 있는 판단력 장애 불안감을 보임
50 미터	졸리고 판단력을 상실한다. 환각현상이 나타나기도 함
50- 70 미터	챔버 안에서, 쾌활한 분위기(연회 분위기) - 말이 무척 많아지고, 어느 정도는 겁이 날 정도. 가끔 어지럽거나 실없이 웃으며 히스테리 증상을 보임
70 미터	분별력이 떨어지고 지시나 안내를 따르지 않는다.
70- 90 미터	집중력이 떨어지고 정신착란, 망연자실, 기억 상실
90 미터 이상	환각과 무의식이 나타남

표 18.1

임상적인 증례

몇몇 다이버들이 질소마취의 황홀경을 즐기기 위해 동굴 다이빙을 했다. 그들은 모두 사망한 채로 1주일이 지난 뒤에 발견되었고, 사망 원인은 질소마취 때문에 생긴 자기 과신과 잘못된 판단력 문제라고 본다.

어떤 다이버는 기분이 좋아서 자기의 레귤레이터를 수중 물고기한테 주는 웃지 못 할 경우도 있다.

어떤 다이버는 40미터의 수심에서 질소 마취된 상태로, 공기 공급에 문제가 생기자 웨이트 벨트를 풀어 버릴 생각도 못했다. 그는 부력 조절기(B.C.)의 공기주입 밸브(inflation valve) 대신에 공기 배출을 위한 덤프 밸브(dump valve)를 눌러 익사하였다.

예방법

질소마취를 야기할 정도의 깊은 수심까지 스쿠버 다이빙을 하지 않는 것이 가장 중요하다. 다이버의 경험과 마취에 대한 내성 그리고 수중에서 해야 하는 일에 따라 달라질 수는 있지만, 제한 수심을 30-45미터(100-150피트) 이내로 해야 한다는 것이다. 또한 30미터 이상의 수심에서 안전 잠수를 위해서는, 질소마취의 위험이 증가하고 인지력과 판단력에 문제가 생길 수 있음을 잘 알고 있어야 한다. 아주 경험이 풍부한 전문 다이버들은 60미터 이상도 다이빙할 수 있을 것이다. 그러나 보통의 레크리에이션 다이버들이라면, 30미터 이내에서 하는 것이 안전하고 50미터 이상의 깊이에서 잠수를 하는 경우는 아주 예외적인 전문 직업 다이버에 국한되어야 한다.

치료

질소 마취로 인해 무능력해진 다이버는 수중 상해나 부적절한 행위로부터 보호되어야 하고, 통제된 상승(controlled ascent)[66)]을 하면서 얕은 곳으로 올라와야 한다. 질소 분압이 감소되면 증상은 빠르게 없어진다. 질소마취 그 자체의 증상이 아니라, 이미 수중에서 생긴 질소마취의 합병증으로 인해 수면 위에서 생길 수 있는 다른 증상들도 있다(예: 바닷물의 흡인, 준익사상태(near drowning), 감압병 등)

66) 급상승에 의한 압력손상을 예방하기 위하여, 목을 뒤로 젖히고 자연스럽게 숨을 내뱉으면서 천천히 수면 위로 올라가는 것을 말함.

CHAPTER 19

고압신경증후군

High Pressure Nervous Syndrome, HPNS, Helium Tremors

이 증후군은 130미터(430피트)이상의 심해에서 산소와 헬륨의 혼합기체(헬리옥스)로 호흡하는 심해의 산업잠수사들에게 생기는 문제이다. 이 문제로 인해 더 깊은 수심에서 다이빙을 하는데 어려움이 있고, 더 깊이 잠수할수록 그 증상은 더 악화된다.

스포츠 다이버들의 경우에는, 수심이나 부력 조절에 중대한 실수를 하지 않으면 거의 발병하지 않는다.

임상적 특징

가장 뚜렷한 증후[67]는 경미하지만 조절이 안 되는 떨림과 근육의 연축, 그리고 근육간의 상호협조 운동이 어렵다. 더 깊이 내려가면, 혼돈, 졸림, 방향감각 상실, 나아가 의식을 잃기도 한다. 호흡도 호흡근육간의 부조화로 인해 영향을 받는다. 손과 팔이 특히 떨리는데, 마치 추위에 노출되었을 때 떨리는 것과 유사하다.

급하게 하강하면 증상이 더욱 악화되며, 따라서 헬리옥스를 사용하는 모든 심해다이빙에서는 하강 속도를 천천히 해야 한다.

고압신경증후군의 원인에 대해서는 완전히 밝혀져 있지 않다. 아마 압력의 직접적인 영향으로 뇌의 일부분이 자극되어 발병하는 것으로 생각하고 있다. 왜냐하면, 동물을 마취시킨 후, 단순히 고압신경증후군(HPNS)이 나타나는 수심의 압력을 가하기만 하면 발병되기 때문이다.

67) 흔히 사용하는 용어인 "증상" 과는 조금 다른 의미이다. 증상이란 자신이 느끼는 주관적인 것(예: 두통, 속쓰림, 가려움)이고, 증후란 객관적으로 증명 가능한 것(예: 발열(fever), 발진, 물집)을 말한다.

치료와 예방법

고압신경증후군이 뇌 흥분과 유사하기 때문에 초기부터 학자들은 그 증상을 없애기 위해서 진정제를 사용하였다. 다이빙을 할 때 질소마취가 진정작용을 흔히 일으키므로, 고압신경증후군을 가지고 있는 다이버에게 적은 농도의 질소를 추가적으로 공급해주면, 정도의 진정효과를 보는 것으로 알려져 있다. 현재 더 깊은 심해 잠수에, 이러한 고압신경증후군을 예방하기 위해서 헬륨-질소-산소의 혼합인 트리믹스(Tri-mix)기체를 사용한다. 심각한 질소마취를 일으키지 않을 정도의 질소를 소량 혼합하여 고압신경증후군의 발병을 예방한다. 그리고 이 정도의 질소는 헬륨에 의해서 생기는 음성의 변성효과를 예방하는 측면도 있다.

CHAPTER 20

저산소증
Hypoxia, Anoxia

저산소증(hypoxia)이란, 세포 내에 산소가 부족한 상태를 말한다. 한편, 무산소증(anoxia)은 세포 내에 산소가 아예 없는 경우로 매우 드물게 일어난다. 산소가 없다면, 대부분의 세포(특히 뇌세포)들은 몇 분 안에 죽을 것이다. 이것은 많은 다이빙 사고의 최종 결과로서, 종종 궁극적인 사망원인이 된다.

저산소증은 외부 공기로부터 신체 내의 세포로의 산소를 운반하는 생리적 과정(제 3, 4장 참조)에 문제가 생길 때 발생한다. 이 산소운반과정에는 4가지 연결고리가 있는데, 이것이 끊어지면 저산소증이 유발되는 것으로, 다음과 같은 논리적 분류가 가능하다.

저산소증의 분류

저산소성 저산소증 Hypoxic Hypoxia - 동맥혈에 산소가 부족한 경우

다이빙에서 가장 흔히 나타나는 저산소증은 바로 "저산소성 저산소증(hypoxic hypoxia)"이다. 여러 가지 이유로 다이버가 물을 마셨다든지, 혹은 익사 직전으로 폐포가 손상되어 흡인한 산소를 혈액으로 운반하지 못하는 경우 등이 있을 수 있겠다. 흔한 원인은 부적절한 공기 공급이나 바닷물의 흡인 혹은 익사 등의 경우이다.

가장 흔한 원인은 부적절한 공기 공급이다. 이것은 또한 호흡하는 공기의 부적절한 산소 농도 때문에 발생되기도 한다(예를 들어, 혼합 기체를 만들 때 부주의하여 산소가 들어가지 않았거나, 스쿠버 실린더(공기탱크) 내부가 녹이 슬어 산소를 소모함으로써 발생한다). 장비 고장이나, 다음과 같이 호흡 기관 장애로 발생할 수도 있다.

- 의식을 잃음으로써 나타나는 상부 기도(upper airway)의 폐쇄
- 구토물 흡인에 의한 기관(trachea) 폐쇄
- 바닷물 흡인에 의한 폐포 손상(제 25, 26 장 참조)

울혈성 저산소증(stagnant hypoxia) - 혈액으로 공급된 산소가 조직에 도달하지 못하는 경우

이것은 일반적으로 심장의 문제인데, 조직으로 적절한 혈액을 보내는데 실패하여 발생한다(예를 들어, 심장 마비 혹은 공기 색전증). 한편 추운 환경에서 팔다리에 혈액순환이 잘 이루어지지 않으면 국소적인 저산소증을 일으킬 수 있는데, 바로 이 부류에 들어간다.

빈혈성 저산소증(anaemic hypoxia) - 순환에는 문제가 없지만 혈액 자체가 산소를 제대로 운반하지 못하는 경우

일반적으로 이것은 순환하는 기능성 혈색소(헤모글로빈)의 양이 부족하기 때문이며, 흔한 예로는 철분 섭취의 부족, 출혈이나 일산화탄소 중독(제 23 장 참조) 등이 있다.

조직독성 저산소증(histotoxic hypoxia) - 세포로 운반된 산소를 세포에서 적절히 이용 못하는 경우

어떤 독극 물질(예: 청산가리)에 의해 주로 발생한다(제 23 장 참조).

지식 잠수(止息潛水)에서의 저산소증

과호흡 Hyperventilation

제 4 장에서 설명했듯이, 지식 잠수 전의 과호흡[68]은 다이빙 동안의 호흡 충동을 억제하며, 물속에서 저산소증을 유발하여 의식을 잃게 할 수도 있다(증례 참조: 33.2, 33.3). 이것으로 인한 익사 사고가 자주 발생한다.

상승 시 발생하는 저산소증 Hypoxia of Ascent

숨을 멈춘 채 다이빙을 하다가 상승하게 되면 폐가 팽창하면서 폐 안의 산소분압이 감소된다. 이로 인하여, 상승하는 동안 저산소증이 발생하고, 의식 소실을 초래하기도 한다(제 4 장 참조).

---

68) 빠르고 깊은 호흡을 연속적으로 하는 경우

압축공기 잠수 시 저산소증 HYPOXIA IN COMPRESSED AIR DIVING

스쿠버 Scuba

텅빈 공기탱크, 제대로 작동하지 않는 장비와 숨쉬기 힘들 만큼 높은 저항을 가진 레귤레이터를 갖고 다이빙 하는 것은, 물 속에서 숨쉬기 위해 아무 것도 안 가지고 떠나는 것이 된다. 이로 인한 바닷물 흡인과 익사사고는 저산소증으로 이어질 수밖에 없다. 공포와 미숙한 다이빙 기술은 종종 이런 문제의 원인이 되기도 한다.

재호흡 장치 Rebreathing Equipment

이런 장비로 다이빙을 할 때에는, 스쿠버 다이빙 시 발생할 수 있는 문제점 외에 다음과 같은 몇 가지 추가적인 이유로 저산소증을 초래할 수 있다.

만약 다른 기체라던가, 잘못된 혼합비율의 기체(예를 들어, 충분치 못한 산소)가 사용되었다면 저산소 혼합기체로 숨쉬게 된다. 특별한 예를 들자면 깊은 수심에서의 다이빙을 위해 특별히 만든 기체(5%의 산소)로 수면 가까운 곳에서 숨쉬게 되는 경우이다. 한편 재호흡 장치를 통하여 공급되는 산소는 다이버가 필요한 에너지를 만들도록 충분히 유지되어야 한다. 신체활동량이 커질수록 산소의 공급량도 함께 증가해야 한다.

희석성 저산소증(Dilutional hypoxia)은 이런 종류의 장비(재호흡 장치)에 수반하는 특별한 문제이다. 다이버가 이 장비로 처음 숨쉬기 시작했을 때 많은 양의 질소가 몸과 폐로부터 생산되어질 것이고, 재호흡 장치의 "호흡 백(breathing bag 혹은 counterlung)"으로 들어갈 것이다. 이것이 새지 않는다면 다이버는 몇 분 후에, "재호흡 백(rebreathing bag)"에 남아 있는 거의 순수한 질소만을 숨쉬게 된다. 산소는 다이버에 의해 소비되어지고, 생성된 이산화탄소는 장비 속의 화학물질에 의해 흡수되어진다. 재호흡 장치의 "호흡 백"에는 여전히 질소를 포함하고 있기 때문에 다이버는 위험을 감지하지 못 할 것이다.

임상적 특징

저산소증의 대부분 경우, 다이버는 무엇이 잘못되었는지를 알지 못하기 때문에 갑자기 의식을 잃을 수 있다.

경증(輕症)의 저산소증(mild hypoxia)은 뇌의 산소를 고갈시켜 혼동을 일으키며 판단과 의식을 흐리게 한다. 다이버는 자주 이 문제를 의식하지 못하고 과도한 자신감을 가질 수 있다. 관찰자는 다이버의 행동의 악화를 주목해야 한다.

중증(重症)의 저산소증(Profound hypoxia)은 가끔 의식을 잃을 수도 있고, 근육에 쥐가 나고, 경련 혹은 간질을 일으킬 수 있다. 극심한 저산소증(Severe hypoxia)은 빠른 사망을 부른다.

저산소증은 혈액 색깔을 검푸르게 만든다. 모세혈관 속의 저산소 혈액은 피부를 검푸르게 하고, 이것을 청색증(cyanosis)이라 부른다.

전신성 저산소증이 아닌, 추위(cold)와 관련된 국소적인 청색증(혹은 울혈성 청색증, stagnant hypoxia)의 형태가 있다. 이것은 추위에 의한 말초혈관의 수축으로 인하여 손가락, 귀, 입술 등에서 볼 수 있으며, 이들 부위에 부적절한 순환을 야기할 수 있다. 전신성 저산소증(generalized or hypoxic hypoxia)과는 혀 색깔을 봄으로써 구별할 수 있는데, 혀는 전신성 저산소증에서만 푸른색을 띈다.

치료

세포에 산소가 충분치 못해서 저산소증이 일어났다면 치료는 이것을 반대로 하는 쪽으로 행하면 된다. 기본적인 소생 원리는 책의 다른 곳에서 다루었다(제 42 장 참조).

A. 기도(Airway)를 깨끗이 해라

B. 호흡(Breathing)을 유지하도록 해라

C. 혈액 순환(Circulation)을 유지하도록 해라

환자에게 가능한 한 고농도의 산소를 지속적으로 공급하라(제 40 장 참조).

예방

숨을 참고 잠수(breath-hold diving)하는 것을 너무 오랫동안 혹은 깊은 곳에서 하는 것을 피하라. 숨을 참고 잠수하기 전에 절대 과호흡을 하지 마라(Never hyperventilate).

대부분의 다이빙 사망은 초기 문제가 무엇이었던 간에, 궁극적으로는 익사와 관련된 저산소증에 의해 일어난다. 많은 경우 이것은 짝 다이빙(buddy system)과 양성 부력(positive buoyancy) 사용에 의해 예방될 수 있다. 좋은 부력 조끼는 의식을 잃은 다이버의 얼굴까지도 물위로 띄울 수 있게 해주어야 한다.

적절한 장비를 갖추고(maintain equipment adequately) 다이빙 전에 꼭 체크하라.

주의 깊게 공기 공급을 확인하고(monitor air supply), 공기 잔량을 알 수 있는 게이지를 사용하며, J 밸브에 너무 의존하지 말아라.

CHAPTER 21

산소 독성
Oxygen Toxicity

산소의 부분압이 0.4 ATA(대기압의 40%가 산소인 경우)이상인 공기를 호흡 시, 산소는 독성을 지닌다. 산소 독성의 가장 흔한 두 가지 형태는 폐와 뇌에 영향을 미친다.

산소 부분압이 0.4~1.8 ATA 사이인 공기를 호흡할 때 폐에 독성을 미친다. 1.8 ATA 이상일 때에는 폐뿐만 아니라 뇌에도 독성을 미친다. 산소 부분압이 증가함에 따라 보다 강하고 빠르게 효과를 나타낸다.

기전 MECHANISM

정확한 산소 독성의 기전은 알려지지 않았다. 고농도의 산소가 세포의 효소 활동을 방해하며 특히 폐와 뇌의 생화학적 기능을 방해하는 것으로 생각되어진다.

폐에서는, 폐포 내부를 덮고 있는 세포를 손상시키고 폐 조직을 전반적으로 딱딱하고 뻣뻣하게 만든다.

뇌에서는, 신경 세포를 전반적으로 파괴할 뿐만 아니라 신경전달물질의 양을 감소시킨다. 특히 뇌에 산소 독성이 퍼짐에 따라 발작을 일으킬 수 있다.

산소 독성의 예상

들이마시는 산소의 부분압을 계산하기 위해서는, 흡인하는 기체를 절대 기압(ATA)으로 표시한 뒤 산소의 비율을 곱하고 100으로 나눈다.

[예] 어떤 방 안 공기의 부분압은:

$21\% \times 1\ \text{ATA} \div 100 = 0.21\ \text{ATA}$

산소 독성의 위험은, 산소 부분압의 증가와 함께 증가한다. 폐에 특별한 산소 독성 없이 18-24시간 동안 100% 산소로 호흡하는 것은 대개 가능하다. 만일 치료를 위하여 압축 산소를 투입해야 할 경우, 100% 산소로 12시간 미만의 투여가 가능하다. 왜냐하면 압축 치료(therapeutic recompression)에 쓰이는 산소는 일반적으로 고압의 산소이고, 이것은 산소 독성의 존재를 가중시킬 수 있기 때문이다. 다이빙 사고 시 산소의 전처치는 압축 치료에 대해 잘 알고 있는 다이빙 전문 의사와 함께 상의하는 것이 바람직하다.

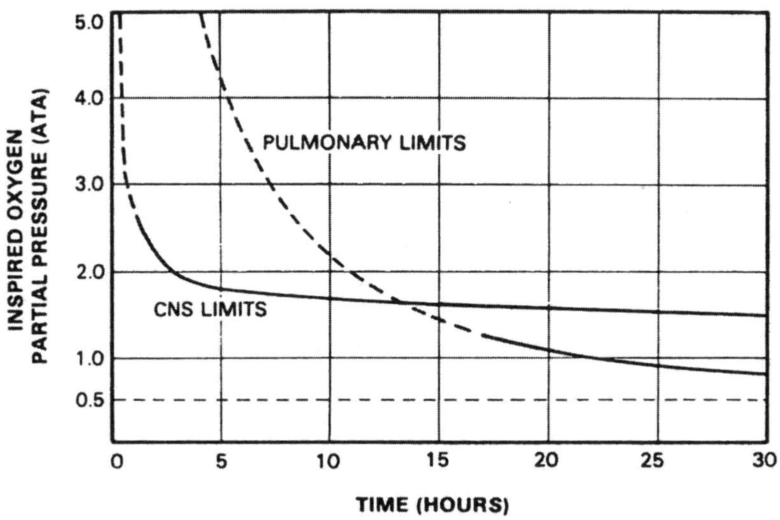

그림 21.1
이 그래프는 산소분압을 변화시켰을 때 폐와 뇌에 독성이 나타나는 시간을 예상한 것이다. 보다 낮은 산소분압에서 보다 오랫동안 견딜 수 있음을 주목하라.

산소 독성의 원인

저산소증 다이빙 사고에 대한 소생술(resuscitation) 시행에서, 100% 산소의 이용 시 산소 독성의 위험이 없어야 한다. 위에서 언급했듯이 감압병과 공기 색전증의 경우는 산소 독성 효과를 아는 잠수의학 전문 의사와 미리 상담한 후에 100% 산소를 사용해야만 한다.

산소 재호흡 장치(oxygen rebreathing equipment)는 군용으로만 제한되어야 하며, 레크리에이션 다이버는 사용해서는 안 된다. 산소만 사용하는 다이빙 세트는 발작의 위험을 줄이기 위해, 안정 다이빙(resting dives)[69]의 한계는 수심 9m이며, 작업 다이빙(working dives)은 7m가 한계이다. 산소와

69) 수중에서 과도한 작업을 하지 않고 유영하는 형태의 다이빙으로 생리적으로 편안한 상태임. 예를 들어 조류가 심한 곳, 추운 날씨나 수온, 짝 없이 혼자 다이빙을 하는 경우, 공황 상태 등이 아닌 경우.

질소의 혼합물(nitrox)을 사용하는 재호흡 장치와 스쿠버 장비는 1.6기압의 산소 부분압을 생산하는 깊이까지로 제한된다.

심해 다이빙(deep diving)에서 사용되는 헬륨, 질소, 산소의 기체 혼합물은 흡인되는 산소의 부분압이 독성 범위에 들지 않도록 적당한 비율로 조정되어야 한다.

산소를 이용한 치료표(O_2 table)를 재압 치료(therapeutic recompression)에 사용할 때, 100% 산소를 흡인시키면서 2.8 ATA로 다이버를 압축하는 경우가 종종 있다. 폐와 뇌에 산소 독성의 위험이 있으므로, 이 테이블의 사용은 잠수 의학 전문의사에 의해서만 실행되어져야만 한다.

임상적 특징

뇌에 미치는 영향

초기 증상은 특별한 경고 없이 발작 상태가 일어날 수 있다. 때때로 시야 장애, 어지러움, 안면 경련 같은 다양한 증상이 진행될 수도 있다(발작을 경고하는 것일 수 있음). 산소 독성에 의한 뇌의 영향으로 구역질과, 심한 경우 구토까지도 흔히 나타난다. 뇌의 산소 독성에 대한 수용능력은 개인마다 상당한 차이가 있고, 개인의 경우도 그 내성이 심지어는 매일매일 변할 수 있다.

산소를 사용하는 치료표를 이용한 재압 치료의 경우, 다이버에게 나타나는 발작이 뇌의 산소 독성 때문인지 혹은 뇌 감압병(cerebral decompression)이나 공기색전증(air embolism)에 의한 것인지를 반드시 구별해야만 한다.

폐에 미치는 영향

초기 증상은 가슴의 가운데 부분에 깊은 불편함이 있고, 호흡에 의해 악화되는 통증이 진행되며, 나중에는 기침이 동반된다. 상태가 진행됨에 따라 호흡이 어려워지고, 폐렴의 증상이 나타난다.

치료

뇌 Cerebral Effects

재압 치료를 하는 동안 만약 뇌에 독성을 경고하는 신호가 보인다면 환자로 하여금 과호흡(hyperventilation)을 하도록 해야 하고, 증상이 완화될 때까지 숨 쉴 수 있도록 공기를 공급해야 한다. 산소 치료표의 변경이 필요하다.

만일 환자가 혼란 상태에 빠진다면 구토로 인하여 위 내용물이 기도로 넘어가는 것을 막아야 하고, 옆으로 뉘여 근처의 딱딱한 물체로부터 다치는 것을 막아야 한다. 거즈나 패드가 장착된 마우스 피스(padded mouth piece)를 치아 사이에 놓아 혀를 보호해야 한다. 경련 상태가 중지된 후에 환자는 의식이 없을 수도 있다. 기도는 보호되어져야 하며, 제 42 장에 나온 원칙에 따라 다루어져야만 한다.

폐 Pulmonary Effects

증세가 시작되자마자 산소 처리를 중지한다면 폐의 증세는 저절로 해결될 것이다. 만일 산소 치료를 지속적으로 해야 한다면 산소 부분압의 감소로 독성 효과를 보다 지연시킬 수 있을 것이다. 공기(또는 heliox)의 짧은 기간 호흡은 산소 치료 동안 산소 독성을 줄일 수 있도록 경험 있는 의사에 의해 종종 사용되어진다.

결론

1. 레크레이션 다이버는 100% 산소 다이빙 장비를 사용해서는 안 된다.
2. 산소 장비로 소생술 훈련을 하는 것은 다이버에게 큰 의미가 있다. 이런 경우, 산소 독성의 위험은 저산소증 다이빙 사고를 치료한다는 점에 의해서 보다 중요해진다.
3. 감압병이나 폐 압력손상(pulmonary barotrauma)의 응급 치료 시 산소를 사용하면서 폐의 산소 독성을 명심해야 한다. 산소 25분 사용 후에 공기 5분 사용은 폐 독성을 줄이는 한 가지 방법이며, 이것을 다룰 줄 아는 잠수의학 전문 의사에 의해 행해져야 한다.
4. 산소를 사용하는 재압 치료 동안, 잠깐 동안의 공기나 heliox의 사용은 치료 시 뇌와 폐의 산소 독성을 줄일 수 있다.
5. 산소사용과 관련된 다른 군대적(혹은 병참학적, logistical) 문제가 있는데, 이들 중 몇 가지는 제 40 장에 언급되어 있다.

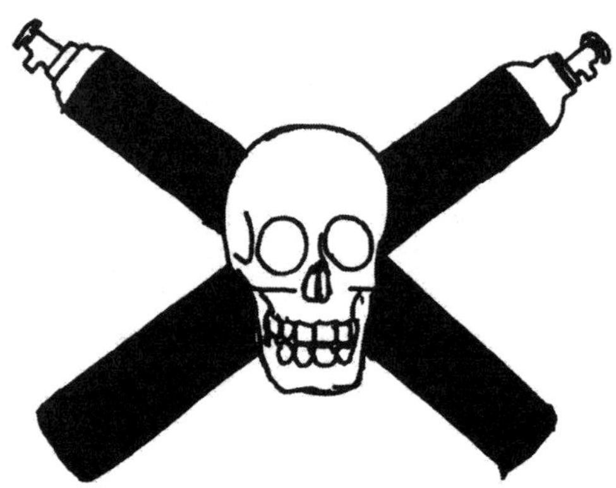

그림 21.2

CHAPTER 22

이산화탄소의 문제

CO_2 Problems

이산화탄소(CO_2)는 인체가 산소를 소모하는 대사적 과정에서 생성되는 부산물이다. 인체 내에는 이산화탄소를 효과적으로 처리하는 여러 방법이 있는데, 혈액의 완충작용(buffering)[70]과 폐를 통한 호기가 가장 대표적이다.

이산화탄소 부족 HYPOCAPNEA OR HYPOCAPNIA

저탄산증(hypocapnia)은 혈중 이산화탄소 수준이 정상보다 적은 경우를 말한다. 혈중 이산화탄소의 분압은 정상적으로 생물학적 피드백 기전에 의하여, 매우 좁은 범위 안에서 유지되고 있다. 의식적으로 혹은 무의식적으로 진행되는 과호흡(hyperventilation)은 이러한 조절기전을 넘어서 이산화탄소 수준을 더욱 낮춘다. 가장 대표적인 예는 히스테릭한 상황이나 불안 상황(다이빙 하는 동안에 거대한 백색 상어를 만났을 때의 느낌)과 관련된 빠른 한숨이다.

많은 다이버들이 "지식 잠수(숨을 참고 하는 잠수, breath-hold diving)" 전에 잠수시간을 연장하기 위하여 고의적으로 과도한 환기를 함으로써 혈중 이산화탄소 수준을 낮추곤 한다. 이로 인한 치명적인 상황은 이미 제 4 장에서 설명하였다.

임상적 특징

불안으로 과호흡을 하는 사람은 대개 자신의 호흡패턴이 변화된 것 – 주변에서 보면 확연할지라도 – 을 깨닫지 못한다. 과호흡은 다이빙 동안의 호흡을 어렵게 만들고, 이로 인하여 불안은 더욱 가중된다.

증상으로는 손가락 저림, 어지러움과 몽롱함, 의식의 변화와 착란증세 등이 있으며, 근육의 경련이나 뒤틀림은 극심한 경우에 일어날 수 있다.

70) 인체의 산-염기 평형에 관계하는 완충계(buffer system)로, 체액의 pH 변화를 최소화시켜준다.

치료

저탄산증의 가장 간단한 치료는 호흡의 깊이와 속도를 줄이는 것이다. 이것은 혈중 이산화탄소 수준을 올려주고 증상을 개선시켜준다. 지상에서, 의사들은 종이봉지에 얼굴을 대고 숨을 쉬라고 (재호흡) 조언하기도 하지만, 다이빙 중에는 해당되지 않는다.

다른 질환과의 감별

이러한 증상들이 다이버들에게 나타나면 언제나, 다른 심각한 상황(예: 감압병, 공기 색전증, 일산화탄소 중독, 바닷물 흡인 등)을 고려하고 감별해야 한다. 이러한 질환들 자체로 인하여 과호흡을 유발할 수도 있고, 불안 상황을 초래할 수도 있기 때문이다.

이산화탄소 중독 HYPERCAPNEA

이산화탄소 중독은 이산화탄소의 과잉생산이나 환기부족으로 인한 이산화탄소의 축적으로 발생한다.

흡기된 이산화탄소 분압에 미치는 다이빙 수심의 효과가 중요하다. 지표면이나 수면(대기압)에서 3%의 이산화탄소를 흡인하여도 어떤 증상이 나타나지는 않지만, 같은 기체를 20m (3 ATA) 수심에서 흡인한다면, 수면에서 9%(=3×3) 이산화탄소를 흡인하는 것과 같아, 매우 치명적인 독성을 야기할 수 있다.

다이버에게 가장 흔한 이산화탄소 중독의 원인은 자신이 내뱉은 공기를 다시 흡인하는 재환기이다. 그러므로 이산화탄소 중독은 재환기 장치를 사용하는 다이버들에게는 가장 흔하게 직면하게 되는 문제이며, 또는 다이빙 헬멧을 사용하는 경우, 가압 챔버에 들어간 경우, 포화 잠수를 하는 경우에도 종종 이산화탄소 중독을 경험하게 된다.

이산화탄소 중독의 원인들

재호흡 장치(Rebreathing equipment)

군대에서 사용하는 잠수 장비의 일부는 실린더의 기체 사용을 절약하고, 인체 내에서 발생한 기포로 인하여 적군에게 발각되지 않게 하기 위해 다이버가 내뱉은 호흡기체를 다시 흡인하게 한다. 다이버가 내뱉은 이산화탄소를 제거하기 위해 마련된, 소다 석회(soda lime)로 채워진 이산화탄소 흡수통이 호흡장치의 회로(circuit)에 포함된다(제 5 장 참조).

이 기전은 흡착물(소다 석회)의 고갈, 바닷물의 오염, 부적절한 장비의 조합, 혹은 과다한 이산화탄소의 생성 등으로 문제를 초래할 수 있다.

다이빙 헬멧 문제

심해 다이빙에서 standard-dress helmet(그림 5.13)이나 다이빙 헬멧을 사용할 때 다이버가 내뱉은 기체를 완전히 내보내지 못하면, 다이버는 자신이 내뱉은 기체(이산화탄소)를 부분적으로 다시 재호흡하게 된다.

고압챔버에서의 작업

챔버 내에서의 작업자가 내뱉은 이산화탄소는 신선한 기체의 지속적인 유입이나, 이산화탄소 흡착기(scrubber,가스세정기)를 통과하는 재순환 기전에 의하여 제거되어져야 한다. 이러한 기전이 부적절하다면 작업자들은 자신이 내뱉은 이산화탄소를 다시 호흡함으로써 이산화탄소 중독을 일으킬 수 있다.

스쿠버

재호흡은 스쿠버 장비에서는 불가능하기 때문에 이산화탄소 중독은 스쿠버 다이버들에게 그리 흔한 문제는 아니다. 하지만 레귤레이터 저항의 증가나 심해에서의 기체밀도의 증가 등으로 인하여 호흡이 힘들어지거나, 다이버가 이산화탄소에 대한 적응이 일어나 호흡반응이 저하된 경우(혹은 질소마취(nitrogen narcosis) 또는 높은 산소 분압 등의 원인으로)에 종종 일어날 수 있다.

■임상적 특징

이산화탄소 중독의 임상적 특징은 흡인한 이산화탄소의 분압과 축적되는 속도에 따라 다르다.

이산화탄소의 빠른 축적은 증상을 경험하기 전에 의식 소실을 먼저 가져올 수 있다. 단, 천천히 체내에 축적이 될 때에 다음과 같은 다양한 증상을 보인다.

- **머리가 쪼개질 것 같은 두통**, 혹은 박동치는 듯한 두통 (주로 머리 앞부분). 통증은 매우 심하며, 체내의 이산화탄소 수준이 조정이 된 후에도 몇 시간 동안 지속되는 경우가 흔하다.
- **호흡곤란** (shortness of breath, air hunger)
- **안면 홍조**(얼굴이 후끈 달아오름)
- **발한**(땀이 나는 것은 다이빙 중에는 쉽게 발견하기 힘들다)
- **몽롱함**, 근육 경직, **경련 및 발작**
- **시각의 장애, 의식 소실**
- **죽음**

이산화탄소 독성은 감압병, 산소 중독, 질소 마취 및 과호흡으로 인한 호흡저항의 증가 등을 유도할 수 있다.

■치료

재호흡 장치를 사용하는 다이버가 이산화탄소 중독 증상을 경험하면 **즉시 활동을 중단**하고, 재호흡 장치를 신선한 공기로 채운 뒤, 즉시 수면 위로 올라와야 한다.

이산화탄소 중독을 일으킨 다이버를 즉시 이산화탄소의 발생지(재호흡 장치)로부터 격리시킨 후, 마스크를 통하여 **100% 산소**를 공급하고, 필요에 따라 **심폐소생술**을 시행해야 한다. 두통과 호흡곤란의 다른 원인(감압병, 일산화탄소 중독 등)을 감별하여 배제하여야 한다.

이산화탄소 중독으로 인한 심한 두통은 단순한 해열진통제(타이레놀 같은 아세트아미노펜 제제)로 치료한다.

CHAPTER 23

일산화탄소 중독
Carbon Monoxide Toxicity

일산화탄소(carbon monoxide)는 탄소화합물의 불완전한 연소로 형성되는 기체이다. 엔진의 배기 장치로부터 나오는 연기의 한 성분이며, 난로나 담배의 불완전한 연소 때 생성되며, 또한 다이버의 공기 압축기(콤프레서)의 매연에 의해서도 생성된다(제 24 장 참조).

일산화탄소는 극소량만으로도 치명적이다. 혈중 헤모글로빈(Hb, 혈색소)의 산소결합부위에 산소 대신 결합하여[71] 카르복시헤모글로빈(carboxyhemoglobin, HbCO)을 형성함으로써, 헤모글로빈이 산소를 운반하는 것을 방해한다. 산소결합부위의 상당부분이 일산화탄소에 의해 결합되면 저산소증이 초래되어 죽음에 이른다.

일산화탄소는 세포에서 에너지를 생성하는 생화학적 경로를 차단하여 기본적인 세포기능을 마비시킨다.

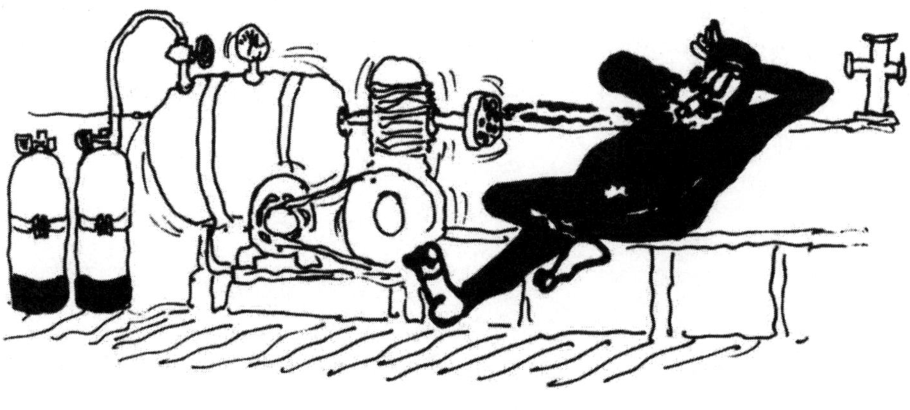

그림 23.1

71) 일산화탄소의 헤모글로빈에 대한 결합력이 산소보다 약 210~250배 정도 높음

임상적 특징

혈중 산소운반의 감소로 인해 저산소증의 증상이 점진적으로 나타나며, 호흡기체의 일산화탄소 농도에 의해 결정되는 카르복시헤모글로빈(HbCO)의 혈중 농도에 따라 다음 표 23.1과 같이 다양한 양상을 보인다.

일산화탄소의 영향은 누적되어 나타나며, 흡인한 기체의 농도와 노출 시간과 관련이 깊다. 400 ppm의 농도로 한 시간 노출되어야 증상이 나타나는 반면, 1200 ppm의 경우 단 20분 만에 증상이 나타난다. 카르복시헤모글로빈(HbCO)의 농도가 떨어지면 일산화탄소의 제거를 의미하며 임상적 특징도 차츰 감소하게 된다. 피부나 점막에 나타나는 전형적인 선홍색(cherry pink)은 호흡부전이 나타나기 전인, 급성 초기에만 볼 수 있다.

일산화탄소 농도	% HbCO	증 상
400 ppm	7.2 %	없 음
800 ppm	14.4 %	두통, 어지러움, 운동 시 숨가쁨
1600 ppm	29.0 %	혼란, 구토
3200 ppm	58.0 %	마비, 의식 소실
4000 ppm	72.0 %	혼수 상태
4500 ppm	87.0 %	죽 음

표 23.1

다이빙 수심이 깊어질수록 일산화탄소의 영향은 급격히 증가한다. 대기압에서 400 ppm의 농도는 임상적 특징이 나타나지 않지만, 같은 농도라도 수심 30m (4 ATA)에서는 1600 ppm (=4×400)의 효과를 나타내므로 심각한 중독현상을 일으킨다. 다이버가 수면 위로 상승함에 따라 산소의 분압이 감소하기 때문에 경미한 일산화탄소 중독 증상들은 상승 동안이나 상승 후에만 나타난다.

일산화탄소 중독으로 인한 지속적인 저산소증이 뇌에 영향을 미치게 되면 흔히 심각한 뇌손상으로 발전하게 된다(증례 24.1).

치료

다이버를 일산화탄소의 위험으로부터 빨리 격리시켜야 하며, 마스크를 통하여 100% 산소를 공급해 주어야 한다. 제 42 장에서 언급한 소생술의 ABC 원칙이 필요에 따라 적용되어야 한다.

고압산소(HBO, hyperbaric O_2)가 가장 좋은 치료법이다. 고압 챔버에서 높은 분압의 산소를 흡인하면 충분한 양의 산소가 혈액에 용해되어, 헤모글로빈의 산소운반 없이도 산소요구량을 만족시켜

준다. 2.5 ~ 3 ATA의 분압으로 산소가 흡인되면, 일산화탄소는 헤모글로빈과 결합된 상태에서 서서히 분리되어 폐를 통하여 배출되어지고, 헤모글로빈은 정상적으로 산소운반의 역할을 수행함으로써 생명을 유지하게 된다.

고압산소는 중독 수 시간 이내에 치료해야만 효과적이며, 오랜 시간이 지체되면 돌이킬 수 없는 뇌손상을 피할 수 없게 된다.

예방

다이버들이 압축공기에 포함된 일산화탄소를 흡인하는 경우가 일산화탄소 중독의 가장 흔한 원인이며, 다음과 같은 경로들이 있다.

가솔린 엔진의 배기가스로부터의 일산화탄소의 직접 오염

이것은 공기 압축기 모터 자체로부터, 혹은 주변의 모터나 배기가스의 출구로부터 흘러 들어온 경우이다. 가장 흔한 경우로는, 공기 압축기 모터의 배출구로부터 나온 배기가스가 바람을 타고 공기 압축기의 공기 유입구로 흘러 들어간 경우이다.

부적절한 윤활유의 분해산물로 인한 오염

공기 압축기에 부적절한(탄화수소를 주원료로 한) 윤활유를 사용하는 경우, 윤활유의 분해과정에서 일산화탄소, 탄소, 및 산화질소가 발생한다. 때로는 압축기의 과열에 의해서 생기기도 한다.

오염된 공기의 유입

압축공기를 공급하는 사람들은 압축되는 공기의 질을 주기적으로 검사하여, 일산화탄소와 다른 오염물질이 압축공기에 포함되지 않도록 하는 것이 매우 중요하다. 적절한 여과장치가 모든 압축기에 장착되어 있어야 하고, 이들은 항상 제대로 작동하고 관리・유지되어야 한다.

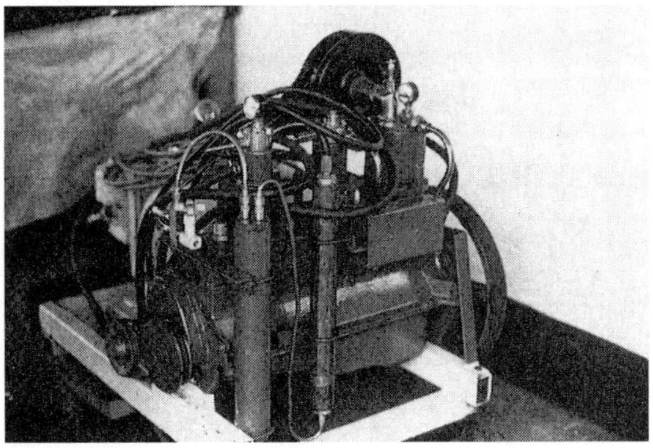

그림 23.2
자동차 엔진으로 만든 수냉식 콤프레셔
(water lubricated compressor)

CHAPTER 24

호흡기체의 오염
Breathing Gas Contamination

오염되지 않은 깨끗한 공기를 공급하는 것은 다이버에게 매우 중요하다. 왜냐하면 잠수를 깊이 할수록 그 분압이 상승하여 오염의 효과가 더욱 커지기 때문이다. 예를 들어 대기압에서 호흡기체의 5% 오염은 30m 깊이(4 ATA)에서는 20%로 증가한다.

이러한 오염은 대개 압축기로 유입되는 공기 자체에 문제가 있거나, 공기 압축기 자체에 의해 오염물질이 만들어지는 경우이다.

압축공기의 준비

다음 두 가지 중 한가지의 방법으로, 대기 중의 공기는 압축기로 유입되어 압축된다. 대부분의 잠수용품점(dive shop)에서는 피스톤과 실린더 압축기를 사용하여 다단계로 공기탱크(실린더)의 압력을 올린다. 좀더 진보된 콤프레서는 냉각기의 콤프레서와 유사한 방식의 다이아프램식(격판식) 펌프(diaphragm pump)를 사용한다.

이상적인 경우, 압축된 공기는 오염물질의 제거를 위하여 여러 단계의 정화 카트리지를 통과해야 한다. 실리카 겔(Silica gel)은 **수증기**를 제거하기 위해, 활성탄(activated charcoal)은 기름과 **탄화수소**(hydrocarbon)을 제거하기 위해, 아주 가는 체(molecular sieve)는 **물방울과 먼지 입자**들을 제거하기 위해, 촉매제는 **일산화탄소**를 제거하기 위해 사용된다. 비양심적인 제조업자들은 필터 대신에 여성의 생리대를 사용하는 것으로 알려져 있다.

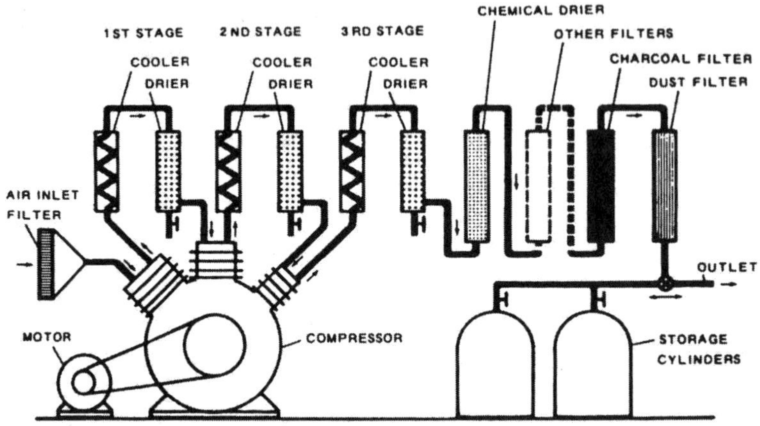

그림 24.1 필터를 가진 공기 압축기 시스템의 모식도

기체 순도의 기준 GAS PURITY STANDARDS

미 해군이나 NOAA(National Oceanic and Atmospheric Administration)와 같이 권위 있는 단체에서는 호흡기체의 순도에 대한 최소한의 기준을 마련해 놓고 있다.

증례 24.1

조류가 있는 지역에서, 경험 많은 다이버는 물의 흐름이 약할 때 다이빙을 계획하였다. 그는 간조 때 자신의 배를 정박시키고, 수면 위에서 호스를 통하여 계속적으로 공기를 공급해주는 후카 콤프레서(hookah compressor)를 공기 탱크에 연결하였다. 10m 수심에서 90분간 다이빙을 한 후, 다이버는 어지러움을 느끼고 의식을 잃었으나 다행스럽게도 자신의 파트너에 의해 뱃전으로 끌어올려져 심폐소생술을 받았다.

진단 – 일산화탄소 중독

설명 – 조류가 바뀌어 배의 방향 또한 바뀐 것이다. 다이빙을 시작할 때, 바람의 방향을 고려하여 제대로 놓여진 공기 압축기의 공기 흡인구와 엔진배기장치(the motor exhaust)가 배의 방향이 바뀌면서, 엔진배기장치에서 나온 배기가스가 공기흡인구로 들어가게 된 것이다.

압축기는 내부적으로 치명적인 오염물질을 만들어 낼 수 있다. 피스톤은 충분한 윤활작용이 필요한데, 이를 위하여 특별한 오일을 사용해야 한다. 압축기가 과다하게 마모되었거나, 높은 압력이 발생되면 윤활유가 질소산화물이나 일산화탄소와 같은 독성오염물질로 변성될 수 있고, 이것들이 다이버의 탱크로 들어갈 수 있는 것이다. 즉, 압축기의 관리 소홀로 인하여 오일과 탄화수소 입자들이 공기탱크로 들어가게 되는 것이다.

만일 공기 압축기가 깨끗하지 않은 상태로 가동되면, 먼지들은 다이버의 공기탱크로 들어가면서 압축기와 레귤레이터의 유동 부위에 마모를 가져올 것이다.

공기 압축기부터 공기탱크로 공기가 유입될 때, 수증기는 제거되어야 한다. 그렇지 않으면 그것들은 응축되어 스쿠버 실린터 내부를 녹슬게 하거나, 추운 상황에서의 다이빙 시 레귤레이터를 얼게 할 수 있다.

대부분의 콤프레서는 공기 유입 부분(the inlet side)에서 먼지를 걸러내고, 공기 배출 부분(the outlet side)에서 수증기와 오일을 걸러주는 필터장치가 장착되어 있다. 이들 필터의 효율은 콤프레서를 얼마나 정상적으로 작동하고 유지하며, 과부하를 걸지 않느냐에 따라 달라진다.

가끔 필터나 윤활 시스템의 파손으로 오염이 발생한다. 높은 인화점(flash point)을 가진 비탄화수소성 윤활유가 선호된다. 윤활유의 문제는 물(그림 23.2 참조)이나 건조한 테플론(teflon)을 이용한 윤활시스템을 사용함으로써 해결될 수 있는데, 이들은 매우 비싼 것이 흠이다. 다이아프램식 펌프(diaphragm pumps) 또한 오일로 인한 문제를 해결할 수 있는데, 이 또한 매우 비싸다.

임상적 특징

오염된 공기는 이상한 맛과 냄새가 나기도 하지만, 정상적으로 느껴지기도 한다.

- **질소산화물**은 폐에 손상을 입혀 기침, 쌕쌕거림(wheezing), 호흡곤란, 가슴이 답답함 등의 증상을 나타낸다.
- **일산화탄소**는 두통과 의식 소실을 가져온다. - 자세한 내용은 23장을 참조
- **오일**은 흉통, 호흡곤란, 기침, 폐렴 등을 일으킨다.

치료

다이버가 오염된 공기를 흡인하였을 때에는, 제 42 장에 기술된 개략적인 응급처치원칙에 따라 처치하며, 다이버의 실린더(탱크) 안의 공기는 화학연구소 혹은 기체검사연구소로 보내서 기체분석을 의뢰해야 한다.

예방

다이버는 잠수하기 전에 미리 자신의 잠수장비를 통하여 공기를 흡인해 보고, 맛이나 냄새가 이상할 경우에는 사용을 금해야 한다.

공기압축에 대한 전문적 기술이 점점 발달하고 변하기 때문에 다이버는 평판이 좋은 제조업체로부터 나온 공기탱크와, 관련 검사기관 단체의 정기적 검진을 받은 공기를 사용해야 한다. 각각의

오염물질을 검출해 내기 위해서 화학적 검출관(chemical detector tubes)을 사용한다. Drager 회사에서 제공하는 "Drager 기체 검출 키트(Drager Gas Detection Kit)"가 대표적이다.

다이빙 사고 후에는 공기제조업체와 정부보건당국의 검사를 받을 수 있다.

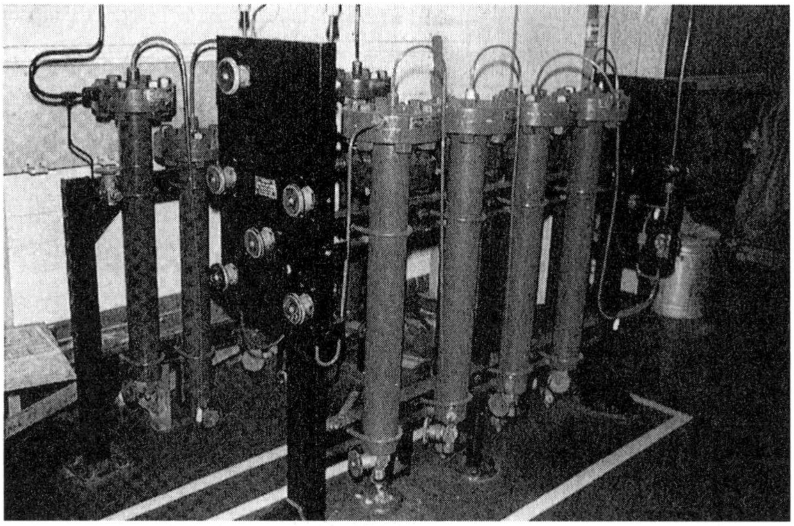

그림 24.2
재가압 챔버(recompression chamber)에 사용되는 필터 시스템

증례 24.2

한 다이빙 클럽은 몇 년 동안 큰 실린더로 구성된 "공기은행(air bank)" 식의 압축장치로부터 자신들의 공기탱크를 채워왔다. 실린더의 목 주변에 흰색 테가 둘러쳐진, 이 커다란 검은 실린더는 규모가 큰 가스공급업체로부터 검사를 받기 위해 보내졌는데, 실린더 내부는 양호하다는 판정을 받은 후, 실린더의 색 표시(color code)에 따라 공기가 재주입되었다. 불행히도, 이 실린더는 100% 산소로 채워져 다시 보내졌고, 다이빙 클럽은 자신들의 실린더에 100% 산소를 채워 넣은 것이다.

클럽의 다이빙이 시작되었는데, 두명의 다이버가 문제의 실린더를 들고 나가 20m에서 잠수를 하였다(다른 다이버들은 기존의 공기가 채워진 실린더를 사용함). 잠수를 시작한 지 10분이 지나자 한명이 갑작스레 발작을 하였고, 다행히 자신의 짝(buddy)에 의해 구조되었다.

구조 다이버(rescuing diver)에 의하여 올바른 처치가 행해졌고, 잠수전문의사에게 검진을 받았는데 "산소독성(oxygen toxicity)" 으로 판정받았다. 경찰의 빠른 조치로 다른 다이버들이 사용하기 전에 100% 산소로 채워진 공기탱크는 수거되어 큰 사고를 피할 수 있었다. 이러한 경우, 다이빙 전에 수면에서 미리 공기탱크로부터 호흡을 하여 확인하였다 하더라도 문제점을 알아낼 수 없었을 것이다.

CHAPTER 25

익사
Drowning

"준익사(near-drowning)"는 심한 물의 흡인이 이루어졌으나 치명적인 결과를 초래하지는 않은 경우를 일컫는다. 치명적이 되었을 때를 익사(drowning)라 한다. 다이버들이 "준익사"시의 응급 처치를 아는 것은 매우 중요한데, 왜냐하면 이것이 많은 사고의 최종 결과와 관련이 있기 때문이다.

익사의 생리 PHYSIOLOGY OF DROWNING

초기 동물 실험에 의하면 민물과 바닷물의 익사상태의 차이가 있었다. 민물에서의 익사는 폐로부터 많은 양의 물이 삼투성 이동을 함으로써 혈액을 희석시키고 심장에 과부하를 주어, 적혈구가 파괴[72]된다. 한편 바닷물에서의 익사는 그 반대로, 폐포의 체액이 바닷물쪽으로 삼투성 이동을 하여 혈액의 용적이 현저히 감소한다. 왜냐하면 바닷물이 혈액보다 농도가 높기 때문이다.

실험에서 동물을 익사시키기 위해 폐에 넣는 물의 양은 사람으로 따지면 1-1.5리터 정도에 해당하는 상당히 많은 양이기 때문에 이 실험 결과는 사실 극한 상황에서의 결과이다. 사람에서 준익사에 해당되는 경우, 기도의 경련으로 인해 그렇게 많은 양의 물이 흡인되지는 않는다.

인간의 준익사 상황에 대한 연구에서 민물이나 바닷물 간의 큰 차이는 없다. 동물 실험에서 보이는 수분, 전해질의 극심한 변화는 잘 생기지 않는다. 인간의 경우에서는 폐의 **강직성(stiffness)**[73]이 증가한다. 이것은 폐의 산소교환 능력에 장애를 가져오고, 호흡을 힘들게 한다.

72) 인체의 정상 삼투압은 300mOsm/L이다. 이것은 체액이 물로만 구성된 것이 아니라 다양한 전해질(예: 나트륨 이온, Na^+)이 포함되어 있으며, 이로 인해 정상 삼투압이 형성된 것이다. 삼투압은 농도 차에 의해 물이 저농도의 구획에서 고농도의 구획으로 이동하면서 생기는 압력이다. 체내에 민물(저농도, 0 mOsm/L)이 흡인되어 적혈구(300mOsm/L)와 만나게 되면 저농도인 민물이 고농도인 적혈구로 침투하면서 최후에는 적혈구가 터지게 된다.

73) 강직성(stiffness = $\Delta P/\Delta V$)는 앞(제 11 장)에서 다룬 유순도(compliance = $\Delta V/\Delta P$)와 반대되는 개념으로, 강직성이 크다는 것은 유순도가 작다는 것이며, 즉 적당한 압력의 변화에 대해 폐가 잘 늘어나지 않는다(환기 장애)는 것을 의미한다. 따라서 폐가 잘 늘어나지 않으면 충분한 공기가 들어오지 못하므로(흡기 부족) 산소교환 능력에 장애가 생길 수 있다.

민물이나 바닷물이 폐로 들어갈 경우 폐포를 둘러싸고 있는 **계면활성제**(surfactant)[74]에 손상을 주어, **폐포는 허탈**[75]되고 가스교환에 이용되지 못하게 된다. 또한 폐포 벽이 손상되면 이를 둘러싼 폐 모세혈관에 누출이 생겨, 폐포 안으로 혈액과 단백질이 침투한다. 이들은 공기와 물과 반응하여 기포를 만들고, 기침이 심해지며 갈색의 객담을 배출하게 되는데 이것을 **폐부종**(pulmonary edema)이라고 한다.

준익사 시 인체에서 일어나는 일련의 반응은 다음과 같다 :

공포(panic)에 대한 정도는 다양한데, 이것은 개인의 성격, 훈련 정도, 약물 복용, 질소 마취(nitrogen narcosis, 제 18 장 참조)의 상태에 따라 달라진다. 만약 약간의 공기가 레귤레이터에 남아 있다면, 잘못 하여 물을 좀 마시는 한이 있더라도 다이버들은 이 얼마 안 남은 공기를 들이마시려고 한다. 비록 약간의 공기를 공급받았다 할지라도, 흡인된 물로 인해 저산소증이 생기게 된다. 지표에 도달할 때까지 기침과 숨을 헐떡임을 의도적으로 억제해야 할 것이다. 어떤 원인에 의해서든 만약 다이버가 완전히 공기의 공급을 받지 못하게 되면, 그는 파열점(break point)[76]에 도달할 때까지 숨을 멈추지만, 그 다음엔 어쩔 수 없이 숨을 들이마셔야 할 것이다. 결과적으로 많은 양의 물을 흡인하여, 기침을 하고(coughing), 후두가 닫히며(closure of larynx), 다시 어쩔 수 없이 숨을 멈추게 되고 이어 의식소실이 일어난다. 의식소실이 된 후에 많은 양의 물이 폐로 들어가지는 않는데, 이것은 혀와 인후에 의해 기도가 막히기 때문이다.

임상적 특징

준익사 상태의 다이버를 구조 시, 의식소실이 있는 경우부터 의식이 또렷한 경우까지, 숨을 헐떡이는가 하면 호흡이 없는 경우 등 매우 다양하다.

만약 호흡이 있을 때에 폐가 강직된 상황이라면 숨쉬기가 힘들어 헐떡거리며, 상당히 많은 양의 거품과 피가 섞인 체액이 코나 입으로부터 종종 흘러나온다. 저산소증으로 인한 청색증[77]이 흔하다.

---

74) 계면활성제는 특정한 폐포 세포가 분비하는 지질 단백질로 폐포막을 얇게 코팅해 준다. 계면활성제는 폐포가 쭈그러드는 것을 막아주며, 폐포를 확장시키기 위한 공기의 흡인을 훨씬 수월하게 한다. 만일 계면활성제의 얇은 층이 파괴된다면 폐포는 쭈그러들 것이다.

75) 폐포가 쭈그러들어 폐포 안에 공기가 없는 상태를 폐포의 허탈이라고 한다. 이렇게 폐의 일부 또는 전체가 쭈그러들어 폐에 허탈이 온 것을 무기폐(atelectasis)라고 한다.

76) 숨을 쉴 수밖에 없는 상황이며, 제 4 장을 참조할 것.

77) 혈중 산소농도의 감소로 피부색이 청색을 띠는 것을 청색증(cyanosis)이라고 한다.

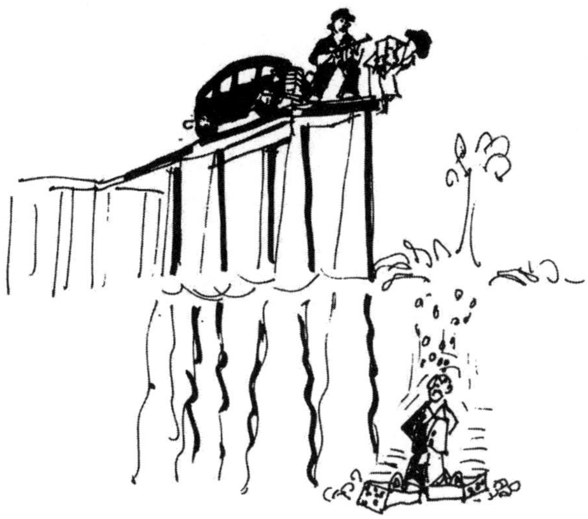

그림 25.1

치료

아주 특별한 예로, 40분 이상 물 속에 가라앉은 이후에 거의 익사상태가 된 사람이 완전히 회복된 경우가 있다. 그래서 명백히 희망이 없어 보이는 경우에도 포기하지 말고 아주 적극적으로 구조를 시도하는 것이 바람직하다.

구조 원칙으로서 기도확보, 호흡과 순환(**A-B-C**, 제 42 장 참조)의 방볍이 즉각적으로 시행되어야 한다. 고농도의 **산소**를 공급하여 저산소증을 막아야한다.

거의 익사상태인 경우 회복이 된 것처럼 보인 다음, 몇 시간 지난 다음에도 갑자기 상태가 나빠지기 쉬우므로, 무조건 빨리 병원으로 옮기고 최소한 24시간 동안 지켜보아야 한다.

CHAPTER 26

바닷물 흡인 증후군

Salt Water Aspiration Syndrome

이것은 1960년대 말 국립 호주해군 다이버(Royal Australian Navy diver)들에 의해 최초로 기술되었다. 몇 명의 다이버들이 반복적으로 호흡곤란, 청색증, 오한을 동반하는 미열(mild fever), 권태감, 식욕부진, 온몸이 쑤시고 아픈 증상 등을 호소했다. 흉부 X선 촬영에서 흡인성 폐렴의 소견(반점, patchy)을 보였으며, 동맥혈액 가스 검사 상으로는 저산소증을 보였다.

조사결과 요구밸브(demand valve - 레귤레이터 2단계, 제 5 장 참조)의 누출로 인해 적은 양의 바닷물을 흡인한 것으로 나타났다. 자원자들의 실험에 의해 바닷물 흡인과 이 증후군의 진행 상태에 대한 인과관계를 밝혀냈다.

임상적 특징

종종 바닷물 흡인과 주요 증상의 발현 사이에 약 30분에서 12시간 정도의 시간 차이가 생긴다. 경미한 경우에는 평상시에는 안 나타났다가 운동을 하거나 찬 곳에 노출되었을 때 발병한다.

다이버들은 다음과 같은 증상을 보인다.

- 수면에 도달한 후 바로 처음에는 기침을 하며, 가끔 객담 배출
- 열과 오한 - 주로 찬 곳에 노출 시
- 근육통 - 식욕부진, 오심, 구토 등을 동반
- 호흡 곤란, 기침, 청색증
- 두통, 온몸이 쑤시고 아픔

치료

치료 없이도 24시간 이내에 치유된다. 증상이 완화될 때까지 충분한 휴식(rest)과 100% **산소를** 흡인(몇 시간 동안 산소마스크를 통해)하면 도움이 된다. 산소는 저산소증 뿐 아니라 바닷물 흡인 증후군의 증상 자체에도 많은 도움이 된다.

본 증상의 특성으로 바닷물 흡인 증후군을 다른 심각한 상태, 예를 들면 감압병이나, 폐 압력손상, 심한 감염, 및 폐렴 같은 것들과 감별 진단하는 것이 중요하다.

예방

바닷물을 흡인할 수 있는 환경을 피한다. 짝호흡(buddy breathing) 시 공유하는 요구밸브가 바닷물을 충분히 제거해주지 못한다면 이 증후군이 발병하기 쉬울 것이다. 레귤레이터의 기능이 떨어진 경우, 실린더에 공기가 부족한 상태, 자유 상승을 한 경우 등에서도 생기기 쉽다. 따라서 레귤레이터와 요구밸브의 적절한 관리가 중요하다.

토의

이런 예들의 일부는 고초열[78]이나 천식과 같은 기관지 과민반응과 관련이 있다. 호흡기계 검사실에서는 바닷물과 비슷한 농도의 고장성 식염수를 직접 분무하여 흡인하게 함으로써 이러한 호흡기 증상을 유도해 보고, 본 증후군이 얼마나 잘 발병하는 지 등을 알아볼 수 있다.

78) 봄에서 여름 사이 꽃가루 때문에 발생하는 알레르기성 비염(鼻炎)으로, 건초열이라고도 한다.

CHAPTER 27

추위와 저체온증

Cold & Hypothermia

다이버들은 보통 정상체온인 37℃보다 더 차가운 물에서 잠수한다. 불행히도 물은 몸의 열을 빼앗고 전도율은 공기의 25배에 달하며 비열[79]은 공기의 1000배이다.

단열재 혹은 보온장치가 없는 다이버들은 같은 온도에서의 공기에서보다 물에서 쉽게 열을 빼앗긴다. 이로 인해 체온은 35℃ 이하로 떨어지는 위험한 상황(**저체온증**)에까지 이를 수 있다.

우리 몸은 체온 손실을 줄이기 위해 대사(metabolism), 운동, 떨림(shivering) 작용을 통하여 체열을 생성하며, 피부로의 혈류 공급을 감소시킴으로써 체열 손실을 줄인다. 체열 손실의 비율은 물의 온도, 체지방 두께, 수영복이나 잠수복, 다이버의 자세 등에 따라 다르다.

다이버가 저체온증의 초기증상을 숙지하고 있다면, 심각한 문제가 발생하기 전에 미리 찬 물로부터 나올 수 있을 것이다.

임상적 특징

초기증상으로서 저린 느낌(numbness), 피부가 창백해지거나 청색증(특히 손가락, 발가락, 귓불 같은 말단 부위), 떨림이 있다.

체온이 2℃ 정도 감소하게 되면, 조절이 안 되는 떨림이 계속 되고 수영에 장애가 생기며 세심한 협응 장애[80]가 생긴다.

체온이 3-4℃ 감소 시 다이버는 무력감, 무감각, 혼돈, 및 절망감에 빠지며, 이 단계에서 익사할 위험이 커진다. 30℃ 이하의 체온에서는 의식을 잃게 되는데, 다른 원인과 감별해야 한다. 이때 다이버는 다른 명확한 증상 없이 단지 의식만을 잃는 경우가 종종 있다.

---

79) 어떤 물질 1g의 온도를 섭씨 1도 높이는 데 필요한 열량.
80) 스스로 원하는 대로 잘 움직이지 못하는 것을 말하며, 장비의 조작이나 짝(buddy)와의 협조 등이 원활히 이루어지지 못한다.

심한 저체온증으로 인해 의식을 잃은 경우에는 호흡이 매우 느려지고 맥박을 촉진하기 쉽지 않으며, 경험이 적은 사람이 볼 때에는 마치 죽은 것처럼 보이기도 한다. 이 경우 더욱 악화되지 않게 하는 것이 중요하다. 사망이 확인되지 않을 때까지는 죽은 것으로 판단해서는 안 된다.

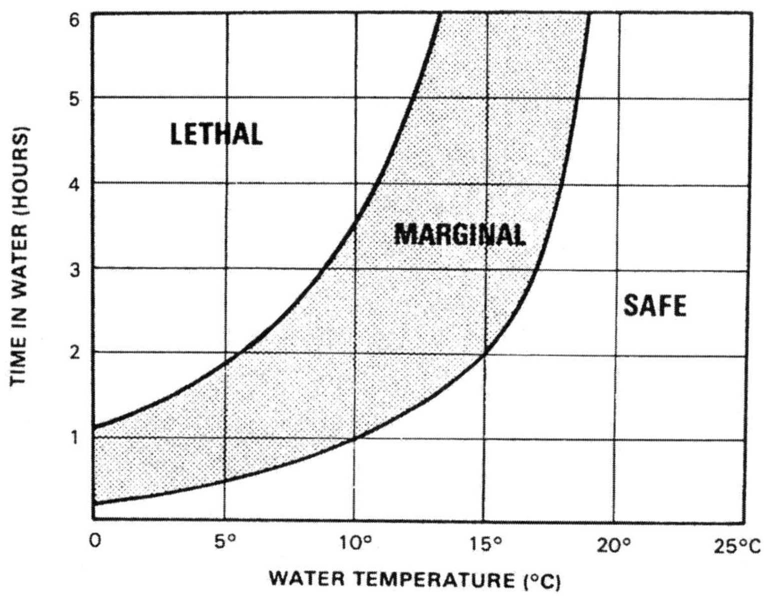

그림 27.1
다양한 온도의 물에서 어떠한 보온 장치도 없이 인간이 생존할 수 있는 시간을 그래프로 나타낸 것으로, 사실은 약간 과다추정된 것이다. 즉 다이버는 생존한계에 도달하기 전에 이미 심하게 무력화된다. 많은 나라의 보고에 의하면 보온없이 물에서 견딜 수 있는 생존 시간은 약 1시간 이내이다.

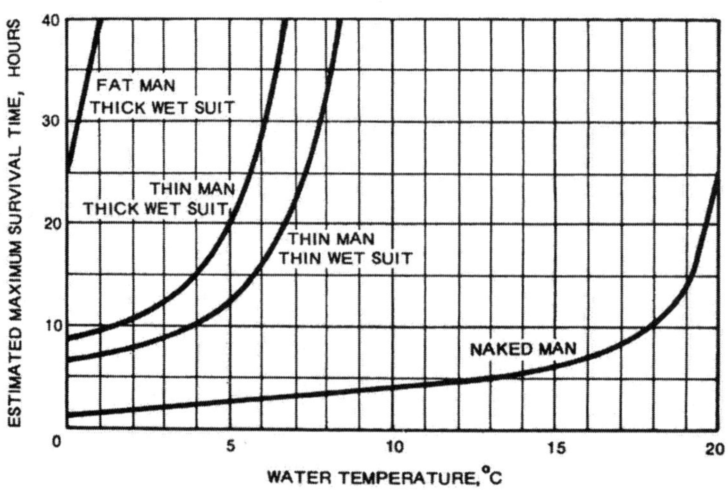

그림 27.2
다이버의 다양한 수온에서의 생존시간

치료

항상 기도를 청결히 하고, 심장박동 및 호흡이 제대로 이루어지고 있는지 체크하고 필요하면 소생술을 시작한다. 환자가 저체온증에 있으면 똑바로 뉘여야 하며 서 있다면 매우 치명적이다. 의학적 기구 혹은 병원의 장비들을 사용할 수 있다면, 다음 아래에 기술하고 있는 따뜻한 물에 담그는 것보다 훨씬 효과적인 다른 많은 치료법이 있다.

기본적인 첫 번째 원리로 기도 확보(airway), 호흡(breathing), 순환(circulation)이다(A-B-C : 제 42장 참조). 저체온증의 경우에는 대사가 느리기 때문에, **평상시 행하는 인공호흡(EAR, expired air resuscitation)과 심장 마사지(ECC, external cardiac compression) 속도의 절반 정도로 시행**한다. 그러나 환자의 현재 상황이 저체온증만의 원인임을 확신하지 못할 때에는 정상적인 소생술과 같은 속도로 시행함이 바람직하다.

처치의 목적은 체온을 정상으로 유지시키면서 환자의 생명을 유지하는 것이다. 이것은 단지 환자를 37~38℃의 따뜻한 욕조에 담그는 것만으로도 충분하다. 따뜻한 샤워는 덜 효과적이다. 이때 주의해야 할 것은 바로 적절한 온도다.

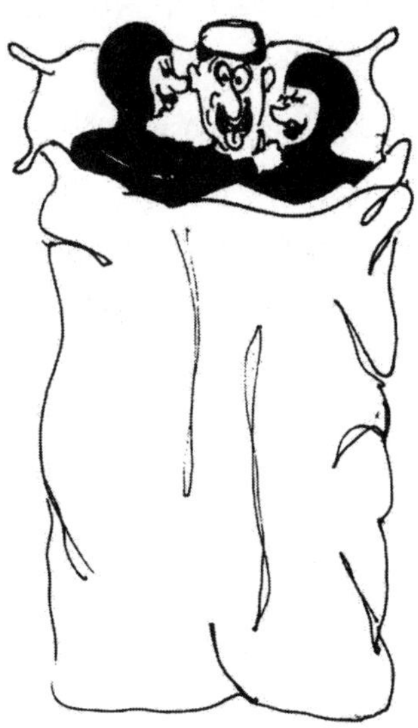

그림 27.3

몇몇 연구자들은 저체온증의 초기에는 단지 몸통(torso, 體幹)만을 욕조에 담그도록 추천한다. 즉 몸통은 따뜻한 욕조 안에, 사지는 욕조 밖에 두는 것으로, 이러한 방법의 근거는 다음과 같다. 저체온증의 경우 사지의 혈류는 감소되어 있고, 따뜻해지면서 사지로 혈류가 증가하게 되는데, 이 경우 혈압은 감소하고, 열이 중요 장기로부터 덜 중요한 말단부위로 빼앗긴다는 것이다. 하지만 실제 응급상황에서는 이러한 방법은 실용적이지도 않고 필요하지도 않으며, 다만 빨리 몸 전체를 따뜻한 물에 담그는 것이 중요하다.

다이빙을 하는 장소에서 저체온증에 빠진 다이버를 따뜻하게 해줄 수 있는 장비들은 보통 제한되어 있겠지만 최대한 빨리 시행되어야 한다. 다른 다이버들이 함께 담요 안에 들어가는 것이 효과적이며, 이 방법은 때때로 경증의 저체온증에 걸린 다이버에게 체온을 회복시킬 수 있는 효과적인 방법이 되기도 한다. 하지만 이 방법은 저체온증에 걸린 환자를 위한답시고 가끔 파렴치한 다이버(특히 이성(異性)의 경우)에 의해 악용되어질 소지가 있다.

일반적인 담요에 비해 은박지로 된 생존용 담요(survival blanket)는 효과가 아주 좋다. 그냥 단순한 담요는 열을 공급하지 못하므로 덜 효과적이어서 환자의 열 생산이 매우 느리다. 커다란 비닐봉지(쓰레기 봉지 같은 것)나 심지어 신문으로라도 몸을 감싸주면 옷과 피부로의 공기 흐름을 줄여 보온에 도움이 된다.

큰 배의 엔진실은 보통 따뜻한 편이어서 체온을 유지해줄 수 있으며, 엔진을 돌고나온 냉각수는 비상시 따뜻한 물의 공급원이 될 수 있다. 환자의 체온이 37℃에 도달하거나 땀이 나기 시작하면 치료를 중지한다.

술을 마시면 몸이 따뜻해지는 것 같지만, 그것은 실제적으로 피부로 가는 혈류를 증가하여 열손실을 가속화함으로써 저체온을 악화시킨다. 따라서 심한 저체온증 환자에게 사용해서는 안 되는 방법이다.

예방

열대 지방에서 조차도 간단한 보온 장치가 없이 맨몸으로 다이빙을 하면 체온 손실을 가져온다.

가장 흔하고 편리한 단열재는 웻 슈트(wet suit)이다. 합성 고무 내에 있는 공기방울이 다이버와 물 사이에 단열 보온막을 만들어, 따로 방수할 필요가 없어 "웻 슈트"라고 한다. 이것은 다이버가 노출될 수 있는 다양한 수온에 따라 다양한 두께로 만들어져 보급되고 있다. 다만 깊은 곳에서는 공기방울이 압축되어 보온효과가 떨어지며, 부력을 변화시키는 단점이 있다.

심해 다이빙에서 나타나는 이런 문제는 "드라이 슈트(dry suit)"를 사용하여 극복될 수 있는데, 여기서는 공기가 보온단열제로 사용된다.

저체온증의 위험한 상황에서 보온장치가 없는 사람에서의 열손실은 태아 자세(fetal position)[81]를 취함으로써 최소화 시킬 수 있다. 이 방법은 다이버가 부력을 제공받을 수 있을 때 가능하다. 여러 명의 다이버가 함께 있을 때에는 서로 몸을 붙여 모여 있는 것이 좋으며, 되도록 움직이지 않는 것이 열 손실을 줄여준다. 수영은 그 자체가 약간의 대사열을 생산하지만 움직이는 동안 물에 의해 손실되는 열이 더욱 크므로 짧은 거리 이상의 수영은 하지 않는 것이 좋다.

추위에 대한 다른 반응들

저체온으로 일어날 수 있는 다른 문제들은 다음과 같다. :

반사 반응(Reflex responses)

추위에 노출되면 심장과 폐의 기능에 많은 부작용이 발생한다. 부정맥이 생기고 관상동맥[82]의 혈류에 장애가 생겨 허혈성[83] 심장질환[84](예: 협심증 혹은 심근경색증)이 생길 수 있다. 또한 폐

81) 엄마 뱃속에 있는 아기처럼 무릎을 굽혀 가슴에 가까이 하고 팔은 벌리지 않음으로써, 열손실이 가장 많은 겨드랑이와 사타구니의 노출을 줄여준다.

82) 심장의 심방이나 심실 안에는 혈액이 많지만 이들은 순환하여 조직으로 운반되는 것으로, 심장이 일을 하는데 필요한 산소를 공급해주지는 않는다. 따라서 심장근육에 혈액을 공급하는 혈관이 필요한데, 이것이 관상동맥(coronary artery)이며 그 모양이 왕관(王冠)을 엎어놓은 것과 같다고 하여 붙여진 이름이다.

기능에도 반사적 효과가 있어 다이버는 호흡을 크게 하고, 이로 인해 바닷물을 흡인할 수 있으며, 호흡 곤란 및 전해질 이상 등이 발생할 수 있다.

한냉 두드러기(Cold urticaria)

어떤 다이버들은 찬 공기[85]를 들이마시면 매우 과민반응을 하게 되는데, 이것이 호흡기계를 자극하여 호흡 곤란에 이르게 된다. 또한 피부에 찬물이 닿게 되면 두드러기가 생기고, 전신의 혈관에도 영향을 미쳐 혈압이 상승하기도 한다. 이런 다이버는 찬물에 노출을 피해야 하고 의학적 도움을 받아야 한다.

부비동과 귀의 통증

아이스크림을 갑자기 먹으면 두통이 오는 것(ice cream headache)처럼, 다이버가 찬물에 노출되면 반사통(reflex pain)이 생기는데, 통증 장소는 찬물이 닿은 피부 중 과민 반응을 하는 곳이다. 스키를 타거나 찬물에서 수영을 할 때에도 비슷한 증상이 생길 수 있다.

만일 외이도(귀)에 통증이 온다면, 찬물에서 수영을 할 때 귀마개를 하고 다이빙을 할 때에는 구멍이 뚫린 귀마개를 하면 도움이 될 것이다. 귀를 덮는 후드를 사용해도 도움이 된다. 이러한 것들은 체온으로 귀 주위의 물을 따뜻이 덥혀줌으로써 찬 자극을 줄여준다. 귀에 오일을 떨어뜨리거나 왁스를 발라주어도 좋다.

가끔 이 질환은 다이버가 하강하고 몇 분 이내에 발생하기 때문에, 『하강 시 압력손상』과 혼돈될 수 있다.

---

83) 허혈(虛血, ischemia)이란 조직에 산소 공급이 원활하지 못한 상태이다.

84) 심장에 혈액을 공급해주는 관상동맥이 동맥경화증 등의 원인으로 막히거나 좁아지면 그 혈관이 공급하는 심장근육은 산소가 부족한 상황에 빠지는데, 이를 허혈성 심장질환이라고 한다. 초기에는 심장근육에 큰 변화없이 가슴에 통증만을 나타내는 데, 이것이 협심증(狹心症)이다. 더욱 진행되어 심장근육에 혈액공급이 계속 이루어지지 않게 되면 근육에 괴사가 일어나는데(즉 심장근육이 썩음), 이것이 심근경색증(心筋梗塞症)이다. 심근경색증으로 인해 심근의 수축력은 급격히 감소하며, 부정맥, 급성 심정지 등으로 사망에 이르게 된다.

85) 레귤레이터의 1단계와 2단계를 거치면서 공기압이 감소하고, 보일-샤를의 법칙에 의하여 온도도 떨어짐. 생활 속에서 예를 들어보면, 부탄가스 버너를 사용 시 가스통이 차가와지는 것을 느낄 수 있을 것이다.

CHAPTER 28 감염 Infections

다이버들에게 노출되는 감염의 원인들은 매우 다양하다. 이러한 것들은 지구 어디에서나 볼 수 있고, 또 다른 것들은 매우 이국적인 것들도 있으며, 다이버가 아닌 사람에게도 똑같이 노출되는 감염원들도 있다. 이런 감염은 본인에게만 국한된 경우도 있지만 때로는 다른 다이버들에게 전염되기도 한다. 특수한 해양생물에 의해 감염되고 특별한 진단방법이 요구되는 것도 있다.

찰과상과 감염된 상처

다이버는 흔히 종종 베거나 긁히는 등의 작은 상처를 쉽게 입을 수 있다. 이런 상처들은 지상에서보다 더 쉽게 감염으로 이어지는데, 왜냐하면 수중환경에서는 특이한[86] 박테리아가 존재하고, 상처가 물에 잠기는 시간이 길어지기 때문이다.

찰과상이나 벤 상처의 오염이 심하지 않거나, 산호초나 다른 수중 생물로 인한 상처가 아니라면 반드시 적극적인 소독을 할 필요는 없다. 소독약(예: 과산화수소), 항균 크림이나 파우더를 가능한 빨리 바른다. 물밖에 나오면, 물기를 없애 건조하게 하고 더 이상의 오염을 막기 위해 덮어준다(너무 꼭 덮을 필요는 없으며 그냥 느슨하게 덮어준다).

산호초에 의해 벤 상처 Coral Cuts

충분한 보호 장비를 갖추지 않고 열대 바다에 들어가는 다이버들은 종종 산호초에 의해 베거나 긁히는 상처를 입는다. 이 때 많은 수중 박테리아와 산호 입자 등으로 상처는 감염되기 쉽다. 그들은 종종 수 시간 내에 염증으로 진행되는데, 작은 상처라도 빨갛게 부어오르며 통증이 있다. 나중

86) 보통 항생제나 연고들은 지상에서의 감염원에 대한 것이므로, 바다 속에서 만나게 되는 병원균들은 이들에 잘 반응하지 않을 수 있다.

에는 곪아 고름이 나오기도 한다.

심한 감염이 생긴 경우 세균이 혈류로 들어가 열과 오한이 나며, 상처 부위에 따라 겨드랑이나 사타구니의 림프선이 붓고 아프다.

치료

모든 산호초에 의한 상처는 가능하면 빨리 과산화수소수 같은 소독약이나 비눗물로 일단 씻어야 하고, 상처 표면은 철저하게 거즈나 부드러운 솔로 깨끗하게 한다. 이것은 염증의 원인이 되는 물질을 제거하기 위해서이다. 모든 상처부위는 항생제 들어있는 파우더(혹은 크림, 연고 등)로 매 6 시간마다 도포한다. 우리 저자들 중 나이가 가장 많은 이는 겁이 많아서 씻는 것 보다는 항생제에 더 의존한다. 적절한 국소 항생제로는 네오마이신(neomycin) 이나 바시트라신(bacitracin)이 있다.

모든 산호초에 의한 상처는 초기에 이러한 방법으로 심각한 감염을 막을 수 있다. 치료가 늦어지거나 전신적인 증상이 발생 시 경구용 광범위 항생제가 필요하다. 만성염증이 생기면 몇 주 후에 심한 가려움이 생기나, 이때에는 대개 국소 스테로이드 연고에 잘 치유된다.

예방

산호초 모래톱에서 다이빙할 때 보호 의복 혹은 웻 슈트를 입고, 장갑과 부츠를 착용하는 것이 현명하다. 매우 따뜻한 열대 바다에서는 최근 개발된 "라이크라 슈트(Lycra suits)"가 매우 가볍고 보호기능이 있어 적합하다. 다만 부력이나 보온 기능은 없어 다이빙 조건에 맞게 고려되어야 한다.

귀의 감염

외이도염 Otitis Externa, Swimmer's or Tropical Ear

외이도 감염은 다이버에게 가장 흔하고 문제 되는 것 중의 하나이다. 특히 열대 기후, 산업 잠수에 사용되는 표준 잠수복 장비(standard diving dress), 혹은 재압축 챔버 등에서와 같이 덥고 다습한 조건에서 쉽게 발병하고, 또한 잠수 후 귀에 물이 찼을 때 — 특히 오염된 물 — 더욱 자주 발병한다. 다이버의 외이도에 작은 뼈가 밖으로 자라나는 경우(exostoses, 뼈 돌출증)가 흔히 있는데, 이로 인해 물이나, 귀지, 수중 생물 등이 외이도 내로 들어가서 머물 수도 있다. 또한 물이나 귀지를 제거하기 위해 외이도를 성냥개비나 머리핀, 면봉 등으로 후비거나 긁다가 흔히 감염을 유발시킨다. 때때로 습진이나 비듬 같은 피부질환이 생길 수도 있으며, 많은 박테리아나 곰팡이가 문제를 일으킨다.

임상적 특징

경미한 감염은 귀를 가렵게(itching) 하고 외이도를 긁게 만들어 보호막을 파괴하고 감염을 더욱 조장한다. 때문에 "팔꿈치보다 작은 것은 어떤 것도 귓구멍에 넣지말라"는 격언이 생긴 것이다(결국 어떤 것도 넣지 말라는 뜻임).

심각한 감염은 외이도가 불붙는 듯 아프거나, 외이도 전체에 염증이 퍼져 외이도의 협착(좁아짐)과 악취가 나는 농(고름)이 나온다. 턱을 움직이거나 귀를 당길 때 통증이 흔하게 있다. 때로 경미한 청력 손실(mild hearing loss)과 귀에 멍한 느낌(dull feeling)이 있고, 한쪽 외이도가 완전히 막히면 다이빙 동안 어지러움증이 생긴다.

치료

치료가 어려우므로 반드시 의사와 상담해야한다. 경미한 경우는 외이도를 깨끗이 하고, 항생제와 스테로이드가 함께 들어가 있는 귀약을 하루 3번 점적한다. 더 심한 경우에는 acetaminophen(예: 타이레놀)같은 진통제가 필요하며, 외이도에는 "Kenacomb"같은 특별한 『항생제+스테로이드』 연고가 도움이 된다. 이때 경구용 항생제가 필요할 수 있다. 다이빙이나, 더 이상의 물에 노출되는 것은 감염이 치유될 때까지는 피해야한다.

예방

다이빙 전에 귀에 올리브 기름을 떨어뜨리거나, 다이빙 후 양쪽 귀가 완전히 마른 것을 확인한 후 85% 이소프로필알코올에 5% 아세트산이 들어있는 용액을 몇 방울 떨어뜨린다. 상용화된 제품으로는 "AquaEar" 와 "Otic Domeboro" 가 있다. **성냥개비, 머리핀, 면봉 같은 것으로 귀를 후비고 싶겠지만 피해야 한다.**

중이염 Otitis Media, Middle Ear Infection

중이의 **압력손상, 상기도 감염, 및 알레르기 후**에 생기며, 어른에서는 흔하지 않다. 무사히 잘 끝난 것 같은 다이빙 후에도 생길 수 있다. 대부분의 감염원은, 압력평형 시 목구멍으로부터 유스타키오관을 통해 중이로 들어간다. 때때로 고막천공으로 오염된 물이 들어가서 생긴다.

임상적 특징

이통(**귀에 통증**), **발열**, 이명(**귀울림**) 등이 있으며 흔히 경미한 청력 소실도 있을 수 있다. 대개 귀를 만지거나 건드려서는 아프지 않다.

치료

치료는 가급적 빨리하는 것이 좋고, 경구용 광범위 항생제나 진통제, 충혈 완화제(예: 슈도에페드린 제제)를 사용한다. 치유될 때까지 비행기를 타거나 다이빙을 하지 않아야 하며, 대개 5-7일 정도 걸린다.

내글레리아 - 아메바성 뇌막염[87) NAEGLERIA-MENINGITIS

이 치명적인 질환은 다이버가 민물의 호수나 개울, 온천 등에서 수영을 하거나 목욕을 한 후 발병한다. 오염된 하수에 살던 매우 작은 아메바가 피부나 상기도, 결막 등으로 침투하여 발병한다. 이들은 바닷물에서는 살지 못하고 따뜻한 민물(담수)에서만 생활한다.

주로 코를 통해 후각신경[88)을 타고 뇌 안으로 들어간다. 1주간의 잠복기 후 뇌막염, 뇌염을 일으키며 치료가 어려워 매우 치명적이다.

임상적 특징

계속적으로 악화되는 두통, 발열, 구토, 경부(목 부분)의 경직, 혼란, 밝은 빛을 보는데 불편함을 느끼고 최후에는 혼수상태에 이른다. 5-7일후 사망한다.

치료

큰 병원에서 집중적인 치료관리와 정맥 내로 강력한 항생제를 쏟아 붓는 방법 외에는, 이 위험한 질환에 대한 치료방법은 거의 없다. 하지만 효과적인 항생제가 없는 형편이다.

예방

원인균이 코를 통해 들어가므로 오염원이 되는 따뜻한 민물 속으로 머리를 담그지 않도록 한다. 가능한 이러한 상황을 피하고, 만일 피할 수 없는 경우(예: 경찰의 수중 탐색, 수중 채굴, 배수로 확인 등)에는 머리와 얼굴을 다 덮는 잠수 헬멧을 착용해야 한다. 다이빙 후 이들 장비들은 깨끗이 세척한 뒤 옷을 벗는다. 염소 처리 소독법이나 바닷물로 닦는다면 원인균을 죽일 수 있을 것이다.

---

87) 뇌를 보호하는 구조물에는 두개골과 그 안쪽에서 뇌를 싸고 있는 세 개의 막(뇌막 혹은 수막)이 있는데 어떤 원인이든 이 막들에 염증세포가 증가된 경우를 뇌막염이라고 한다. Naegleria는 자유아메바 혹은 자유생활아메바라고 불리며, 뇌염 혹은 뇌막염을 일으킨다.

88) 제1뇌신경으로 후각을 담당하며, 비강 상부에 후각수용기 세포의 섬모가 위치하고 후각로(olfactory tract)를 통해 대뇌와 연결되어 있다.

부비동염[89] SINUSITIS

하강하는 동안 공기가 부비동 안으로 들어가기 때문에(제 2 장, 제 10 장 참고) 다이버가 상기도 감염(예: 감기)이 있을 때 다이빙을 하면서 압력평형(이퀄라이징)을 하면 병원균이 부비동으로 전달될 수 있다. 병원균에 완전히 감염된 후인 수 시간 혹은 수일 내에 증상이 발현된다.

일반적으로 더 깊이 들어갈수록 더 많은 병원균이 부비동으로 들어오게 된다. 부비동에 압력 손상의 징후가 있으면(특히 하강 시 압력 손상, 제 10 장 참조), 부비동 내에 혈액과 체액이 고이게 되는데, 이는 병원성 미생물이 자라는데 좋은 배지가 된다.

임상적 특징

부비동염, 즉 축농증에 걸리면 감염된 부비동 부위에 뭔가 가득 찬 느낌 뿐 아니라 감염의 정도에 따라 심해지는 통증이 있다. 염증으로 인해 부비동 입구가 막히고 감염이 더욱 심해지면, 부비동 내의 압력이 높아진다. 심한 전신적 증상이 생길 수 있는데, 특히 염증이 심해져 부비동 내에 고름(농)이 찼을 때, 열이 나고 몸이 쑤시고 아프다.

치료

경구용 광범위 항생제, 통증완화를 위한 진통제(예: 타이레놀), 및 충혈 완하제(pseudoephedrine)를 사용한다. 때로 방사선 촬영에서 농(고름)이 고여 있는 것을 관찰할 수 있으며, 드물지만 수술적인 방법으로 농을 배출하는 것이 필요할 수 있다.

부비동염이 발병하면 부비동 내에 흉터가 남고 입구가 좁아지므로 향후에 다이빙을 할 때 부비동 내 압력손상의 발병율이 훨씬 높아지므로 다이빙을 하는데 장애가 생긴다. 따라서 다이버는 부비동염이 가능한 한 생기지 않도록 하여야 한다.

예방

부비동 압력손상을 피한다(제 10 장 참조). 부비동염이 발생하면 빠르고 효과적인 치료가 중요한데, 이는 예방효과도 있다. 더 중요한 것은 고초열(봄에서 여름 사이 꽃가루 때문에 발생하는 알레르기성 비염(鼻炎)으로, 건초열이라고도 함), 비염, 감기와 같은 상기도(코나 목) 염증이 있는 동안 잠수를 피하는 것이다.

89) 두개골 내에 코 주위로, 공기가 가득 찬 공간이 있는데 이것이 바로 부비동이며, 여기에 생긴 염증을 부비동염, 흔히 축농증이라고 한다(부비동에 대한 자세한 내용은 제 10 장 참조).

가려움증 SWIMMER'S ITCH

이는 새의 기생충(Schistosome cercaria)에 의한 국소적 피부 감염을 말하는 것으로, 새들이 항상 모여 있는 호수에서 수영을 하거나 늪지대를 걸어서 건널 때 감염될 수 있다. 물에 있던 기생충이 피부를 뚫고 들어간 후 죽으면 피하 염증을 일으킨다. 이는 여러 개의 작고 가려우며 벌겋게 부은 혹을 만드는데, 약 1주 정도 지속된다.

병변은 대개 별다른 치료 없이 좋아진다. 때로 기생충에 대한 알레르기가 있는 사람들에게는 더 심한 반응들이 나타나기도 한다. 이 경우에는 항히스타민의 복용이나 스테로이드(연고 혹은 경구용) 같은 의학적 치료가 필요하다.

수영장 육아종 SWIMMING POOL GRANULOMA

'수영자의 팔꿈치(Swimming Pool Granuloma)'라고도 불리며, 이는 수영장이나 선체(船體)로부터 무릎이나 팔꿈치에 찰과상을 입은 후 물 속에서 피부를 통해 들어온 미생물(예: 비브리오균)로 인해 생긴 감염이다. 손상 후 3~4주 후에 상처 부위에 붉은 혹(부종)이 생기며, 표면은 미세한 비늘 같은 것으로 덮이게 된다. 부종 부위에 절개를 가하면 끈적끈적한 농이 나오며, 자연치유는 1년 내지 그 이상의 시간이 걸린다. 진단은 궤양이나 상처 부위의 현미경적 검사와 미생물 배양에 의해서만 확진할 수 있다.

무좀(운동선수의 발) TINEA PEDIS-ATHLETE'S FOOT

습하고(축축하고) 따뜻한 환경에 반복적으로 노출되는 다이버나 수영자의 발에 흔한 진균(곰팡이) 감염으로, 발가락 사이와 발 부위가 가렵고 껍질이 벗겨지며, 속살이 드러날 수 있다.

많은 다이버가 이것으로 고생하고 있으며, 다른 사람에게 감염시킬 수 있다. 진균은 많은 곳에서 발견될 수 있고, 반복된 노출로 인해 예방은 어렵다.

다행스럽게도, 이미다졸 유도체 같은 항진균제에 잘 반응한다. 항진균 연고나 용액을 하루에 2차례 도포하며, 다 나은 것처럼 보여도 2주 이상 더 발라주어야 한다. 발을 가능한 건조하게 유지해야 하며, 목욕이나 수영 후에는 발가락 사이에 화장지등을 끼워 건조함을 유지하는 것이 도움이 된다. 재발 방지를 위해서는 항진균 파우더(가루약)를 매일 가볍게 뿌려주는 것이 도움이 된다. 심하거나 잘 낫지 않는 경우 경구용 항진균제(예: 케토코나졸 등)가 필요하다. 수건이나 양말은 함께 쓰지 않는다.

어루러기[90] PITYRIASIS VERSICOLOR - TINEA VERSICOLOR

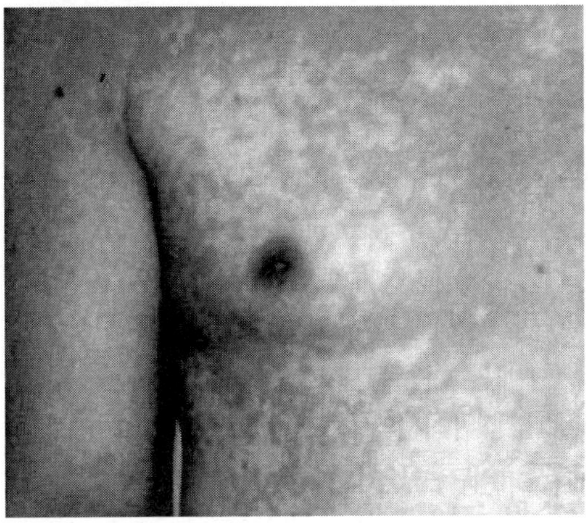

이 경미한 진균감염은 가려움증을 일으킬 수도 있고, 증상이 없을 수도 있다. 그러나 가슴, 등과 팔 등이 태양에 노출되면 얼룩얼룩한 큰 점들을 발견된다. 자세히 보면 피부에 미세한 비늘 같은 것들을 볼 수 있다. 항진균 로션이나 크림을 하루 2번 바르고, 20% 소디움 치오설페이트도 도움이 된다.

에이즈 A.I.D.S

이 질환은 현재 세계적인 관심의 대상이지만, 다이빙 상황에서의 위험성은 잘 알려져 있지 않다. 다음의 것들은 현재의 정보에 기초한 일반적 의견들이다.

에이즈(Acquired Immune Deficiency Syndrome)는 바이러스 감염으로 서구사회에서, 항문성교를 하는 동성애자나 주사바늘을 사용하는 마약 복용자들에게 흔하다. 선진국에서는 에이즈를 예방하기 위해서 수혈에 사용되는 혈액을 검사하고 있지만, 에이즈 환자의 장기나 조직을 이식받거나, 감염된 혈액을 수혈 받으면서 전염되고 있다. 이성간의 성관계를 통한 전염도 증가추세에 있어 주의를 요한다.

세계적으로 4천만 명 이상이 감염되어 있다. 서구에서 대부분의 에이즈 환자들은 동성애자, 양성애자, 마약주사 상용자들, 수혈을 받는 사람들에서 많이 생긴다. 에이즈가 만연되어 있는 아프리카에서는 이성간의 성관계, 병원에서 감염된 주사바늘의 사용, 검사받지 않은 에이즈 혈액의 수혈 등을 통해서 주로 전염된다.

이 질환은 주로 인체의 면역계에 가장 중요한 역할을 하는 백혈구를 공격하여 감염과 종양에 잘 걸리게 한다. 감염된 사람은 대부분 사망하게 되며, 감염 후 생존기간은 대개 3-12년이다.

에이즈 바이러스는 먼저 혈액 내로 들어가야 감염을 일으킬 수 있으며, 피부나 구강(입)의 건강

90) 어루러기는 알레르기와는 다르며, 일종의 곰팡이가 원인균이며 땀을 많이 흘리는 젊은이들에게 잘 생긴다. 병변 부위는 버짐이 살짝 피면서 둥글둥글한 반점이 생기거나 모여서 큰 점을 형성하는데, 갈색 혹은 거무스름하게 될 수도 있다.

한 표면을 통해서는 대개 전파되지 않는다. 벤 상처, 찰과상, 궤양 등의 작은 상처를 통해 침투하고, 혈액과 타액 속에 존재한다. 다이빙하는 동안에는 매우 적지만 전파될 수도 있다.

다이버들의 에이즈 노출

성관계(Sexual)

가장 흔한 경로이다. 금욕생활을 하면 에이즈 감염을 막을 수 있으며, 콘돔을 사용할 경우 에이즈 감염을 줄일 수 있다. 웻 슈트를 항상 입고 있어도 효과적인 방어가 가능하다.

혈액(blood)

감염된 사람의 혈액은 다른 사람을 전염시킬 수 있다. 대개 주사기를 공유하거나 감염된 혈액을 수혈함으로써 가능하다. 감염된 혈액이 피부 위로 뿌려져서 전염된 사례가 몇몇 보고에 의해 기록되었는데, 이는 대개 피부에 상처가 난 경우이다. 외상을 입었거나, 날카로운 물체에 찔리거나 베였을 때, 혹은 수중 생물에 의한 상처를 응급처치 한 후에 감염이 가능하다. 에이즈 환자가 사용한 레귤레이터를 제대로 씻지 않은 채 사용할 때 입안의 상처를 통해 전염될 수 있다.

앞에서 열거한 고위험군(동성애자, 마약주사 상용자, 수혈을 자주 받는 사람 등)에 들어가지 않는다면 실제로 감염될 확률은 매우 낮다. 그러나 가능하면 다른 사람의 혈액에 노출되지 않도록 해야 하고, 특히 피부에 상처가 있을 때(예: 피부염, 찰과상, 벤 상처 등)에는 더욱 조심해야 한다. 가능하면 장갑을 끼고, 피부에 상처가 났을 때에는 비누와 물, 또는 가능하면 클로르헥시딘[91] 같은 소독약으로 빨리 혈액을 닦아내고 소독하라. 피부 위의 에이즈 바이러스는 대부분의 소독약, 알코올, 램프나 히터용으로 사용되는 변성 알코올, 아기 요강을 소독하는데 사용되는 차아염소산 나트륨 같은 표백제 등에 의해서도 죽는다. 어떠한 종류의 상처도, 어느 누구의 상처도 반드시 장갑을 착용하고 다루는 것이 좋다

소생술

심폐소생술은 구강 대 구강(mouth-to-mouth)이나 구강 대 비강(mouth-to-nose)을 사용한다. 이론적으로는 구조자나 환자의 구강 내에 상처가 있을 때 전염이 가능하다. 위험자체는 적으나 에이즈 보균자라면 구강 대 마스크(mouth-to-mask) 혹은 소생술 튜브를 사용함이 바람직하다. 숙련된 경우라면 앰부 백(Ambu-bag)을 이용하여 산소나 공기를 넣어주는 것이 더 안전하다.

장비의 공동사용

다이빙 학교에서는 흔히 장비를 공유하기 때문에 감염된 사람의 타액에 있는 에이즈 바이러스가 레귤레이터와 스노클을 통해 전염이 가능하다. 이론적인 위험은 적고 아직 보고된 적은 없다.

---

91) 히비탄, 히비클렌스, 히비콜 등 여러 가지 제품이 나와 있으며 분홍색이 나고 향이 좋다. 지속적인 소독효과가 많고, 출혈된 혈액성분으로 인한 항균효과의 저하가 일어나지 않아 수술부위 소독에 좋다.

사용 후에는 바로 에이즈 바이러스를 살균할 수 있는 용액(바로 위에서 언급하였음)에 담가둠으로써 공유하는 장비로부터의 위험을 없애라. 선택한 용액이 장비에 손상을 주지 않을 것임을 사용 전에 확인해야 한다.

HIV 양성 혹은 에이즈에 감염된 다이버

에이즈에 감염된 다이버는 위에서 언급한 다양한 경로를 통해 동료 다이버를 감염시킬 수 있다. 이들은 자신의 혈액이나 체액이 다른 사람에게 닿지 않도록 주의해야하며, 호흡장비는 공동사용해서는 안 된다.

에이즈 바이러스에 감염되어 있으나 특별한 증상을 나타내지 않는 경우에도, 신경정신학적 장애가 있는 것으로 알려지고 있으며, 스쿠버 다이빙에 필요한 정상적인 지적인 기능과 판단에 치명적일 수 있다.

감염된 다이버가 다이빙을 하면 할수록 위험이 높아진다. 면역계가 저하된 상태에서의 다이빙은 산호초에 의한 상처, 바닷물 속의 다양한 박테리아, 공유하는 호흡장비 등을 통해 더욱 쉽게 감염될 수 있다. 몇몇 연구자들은 다이빙 동안의 고압의 환경이나 고압산소치료가 뇌혈관장벽[92]의 효율을 떨어뜨려 에이즈 바이러스가 뇌로 더 잘 침투하여 무서운 신경에이즈를 발병한다고 주장한다. 에이즈에 걸린 다이버의 압력증가에 따른 특이할만한 생리적 효과는 잘 알려진 것이 아직 없다.

예방

가능한 다른 사람의 혈액이 피부에 묻지 않도록 하고 가능한 일회용 플라스틱 장갑이나 라텍스 장갑을 사용한다. 불가피한 경우 가능하면 빨리 비누와 소독제로 씻어 혈액을 제거한다.

저개발 국가에서의 수혈은 에이즈나 간염 위험이 매우 높으므로, 새 주사기와 일회용 바늘만을 사용해야 하며 재사용은 피해야 하지만 부득이한 경우에는 멸균하여 사용한다.

결론

위에서 언급한 정보들을 명심하고, 특히 구조자 혹은 응급처치자들은 다친 다이버를 구조할 때 스스로 알아서 보호해야 한다.

우선, 에이즈 유병율은 아직 지역사회에서 매우 낮다. 특히 다이버는 그러하다.

두 번째로, 아주 확신할 수는 없지만 응급처치 혹은 심폐소생술을 통한 에이즈가 전염될 가능성은 매우 적다. 특히 적절한 주의와 예방조치를 하면 더욱 그렇다. 에이즈 환자를 보살피는 건강관리자의 교차감염 확률이 낮다.

---

92) 뇌모세혈관의 내피세포 사이에 치밀한 이음부(tight junction)가 발달하여 혈류 중의 독소와 뇌기능을 혼란시킬 수 있는 생화학적 변동으로부터 뇌조직을 보호하는데, 이 물리적 장벽을 뇌혈관장벽(blood-brain barrier)이라고 한다.

간염 HEPATITIS

이것은 매우 감염성 높은 바이러스 질환으로 간을 손상시킨다. 3가지 이상의 종류가 있으나 B형 바이러스가 가장 위험하다.

B형 간염 환자의 10%는 초기에 매우 치명적인 발병을 한다. 또한 생존자의 경우, 수년 후에는 간암이나 간경화가 발병하기도 한다. 감염된 혈액을 통해 전염된다.

앞에서 언급된 에이즈의 경우와 같이, 다이버가 호흡장비를 공유함으로써 전염될 위험은 적지만, 간염 환자의 혈액에 피부가 접촉되면 위험이 높아진다. 이 경우의 감염율은 에이즈보다 훨씬 높다. 간염 바이러스 또한 에이즈 바이러스에 비해 훨씬 내구성이 강하여 어느 정도 시간이 지나도 감염성이 남아있다(예: 수 주 전에 간염 환자의 혈액을 뽑을 때 사용되었던 주사바늘에 남아있는 오래되고 마른 혈액일지라도 감염성이 있음).

예방은 에이즈와 유사하다

고압환경에서 감염

수중 거주장치실과 고압 챔버는 고농도의 산소를 가진 습한 환경이다.

따라서 챔버 안과 챔버 내에 있는 사람의 피부는 미생물들이 자라기 좋은 조건이 된다. 외이(外耳)의 감염은, 전술한 바와 같이, 이러한 환경 조건 때문에 흔히 발병하며, 다이버들은 감염을 막기 위해 예방적으로 귀에 물약을 도포한다.

심각한 감염이 발생하여도 그러한 상황 하에서는 치료가 매우 어렵다. 흔한 질환은 부비동염, 기관지염, 폐렴, 및 피부 감염 등이다. 심해 잠수에 사용되는 포화잠수와 같이 포화된 상태로부터 감압되는 동안 발병하는 급성 충수돌기염(맹장염)은 고압 챔버 내에서 수술을 해야 한다. 이와 같은 수술을 할 때 필요한 멸균 방법이나 전신마취 등의 시술은 정상적인 환경에서는 비교적 단순한 작업이지만 고압 환경에서는 훨씬 어렵게 된다.

CHAPTER 29

위험한 해양 생물들
Dangerous Marine Animals

먹거나, 먹히기에, 혹은 만지기에 위험한 바다 생물들이 많다. 바다 속 환경이나 생물들을 관찰하거나 촬영하는 다이버들은 안전하지 못하다. 물론 이 장은 많은 것이 생략되고 너무나도 간략하게 되어 있다. 독자들은 칼 에드몬드 박사(Dr. Carl Edmond)가 위험한 바다 생물들에 대해 쓴 책(Dangerous Marine Creatures)을 읽고 조언을 받아야 한다(부록 A참고).

상어 SHARKS

다이빙을 하다가 상어를 만나는 것은 흔한 일이지만, 상어가 스킨 다이버나 스쿠버 다이버들을 공격하는 일은 매우 드물다. 상어로부터 공격 받는 많은 경우는, 작살을 이용한 고기잡이나 전복을 따기 위한 다이빙 등에서 상처받은 바다 생물들이 내보내는 진동 및 화학적 신호가 상어들을 끌어들이는 경우이다. 최근의 한 경우에선 다이버가 고의로 상어를 광분하게 하여 공격을 당하기도 했다.

다이버들이 물리기 전까지는 상어들의 존재조차 알지 못했었다. 상어들의 공격이 있기 전에 몇 가지 행동 양식들이 보고 되고 있다. 어떤 경우에는 상어들이 공격하기 전에 희생양 주위를 맴돌며(shark circles) 부딪히기도 한다(아마도 먹이감이 되어 보이는 친숙하지 않은 생물에 관한 정보를 얻고자 함일 것이다).

열대해역에 분포하는 많은 상어들에서 영토 침범에 대한 반응들은 명백한데, 위협적인 행동을 보일 수도 있다. 특징적으로 상어는 불규칙하게 갑자기 몸을 틀면서 유영하며, 등을 구부리고 머리를 곧추 세우며 가슴지느러미를 아래로 향하게 하는 등 부자연스러운 자세를 취한다. 상어들이 이렇게 움직이는 것은 다이버들이 그 지역을 떠나라는 신호이다.

거대한 백상어(The Great White shark)는 물었다가 뱉는 기술(bit and spit technique)을 가지고 있는데, 순간적으로 강력하게 한 번 공격을 하고 희생양들 (물개, 돌고래, 다이버)이 출혈로 의식을 잃을 때까지 물러나 있다. 그러면 반격 받을 위험 없이 먹이를 먹을 수 있다.

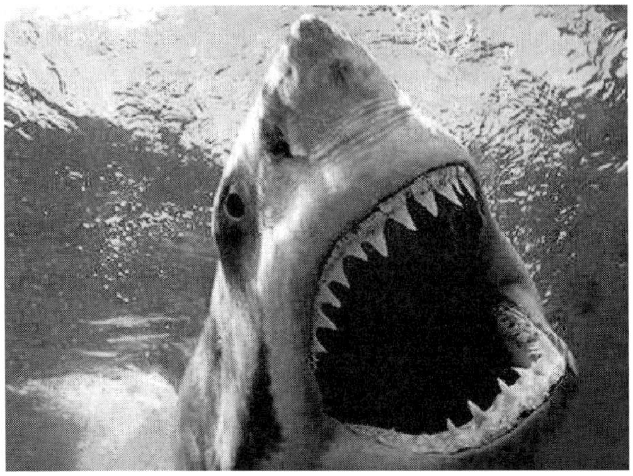

증상

상처의 심각성은 상어의 크기나 공격의 잔인성에 있다. 길이가 2m가 넘는 상어들은 강력한 턱을 지니고 있고 면도칼처럼 날카로운 이빨이 있어 쉽게 몸통으로부터 사지를 잘리거나, 몸통의 일부를 물어뜯을 수 있다. 그럼에도 불구하고 4m가 넘는 상어에 물려도 살아남은 다이버들도 적지 않다. 이들 중 몇몇은 이빨에 의한 관통상으로부터 생긴 심한 열상(찢어진 상처)을 견뎌내었다. 이 정도 크기의 상어는 다이버를 물어서 쉽게 두 동강 낼 수도 있는데, 어떤 경우는 희생자들을 거칠게 다루다가 쉽게 뱉어버린다. 이는 웻 슈트나 다이버들의 개인 장비를 싫어하기(혹은 혐오스러울 만큼 맛이 없기) 때문인 것 같다. 다이버들은 상어에게 다이버가 아닌 경우(예를 들어, 수영복만 걸친 상태)보다 맛이 없는 존재인 것 같다.

상어의 공격에 의한 열상으로부터 생긴 출혈은 심각하며 즉시 나타난다. 중요 혈관들이 흔히 찢어지며 피가 급류처럼 빠져 나간다.

희생자는 출혈에 따른 임상 양상들, 즉 피부가 창백해지고, 맥박이 빨라지면서 약해지며, 혈압은 떨어지고, 빠른 호흡을 보일 것이다. 의식을 잃을 수 있고, 죽음에 이르는 것도 드물지 않다.

치료

상어에게 공격당한 희생자들의 효과적인 치료 원칙이 호주와 남미의 관계 당국의 경험을 바탕으로 처음으로 기술되었다. 그들은 다음과 같이 말한다.

출혈을 막아라

이것은 구조자가 공격당한 장소에서 바로 실시해야 한다. 상처에서 나오는 피는 깨끗한 패드를 대고 손으로 누르거나 압박붕대로 단단히 감으면 멈추게 할 수 있다.

3mm크기의 동맥 상처에서 뿜어져 나오는 피도 압박붕대나 패드로 누름으로써 멈추게 할 수 있다. 더 큰 동맥에서의 출혈도 손가락으로 누르면 멈추게 할 수 있다. 지혈대는 매 10-20분에 한 번

은 풀어주어 정상조직에 피가 가도록 해야 한다.

패드를 사용하여 압력을 가해 출혈을 막는 것은 매우 중요하다. 구조자가 어떠한 압력도 가하지 않으면서 출혈 부위를 단순히 덮어만 놓는 것은 피해를 크게 할 수 있다. 이는 출혈을 막지 못할 뿐만 아니라 흡수만하여 혈액손실이 있는지 없는지를 알 수 없게 하여 오히려 감추는 결과를 초래한다. 깨끗한 물건, 수건이나 옷, 손수건 등도 초기의 응급 구조 상황에선 아주 필요한 물건들일 수 있다.

공격받은 장소에서 희생자에게 소생술을 실시하라

움직이지 않게 하는 것(immobilisation)이 필요하다. 일단 희생자를 안전한 장소 (보트나 물가)로 옮기면 더 이상 움직이지 않게 한다. 희생자를 차 뒤에 싣고 덜컹거리며 병원으로 옮기는 것이 많은 경우에서 사망하는 결과를 낳을 수 있다.

희생자는 구조 장소에서 반듯이 누여져야 하고, 구조장비와 구조원이 갖추어진 후 그들에 의해 병원으로 옮겨져야 한다(제 42 장 응급 구조의 A-B-C 참조).

소생술에는 혈액 소실량을 정맥 내 수혈이나 혈액대체 수액 등으로 보충하는 것이 포함된다. 만족할 만한 순환 혈액량이 채워지기 전에 희생자를 옮기는 것은 안전하지 못하다. 즉 비교적 정상 맥박(100회 미만)과 혈압을 유지해야 한다.

이러한 치료 원칙은 희생자를 가능하면 빨리 병원으로 호송해 주기를 원하는 구조자들에게는 쉽게 받아들여지지는 않는다. 그러나 일단 병원으로 옮겨져도 공격 받았던 장소에서 행해져야 하는 치료법과 똑같은 치료법이 필요하다(즉, 출혈을 멈추고, 정맥 내 수액이나 혈액의 투여).

상어 공격이 잦은 지역의 주요 병원에선 앞에서 언급한 절차에 따른 치료 방침들을 가지고 있다. 상어로부터 공격을 받은 지점으로 신속히 옮길 수 있는 응급 구조 장비가 준비되어 있을 것이다. 그러나 상어의 공격이 드문 지역이라면 이런 치료 방침들은 때때로 무시되어 진다.

상처의 심각성에도 불구하고, 환자들은 공격받은 후 심한 통증을 느끼지 않는 경우가 많다. 이런 현상은 자동차 사고나 전쟁 중의 총상과 같이, 다른 형태의 심각한 상처에서도 자주 볼 수 있다. 만약 환자가 통증이 심하거나 쇼크에 빠지면 적절한 양의 몰핀을 구조 의료팀이 줄 수 있다.

만약 마취가 필요하다면 희생자에게 아무것도 먹이지 말아야 한다.

예방

작살에 찔린 고기나 다른 해양 생물들에 의해 발생되는 진동이나 화학물질들이 상어를 끌어들이기 때문에 고기 잡는 것을 피하면 위험을 줄일 수 있다. 작살로 잡은 고기를 몸 가까이 지닌 채로 물 속을 다닌 것은, 관심을 갖고 나타난 상어로 하여금 가까이 와서 관찰하도록 초대하는 것과 같다.

짝 다이빙을 하는 것은 혼자 다이빙하는 것보다 적어도 50% 정도 상어의 공격을 감소시키는 것으로 알려져 있다.

증례 29.1

수영하던 어린아이가 상어의 공격을 받아 무릎 위에서 다리가 잘려 나갔다. 친구들에 의해 물 밖으로 끌려 나온 후, 사람들은 담요로 출혈 부위를 감싸 주었다. 피부는 창백해지고 맥박은 약해지며 의식이 반쯤 소실되었다. 그는 차 뒷좌석에 태워져 15 마일 떨어져 있는 병원으로 옮겨졌다.

이어지는 뉴스 기사는 다음과 같았다. "상어에 공격당한 희생자가 병원 이송도중 사망하였다." 라고.

이는 다음과 같은 말이다. "상어에 공격당한 희생자는 병원으로 이송되었기 때문에 죽었다"

그물이 쳐진 곳에서 수영하면 보호 받을 수 있다. 상어 공격이 있었던 곳, 물고기나 고기 제품을 파묻는 곳(생선 가게, 도살장) 근처에서는 수영하지 말아야 한다.

또한 수영을 할 때에는 여러 사람들과 함께 하거나, 해질 무렵(상어들이 먹이를 찾을 시간)에는 수영을 피하는 것도 안전에 도움이 된다. 소변이나 피는 상어를 이끄는 것으로 알려져 있기 때문에 물 주위에서 소변을 보거나 피를 흘리는 일이 없어야 하겠다. 생리중인 여성은 응고된 피를 내보내기 때문에 상어를 끌어들이지 않는다.

다이버들도 같은 조언을 받고 있으며, 추가로 깊은 해협이나 절벽을 피해야 한다. 만약 상어와 같이 수영한다면 상어를 쫓아낼 수 있는 장비(예: 상어퇴치용 곤봉)를 지참해야 한다. 철갑 잠수복(chain mail suit)을 입는 것은 보호를 위해 좋으나 그것은 매우 무거워서 취미로 다이빙을 하는 사람에겐 위험하다. 초음파, 전기, 화학물질 그리고 공기 방울 등을 이용한 퇴치기 등은 효과가 없다.

해파리 BOX JELLYFISH OR SEA WASP

이런 독침을 가진 생물들은 인도양, 태평양, 대서양의 열대 바다에서 어떤 계절에나 볼 수 있다. 호주 북쪽에선 10월부터 3월 사이에 볼 수 있지만 지역적인 차이가 있다. 이 생물들은 매우 활발히 수영하기 때문에 해안 근처의 매우 얕은 바다에서도 발견할 수 있다.

무수히 많은 촉수들은 그 길이가 3m에 이르기도 한다. 촉수들은 희생자들의 피부에 달라붙어 수천 개의 침세포(nematocysts)에서 독을 주입한다. 소량이지만 무수히 많은 촉수로부터 주입된 독은 모여서 희생자에겐 다량의 독극물이 주입된 것과 같은 영향을 나타난다. 주입된 독의 양은 촉수가 희생자의 피부에 닿아있던 시간과 접촉부위의 넓이 그리고 피부의 두께에 따라 다르다.

독은 심장과 호흡기계에 심각한 영향을 미친다. 호흡에 관여하는 근육을 마비시키고 죽음에 이르게 한다. 심장수축이 약해지고 심장박동이 불규칙해지며 문제가 발생한다.

또한 독은 심한 통증을 발생시켜 괴롭힌다.

임상적 특징

희생자는 즉각적으로 극심한 통증을 촉수접촉부위에서 느낀다. 큰 침에 쏘이게 되면 갑자기 쇼크에 빠지고 숨이 탁 막히거나, 청색증, 의식소실과 죽음에 이르기도 한다. 이런 영향은 작은 어린이들이나 노약자들에겐 특히 위험할 수 있다.

만약 희생자들이 회복되었다 하더라도 심한 통증이 여러 시간 가량 지속되기도 하며 쏘인 부위의 국소적 조직파괴에 의한 상처가 흔히 나타난다.

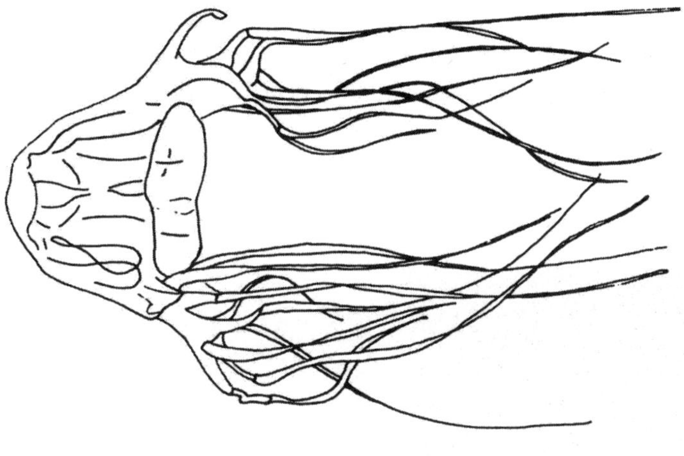

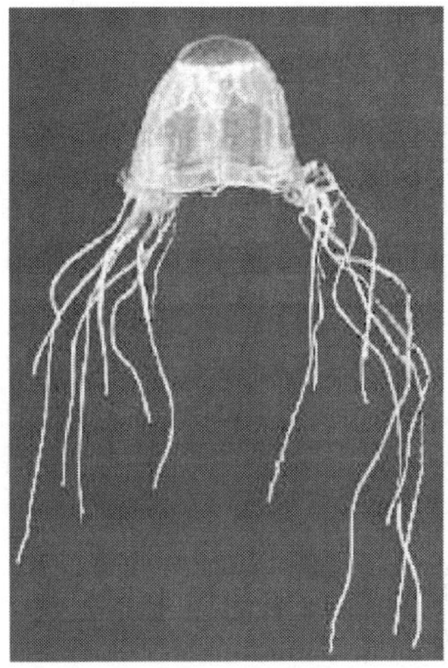

그림 29.2

치료

물에서 희생자를 구해내어 익사를 막는 것이 가장 먼저 해야 하는 일이다. 제 42 장의 A-B-C(A: airway 기도 확보, B: breathing 호흡을 원활히, C circulation, 혈액 순환)를 시행한다.

다량의 가정용 식초(household vinegar)를 촉수 접촉 부위에 바르고 희생자의 피부로부터 부드럽게 촉수를 제거 한다. 손바닥이나 손가락 같이 두꺼운 피부는 촉수에 쏘일 염려가 적어 비교적 안전하다. 촉수 접촉 부위를 문지르거나 상처를 내는 것은 더 많은 독을 희생자에게 주입하는 효과가 있기 때문에 주의해야 한다.

알코올이 더 많은 독을 배출시킨다는 여러 증거들이 있었기 때문에 알코올을 바르는 것은 더 이상 권하지 않는다.

해파리 독에 의한 사망 원인은 대개는 호흡 정지 때문이다. 그러나 호흡정지는 일시적인 것이어서 호흡정지 기간 동안 심폐소생술(mouth-to-mouth 혹은 mouth-to-nose)이나 앰부 백(ambu-bag), 다른 인공 호흡장비들을 동원하여 살아 있게만 하면 된다. 희생자는 병원으로 긴급히 후송되어야 한다.

해파리의 해독제(antivenom)는 희생자의 몸에서 독을 중화시킨다. 이것은 호주 국립 혈청 연구소(Commonwealth Serum Laboratories, CSL Australia)에서 개발된 것으로, 증상이 아주 심한 경우나 국소적으로 상처가 커서 생명에 위협이 될 때에 사용한다.

마스크를 쓰거나 잠수복, 후드, 작업용 잠수 바지(혹은 각반), 열대바다에서 많이 착용하는 라이크라 슈트(Lycra suit) 등으로 피부가 노출되는 곳을 덮어주면 촉수가 피부에 닿는 것을 막아준다. 이러한 방어가 다른 종류의 해파리나 산호로부터의 위험을 줄여준다.

기타 해파리류 OTHER JELLYFISH STINGS

치명적이진 않지만 애기빽관해파리(Portuguese Man-of-War[93]), 불산호(fire coral[94]), stinging hydroids (아래 그림과 같이 수초 모양으로 생겨서 부주의한 다이버나 수영하는 사람들에게 고통을 주기도 함) 등과 같은 해파리 종류도 통증을 주는 침을 가지고 있다.

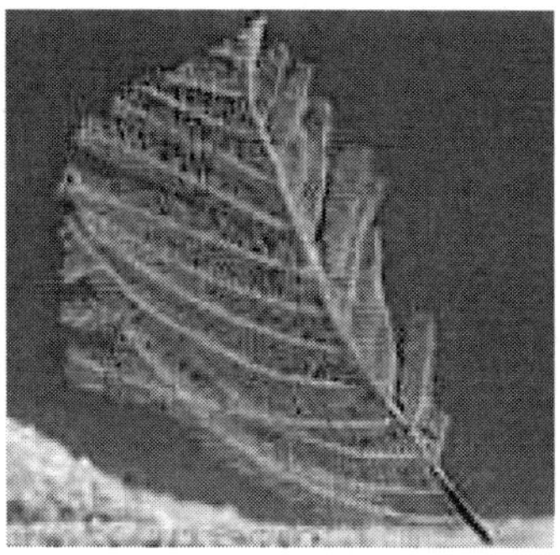

해파리 치료와 같은 방법으로 치료하면 된다. 그러나 국소침범에 있어서는 종마다 치료방법이 다를 수 있다. 어느 정도의 국소통증은 **국소마취제**(예, 리도카인 연고)를 바르기도 한다. 다른 방법으로는 벌레 물린 데 바르는 겔이나 스프레이(Stingose), 타닌산 스프레이(Tannic Acid spray), 가려운데 바르는 약(Stop-Itch) 등을 사용하는 것도 효과적일 수 있다. 얼음주머니 같이 화상 처치(anti-burn)도 통증을 경감시킬 수 있다.

93) 관해파리목에 속하는 것으로 보통의 해파리와 달리 여러 가지 개충(個蟲)이 모여서 1개의 군체(群體)를 이룬다. man-of-war는 군함이라는 뜻인데 대서양의 해상에 떠오르는 이 종의 모양이 15~16세기 무렵 포르투갈이나 에스파냐의 경쾌한 범선(군함)과 비슷하고, 또 강한 아픔을 주는 자세포로 무장되어 있다는 것에서 유래되었다.

94) 불산호(fire coral)은 실제 산호가 아니라 히드라 종류로 자극적인 독을 가지고 있다. 피부에 접촉하면 뜨거운 불에 데인 듯한 느낌이 들기 때문에 불산호라고 한다. 쏘인 곳은 빨갛게 부어오르며 따가운 통증이 있는데 임파선이 부울 수도 있다. <참조; Scuba Diver 잡지 (풍등출판사), 2004.7/8.다이빙안전_해양생물 상처의 응급처치법>

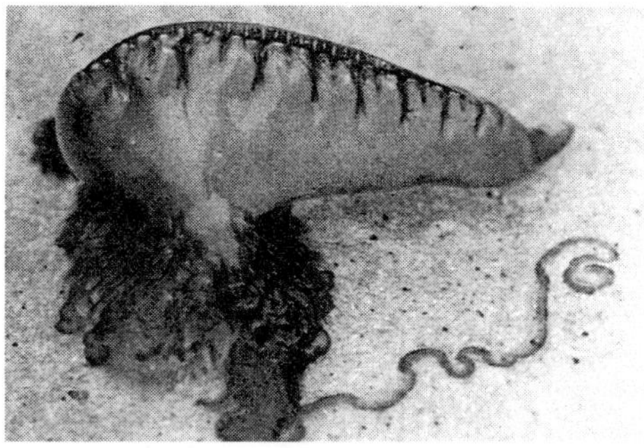

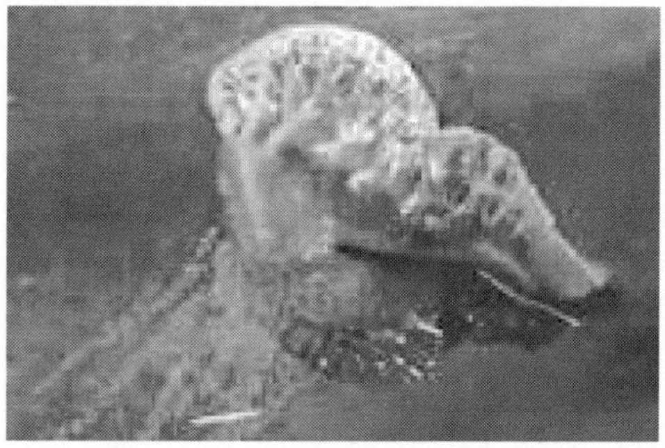

그림 29.3 Portuguese Man-of-War(혹은 "Bluebottle")

독이 있는 나사 조개 VENOMOUS CONE SHELLS

소수의 나사조개 과(科,family)는 치명적인 독을 가지고 있다. 그들은 대롱같은 구조를 가지고 그것을 통해 침(針)을 발사하여 동물에게 독을 주입한다. 이 구조물은 먹이(대개는 작은 물고기)를 죽일 때 사용되는 것으로, 또한 자신들을 부주의하게 다루는 인간들에게도 위협을 가할 수 있다.

독이 있는지 혹은 무해한 것인지를 구분하는 데에는 전문적인 지식이 필요하므로, 다이버들은 일단 비슷한 종류들은 모두 만지지 않는 것이 좋다.

임상적 특징

처음 침에 쏘이면 아플 수도 있지만, 아프지 않을 수도 있다. 독작용은 심장, 골격근, 호흡근에 영향을 미친다. 근육경련이 일어나고, 호흡정지로 인해 사망에 이를 수 있다.

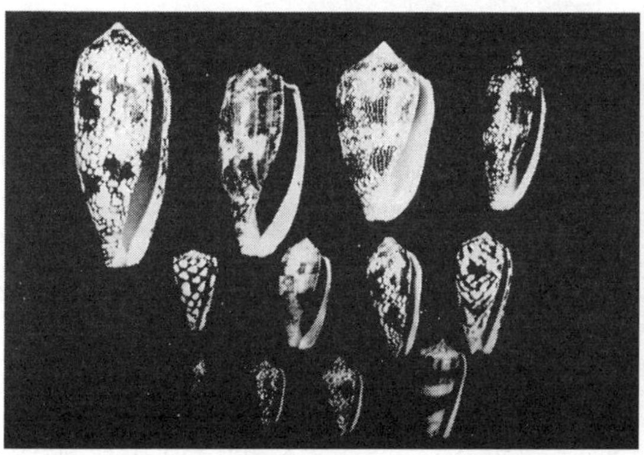

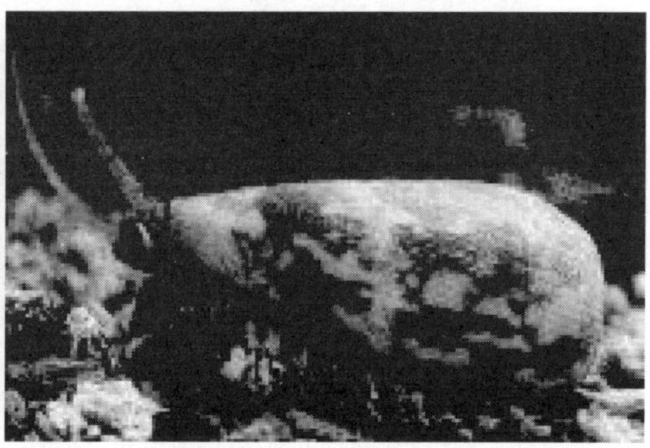

그림 29.4 독이 있는 나사조개

치료

압박붕대의 사용과 움직이지 않게 하는 것(pressure bandage and immobilisation)이 상처 부위로부터 독이 퍼져나가는 것을 지연시킬 수 있다(비록 이를 입증하는 임상증례는 없지만). A-B-C 소생술(제 42 장 참조)이 호흡마비가 사라질 때까지 환자의 생명을 유지시킨다.

푸른 고리 문어[95] BLUE RINGED OCTOPUS

이 매력적인 작은 동물은 태평양과 인도양의 많은 섬들의 해변이나 깊은 바다 속 바위틈에서 발견된다. 이들을 귀찮게 하면 그들의 피부에 푸른색 또는 자주색의 고리가 나타난다. 사람들, 특히 어린이들의 호기심을 자극하며, 그들을 희생양으로 만들곤 한다.

불행히도 이들이 갖고 있는 부리로 사람을 물고 독을 주입하는 것은 상처가 작고, 비교적 통증이 없기 때문에, 희생자들은 독으로 인한 심각한 영향을 받기 전까지는 알아차리지 못하는 수도 있다.

주입된 독은 수분 내에 근육을 마비시켜 호흡중단을 일으킬 수 있다. 희생자들은 의식은 있으나 마비 때문에 옆의 동료와 의사소통도 할 수 없게 된다. 적절한 치료가 이루어지지 않으면 호흡부전으로 사망하게 된다.

치료

회복될 때까지 (6-12시간) 인공호흡기를 사용한다. 이는 호흡근의 마비 때문에 필요하다.

완전한 소생장비들이 갖추어지기 전까지 독의 퍼짐을 늦추기 위해 압박붕대를 사용하고 환자가 움직이지 못하게 한다.

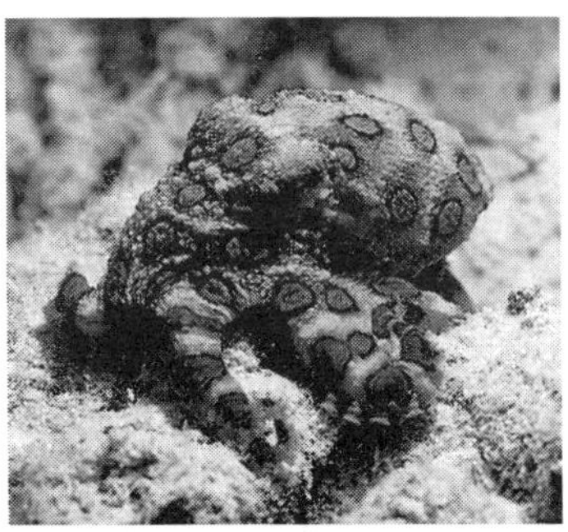

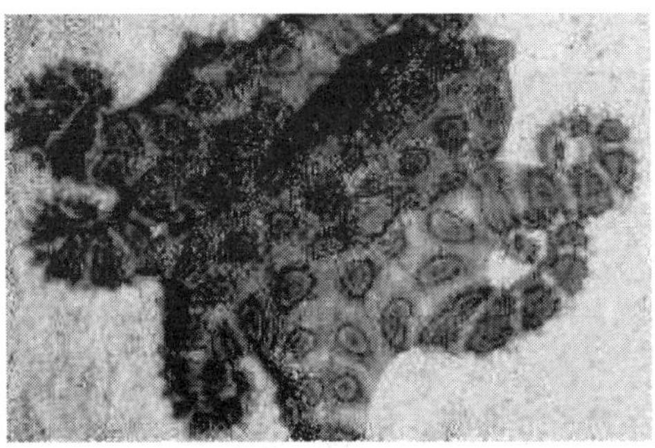

95) 이에 대한 정확한 국내용어는 아직 없는 듯하다. 푸른 점 문어, 청색 반점 문어 등으로도 불리고 있으나, 영문명(ringed)이나 사진에서 보는 바와 같이 점(spot) 보다는 고리(ring)라고 하는 것이 맞을 듯하다. 따라서 본 책자에서는 『푸른 고리 문어』라고 부르도록 하겠다. 여덟 개의 다리가 붙은 접합부에 하나의 작은 부리(혹은 주둥이)를 갖고 있어, 위험하다고 판단되면 다른 문어들처럼 먹물을 뿜는 대신 이 부리로 무는데, 그 침샘에 맹독이 있는 것이다.

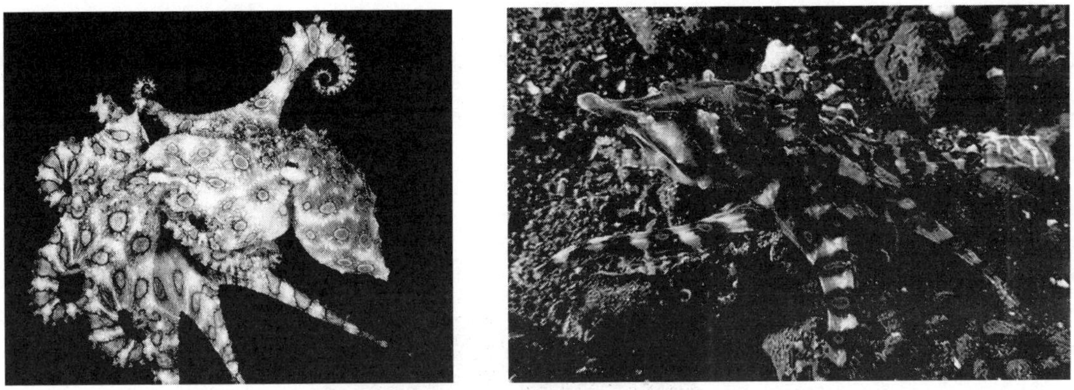

그림 29.5
이 위험한 작은 생물들은 손으로 만져서는 안 된다.

증례 29.3

한 다이버가 매력적이고 현란한 빛깔의 파란 고리를 가진 작은 문어를 발견하였다. 그는 그것을 잠수복에 넣고 나중에 친구들에게 보여주려 하였다. 잠수 후에 그는 물체가 두 개로 보이고(복시 현상) 호흡곤란을 호소하였다. 그가 문어를 짝에게 보여주었을 때 그 짝은 이런 증상의 원인을 명확히 진단하고, 구강 대 구강 호흡법을 실시하며 병원으로 후송하였다. 희생자는 회복된 후에, 그가 마비가 있었지만 의식은 온전하다는 것을 모르는 구경꾼들이 "살수 있을 것 같지 않다" 는 말을 하는 것을 들었을 때 매우 실망스러웠다고 말했다.

바다뱀 SEA SNAKE

인도양, 태평양에서 바다뱀에 물리는 것은 흔한 일이다. 어떤 지역은 바다뱀들이 다이버들에게 접근한다. 이런 접근은 호기심에 의한 것인데, 바다뱀들이 어떤 자극을 받지 않는다면 사람을 무는 일은 거의 없다. 다가오는 바다뱀을 다이버가 만약 잡는다면 그들은 바로 응수할 것이다.

바다뱀의 독은 코브라의 독보다 더 강력하다. 다행스럽게도 독니는 작고 입의 뒤쪽에 있어 아주 세게 물지 않으면 독이 사람에게 주입되지 않는다. 또한 물었다 하더라도 독이 뿜어져 나오지 않는 경우도 흔히 있다.

임상적 특징

독이 주입되면 증상은 수 분에서 수 시간 내에 나타난다. 근 수축이 약해지면서 마비에 이르며, 특히 호흡근의 마비와 질식이 따르고, 마침내는 심부전이 나타난다.

때때로 뱀에 물린 곳의 상처가 크면 그로 인한 출혈이 있을 수 있다.

의학적 도움이나 항독제, 소생술의 시행 전에 압박붕대와 고정(움직이지 않게 함) 방법으로 증상

발현을 늦출 수 있다.

A-B-C 소생술이 필요하다면 시행되어져야 하고, 구강 대 구강 호흡법이 주로 시행된다. 빨리 병원으로 호송해야 하며 심한 경우엔 항독제(호주의 CSL 제조)를 사용한다.

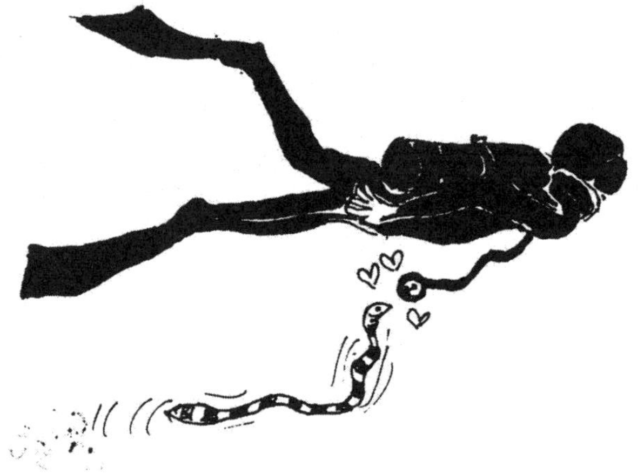

그림 29.6

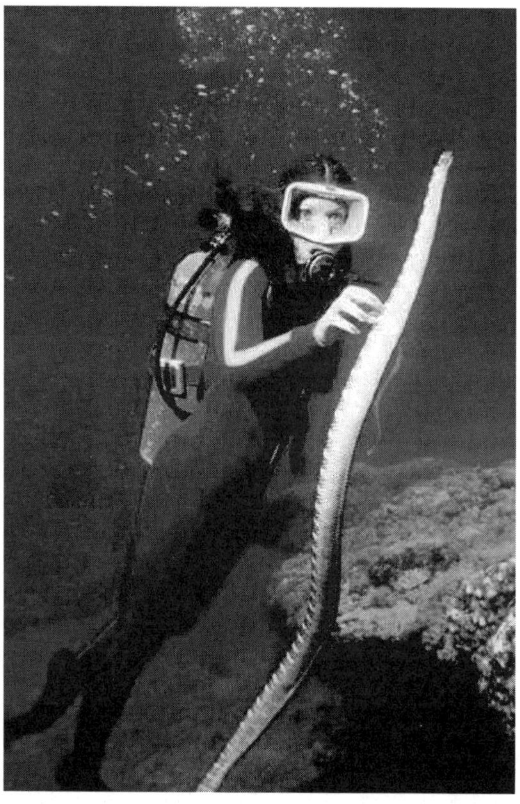

스톤피쉬[96] STONEFISH

이들은 가장 잘 알려진 독을 지닌 물고기이다. 이들은 위장을 잘하며, 이름처럼, 다가가도 움직이지도 달아나지도 않는다.

등을 따라 나있는 13개의 독을 가진 가시로 침을 놓을 수 있다. 이 가시들은 고무나 네오프렌으로 된 신발도 뚫을 수 있다. 가시들의 안에는 독주머니들이 있으며 그 독을 희생자의 상처를 통해 주입한다.

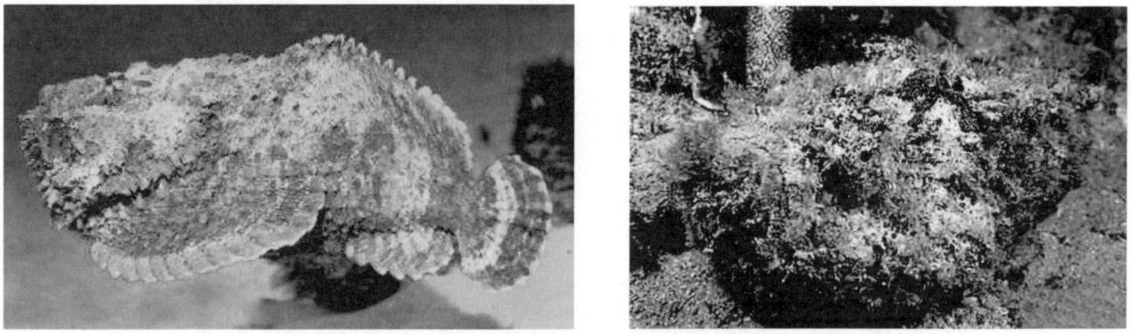

그림 29.7

임상적 특징

독에 의해 찔린 곳에 심한 통증이 생긴다. 심하게 붓거나 국소적인 마비가 빠르게 나타날 수 있다. 독에 의해 호흡곤란, 심부전, 혈압저하에 의한 기절 등이 나타난다. 어린이나 노약자가 아니라면 사망에 이르는 경우는 드물다.

치료

찔린 곳은 45℃ 정도의 따뜻한 물(먼저 구조자가 만져보아 데지 않음을 확인할 것)에 담그면 통증이 경감되며, 가능하면 빨리 응급처치를 시행한다. 상처부위를 높이 들어 부어 오르는 것을 방지하면 통증을 경감시키는데 도움이 된다.

심한 통증이 있을 때에는, 아드레날린 같은 혈관수축제가 포함되지 않은 국소 마취제를 상처에 주사하는 것도 도움이 된다. 국소 마취제의 효과가 감소하면 반복해서 시행할 수 있다. 다른 방법으로 국소 마취제를 사용하여 통증 부위로 가는 신경을 차단하여 치료하기도 한다. 상처를 깨끗하게 닦고 항생제로 치료하는 것도 필요하다.

필요하다면 소생술(A-B-C, 제 42 장 참조)을 실시하고, 항독제(호주, CSL 제조)는 심한 경우에 사용할 수 있다.

---

96) 이것은 흔히 "돌고기" 라고 부르는데, 엄밀하게 말하면 잘못된 용어이다. 왜냐하면 돌고기는 돌이 많은 하천에 사는 잉어과의 민물고기이기 때문이다. 이 물고기의 어류도감에 나온 한글명은 "말락쏠치" 라고 한다. 쏨뱅이목, 양볼락과에 속하는 어종이다.

다른 쏨뱅이 OTHER SCORPION FISH

쏨뱅이의 한 종류인 쏠배감펭(라이온 피쉬, lion fish or butterfly cod), fortescue, bullrout 등도 통증이 있는 침을 가지고 있다. 그러나 국소적 혹은 전신적인 증상은 심하지 않다. 불범상어(Cat fish)도 유사하다.

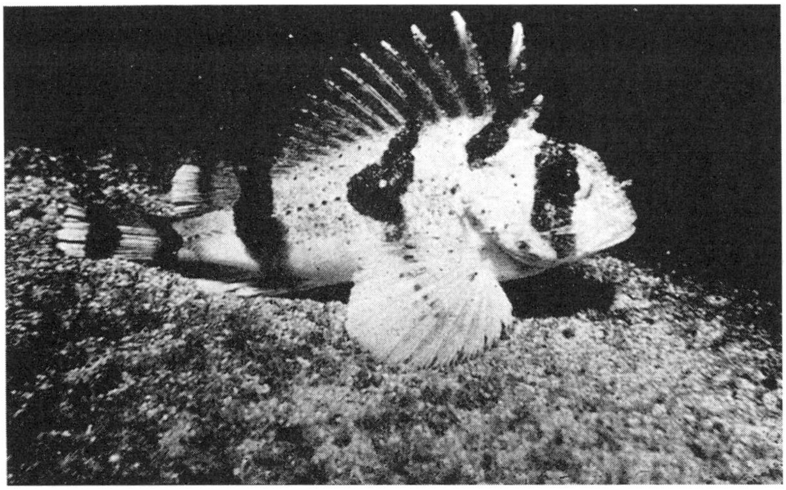

그림 29.8 Fortescue

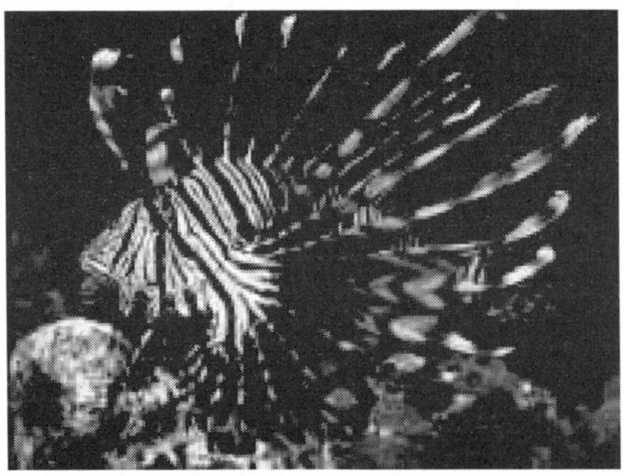

lionfish or butterfly cod

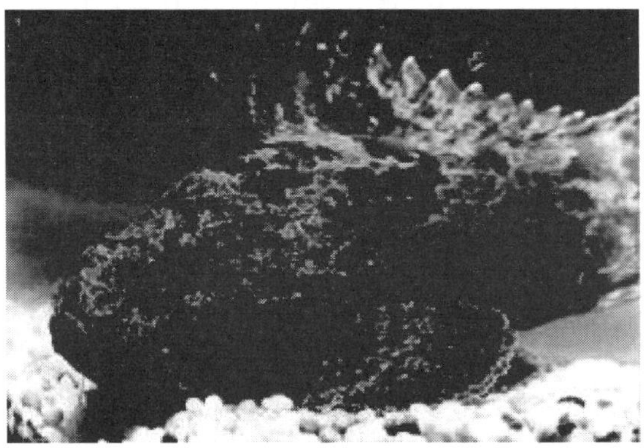

Bullrout

45℃의 따뜻한 물에 담그는 것(미리 다른 쪽 손을 담가 볼 것)도 효과적이고, 보다 지속적인 진통을 위해서는 국소마취제를 사용하는 것이 좋다. 상처를 깨끗이 하고 항생제 치료도 필요하며 상처부위를 높게 들어준다.

범무늬 노랑 가오리 STINGRAY

상어의 친척뻘쯤 되는, 이 납작한 해양 동물은 꼬리의 시작 부분에 자신의 방어용으로 한 개 또는 그 이상의 뼈로 이루어진 긴 가시를 가지고 있다.

이들은 모래 속에 몸을 숨기고 있다가 다이버들이 무심결에 그 위에 밟고 서거나 자극하면, 꼬리를 빠르게 몸 위로 움직여서 자신의 몸 위에 있는 것들을 찔러서 스스로를 보호한다.

가시는 구멍을 내거나 독을 주입하게 된다. 가시의 톱날이 있는 쪽은 심각하고 치명적인 열상을 일으킬 수 있으며, 찔린 후에는 가시의 파편들과 점액성 독 등이 상처부위에 남아 감염을 일으킬 수 있다.

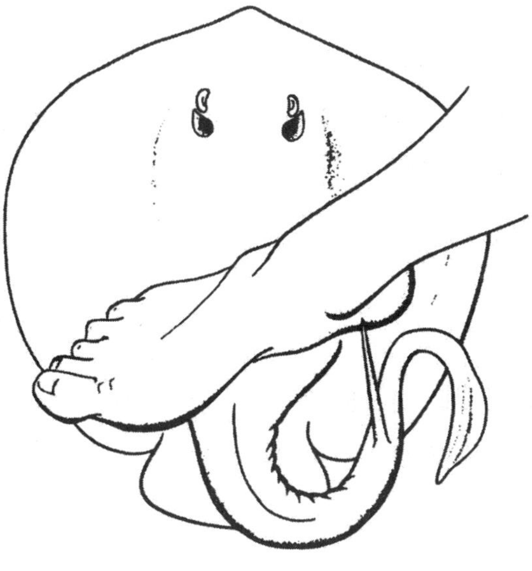

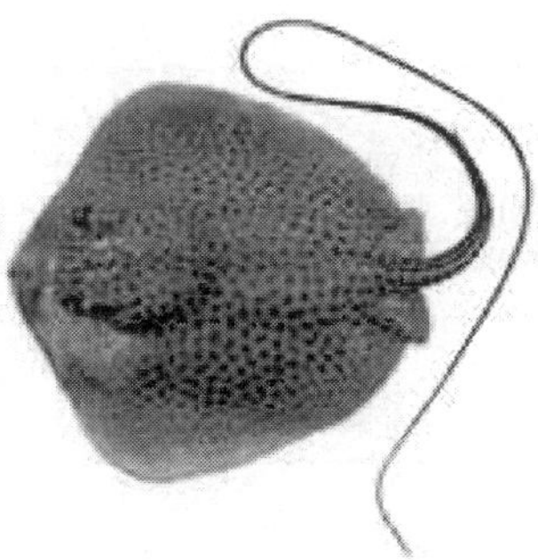

그림 29.9 범무늬 노랑 가오리에게 찔리는 전형적인 상황

임상적 특징

통증은 즉각적이고 매우 심하게 나타난다. 빨리 붓고, 몸속에 흡수된 독은 기절, 무력감, 심계항진(심장박동이 빨라지는 것), 혈압저하, 부정맥(심장이 불규칙하게 박동) 등의 전신 증상을 나타낼 수 있다. 심장과 같이 생명유지에 절대 필요한 장기가 찔리지 않은 이상 사망사고는 흔하지 않다.

치료

더운 물에 담그거나 국소 마취제의 주사가 도움이 되며, 상처를 깨끗이 하고 이물질과 독을 제거한다. 숨겨진 가시를 찾기 위해, X선 촬영이 필요할 수 있으며 외과적으로 제거해야 할 때도 있다. 항생제 연고를 바르거나 경구용 항생제를 먹는 것이 필요하다.

예방

가오리가 많은 지역에서는 발을 끌면서 걷는 것이 그들을 달아나게 하는데 도움이 된다. 신발을 신는 것은 별로 도움이 되지 않으며 이런 동물들이 보이는 얕은 바다에서 다이빙하는 것은 위험할 수 있다. 바닥에서 훨씬 떨어져 수영한다.

다른 해양생물들

다른 많은 해양생물들이 크고 작은 상처를 줄 수 있으며 서로 다른 응급처치를 필요로 한다. 더 자세한 것은 위험한 해양생물("Dangerous Marine Creatures")에 잘 나와 있다.(부록 A참고)

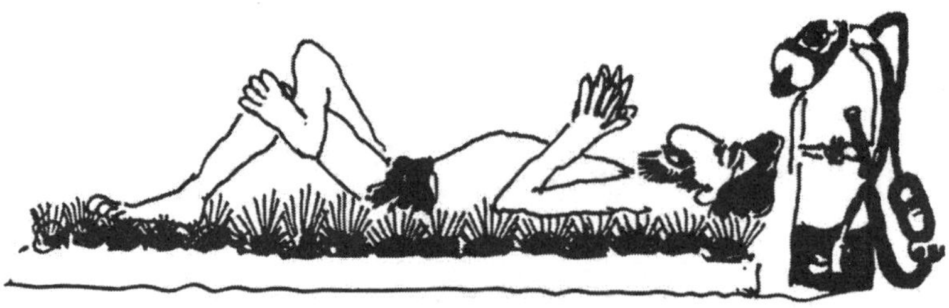

그림 29.10

압박붕대-고정법

이 방법은 상처로부터 독의 흡수를 지연시키는 데 사용된다. 압박붕대를 상처부위에 대고 감는데, 위에서 아래 방향으로 감아나가는 게 좋다. 림프관97)을 따라 독이 퍼져나가지 못할 정도로 단단히 감으면 되는데, 그 압력은 발목이 삐었을 때의 처치법과 비슷한 정도이다.

주의해야 할 사항은 너무 단단히 감아 오히려 통증이 오거나 혈액순환에 문제가 생기지 않도록 한다. 이러한 이유로 이미 통증이 심하거나 많이 부어올라 순환에 문제가 생긴 상처에는 압박붕대 고정법이 적용되지 않는다.

물린 팔이나 다리는 반깁스98)을 대어 고정시켜 줌으로써 근육이 국소적으로 따로 움직이지 않도록 해준다. 만일 충분히 고정되지 않아 계속 조금씩이라도 움직인다면 압박붕대를 했음에도 독이 퍼져나갈 것이다.

압박붕대 고정법은 희생자가 충분한 의학 장비나 의학적 지식을 지닌 사람에게 인도되기 전까지 지속되어야 한다. 만일 압박을 섣불리 풀면 독이 혈류를 타고 전신에 퍼질 것이다. 의사는 압박붕대를 풀기 전에 항독제를 주사해야 한다.

이 방법은 특히 바다뱀, 푸른 고리 문어, 독이 있는 나사조개 등에 물렸을 때 사용하는 것이 효과적이다. 만일 몸통 부위가 물렸다면 패드를 대고 비교적 큰 압박붕대(6인치99))로 압박을 가하면서 감아야 한다.

---

97) 림프관은 혈관 밖의 조직액을 다시 흡수하여 혈관계로 넣어주는 역할을 한다. 일반적으로 물린 상처로 독이 들어간다고 할 때, 정확히 혈관을 물어 혈관 내로 독을 주입하는 경우는 드물다. 따라서 혈관 주위의 조직으로 독이 주입되는 경우가 대부분인데, 조직에 있던 독은 림프관을 타고 림프절을 거쳐 혈관계로 들어가는 것이다. 결국 독이 퍼지는 것을 방지하는 것은 혈관을 묶는 것이 아니라 림프관을 묶는 것이며, 만일 압박을 너무 세게 하여 혈류에 장애를 가져온다면 혈액순환이 되지 않아 조직괴사를 가져올 수 있으므로 주의해야 한다. 참고로 혈류량은 하루 7,000~8,500ℓ정도인데 비해 림프 순환은 하루 3ℓ정도이다.

98) 골절되었을 때 흔히 깁스를 한다고 하는데, 의학적 용어로는 캐스트(cast)라고 한다. 깁스는 캐스트를 하는데 사용되는 석고붕대를 의미하며, 이것으로 손상부위를 완전히 감싸는 것을 캐스트라고 하며, 반쯤 덧댄 후 압박붕대로 고정한 것을 『반깁스』 혹은 스플린트(splint)라고 한다.

99) 보통 팔이나 다리에 감는 압박붕대는 4인치를 많이 사용하며, 어린이들은 3인치를 사용하기도 한다.

청력 손실
Hearing Loss

제 9 장에서 이미 파악하였던 귀의 해부학적 구조와 기능을 잘 알고 있다면 이 장을 잘 이해할 수 있을 것이다. 청력이 떨어진 모든 다이버는 반드시 잠수전문의(diving physician)의 검진을 받도록 하여야 한다.

소리가 잘 안 들린다고 불평하는 다이버들을 청력검사(순음 청력검사, pure tone audiometry)를 하기 전까지는 청력 소실이 있다고 확인할 수 없다. 흔히 사용되는 어음분별력 검사(SDT, speech discrimination test)와 같은 방법으로 간단히 알아볼 수는 있겠지만 이러한 방법으로는 미세한 청각의 변화를 완벽하게 감지할 수는 없다.

청력감소의 **원인**은 두 가지 범주로 나눌 수 있다:

- 전도성 청력 손실(Conductive hearing loss) - 소리 진동이 청력기관(주로 외이와 중이)으로 전도될 때 발생하는 문제.
- 감각신경성 청력 손실(Sensorineural hearing loss) - 이것은 소리의 진동이 내이에 있는 청력기관인 와우(cochlea)에 도달하지만, 와우와 청신경의 손상으로 인해 소리가 감지되지 않는 경우.

전도성 청력 손실 CONDUCTIVE HEARING LOSS

전도성 청력손실이 생길 수 있는 원인은 외이와 중이에 있다.

외이도 폐쇄 External Ear Obstruction

외이도가 막힐 수 있는 상황은 귀지, 귀마개 또는 잠수복의 후드, 외이도염(제 28 장) 또는 외이도의 뼈돌출증(exostoses, 제 32 장 참조)이 있다.

고막이 찢어질 수 있는 상황은 :

- 하강 동안에 **지나친 신장**(중이의 압력 손상)
- 이도(耳道, ear canal)를 통과하는 **충격파**[100] (shock wave)
- **수중폭발**이나 다이버 귀 근처에서 발생한 핀(scuba fin)에 의한 압력파
- 과도한 **발살바법**(압력평형, 이퀄라이징)도 고막파열을 일으킨다고 알려져 있다.

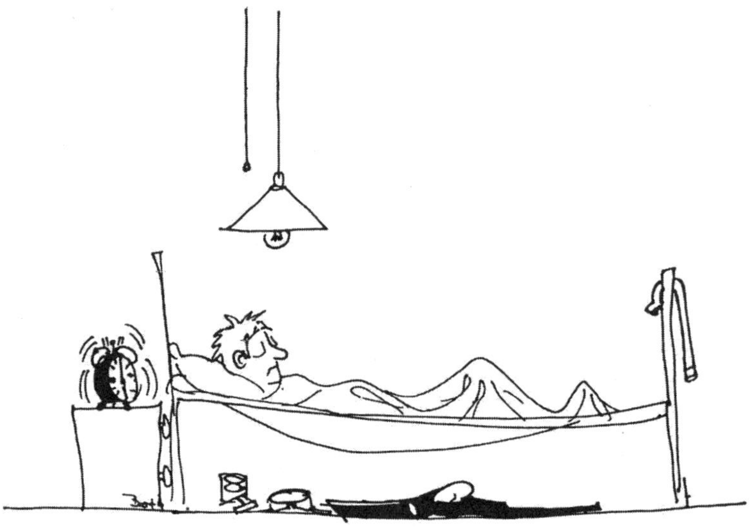

Hearing loss.

그림 30.1
청력 손실

증례 30.1

동료 다이버의 바로 뒤에서 수영을 하던 다이버가 앞사람의 핀이 자신의 왼쪽 귀 바로 옆을 스친 뒤, 귀에 통증을 느꼈다. 어지러움증이 있었지만 바로 없어졌다. 수면에 돌아온 뒤 귀에서 피가 조금 나왔다.

진단: 핀의 압력파에 의한 고막천공. 어지러움증은 찬물이 천공된 고막을 지나 중이로 들어가서 생긴 것임. 귀에 피가 난 것은 상승 때 중이 안에 있는 기체가 팽창되어 생긴 것임

100) 유체(流體) 속으로 음속보다도 빨리 전파되어 압력·밀도·온도의 급격한 변화를 일으키는 파. 예를 들어 비행기가 음속을 돌파할 때 큰 소리가 나는 거라든지, 원자폭탄이나 수소폭탄의 폭발이 건물이나 교량을 날릴 정도의 큰 압력을 나타내는 것, 몸에 생긴 돌(예: 신장 결석)을 체외충격파쇄석기로 깰 때 사용되는 것 등이 모두 충격파이다.

증례 30.2

한 나이 많은 직업 다이버가 귀로 담배연기를 뿜어내는 능력으로 여러 파티에 초대되곤 하였다. 그는 중량잠수기를 착용하는 산업잠수사(hard hat diver)였고 잦은 고막천공으로 고생하였다. 그는 다이빙을 오래 하다보니 더 이상 압력 평형을 굳이 할 필요가 없었다고 주장하였다.

진단 A : 고막의 만성 천공 상태. 귀로 담배연기가 나오는 것은 목에서 유스타키오관을 통해 연기가 통과하였기 때문이며, 압력 평형을 할 필요가 없었던 것은 고막의 영구적인 천공 때문이었다. 파티에 초대되었지만 불행히도 파티장으로 가는 방향을 잘못 듣고 다른 장소로 갔다.

진단 B : 재발되는 압력 손상으로 인한 청력손실과 고막의 만성 천공

중이의 장애 Middle Ear Disorders

고막에 도착한 소리의 진동이 세 개의 이소골을 거쳐 와우로 연결되는, 중이에서의 음(音) 전도에 문제가 생기는 이유는:

- **중이의 압력손상**은 중이 조직을 붓고 멍들게 하며 중이강 내로 출혈을 일으켜 소리의 전달이 잘 안 된다(제 9 장 참고).
- **중이염(otitis media)**은 조직이 붓고 염증반응이 생겨 중이강 내에 고름이 고이고 소리 전달에 장애를 받는다(제 28 장 참고).

감각신경성 청력손실 SENSORINEURAL HEARING LOSS

소음성 난청 Noise Induced Deafness

시끄러운 소음에 반복해서 노출되면 먼저 고주파 영역의 소리를 들을 수 없게 된다. 이런 고주파 영역의 소음성 난청은 하이파이[101] 오디오를 듣는 사람들에게서도 나타날 수 있으며, 이들은 음악의 생기가 없어진다고 불평하곤 한다. 증상의 발현이 천천히 오고 몇 년이 지나도 알아채지 못할 수도 있다. 가끔, 아주 시끄러운 소리에 한 번 노출되고 난 뒤에 즉시 청력소실이 나타날 수도 있다. 락(rock) 콘서트나 디스코 음악이 원인이 될 수도 있다.

일반적으로 소음성 난청은 초기에는 일시적이나 계속 반복되면 영구적인 난청으로 발전한다. 또한 산업장에서 유발되는 소음성 난청은 양측성이지만, 총성과 같은 소음은 보통 한 쪽 귀에만 난청을 가져온다.

잠수 환경에서 유발되는 소음성 난청은 보통 한 쪽 귀에서 발생한다. 재가압 챔버, 컴프레셔(공기 압축기), 배의 엔진소리, 압축 공기가 새는 소리 등은 소음성 난청을 유발하기에 충분하다. 다이

101) 방송이나 레코드 따위의 재생한 음이 원음(原音)과 매우 가까운 일, 또는 그 장치

빙 할 때(수중 환경)를 제외하고는 산업장에서 사용되고 있는 귀마개를 이용해서 소음을 차단하는 것이 좋다.

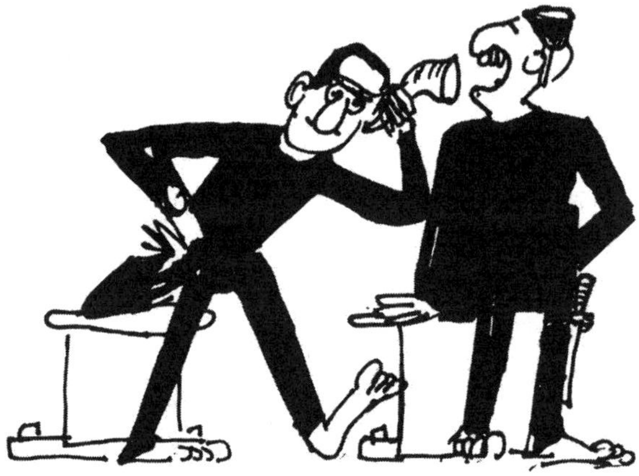

그림 30.2

압력 손상 Barotrauma

내이의 압력 손상이나 원형창의 누공(round window fistula[102]))은 일시적인 또는 영구적인 청력 장애를 초래할 수 있다(제 9 장 참고).

감압병 Decompression Sickness

공기를 사용하는 다이버들에게서 내이의 손상은 감압병(제 15 장 참고)의 흔치 않는 합병증이다. 그러나 헬륨이나 혼합기체를 호흡하는 잠수에서는 내이의 손상이 더 흔하다.

청력 손실의 개요

- 잠수에 입문하고자 하는 모든 사람은 자신의 귀가 압력손상을 받기 쉬운지 여부를 반드시 검진 받아야 한다.
- 모든 다이버들은 기준적인 청력검사(baseline audiometry)를 받아야 하며, 이것은 의사가 빨리 난청을 발견하는데 도움이 되며, 앞으로 있을 수 있는 청력 손실을 보다 쉽게 예상할 수 있으며 치료하는데 도움이 된다.
- 청력에 문제가 있는 다이버는 가능한 한 빨리 반드시 잠수 전문의사의 검진을 받아야 한다.

102) 과도한 압력평형으로 고막의 과도한 움직임으로 원형창이 손상되면 난청이 올 수 있다.

그리고 잠수 전문의사는 다이버의 병력을 들어보고, 귀 검사를 한 다음, 적어도 순음 청력검사(Pure tone audiometry) 정도는 시행해야 한다. 그리고 가능하다면 보다 전문적인 조사를 시행한다. 전문적인 방법으로는 골전도 검사(bone conduction), 어음분별력 검사(speech discrimination), 임피던스 청력검사(impedance audiometry), 잠수 고막검사(diving tympanogram), 전기안진검사(electronystagmogram)와 소리 자극에 대한 뇌간유발반응 청력검사(brain stem evoked audiometry responses) 등이 있다.

그 원인은 대부분이 명백하게 알 수 있고 그 상황에 맞는 처치방법은 다른 장에서 설명하였다.

- 이미 난청이 있는 다이버는 압력손상으로 인한 청력장애로, 기존에 있는 난청이 더 악화될 수 있으며, 다른 사람에 비해 청력 장애를 더 잘 받을 수 있음을 알아야 한다. 잠수 전문의사와 충분히 이야기를 나눈 뒤 잠수를 결정하도록 하여야 한다.
- 직업적인 연관성도 보아야 한다. 소리를 아주 잘 들어야 하는 사람들, 예를 들어 음악가, 심장병 전문의, 음파탐지기 기사와 항공기 기장과 같은 사람들은 아주 미세한 청력 장애도 중요하며 다이빙으로 인해 자신의 직업에 문제가 생길 수 있음을 알아야 한다.
- 청력 손실은 가끔 인체의 평형유지의 이상을 동반한다. 이것은 안전잠수와 아주 밀접한 관계가 있다(31장 참고).

방향감각 손실
Disorientation

수중에서 정확하게 자기가 있는 위치를 인식하는 것은 다이빙 후 수면으로 복귀하는데 매우 중요하다. 지상에서는 시각, 몸에 전해지는 중력감각, 그리고 평형감각 등이 우리 인체가 있는 위치에 대해 상세하게 가르쳐 준다.

수중에 있으면, 다이버는 사실 중력의 영향을 받지 않는 무중력 상태에 놓이게 되고 단지 눈으로 사물을 보는 것과 평형감각만으로 자기의 공간감각을 인지한다. 만일 시력이 나쁘거나 시력을 잃게 되면, 다이버는 거의 전적으로 자신의 위치감각을 평형기관에 의존해서 자신의 소재를 파악한다. 만약 방향감각을 상실하게 되면 다이버는 즉시 잠수 전문의의 검진을 받아야 한다.

경험이 풍부한 다이버는 자신의 신체 위치를 아래의 몇 가지 정보를 통해 얻을 수 있다.

- 웨이트 벨트나 몸에 달고 있는 금속성 물질과 같은 무거운 물건이 매달린 방향을 보고 알 수 있다.
- 호흡하면서 생기는 기포가 올라가는 것을 보고 방향감각을 안다.
- 생명선(life-line)이나 후카의 호스(hookha hose)를 보고 추정한다.

경험이 부족하거나 공포에 질린 다이버는 이와 같은 것들로부터 정보를 얻지 못한다. 만약 다이버가 자신의 위치감각을 상실하게 되면 근심이 생기고 바로 공포감에서 헤어나지 못한다.

현기증 VERTIGO 또는 어지러움증 DIZZINESS

이것은 주위가 돌고 있거나 움직이고 있다고 잘못 인식하는 것을 말한다. 다이버는 자신이 회전하고 있거나 자신을 중심으로 해서 그 주변이 돌아가고 있다고 느낀다. 이러한 현상은 우리 인체의 평형기관인 **전정기관**(vestibular system)이 본래 육상에서 잘 느끼도록 되어 있는 것인데 수중에 들어가면 제대로 작동하지 않기 때문에 생긴다. 어떤 상황에서는 움직이지도 않는 것을 움직이는 것으로 잘못 인식하여 그 정보를 뇌에 전달하기 때문에 발생한다.

현기증 자체만으로도 다이버에게는 상당히 위협적인 것이지만, **메스꺼움**과 **구토**가 있으면 다이버의 생명을 위협할 수도 있다. 증상은 경미한 것에서부터 아주 심각한 정도까지 다양하다. 구토물이 호흡기도 안으로 들어가면 호흡하기가 어렵고 수중에서 레귤레이터의 요구성 밸브(demand valve)가 작동하지 않을 수도 있다.

우리 인체의 평형기관인 전정기관은 머리의 좌우 양쪽 중이강(middle ear space) 뒤 두개골 안에 작은 구슬 크기 정도로 자리 잡고 있다. 한쪽 전정기관마다 두 부분으로 구성되어 있다. 여기에 문제가 있으면 현기증이 생기고 방향감각을 상실하게 된다.

3개의 연결관(세반고리관: semi-circular canals).

이것은 서로 직각으로 정렬되어 있으며 그 안에는 액체가 고여 있다. 이 관은 세 개의 평면(X축, Y축, Z축)으로부터 모든 방향의 운동을 감지한다. 만약 우리 몸이 돌면, 그 안에 들어있는 액체는 관성의 법칙에 따라 그대로 남아 있으려 한다. 액체와 인체의 서로 다른 움직임을 신경말단[103]이 감지한다.

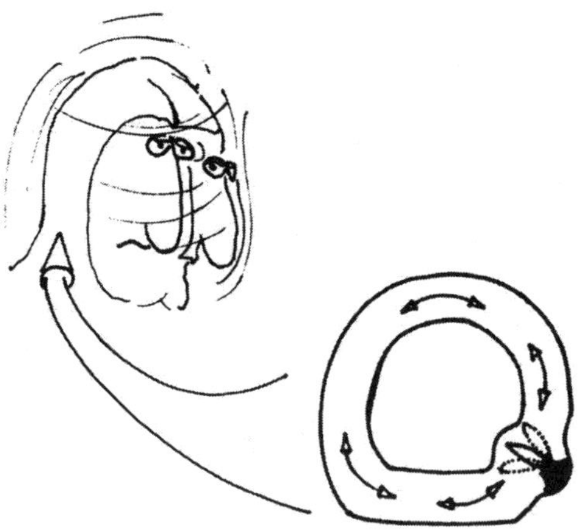

그림 31.1

평형모래(귀 안의 돌맹이: Otolith organ)

감각모세포(hair cells)의 부동모(hair)가 젤라틴을 뚫고 들어가 젤라틴의 운동을 감지한다. 젤라틴성 막 위로 칼슘으로 된 알맹이(평형모래)가 있어 막에 무게를 더해 감각모세포가 위치의 변화에, 특히 **중력**과 **가속력**에 더욱 민감하게 반응하도록 해준다. 따라서 머리카락 모양의 신경세포(hair

103) 각각의 관 벽에 붙어 있는 감각모(hairs)가 세반고리관 내 체액의 관성을 감지하여 털(감각모)세포의 기저부의 신경말단에 전달한다.

cells)는 방향이 바로 서 있는지 또는 가속력이 어떤 방향인지를 감지하여 뇌로 정보를 전달한다.

세반고리관(semi-circular canals)은 귀 구멍 가까이에 있다. 주로 한쪽 귀 안으로 차가운 물이 들어가면 세반고리관이 차가워지고, 관 안에 들어있는 액체가 대류[104](convection)를 일으킨다. 이 액체의 대류로 인한 이동은 감각모세포에 의해 감지되고, 현기증을 유발시킨다. 이것을 **열성 현기증**(caloric induced vertigo)이라고 하고, 보통 다이버가 수평 위치[105]로 있는 것과 관계있다. 이와는 달리 **압력손상에 의한 현기증**(barotrauma induced vertigo)은, 압력평형을 시행했을 때 어느 한쪽이 제대로 이루어지지 않거나 다이버의 상승이나 하강 중에 생긴 압력 변화가 양쪽 귀에 서로 다르게 생기면 평형모래(otolith)나 세반고리관의 자극을 유발하며 이로 인해 현기증이 생기는데, 주로 다이버가 수직위(vertical position)로 있을 때 잘 유발된다.

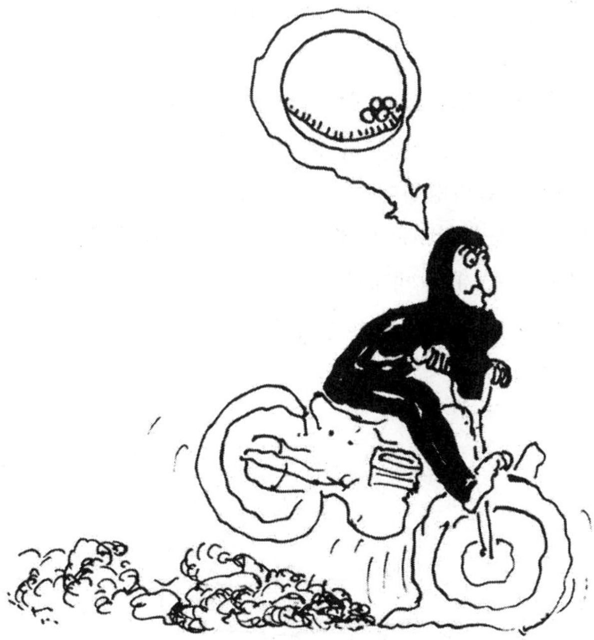

그림 31.2

104) 가열된 공기나 유체가 움직이면서 열이 전달되는 현상으로 유체 전체가 고루 가열되도록 해준다. 주전자에 물을 넣고 데울 때 데워진 부분이 열팽창으로 밀도가 내려가 그 부분은 가벼워지고, 부력에 의해 상승함과 동시에 주위의 차가운 부분의 물이 그곳으로 들어가는데, 이러한 작용에 의한 유체의 움직임이 바로 대류이다.

105) 이 자세는 다이버가 엎드린 자세에서 전방을 주시하기 위해 머리를 30° 들어올린 자세로, 수평형 세반고리관이 수직으로 서 있게 되어 대류로 인한 체액의 이동이 쉬워진다.

현기증의 원인

전정기관이 문제가 되어 현기증이 생기는 경우는 다음 두 가지 범주가 있다:

- 불균등한 전정기관의 자극
- 불균등한 전정기관의 반응

불균등한 전정기관의 자극 Unequal Vestibular Stimulation

만약 양쪽 전정기관의 감각은 모두 정상적인데, 주어진 자극이 서로 다르다면, 뇌에서 받아들이는 자극이 다르므로 현기증이 유발된다.

한 쪽 귀로 더 차가운 물이 들어가면 반대쪽과 다른 자극에 의해 **열성 현기증**이 생긴다. 한쪽 귀에 귀 딱지, 공기 기포, 외이도염, 귀마개, 뼈돌출증(exostones), 고막 파열 등이 있으면 이런 현상이 생길 수 있다.

한쪽 귀의 중이나 내이에 **압력손상**(barotrauma, 제 9 장 참고)이 있거나 **감압병**(decompression sickness, 제 15 장 참고)이 있으면, 양쪽 귀 전정기관의 자극이 다르게 되어 현기증이 생길 수 있다.

이퀄라이징을 할 때 양쪽 귀의 압력평형에 차이가 나면 전정기관의 자극이 달라진다. 이와 같은 현상은 상승 중에 흔히 있는데, 중이강 내의 공기가 팽창하면서 한쪽은 유스타키오관을 통해 잘 배출되지만, 다른 한쪽은 팽창된 공기가 제대로 빠져나가지 못하게 될 수도 있다. 이와 같은 현상을 **압력 변화성 현기증**(alterobaric vertigo, 제 9장 참고)이라고 하고 1미터 수심에서 상승하면서도 생길 수 있는 흔히 있는 일이다.

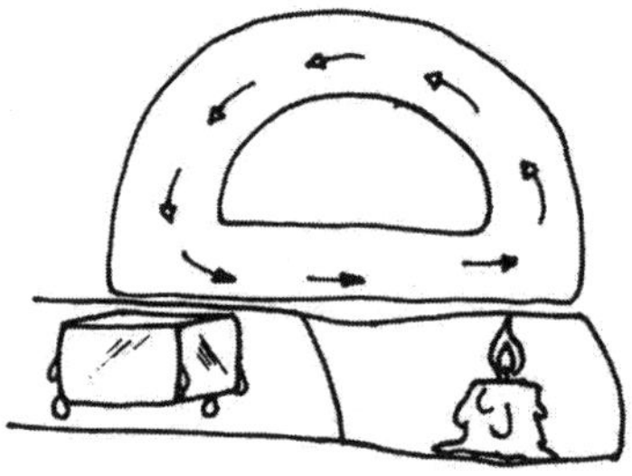

그림 31.3
열성 자극은 내이 액체의 "대류"현상을 일으킨다.

증례 31.1

밤에 후카 다이빙을 훈련 중이던 초보다이버가 해저바닥이 어딘지를 인식하지 못했다. 올라가는 기포를 볼 수 없어 어느 쪽이 수면인지 알 수 없었고, 공기 호스의 방향을 찾아 수면 위로 상승할 수 있었다.

진단: 야간의 나쁜 시야(감소된 시력)로 인한 방향감각 상실

증례 31.2

경험이 없는 초보 다이버가 하강하면서 중이 압력평형을 이루지 못했다. 통증에도 불구하고 그는 계속해서 하강하였는데, 통증이 갑자기 사라지고 소리도 잘 들을 수 없었다. 동시에 귀 안이 몹시 차갑게 느껴졌다. 몇 초 후 갑자기 주위가 돌기 시작하면서 메스꺼웠다. 몇 분간 줄을 잡고 있으니, 곧 어지러움증이 사라졌다.

진단: 중이강 내로 들어간 찬물로 인한 열성 현기증. 그리고 체온에 의해 중이강 안에 들어간 물이 더워지면서 전정기관의 자극이 사라지면서 증상이 소실

불균등한 전정기관의 반응 Unequal Vestibular Response

움직임에 대한 양쪽 전정기관의 반응은 정상적으로 같다. 어떤 사람들은 양쪽이 불균등하게 반응하는데, 이와 같은 현상은 태어나면서부터 약간 불균등한 반응을 보일 수 있고, 혹은 어떤 압력 손상이나 다른 의학적인 원인에 의해 어느 한쪽 전정기관이 손상을 입어 생길 수도 있다. 이와 같은 경우에서는, 같은 자극에 대해 양쪽 귀가 다르게 반응하면서 현기증이 생긴다.

이렇게, 같은 자극을 다르게 받아들여 문제가 되는 전정기관을 가진 사람들은 무의식적으로 머리나 몸을 갑작스럽게 움직이지 않으면서 적응하여 산다. 그리고 이들은 놀이공원에서 롤러코스트를 잘 타지 않고, 체조훈련 같은 것을 잘 하지 않지만, 다이빙에서 이로 인한 문제가 비교적 흔히 일어날 수 있다는 위험을 거의 모르고 있다.

이와 같은 사람들은 귀 안에 물이 들어가는 것 자체가 강력한 현기증 유발 원인이 된다. 앞에서 언급하였듯이 찬 물이 세반고리관의 액체를 대류를 통해 이동시킨다(열성 자극: caloric stimulation). 만약 한 쪽 귀의 전정기관이 감각을 다르게 느낀다면, 동일한 자극을 어느 한 쪽이 더 강하게 받아들이는 것이고, 그 사람의 뇌는 상이한 자극을 움직임으로 인식하게 되면서 경험이 부족한 다이버는 현기증을 보이면서 방향감각을 잃게 된다.

양쪽 귀의 전정기관 반응이 같지 않는 사람이 하강하거나 상승할 때 중이의 압력변화로 인하여 현기증과 위치감각을 상실하기도 한다.

현기증의 다른 원인들

다이버가, 특히 경험이 부족한 다이버들이, **시야가 좋지 않거나** 한밤중에 다이빙을 하는 상황과 같이, 정상적인 시각을 확보할 수 있는 단서를 갖지 못하게 되면, 방향감각을 잃어버리고 종래에는 현기증을 유발할 수 있다.

질소마취 현상(Nitrogen narcosis)은 현기증의 증상을 더 악화시킨다. 흔히 레크레이션 잠수에게는 흔치 않는 **산소독성, 이산화탄소 중독증, 일산화탄소 중독증**, 그리고 **고압신경증후군**[106]과 같은 상태에서도 현기증이 한 증상으로 나타나기도 한다.

---

106) 인체가 매우 높은 압력에 노출되면 떨림이 나타나며 수작업의 기민성이 떨어지게 되는데 이를 "고압신경증후군(HPNS: high pressure nervous syndrome)" 이라고 한다.(제 19 장 참조)

결론

수중에서 **방향감각을 잃게 된다는 것**은 불쾌한 경험임과 동시에 상당히 위험하며, **현기증**은 구토를 하거나 공포감 때문에 생명을 위협할 정도로 위험하다.

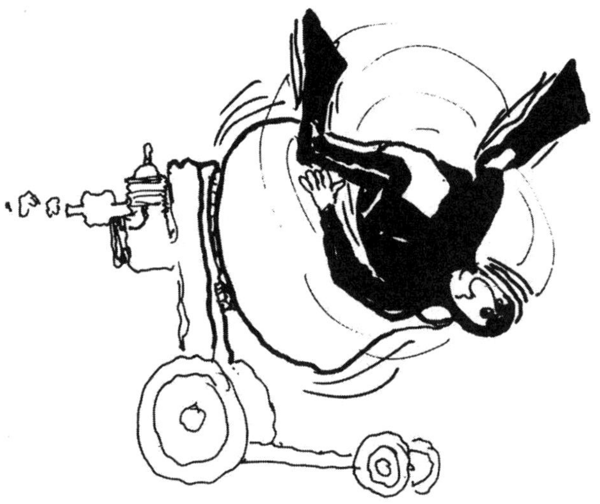

그림 31.4

다이빙에 입문할 때 의학적인 신체검사를 하는 것은 현기증을 유발시킬 수 있는 요인을 사전에 알 수 있고, 제거할 수 있다는 측면에서 반드시 해야만 하는 과정이다. 경험이 많은 다이버들은 수중에서 비록 현기증이 있더라도 이용할 수 있는 수중의 고정물을 잡고 있다던가 하는 방법으로 불필요한 움직임을 최소화함으로써 그 증상이 없어지기까지 기다리거나 증상을 완화하는 방법을 적절하게 잘 이용한다. 다행히도 대부분의 현기증은 일시적이며 곧 그 증상이 사라진다. 만약 그 증상이 계속되고 만일 수면에 어떤 장애가 없다면, 다이버는 웨이트 벨트를 벗어 던지고 부력조절기(B.C.)를 조심스럽게 팽창시켜 수면으로 상승해야 한다.

만약 수중에서 현기증을 경험하였다면 살기 위해서 다이빙을 그만하고 올라와야 한다. 그리고 잠수 전문의사의 검진을 통해 그 원인을 파악하여 다음 다이빙에 대비하고 준비해야 한다.

잠수와 관계있는 경미한 문제들

Miscellaneous Disorders

콘택트 렌즈 CONTACT LENSES

시력을 보강하기 위해 흔히 사용하는 콘택트 렌즈는 다이빙하는데 문제를 유발시킬 수 있다. 가장 흔히 일어날 수 있는 일이 마스크를 벗으면서 비싼 렌즈를 잃어버리는 경우다. 따라서 수중에서나 표면에서 마스크를 벗을 때에는 눈을 감아야 한다.

특히 장시간 또는 심해잠수 또는 챔버 다이빙과 같은 상황에서, 렌즈 바로 뒤에 **기포(공기방울, gas bubbles)**가 생길 수 있어(특히 소프트 렌즈보다는 기체가 통과하지 못하는 하드 렌즈를 사용할 때) 눈의 각막에 압박을 가하고 손상을 줄 수 있다. 만약 이와 같은 일이 일어나면, 눈이 아프고 시야가 흐려지며 밝은 빛 주변에 후광(後光, halos)이 나타난다. 장기적인 영향으로 각막에 상처를 줄 수 있다.

하드 렌즈에서 기포로 인한 문제는 렌즈의 중앙에 작은 구멍을 만들어 기포가 빠져나가게 하면 된다. 이렇게 한다고 해서 렌즈의 본래 기능에 문제가 생기지는 않는다. 소프트 콘택트 렌즈는 기체가 통과할 수 있고 말랑말랑하기 때문에 이러한 문제가 생기지 않는다.

요즘은 콘택트 렌즈 대신에 마스크에 시력을 교정한 렌즈를 부착하여 저시력 문제를 쉽게 해결하고 있다.

근육 경련이 생길 때 MUSCULAR CLAMPS

경련은 근육들이 통증을 유발하면서 떨리는 것을 말한다. 다이버들에게 이러한 경련은 위험할 수 있고 아무런 행동도 할 수 없게 만든다. 다른 근육에서도 생길 수 있으나 주로 발바닥, 종아리, 그리고 허벅지에 흔히 생긴다.

일반적으로 그 사람에 잘 맞지 않은 오리발이나 장비를 사용하면 근육에 많은 부담을 주게 되고 이 때문에 경련이 잘 일어난다(쥐가 잘 난다). 또한 차가운 물에 노출되는 것도 하나의 원인이 된다.

쥐가 났을 때 천천히 다리를 쭉 펴주고 신장시키면 좋아진다. 때로는 물 안에서 다이버가 단단한 수중 바닥(해저면, 예: 바위)을 딛고 일어서서 다리를 쭉 편 채 압박을 가하게 하여 근육을 신장시키는 방법을 사용하기도 한다. 계속 수영을 할 수 없는 상황에서는 납벨트를 풀고 부력조절기를 잘 조절하여 수면으로 부상해야하는 응급상황이 생기기도 한다.

이와 같이 수중에서 다리 근육에 쥐가 나면 불편할 뿐 아니라 때로는 수중 환경이 나쁜 상황, 즉 조류가 심하다거나 파도가 높게 칠 때에는 위험에 빠질 수도 있다.

예방하는 방법으로는 육체적으로 충분한 운동능력이 있어야하며, 몸에 잘 맞는 오리발과 차가운 물에서도 체온 손실이 잘 되지 않는 잠수복을 입는 것이다.

귀의 문제 EAR PROBLEMS

귀지 Wax: Cerumen

귀지는 외이도 안을 덮고 있으면서 방수기능을 하는, 일종의 방어 물질이다. 가끔 이 귀지가 너무 많아 귀 구멍을 막으면 물이 빠져나오지 못해 외이도염이 생기기도 한다(제 28 장 참고). 다이버는 귀지를 제거하기 위해 흔히 면봉을 사용하기도 하지만 오히려 외이도 내에서 귀지가 더욱 단단히 압착되도록 하여 점점 외이도를 막아버리기도 한다. 이렇게 되면 청력이 떨어지며 다른 귀에는 물이 잘 들어가고 이 귀에는 물이 들어가지 않아 열성 현기증을 유발 할 수도 있다(제 31 장 참고).

귀지가 너무 많을 때는 이비인후과나 잠수 전문의사를 찾아가면 기구를 이용해서 쉽게 제거한다. 그러나 귀지를 외이도로부터 제거하면 어느 정도는 감염(외이도염, 제 28 장 참조)에 노출되므로[107], 너무 꽉 귀를 막고 있지 않는다면 자주 파지 말아야 한다. 너무 딱딱하게 된 귀지는 오일이나 전문약제를 구멍에 넣어 녹이면 쉽게 제거된다. 그리고 다이빙 그 자체도 이러한 귀지를 쉽게 제거하는데 도움이 된다.

외이도 내부로 돌출된 뼈 뼈돌출증, Exostoses

외이도 안쪽 부분은 뼈로 되어 있다. 주기적으로 수영이나 다이빙을 많이 하는, 특히 찬물에서 하는 사람들은 가끔 이 뼈 부분이 외이도 안쪽으로 자라나오는 경우가 있다(뼈돌출증). 이렇게 되면 외이도가 부분적으로 막혀 귀지가 많이 모이게 되고 물이 빠져나오지 못하여 염증을 유발하거

107) 흔히 귀지는 수시로 파주고 청결하게 관리하는 것이 좋다고 생각하기 쉬우나, 억지로 귀지를 파는 것은 건강에 이롭지 않다. 귀지는 외부자극으로부터 외이도를 보호해 주며, 귀지 속에 포함된 항균 물질은 세균침입을 막아준다.

나 듣는데 장애가 온다.

크게 많이 튀어나오고 문제를 유발하는 것은 외과적으로 제거하기도 하지만 그럴 경우는 흔치 않다.

기타 다른 문제들

외이도 및 중이도염은 제 28 장에서, 청력손실은 제 30 장, 현기증과 지남력 상실은 제 31 장, 압력손상은 제 9 장, 감압병에 대해서는 제 15 장에서 설명하였다.

두통 HEADACHE

잠수 중이나 잠수 후에 두통을 호소하는 다이버들이 많다. 이 두통은 아주 사소한 것에서부터 생명을 위협하는 것까지 다양하며, 따라서 항상 신중한 접근이 필요하다.

과거 병력, 두통의 위치, 다이빙 경력, 그리고 언제 아팠으며 어떻게 진행되었는지를 보면 대부분의 원인을 알 수 있다.

대부분의 경우는 심각하지 않지만 보다 심한 원인에 대해 먼저 알아보겠다.

감압병과 폐 압력손상

뇌에 기포가 생기거나 공기 색전증[108]이 발생하면 뇌에 손상을 주고 뇌 조직이 붓는 뇌부종이 생기면서 바로 두통이 온다. 이런 원인에 의한 두통은 수면에 도착하자마자 시작되거나 수 시간 내에 생긴다. 두통이 오고 혼미해지면서 의식이 없어지면 바로 감압병이나 폐 압력손상에 의한 두통이라는 것을 강력하게 시사한다. 다이빙 프로파일이 이와 같은 원인에서 오는 두통을 진단하는 데 도움이 된다(제 11 장 및 제 15 장 참고).

부비동 압력손상 Sinus Barotrauma

눈 주위와 얼굴의 빰 주위에 있는 부비동이 압력의 급격한 변화에 의해 손상을 받으면 두통이 생긴다. 손상을 받은 부비동 주위에 아주 격렬한 통증이 하강이나 상승 때 생기고, 다이빙을 마치고 난 뒤에 그 부위에 아주 기분 나쁜 통증이 계속되기도 한다(제 10 장 참고).

통증이 부비동 근처에서 윗니 쪽이나 눈 뒤 쪽으로 옮겨가기도 한다. 경미한 압력손상을 받은 다이버가 다이빙 후 몇 시간에서 며칠 뒤에 **부비동염(sinusitis)**이 생길 수 있는데, 이로 인해 그 부위에 두통이 오기도 한다(28장 참고).

---

108) 혈액의 응고된 덩어리나 이물질이 혈류에 의해 어떤 장소로부터 운반되어 혈관을 돌연 폐쇄하는 것을 색전증이라고 하며, 공기 색전증은 공기방울이 혈관을 막는 것을 말함.

편두통 Migraine

다이버들한테 이 문제는 귀찮은 것 중에 하나일지 모르지만 일반인들한테도 흔히 있는 질병이다.

임상적 증상

편두통이 오기 전에 전조 증상(aura)으로, 섬광이 번쩍이거나 아지랑이가 보이고, 시야의 일부분이 잘 보이지 않거나 흐릿하게 보이기까지 한다. 심한 두통은 밝은 불빛 아래에서 더 심해지고, 메스껍고 구토가 있기도 하고 가끔 팔 다리가 저리거나 감각 이상, 무력감, 및 마비가 올 수도 있으며, 대부분의 증상이 시야의 전조증상(visual aura) 이후에 온다.

편두통은 사소한 것에서부터 구토, 심한 무력감 및 신경증상(시야 장애, 팔 다리가 저리거나 감각이상)이 동반되는 심한 경우까지 있다. 이와 같이 증상이 심할 때에는 공기 색전증과 감압병으로 오진할 수 있으며 그 결과 응급 후송하거나 잘못 치료할 수도 있다.

다이빙 중에 생긴 심한 편두통은 다이버를 무능력하게 만들거나 구토를 유발시켜 결국 익사케 할 수도 있다.

아직까지 편두통의 이유는 잘 알려져 있지 않고, 경미한 편두통을 가진 다이버가 다이빙 후 가끔, 아주 심하고 특이한 형태의 편두통으로 발전하기도 한다. 이러한 경우는 아마 뇌 조직에 기포가 작용하여 생길 수 있다. 또한 심한 운동이나 이산화탄소-산소 압력의 변동으로 인해 편두통이 생긴다는 견해도 있으며, 추위와 피로도 하나의 원인이 될 수 있다.

이런 이유로 편두통을 지닌 다이버는 다이빙을 하지 않도록 권하는 것이 좋다. 그럼에도 불구하고 잠수를 해야만 한다면, 신경학적 증상이 없고, 증상이 경미하며 아주 드물게 증상이 나타나는 경우에 한해서 허용할 수 있고, 하더라도 **무감압 한계** 내에서 그리고 **18미터 이내의 얕은 잠수**만 하도록 하여야 한다(이 이야기는 동맥 혈관 안에 기포가 생기지 않으며, 뇌 감압병이 발생하지 않는 범위 내에서 해야 한다는 것이다).

긴장성 두통 Tension Headache

민감한 사람들이 다이빙을 하거나 처음 배우는 과정은 두통을 일으킬 수 있을 만큼 스트레스가 많은 고통스러운 경험일 것이다. 이들은 평상시 다른 스트레스로 인해 두통이 발생되는 것과 비슷하게 두통이 생길 수 있다. 이런 긴장성 두통의 대부분은 앞 머리(전두부)나 목 그리고 뒷 머리(후두부)가 아프다고 호소한다.

마스크 끈에 의한 통증 Mask Strap Tension

경험이 부족한 다이버들은 흔히 수중에서 마스크 안으로 들어오는 물에 대한 공포와 마스크가 벗겨지지 않게 하기 위해 필요 이상으로 꽉 조이게 하는 경우를 본다. 이렇게 마스크 끈을 과도하게 조이면 머리로 가는 피 공급이 장애를 받게 되어 마치 긴장성 두통과 비슷한 통증을 경험하게 된다. 이와 같은 통증은 마스크 끈을 느슨하게 하면 예방할 수 있다. 수중에서 마스크 안에 들어온 물을 제거하는 방법을 알고 자신 있게 제거할 수 있는 다이버들이라면 마스크 끈을 너무 꽉 조이게 하지 않는다. 또한 마스크 끈의 디자인(예: 하나의 넓은 끈, 여러 개의 가느다란 끈)에 따라 통증이 유발될 수도 있는데 몇 번의 시행착오를 통해 어떤 끈이 통증을 유발시키는 지를 알아낼 수 있다.

다른 형태의 두통

차가운 물이 귀 안으로 들어가 고막에 닿으면 귀에 통증이나 두통을 유발시킬 수 있다. 귀마개를 사용하여 수영은 할 수 있으나 다이빙을 할 때는 귀마개를 사용해서는 안 된다. 가장 좋은 예방법은 네오프렌 후드가 달린 잠수복으로, 후드는 다이빙을 할 때 물이 귀 안으로 들어가기는 하나 빠져나오지 않게 하므로, 들어간 물이 체온에 의해 데워져 체온과 같게 되므로 이와 같은 두통은 오지 않는다.

두통을 유발시킬 수 있는 많은 다른 원인들로는, 신경학적인 원인, 압력손상과 관계된 원인, 체온의 변화, 근육이나 혈관 등의 문제 등 너무나 많다. 다이빙과 관계 있는 두통은 상세하게 조사해 볼 필요가 있다. 왜냐하면 다음 다이빙이 있을 때를 대비한 예방적인 측면과 수중에서의 두통은 육상에서의 그것보다도 훨씬 위험하기 때문이다.

햇빛에 의한 화상 SUNBURN

특히 열대지방에 가서 하는 원정다이빙이나 한여름에 하는 다이빙에서 햇빛에 의한 화상은 흔히 있는 문제다. 이것은 태양으로부터 나오는 자외선에 의해 발생하며 대기 중에서 또는 물에 반사되어 우리한테로 들어오기 때문에 완벽하게 방어한다는 것은 불가능하다.

임상적인 증상은 대부분의 다이버들이 경험해봤기 때문에 상세하게 설명할 필요가 없을 것이다.

치료

증상을 없애는 치료가 가장 기본적인 치료다. 직접적이던 간접적이던 햇빛에 노출되지 않도록 해야 한다. 진정제가 들어있는 로션이나 피부를 차갑게 하는 로션을 바르면 통증이 완화되고 스테로이드 크림은 심한 햇빛 화상에 도움이 된다. 물집이 생겼다면 이차적인 감염을 예방하기 위해서라도 터트리지 않도록 해야 한다.

예방

예방은 긴 옷을 입거나 모자를 사용하고 흔히 사용하는 자외선 차단 크림이나 로션으로 방어하는 것이다. 우리가 흔히 스킨 다이빙이라고 하는 스노클 다이빙을 할 때 그냥 맨몸으로 하지 말고 라이

크라 성분이 들어있는 가벼운 잠수복을 입고 하면 이와 같은 햇빛에 의한 화상도 예방될 뿐 아니라 수중 생물들로부터 보호되고 바위나 산호와 같이 피부를 손상시키는 것들로부터도 예방된다.

자외선 차단제에는 SP번호가 매겨져 있는데, SP번호가 '10'이라면 자외선차단제를 사용하지 않은 경우보다 10배의 시간 정도 자외선으로부터 피부를 보호할 수 있다는 것을 의미한다. 노출된 피부는 강한 햇빛에 15분 이상 노출되면 화상을 입는다. 따라서 SP 10정도의 선 크림을 바르고 적절하게 유지되었다면(흡수되는 것을 고려하여 반복하여 발라주거나, 물에 씻기지 않도록 한다면) 적어도 2시간 30분(150분) 정도까지는 화상을 입지 않는다. SP 15 이상 되는 선 크림을 사용하기를 권장한다.

동양인들이나 흑인들에게는 그렇게 심각하지는 않지만, 장시간 햇빛에 오래 동안 노출되면 피부암이 걸릴 수 있고, 피부가 나이에 비해 빨리 노화된다.

뱃멀미 SEASICKNESS

뱃멀미는 다이버에게 고통스럽고 위험한 문제 중 하나이다. 보통 다이빙 보트에서 뱃멀미에 민감한 사람들에게서 잘 생기고, 파도가 험하거나 수중에 써지(surge)가 있을 경우에는 수중에서도 생길 수 있고 닻줄을 잡고 감압하는 동안에도 생길 수 있다. 보트 위에서 뱃멀미를 하는 다이버는 잠수계획이나 장비준비가 자칫 소홀할 수 있다.

흔히 동반되는 구토 때문에 다이빙을 시작하기도 전에 탈수증상이 올 수 있고, 수중에서의 구토는 다이버로 하여금 호흡기(레귤레이터)를 막지 않도록 하는 상당한 기술을 요구한다. 이때 장점이라면 그 구토물을 먹기 위해 바다에 사는 어류들이 몰려올 수 있다.

다른 문제들로, 이러한 뱃멀미를 예방하기 위해 진정제를 사용할 때, 그 부작용으로 수중에서 판단력에 장애나 질소마취현상을 더 촉발시킬 수 있다.

예방

가장 일반적인 방법으로는 :

- 뱃머리가 아닌 배 중앙 선상에 있도록 한다(공간 움직임을 최소화하기 위해).
- 머리를 움직이지 않도록 하고 그대로 있는다(예: 누워 있는다).
- 눈을 감고 있거나 먼 수평선에 있는 물체에 초점을 맞춘다(책을 읽지 마라).
- 선실이 닫혀져 있다면, 공기 순환이 잘 되도록 환풍기를 가동시켜라.

약한 뱃멀미에는 잠깐 동안 안전성이 확보된 수면에서 가볍게 수영을 하거나 스노클링을 하면 증상이 좋아지기도 한다. 그런 후에 보트에 다시 올라가 잠수장비를 챙겨 다이빙을 시작하도록 한다.

약효가 짧은 사이클리진(cyclizine)과 같은 약을 배 타기 1-2시간 전에 사용하면 효과가 있다. 이 약은 약 4시간 정도 약효가 지속된다.

다른 효과적인 예방법으로, 배 타기 전 날 밤 자기 전에 경구용 항히스타민제로 알려진 프로메타진(promethazine) 25mg을 복용하면 효과가 있다. 이 약을 먹으면 다른 항히스타민제와 마찬가지로 졸린다. 전 날 저녁에 먹으면 다음 날 오전까지 뱃멀미를 예방할 수 있고 약간의 진정 효과도 있다. **잠수 수심은 최대한 30미터(100피트) 이내로 제한**하는 것이 좋고, 18미터 이내로 할 것을 권한다. 한 잔 정도의 커피(카페인)는 뱃멀미에 효과적이며, 몸이 축 처지거나 약간 졸리운 감을 없애주는 역할을 한다.

모든 경우에 있어서 부작용이 일어나지 않는 것을 확인하기위해 미리 투여되어야 한다. 음주 후에는 약의 효과가 가중될 수 있으므로 복용해서는 안 된다.

귀미테와 같이 피부에 붙이는 멀미 방지약제는 다이버에게는 부작용 때문에 사용하지 않는 것이 좋다. 대신에 배의 승조원들은 사용해도 무방하다.

압봉이나 생강과 같은 한방요법은 비록 많이 사용하고 있지만, 실제 효과에 대해서는 미지수다[109].

턱관절 이상 혹은 턱관절염 TEMPORO-MANDIBULAR DYSFUNCTION OR ARTHRITIS

초보 다이버일수록 수중 상황에 대해 너무 염려하는 경향이 있다. 특히 공기 공급에 대해서 걱정을 많이 한다. 그래서 이들은 마우스피스를 너무 꽉 물어 턱관절에 너무 과도한 스트레스를 야기한다. 이렇게 되면, 턱관절에 무리가 생겨 근육이 떨리며(경련), 통증, 그리고 관절 주위(특히 귀 앞쪽 부위)에 압통이 있으면서 결국 입을 완전하게 벌릴 수 없게 된다.

레크레이션 다이버들은 보통 이런 현상이 일시적이고 원인을 알고 나면 쉽게 상태가 좋아진다. 호흡기의 마우스피스를 너무 꽉 물지 않도록 한다. 그리고 너무 오래된 구형의 마우스피스들은 무겁고 부피가 커 아래턱에 무리가 가해지기도 한다.

오래 동안 이렇게 구형의 마우스피스를 사용한 나이 많은 다이버는 영구적인 관절이상을 보이기도 한다. 이런 경우는 신형의 스노클과 레귤레이터의 마우스피스를 사용하면 증상이 좋아진다.

수중 폭발 EXPLOSION

레크레이션 다이버들에게 이 내용을 설명하는 것은 수중에서 폭발물을 사용하지 말라는 경고를 하기 위해서이다. 군대 잠수에서는 훈련 중에 폭발물을 사용할 수 있기 때문에 그것이 위험하다는

109) 참고로 이 책에서는 효과에 대해 부정적이지만, 다른 책에서는 효과가 있다고 사용하라고 권하고 있다

사실을 알고 있다. 가끔 폭발로 인하여 사고가 발생하고 희생이 되는 경우도 있다.

수중 폭발이 일어나는 곳의 수면에서는 물기둥이 치솟고 포말이 심하게 생긴다. 이것은 폭발로부터 방사된 압력파가 물과 공기의 경계면에서 만날 때의 효과이다.

이와 같은 효과는 강력한 쇼크파가 인체를 통과할 때 공기와 조직이 접하는 부위에도 영향을 주어, 폐, 창자, 부비동 및 중이강과 같이 공기를 포함하고 있는 장기들을 찢어놓을 수 있다.

임상적인 증상

폐와 창자가 가장 영향을 많이 받는 장기다. 폐와 창자가 찢어지거나 피가 난다:

- 가슴에 통증
- 호흡이 가쁘다.
- 구토를 하거나 피를 토한다.
- 대변의 색깔이 붉거나 짜장면 색깔이 된다(장내 출혈).

귀와 부비동에 상해를 입으면 마치 압력손상을 받은 것과 비슷한 양상을 보인다. 특히 고막이 터져 청력소실이 흔하다.

폭발이 불가피한 상황에 마주친다면, 등을 아래로 하여 수면 위로 떠오르려는 시도를 한다. 이렇게 하면 공기가 들어있는 장기가 물과 만나는 접촉을 줄이게 되어 손상을 적게 입을 수 있다.

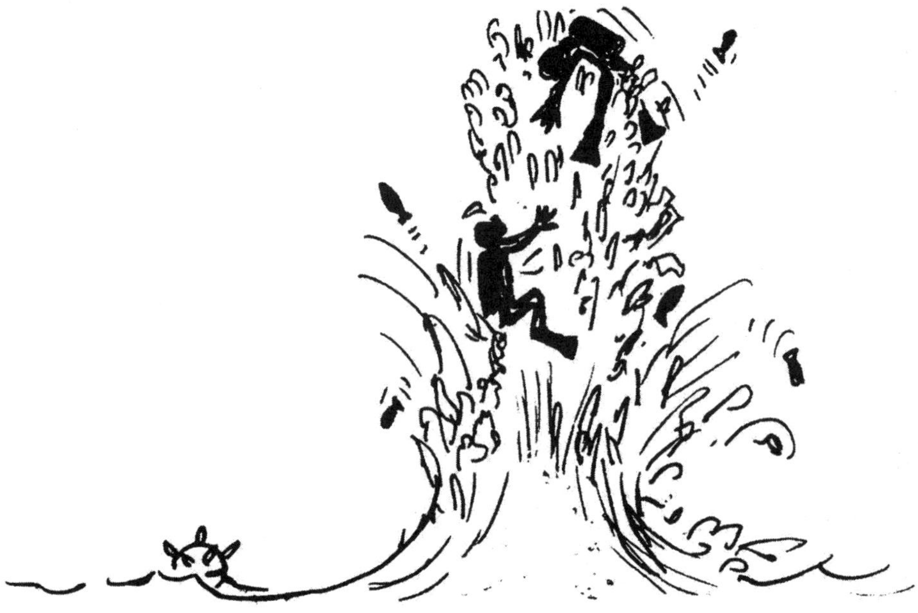

그림 32.1

CHAPTER 33

다이버에서 의식소실

Unconsciousness in Divers

수중에서 다이버가 의식을 잃는 많은 원인이 있다. 그러나 대부분의 결과는 같다 - 익사. 여기에서는 원인과 치료에 대한 내용을 제공한다.

육지에서는 의식 소실이 사망을 일으키는 경우가 드물지만, 수중에서는 그러한 일이 자주 발생한다. 손상된 의식상태에서의 다이빙은 매우 위험하기 때문에 다이버는 의학적으로 이상이 없어야 하고, 의식 소실될 가능성이 높아서는 안 된다. 또한 일단 의식소실이 발생하면 "짝 다이빙(buddy system)"의 역할을 충실히 수행하는 것이 중요하다.

무의식 상태의 다이버가 구조되고 필요한 응급처치가 완료되었을 때 치료의 나머지 부분은 무의식을 일으킨 원인에 집중된다(제 39, 40, 42 장 참조). 우선 가능한 원인을 파악하는 것이 중요하다.

원인들은 수행된 잠수형태와 사용된 장비에 따라 분류된다. 더 많은 정보는 이 책의 다른 부분에서 찾을 수 있다.

의식소실의 원인

모든 형태의 잠수에서 의식소실이 발생할 수 있는 흔한 원인

- 저산소증 (다양한 원인에 의한)
- 바닷물 흡인 또는 익사상태
- 추위
- 바다생물에 의한 상해
- 구토와, 구토물이나 바닷물의 흡인
- 다양한 의학적 문제
- 수중 폭발

스쿠버 다이빙과 관련된 원인들

- 저이산화탄소증
- 감압병
- 폐 압력손상에 의한 공기 색전증
- 질소마취 (Nitrogen narcosis)
- 일산화탄소 중독증
- 잘못된 장비나 실린더 내 공기오염으로 의한 저산소증

재호흡 또는 **혼합가스 잠수 장비**에 의한 원인들

- 과이산화탄소증
- 산소독성
- 저산소증(산소의 과소비, 희석된 공기, 상승)

다음은 보다 흔한 무의식의 원인들이다.

저산소증 HYPOXIA (제 20 장 참조)

준익사 상태(near drowning)와 관련된 뇌의 저산소증은 많은 잠수사고의 최종 원인이자, 다이버에게 나타나는 의식소실의 가장 흔한 원인이다. 이는 부적절한 공기 공급, 바닷물 흡인, 장비 이상 또는 오용, 구토물의 흡인, 폐의 압력손상, 실린더 내의 기체 오염 등에 의해 발생한다. 이는 공황(panic)이나 신체적 탈진과 자주 관련된다.

증례 33.1

반폐쇄식 호흡기로 호흡하는 다이버가 수면을 떠난 후 의식을 잃었다. 그는 수면으로 다시 데려와졌고 100% 산소로 회복되었다. 그의 약간 파래진 얼굴은 붉어졌고, 후에 그의 실린더에 순수 질소만 채운 것을 발견했다.

진단 : 부적절한 산소공급에 의한 저산소증

숨을 참고 잠수 시 저산소증 HYPOXIA DURING BREATHHOLD DIVING (제 4 장 참조)

상승시 저산소증(Hypoxia of ascent)

숨을 크게 참고 잠수하면서 수면으로 상승할 때 저산소증으로 의식을 잃을 수 있다. 상승하는 동안 혹은 수면에 올라온 직후 폐의 산소분압이 위험할 정도로 낮게 떨어져 있을 수 있다.

과호흡(Hyperventilation)

숨을 참고 잠수하기 전에 과호흡을 하면 호흡욕구를 억제하여 저산소증을 일으키기 더 쉽다. 이러한 방법은 잠수시간을 증가시키기 위해 몇몇 다이버가 사용하곤 했지만, 이를 사용하는 다이버와 함께 점차 감소하고 있다.

> **증례 33.2**
> 젊은 다이버가 수영장에서 잠영기록을 경신하려고 시도하고 있었다. 그는 잠수하기 전에 과호흡을 시행하였다. 두 번째 시도를 하던 중 그는 수영을 멈추고 가라앉고 있었다. 다행히 그는 빨리 물 밖으로 구조되어졌고 구강 대 구강 호흡으로 회복되었다. 약간의 뇌손상만으로 수주 후 퇴원하게 되었다.

> **증례 33.3**
> 경험 있는 다이버가 작살 낚시 대회에 참가했고 작살에 맞은 물고기와 함께 수면바닥에 죽은 채로 발견되었다. 익사 이외의 다른 것은 보이지 않았다. 그는 과호흡을 연습한 것으로 알려졌다.

준익사 NEAR DROWNING (제 25 장 참조)

이것은 많은 잠수사고의 결과이다. 준익사와 관련된 저산소증은 다이버를 무의식 상태로 만들거나, 그 반대로 다이버가 먼저 의식을 잃은 후 익사할 수도 있다.

추위(冷), 저체온증 COLD OR HYPOTHERMIA (제 4, 27, 35 장 참조)

찬물에 노출되면 체온의 급격하게 하강하는데, 다이버는 처음에 혼돈상태에 빠지고(34℃ 정도의 체온) 그리고 나서 의식을 잃을 수(30℃ 이하) 있다. 다이버가 갑자기 찬물에 들어갈 경우, 때로는 즉시 의식을 잃을 수 있는 심박동 이상을 일으키기도 한다.

해양생물로 인한 손상 (제 29 장 참조)

독이 있는 동물은 뇌에 독성을 발휘하거나 호흡마비에 의한 저산소증, 또는 혈압감소에 의한 뇌혈류공급 감소 등으로 의식을 잃게 할 수 있다. 상어로부터 공격을 받은 후 출혈성 쇼크로 의식을 잃을 수 있다.

증례 33.4
열대 암초지역에 처음으로 잠수하러 간 단체는 즉시 물로 들어갔다. 그들은 물고기, 산호와 조개들을 가져왔는데 그중에는 몇 종류의 독성 조개가 있었으며 어떤 경우는 옷 속에 넣어 가져오기도 했다. 선원의 한명이 독성 조개를 알아보고 위험을 피할 수 있도록 조언을 했다.

진단 : 의식소실의 가능성, "어디서든 발생할 수 있는 사고"

감압병 (14~16장 참조)

뇌 감압병은 의식 상실을 일으킬 수 있다. 이것은 깊은 곳에 잠수 하거나 반복 잠수 할 때 더 잘 발생한다.

상승 시 폐의 압력손상으로 생긴 공기 색전증 AIR EMBOLISM FROM PULMONARY BAROTRAUMA OF ASCENT(제11장 참조)

뇌동맥 공기 색전증(CAGE, Cerebral arterial gas embolism)은 상승 동안 또는 상승 후 바로 갑자기 의식 소실을 일으킬 수 있다. 이것은 종종 폐의 기흉과 관련되며 특별한 치료를 필요로 한다.

증례 33.5
26세의 다이버가 수심 55미터에서 해저체류시간 8분간 잠수를 시행했다. 계기판에 공기가 거의 고갈되었을 때 빠르게 수면으로 올라왔다. 보트로 올라오는 동안 그는 한쪽의 감각이상을 호소했으며 발음이 정확하지 않았다. 그리고 나서 경련을 했으며 의식을 잃었다. 그는 600km떨어진 재가압실로 가던 중 사망하였다.

진단 ; 가능한 진단에는 뇌 감압병이나 폐의 압력손상에의한 뇌동맥 공기 색전증(CAGE)이 있다. 부검을 통해 진단을 할 수 있다.

일산화탄소 독성 CARBON MONOXIDE TOXICITY (제23장 참조)

압축공기로 호흡하는 다이버는 근처의 내연기관에 의해 공기공급원이 오염되어 발생할 수 있다.

산소독성 OXYGEN TOXICITY (제21장 참조)

산소장비를 이용하는 군(軍) 다이버나 혼합가스를 이용하는 전문 산업잠수사는 어떤 상황에서 산소 독성으로 인한 경련을 일으킬 수 있다. 경련 후에는 혼돈이나 의식상실이 온다.

일반적인 질환 GENERAL MEDICAL CONDITIONS

당뇨 환자의 저혈당, 심장 마비, 중풍, 간질성 발작, 약물 복용, 머리 손상, 심한 감염 상태, 및 쇼크 등의 응급 상황은 의식을 잃게 할 수 있다. 의식상실을 가져올 수 있는 이런 상황들은 신체 검사를 통해 확인하여 배제되어야 하고, 이런 사람들은 잠수를 하지 않도록 해야 한다.

증례 33.6

수심 10미터의 해저면 가까이에서 스쿠버 다이버가 격렬하게 수영을 하던 중 잠수 10분 만에 의식을 잃었다. 그는 동료에 의해 빨리 수면으로 운송되었다. 보트에서도 의식이 없었고 심박수가 빠르며 창백하고 식은땀을 흘렸다. 적절하게 호흡을 하고 있었지만 100% 산소도 상태를 호전시키지 못했다. 그의 아내가 그가 당뇨병이 있음을 알려줄 때까지 진단을 하지 못했다. 그는 병원에서 즉시 정맥주사를 통해 당을 공급받고 치료되었다.

진단 : 다이버는 인슐린을 용량보다 조금 줄여 투여한 후, 갑작스런 운동에 의한 저혈당이 원인임. 그는 당뇨를 치료받으며 잠수를 하는 것이 자살행위임을 듣고 당뇨에 덜 위험한 운동을 하기로 하였다.

구조, 응급처치 RESCUE AND FIRST AID TREATMENT (제39-42장 참조)

먼저 다이버의 웨이트 벨트를 풀어라. 구조되어야 하는 다이버는 즉시 수면으로 데리고 와야 하고 가능한 빨리 물로부터 벗어나야 하다. 다이버가 의식이 없을 때에는 폐에 압력손상이 생기더라도 빨리 수면으로 올라오는 것이 중요하다. 이런 의식이 없는 사람은 보통 상승하는 동안 호기를 하게 된다[110].

수면으로 올라온 후 기도를 깨끗이 하고 호흡이 없다면 인공호흡을 해야 한다. 구조와 소생술에 대한 상세한 내용은 39장과 42장에 있다. A-B-C(기도(氣道), 호흡 그리고 순환)를 확보한 후 원인을 찾아야 하고 치료가 시작되어야 한다. 가능한 빨리 의학적 상담을 하도록 한다.

원인을 규명한 후 다이버의 병력, 사용된 장비, 잠수 형태, 의식상실을 일으킬 상황과 다이버의 모습 등을 고려하며 논리적으로 진단해야 한다. 가장 심각하면서 치료가 가능한 진단을 가정한다.

필요하다면 또는 의심이 된다면 100% 산소를 공급한다. 상세한 기록을 하고 그 기록을 환자 옆에 놓도록 한다. 앞으로의 치료에 필요한 장비를 준비한다.

110) 오히려 의식이 없을 때에는 숨을 참지 않으므로, 상승하는 동안 주변 압력의 감소로 폐내 공기가 팽창하게 되어 숨을 내뿜게 된다.

CHAPTER 34

왜 다이버들이 죽을까?

Why Divers Die

소개 INTRODUCTION

삶에 대한 경험이 쌓이면 즐거운 것은 불법적이고, 부도덕하고, 위험하며, 몸에 지방덩어리를 늘려 주는 등의 경향이 있음을 알게 된다. 여가활동으로서의 잠수도 이런 보편적인 법을 따라서 사고의 위험성에서는, 비록 행글라이딩이나 파라슈팅(낙하산) 보다는 덜 위험하지만, 다른 대부분의 운동 보다는 위험하다.

통계에 의하면 일 년에, 다이버 10만 명당 16~20명의 잠수사망률을 보이며 95,000회의 잠수 중 1회의 사망률을 보인다고 한다.

이러한 수치는 잠수업계의 일부에서 다이빙이 매우 안전한 여가활동이라고 믿게 만드는 10만 명당 4명 이하라는 잘못된 수치와 정면으로 배치된다. 하지만 그렇지 않으며, 우리는 매일 그 위험을 안고 다이빙을 하는 것이다. 다이빙할 곳으로 차를 몰고 가는 것도 상당한(하지만 잠수보다는 낮다) 사망위험을 안고 있는 것이며, 우리는 다이빙을 할 때의 위험을 태연하게 받아들이고 있는 것이다.

이 장은 많은 잠수사망이 예방 가능하다는 것을 보여주며, 다이버는 잠수 사망과 연관된 것으로 알려진 인자들을 이해함으로써 사망으로 이어질 수 있는 상황을 최소화해야 한다.

통계학적 근거 STATISTICAL EVIDENCE

여기에 쓰여진 정보의 상당부분은 레크레이션 다이버의 사망과 관련된 두 개의 가치 있는 연구에서 얻어진 자료에 의한 것이다. 첫 번째 것은 미국 Rhode Island 대학의 National Underwater Accident Data Center(NUADC) 소장인 John McAniff에 의한 20년간 2500예 이상의 연구이며, 두 번째는 호주와 뉴질랜드에서 더 적은 수이지만 더 자세한 분석에 기초한 칼 에드몬드(Carl Edmonds)

와 더글러스 월커(Douglas Walker)박사의 것(Australians study)이다. 하와이의 다이버에 대한 사망도 칼 에드몬드와 로이 담론(Roy Damron)에 의해 기록되었다.

NUADC 연구는 잠수 활동에 대해 자세히 언급하고 있으며, 호주의 연구는 사고에 이르게 된 상황이 자세히 언급되어 있다. 두 연구의 통계수치는 놀랍게도 매우 근접했는데, 아마도 양쪽 나라들에서 잠수장비나 정보제공기관들이 동일하여서 그런 것 같다.

다음은 레크리에이션 다이버들의 사망에 관한 중요 인자들을 분석한 것이다. 숫자들은 복잡하게 보이지 않기 위해 어림수로 나타내었다.

개요 OVERVIEW

희생자들의 평균 나이는 33세였지만, 50세 이상도 10%나 되었다.

- 90%는 웨이트 벨트(weight belt)를 한 채로 사망했다.
- 86%는 사망할 때 혼자였다.
- 50%는 부력 조절기(B.C.)에 공기를 주입하지 않았다.
- 33%는 초보자였고, 33%는 중간 정도로, 그리고 33%는 상당한 경험이 있었다.
- 25%는 수면에서 처음 어려움을 겪었으며, 50%는 실제로 수면에서 사망했다.
- 10%는 훈련 중에 사망하였다.
- 10%는 잠수에 적당하지 않다는 의학적 충고를 받았었다.
- 5%는 동굴잠수를 하였다.
- 1%는 구조자가 오히려 희생되었다.

성(gender)

희생자 10명중 1명이 여성이었다. 전체 잠수 인구 중 여성이 차지하는 정확한 비율은 측정하기 어렵지만 대략 3분의 1이다. 이는 여자들이 남자에 비해 안전한 다이버라는 것을 의미한다.

부검에서 사망의 중요 원인(Major causes of death seen at autopsy)

대부분의 다이버들은 최종적으로는 익사하였는데(86%), 하지만 그 이전에 다이버를 무력화시키는 여러 가지 원인이 있었다. 이들은 다음에 기술되어 있다. 다른 흔한 사망원인에는 폐 압력손상(13%)과 심장질환(12%)이 있다.

다이버 사망 관련 요인 CONTRIBUTING FACTORS

사망은 보통 여러 어려움이 합쳐져서 나타나는데, 이들이 각각 한가지씩만 있었다면 충분히 생존이 가능할 수 있었을 것이다. 사망원인을 분류하면 이해하기가 더 쉬우며, 우리는 다음과 같이 분류하였다.

- 다이빙 기법(공기, 부력, 짝 시스템의 불충분함)
- 인적 요인(의학적, 정신적, 생리학적)
- 장비 요인(잘못된 사용, 고장)
- 환경 요인

다이빙 기술 DIVING TECHNIQUES

불충분한 공기 공급 Inadequate Air Supply

사망의 절반(56%) 정도에서, 실린더 내의 공기가 부족하거나 없는 경우(running low or out-of-air: OOA)에 심각한 상황이 발생했다. 사망 후에 장비를 검사한 결과 충분한 양의 공기가 남아 있는 경우는 거의 없었다.

대부분의 문제는 다이버들이 공기부족(low-on-air:LOA) 현상을 인식했을 때 나타났다. 일부 다이버들은 공기를 아끼기 위해 수면에서 스노클링을 시도하는 과정에서 사망했다(8%).

공기 부족에 대한 걱정으로, 다이버들은 다이빙 동안에 나타나는 문제를 제대로 해결하지 못하거나 스트레스를 받은 상태에서 수면으로 섣불리 올라와 수면의 상태에 적응하지 못하게 된다. 많은 경우에 공기가 부족한 다이버(LOA divers)는, 충분한 공기를 가지고 있는 그의 동료(buddy)가 상황을 모른 채 계속 다이빙을 하고 있는 와중에 혼자서 이런 어려움을 맞게 된다. LOA 상황은 철저한 다이빙 계획과 충분한 용적을 가진 실린더를 사용하고, 남은 양을 계속 확인하는 등의 적절한 잠수 계획으로 피할 수 있다.

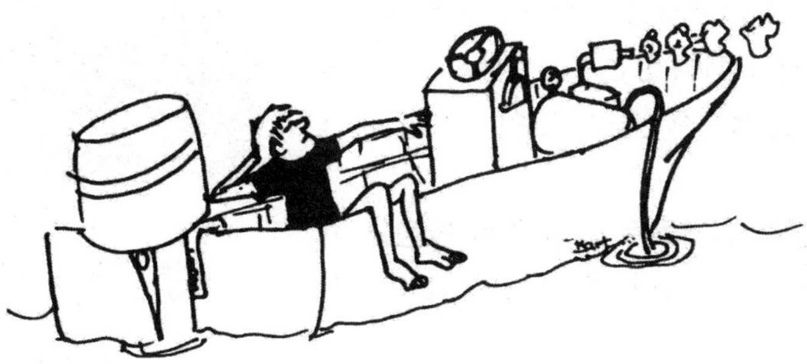

그림 34.1

일부의 경우 흔히 사용되는 2000 리터(72 ft^3)보다 작은 실린더를 사용했다. 1400 리터(50ft^3) 실린더는 통상의 실린더보다 용적이 작아 깊은 곳에서 LOA 상황이 발생하면 숨을 몇 번밖에 쉴 수 없다. 또한 작은 실린더를 사용하는 다이버는 공기가 더 빨리 떨어질 것이고, 자신의 그룹에서 쉽게 격리될 수 있다.

부력 Buoyancy

잠수희생자의 절반(52%)은 **부력의 문제**가 있었다. 대부분은 부력이 부족한 것이었지만 일부(8%)는 과도한 부력이었다.

웻 슈트의 부력변화가 중요한 인자였다. 수면에서 웻 슈트에 의해 발생하는 부력은 웨이트(납) 착용으로 상쇄시킬 수 있다. 대략의 식은 다음과 같다.

- 1mm 두께마다 1kg
- 웻 슈트 자체("long john" extension)와 후드가 1kg
- 알루미늄 탱크 1kg
- 각자의 신체 변화에 따라 ± 1-2kg

위의 공식에서 볼 때, 사망한 다이버의 40%가 수면에서 웨이트를 너무 많이 찬 상태였다. 이러한 인자들은 심해에서는 더 심했을[111] 것이다.

이 공식에 의해 웨이트를 장착한 다이버들은 수면 근처에서 중성 부력을 이루게 되며, 이런 상황에서 위로 올라가거나 아래로 내려가는 것이 모두 쉽게 된다.

하강을 하면 웻 슈트는 압착되어 부력이 줄게 된다(음성 부력). 여기서 부력조절기(buoyancy compensator: B.C.)가 필요하게 된다. 이것을 적절히 부풀려 부력을 0으로 만든다. 이것이 바로 이 기구가 부력조절기(B.C.)로 불리는 까닭이다.

일부 다이버들은 과도한 웨이트를 달아서 쉽게 잠수해 들어가며 깊이를 유지하기 위해 B.C.를 사용하고 나중에 수면으로 돌아온다. 이는 B.C.에 대한 의존이 심한 것이다.

불운하게도 일부의 잠수 강사들은 이 위험한 행동을 가르친다. 상업적 관점으로는 이것이 훈련기간을 단축시키

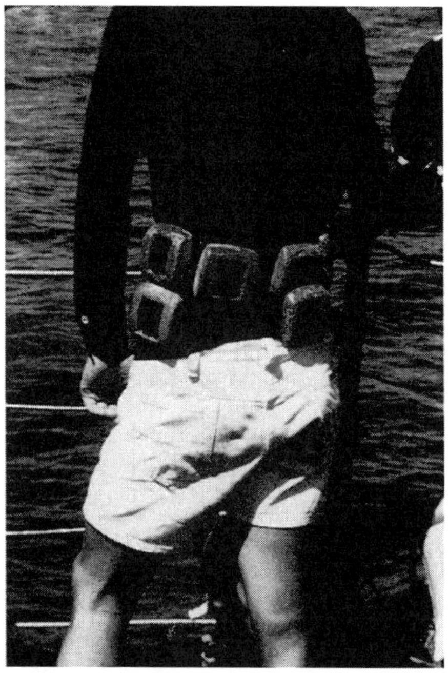

그림 34.2
웨이트 벨트 - 잠재적인 위험을 갖는 "인간 닻(human anchor)"

111) 웻 슈트(wet suit) 내의 공기방울이 압착되므로 부력이 감소함

는 이점이 있다. 특히 많은 사람들이 한꺼번에 교육받을 때, 최소한의 기술로 다이빙하도록 가르치는 경우가 있다. 이러한 교육방법은 교육받은 다이버의 수명 면에서 보면 별로 이롭지 못하다.

B.C.에 지나치게 의존하면서도 많은 다이버들이 잘못 사용하고 있다. 예를 들면, 부력조절기(B.C.)의 밸브(공기를 넣는 것과 빼는 것)를 혼동하거나, 실수로 공기를 너무 많이 주입하여 B.C.를 크게 부풀림으로써 로케트처럼 상승하게 하거나("polaris missile effect")[112], 너무 깊은 수심에 위치하거나 LOA 상태에서 부력조절기를 제대로 부풀리지 못하는 경우 등이 있다. 대개 과도한 웨이트 벨트 무게를 상쇄하기 위해 한껏 부풀어진 부력조절기는 매우 거추장스러워, 어떤 상황에서 안전한 곳으로 헤엄쳐야 할 다이버를 지치도록 하는 인자 중 하나이다.

부력에 관해서 다른 불쾌한 문제들이 있다. 미국 수중과학학회(American Academy of Underwater Sciences)는 1989년의 심포지움에서 **감압병 원인의 절반이 부력조절의 실패** 때문이라고 보고하였다.

응급 상황에서 다이버가 상승해야 하거나 수면에 떠 있어야 할 때 필요한 부력은 웨이트 벨트를 버리는 것만으로도 수 킬로그램(kg)의 부력을 즉시 얻을 수 있다.

웨이트 벨트 버리기 Ditching of Weights

대부분의 희생자들이(90%) 웨이트벨트 버리는 것을 잊고 있었다. 이로 인해 그들은 필요 없는 수 킬로그램의 무게를 지닌 채 안전한 곳으로 헤엄쳐야 했고, 많은 경우 수면 위에 떠 있을 수 없었다. 전통적인 웨이트벨트 제거 훈련을 계속함으로써 이 중요하고 피할 수 있는 상황을 탈피할 수 있다.

예전에는 강사들이 웨이트벨트를, 가장 마지막에 착용하고 가장 처음으로 버리는 물품이라고 가르쳤다. 문제가 발생했을 때는 몸에서 제거하여 팔을 뻗어 잡고 있도록 하였다. 다이버는 상황이 나빠지면 벨트를 의도적으로 버릴 수도 있고 문제가 해결되면 다시 착용할 수도 있다. 정말로 문제가 발생하면 자동적으로 벨트가 버려진다. 최근의 잠수를 배우는 사람들 중 일부는 이 "납 벨트"를 버리는 효용성에 대해 의문을 제기한다 — 아마도 다시 사는 비용이 그들의 생명보다 더 가치가 있나보다. 바로 이러한 "납중독(납 벨트에 대한 집착)"이 사망의 주요 원인이다.

웨이트벨트와 관련된 사망 원인의 일부로 장비와의 뒤엉킴이 있었는데, 따라서 벨트를 풀었을 때는 다른 장비 위로 떨어뜨리거나 엉키지 않도록 팔을 뻗은 채 잡고 있도록 한다. 다른 경우로는 버클을 풀 수 없었던 경우인데, 다른 장비(B.C., 스쿠버 실린더(공기탱크) 등) 밑에 웨이트벨트를 착용하였거나, 웨이트(납)가 움직여 버클 위로 가 있거나, 버클 부위가 몸의 등 뒤로 돌아가 있는 경우였다. 또한 일부의 경우는 벨트 끈이 너무 길어 버클로부터 벨트를 풀지 못하는 예도 있었고, 매듭이 매어져 풀리지 않는 경우, B.C.나 배낭(back pack) 안에 납덩이를 지니고 있어 미처 제거하지 못한 경우도 있었다.

112) polaris 는 잠수함이 잠항(潛航) 중에 수면 위로 발사하는 중거리 탄도탄을 말함.

짝 다이빙 Buddy Diving System

레크레이션 다이빙에서 짝 다이빙 시스템의 가치와 중요성은 보편적으로 인정되고 있다. 이 부분에 관련된 다음 두 가지 말이 있다.

- "혼자 잠수하고 — 혼자 죽어라"
- "직접적인 의사소통을 꾸준히 하지 않는 짝은 짝이 아니다. — 단지 같은 바다에서 잠수하고 있을 뿐이다."

이러함에도 불구하고 ANZ 조사에서 사망자의 14%가 짝을 가지고 있었으며 하와이 연구에서도 이 비율은 19%였다. ANZ에 의하면 33%가 혼자 잠수했거나, 사고 전에 짝과 의도적으로 멀어졌다. 25%는 문제가 생긴 후에 짝을 내버려두었고, 20%는 문제가 생겨 짝으로부터 멀어졌다.

두 사람이 헤어지게 되는 흔한 원인은 한사람이(나중에 희생자가 됨) 공기가 부족하게 되는 것이다(OOA or LOA).

이 짝 제도의 많은 잘못된 적용이 있었다. 어떤 경우에는 3명 이상의 다이버들이 짝을 지어서 누가 누구를 책임지는지 알 수 없는 혼란상황을 만들었다. 이 상황과 비슷한 경우가, 훈련이 부족한 교육생들로 하여금 한사람의 리더를 따르게 하는 훈련방식이다. 한쪽이 LOA 상태가 되면 그는 비슷한 상황의 다른 한 명과(이 사람도 대개 경험이 부족한 다이버이다) 짝을 이루어서 수면으로 올라가도록 지도받는다. 공기를 가장 많이 소모하는 다이버는 경험이 가장 부족한 상태이며 긴장으로 과호흡을 하게 된다. 이런 두 명의 경험이 부족하고 긴장한 상태의 다이버들이 둘 다 공기가 부족한 상태에서 자신들이 알아서 헤쳐 나가도록, 리더에 의해 물속에서 버려진다!

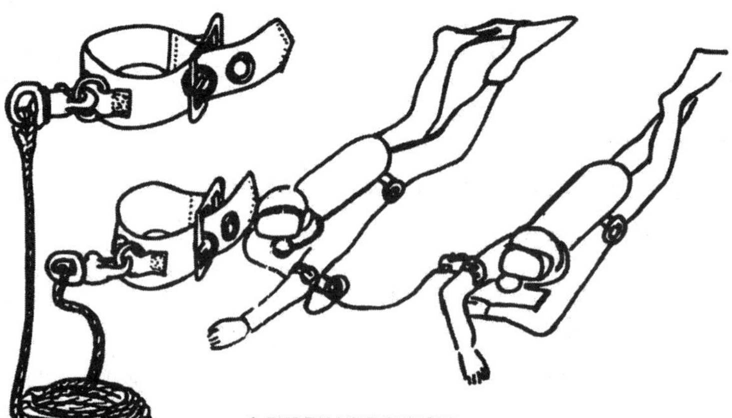

그림 34.3
버디 라인 시스템 (a buddy line system)

다른 경우, 짝이 희생자를 리드하는 중이므로, 문제를 즉시 인지하지 못한다. 일반적으로 경험이 많은 다이버가 앞장서서 짝에게 계속적인 관찰을 하도록 하며 그는 가끔 그의 짝에게 관심을 기울인다. 이런 상황에서는 서로를 연결한 “버디 라인(buddy line)”을 사용하지 않는 한, 따라가고 있는 다이버가 LOA나 OOA 상태에 이르렀을 때, 자신이 어려움을 겪고 있다는 사실을 알리는데 많은 시간과 에너지와 공기를 소모하게 된다. 때때로 이것이 불가능해서, 앞서 가는 다이버가 인식하는 최초의 문제는 종종 자신의 짝이 갑자기 사라졌다는 것이다. 그 사라진 짝은 바닥에 의식을 잃은 채 쓰러져 있거나 다행히도 수면을 향하고 있었다.

짝 구조(buddy rescue)

사망 시에 짝이 함께 있었던 경우는 거의 없었다. 대부분의 다이버들은 짝 잠수의 원칙을 거의 지키지 않아서 혼자서 사망하게 된다. 짝이 구조를 하는 도중 단지 1% 만이 사망했다는 자료는, 짝 원칙을 지키는 것이 구조 측면에서 매우 중요하고 안전하다는 것을 대변해 준다.

짝 호흡(buddy breathing)

사망사고의 약 4%는 짝 호흡이 실패한 것과 관련이 있다. NUADC의 연구에 의하면, 실패한 짝 호흡의 절반 이상이 20미터 이상의 깊이에서 일어났다. 29%에서 희생자의 마스크가 떨어졌으며 12.5%에서 치명적인 공기 색전증이 발생했다.

희생자 8명중 한명이 마우스피스(mouthpiece)를 되돌려주기 거부하여 제공자의 분노를 샀다. 이 때문에 칼을 꺼낸 적도 있었다. 그럼에도 불구하고 레귤레이터를 제공하는 짝이 오히려 희생자가 되는 경우는 거의 없었다.

옥토퍼스 장비(octopus rig)나 완전히 분리된 응급공기공급장치("Space air")는 보다 만족스러운 대안이 될 수 있으며, 이것은 또한 본인의 기본공기공급장치가 문제가 있을 때에(드문 일이 아니다) 여분의 공기공급장치로서 이용될 수 있는 이점(利點)이 있다.

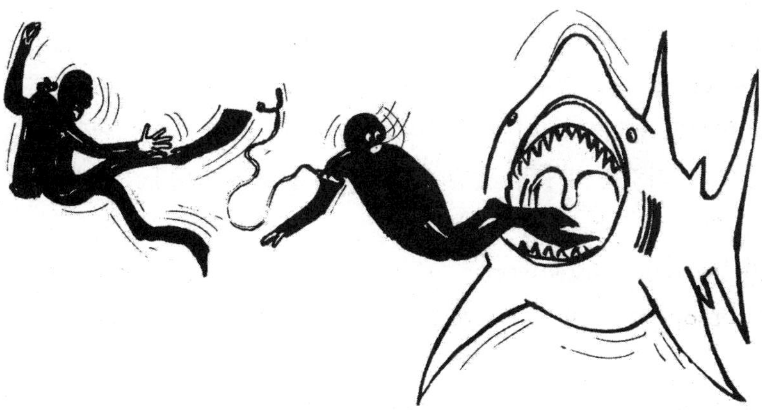

그림 34.4

의학적, 정신 심리적 인적요인 HUMAN FACTORS

25% 이상의 다이버는 잠수를 해서는 안 되는 질병을 가지고 있다(처음 훈련을 받는 경우는 8-10%에서 이러한 문제를 갖고 있음과 비교해 보라 - 즉 추가적인 15%는 다이빙 교육을 마친 후에 생긴 문제이다). 이로 인해 다이버들이 사망하거나 큰 사고가 난다.

다이버의 사망 원인을 평가하는데 있어서, 공포나 피로와 같이 겉으로 드러나 있지 않는 병적 상태를 무시하기 쉬우나, 이는 사고의 위험을 과소평가하게 된다. 익사는 많은 병적 상태를 불분명하게 하고 천식이나 돌연사 증후군(제 35 장 참조) 같은 일부의 사항은 부검 시 나타나지 않을 수 있다.

공황 恐慌, Panic

사망의 39%가 공황과 관련되었다. 공황은 『이상하고 비정상적인 행동을 특징으로 하는 극도의 불안으로 인한 정신적 스트레스 반응』이다. 이는 생존기회를 감소시키는, 전혀 도움이 안 되는 반응이다. 자세한 내용은 7장에 나와 있다.

공기의 부족(LOA 혹은 OOA), 앞이 잘 안 보일 때, 험한 파도, 익숙하지 않은 수심, 부력문제(대개 부족할 때), 다른 동료들과 떨어지는 상황 등과도 같이 익숙하지 않거나 위협적인 상황에 직면했을 때 다이버들은 대개 공황상태에 빠지게 된다.

공황상태에 빠지게 되면 다이버는 이상한 행동을 하게 되는데 웨이트벨트를 버리지 못하거나 부력조절기(B.C.)를 부풀리지 못하고, 급상승을 하거나 마스크, 스노클, 레귤레이터(regulator)등 필수적인 장비를 버리기도 한다.

피로 疲勞, Fatigue

사망 원인의 28%는 피로가 주요한 인자였다. 과도한 운동 후에는 피로가 따라오며 이는 생존을 위한 다이버의 능력을 감소시킨다.

웨이트를 과도하게 착용한 상태에서 수면에 떠 있으려고 발버둥치거나, 험한 바다상태에서 수영을 오래하든지, 혹은 B.C.를 잔뜩 부풀인 상태에서 수영을 계속 하는 상황에서 흔히 나타난다.

피로는 약한 다이버에만 한정된 이야기가 아니다 - 특수한 상황에서는 어떤 다이버라도 피로해질 수 있다. 일부의 경우 피로는 바닷물 흡인 증후군, 심장 합병증이나 천식과도 연관이 있었다.

바닷물의 흡인 Salt Water Aspiration

이는 의식이 있는 다이버가 소량의 바닷물을 흡인하는 것을 말하며, 사망사고의 37%에서 나타났다.

많은 경우 레귤레이터가 새는 것이 원인이지만 짝 호흡이 원인인 경우도 있다. 대부분의 경우에서 바닷물의 흡인은 극단적인 상황이 되는 직전의 일이다. 공황, 피로, 호흡기계 혹은 다른 곳에 합병증을 흔히 일으킨다.

폐의 압력손상

사망자 중 13%가 폐 압력손상의 징후를 부검에서 보였다. 폐의 압력손상이 직접적인 사망원인이 될 수도 있으며, 다른 원인에 의해 생긴 합병증으로서 사망과 관련된 경우도 있다. 압력손상을 일으키는 인자에는 공황, 부력의 증가로 인한 급상승, 천식, 레귤레이터 고장 등 다양하다.

돌연사 증후군 Cardiac, Sudden Death Syndrome

적어도 12%에서 심장 질환의 확실한 임상진단이 이루어졌거나, 부검 시 심장 이상이 육안적으로 확인되었다 (제 35 장 참조). 사망자들은 나이가 많았고 경험이 많은 다이버였으며 사고는 대개 찬물에서 발생하였다. 심장질환(3%)과 고혈압(4%), 약제(특히 베타 차단제[113]) 투여와 관련되었다. 그들은 물에 들어간 직후나 별다른 일 없이 다이빙을 마칠 무렵에 조용히 사망하였다. 이런 상황에서는 소생술을 시행하는 것이 어렵거나 불가능했다.

심장 질환자가 다이빙 시 돌연사 하기 전에 흔히 경험하는, 매우 빠르고 비효율적인 심장박동(심실세동[114])을 일으키는 원인에는 운동, 약제, 바닷물 흡인에 의한 저산소증, 레귤레이터의 문제로 인한 호흡 이상[115]), 냉수노출 등이 있다.

천식 Asthma

9% 이상의 사망에서 다이버는 천식이 있었으며, 사망의 8% 이상에서 천식이 사망 사고의 원인이 되었다.

천식환자는 철저한 의학적 검사를 통해서 제외되어야 한다. 그렇게 해도 0.5 ~ 1%의 다이버가 천식이 있다는 보고가 있다. 이러한 숫자들이 9%가 천식이 있다는 사실과 부합하지 않지만, **천식이 중요한 위험인자**라는 것은 확실하다. 의료기록이 사망자의 절반밖에 없었기 때문에 이 숫자는 적게 나온 것일 것이다.

---

113) 교감신경 차단제의 한 종류로, 신경전도물질의 베타 수용체를 차단하여 교감신경의 작용을 억제해 혈압강하와 심장보호 기능이 있어 고혈압은 물론 협심증, 심부전 치료에 많이 쓰인다. 하지만 기관지 수축작용이 있기 때문에 천식 등 호흡기 질환을 악화시킬 수 있다(제 37 장 참조).

114) 심장은, 폐조직이나 신체의 말단 조직까지 혈액을 박출시키는 역할을 하는 심실과 대정맥으로부터 오는 혈액을 심실로 보내는 중간 역할을 하는 심방으로 구성되어 있다(제 3 장 참조). 한편 세동(fibrillation)이란 근육의 일부가 불규칙하고 매우 빠르게 수축하는 것으로(사실, 수축한다기 보다는 '부르르' 떠는 것과 같음), 실제적인 수축력을 제공하지 못한다. 따라서 심실세동이란 심장 박동의 가장 중요한 부위인 심실의 일부분이 불규칙적으로 매우 빠르게(분당 300회 이상) 수축하면서, 심근 전체가 한꺼번에 수축되지 못하여 혈액을 적절히 박출시키지 못하는 현상으로, 빠른 응급처치를 하지 못하면 사망으로 쉽게 이어진다.

115) 레귤레이터는 주변 수압과 동일한 압력으로 공기를 공급해 주어야 하는데, 그렇지 못할 경우 주변의 수압과 인체의 조직간에 압력의 차이가 생겨 호흡에 문제가 발생할 수 있다(변압증, dysbarism).

천식 환자에서 공황(panic), 피로나 바닷물 흡인 등이 겹쳐진다면 죽음으로 이어질 수 있다. 궁극적인 사망원인은 익사나 폐의 압력 손상이었다.

천식이 기도를 좁게 하고 막는 것을 고려하면 폐 압력 손상의 위험이 예상된다. 여기에 잠수 중에 위험한 천식 발작의 가능성이 있다. 보고에 의하면 많은 수의 다이버들이 이런 식으로 사망하였고, 일부는 약(에어로졸 흡입기)을 복용하러 가는 도중에 사망하였다.

잠수의 환경이 여러 가지 방식으로 천식을 악화시킬 수 있다.

바닷물 흡인(Salt water aspiration)

호흡기내과 의사들은 병원에서 천식이 의심되는 환자에게 천식발작을 유발하기 위해서 소금물을 분무함으로써 확진한다. 다이버들은 이 용액에 스스로 들어가는 것이며 레귤레이터 통해서 분무되는 바닷물을 자주 마신다.

차고 건조한 공기(Cold and dry air)

일부의 천식환자에서 이런 공기를 마시는 것은 천식발작을 일으킬 수 있다. 다이버들은 이런 공기를 계속하여 마신다. 공기 충전소에서 스쿠버 탱크를 채우면서 공기는 점점 건조되고, 레귤레이터를 통해 부피가 확장되면서 차가워진다.

신체적인 격심한 활동(Exertion)

이로 인해 많은 발작이 악화된다. 거친 물살이나 조류 같은 좋지 않은 환경적 요인에 의해서 가장 기초적인 잠수 시에도 예상 못한 힘든 노력이 필요할 수 있다.

과호흡(Hyperventilation)

공포로 인해 과호흡을 하게 되고, 이로 인해 호흡기체의 조성이 바뀐다. 이 경우 정상 폐에는 영향이 거의 없지만, 환자에서는 천식을 유발할 수도 있다.

저항이 증가된 상태에서 호흡하기(Breathing against a resistance)

깊은 곳에서 갑자기 호흡이 어렵게 느껴질 때, 혹은 공기가 부족한 상황(LOA 혹은 OOA)과 같이 레귤레이터의 저항이 증가된다.

구토 Vomiting

심폐소생술 중 구토를 한 경우를 제외하고[116], 10%의 구토가 사고를 일으켰거나 기여했다. 뱃멀미나 바닷물 흡인이 흔히 구토를 일으킬 수 있다.

116) 심폐소생술 중 환자의 구강으로 숨을 불어 넣을 때, 공기가 환자의 폐로 들어가는 대신 위(胃)로 들어가게 되면 복강 내 압력이 높아지게 되어 구토를 일으킬 수 있는데, 이는 시술자의 경험부족 등이 원인이며 비교적 흔히 일어날 수 있다.

질소마취 Nitrogen Narcosis

이것은 깊이의 효과이며 9%를 차지했다. 하지만 이 조사에서 사망의 단독 원인은 결코 아니었다.

호흡기 질환

또한 7%의 사망자들이 만성 기관지염, 흉막 유착, 흉곽손상이나 다른 호흡기 질환을 가지고 있었다. 이런 질환을 가진 다이버들의 수가 적은 것에 비하면 사망자 중의 비율은 과도하게 나타나는 것 같다.

약물 Drugs

알코올과 마리화나는 잘 알려진 익사의 원인 제공 약물이다. 코카인은 운동선수의 급사와 관련된 것으로 증명된 약물이다. 고혈압 치료제와 돌연사 증후군 간의 확실한 관계는 매우 놀라울 정도이다. 천식 치료제와 같은 관계를 가지는 것으로 보인다.

감압병

감압병의 공포가 대부분의 다이버들 마음 속에 위치한다. 아마도 이 때문에 ANZ 연구에서는 이 원인에 의한 사망이 없었으며, NUADC에서는 1% 미만이었다. 하와이에서는 흑산호 때문에 깊이 잠수하는 경우가 많아 4%정도였다.

레크레이션 다이버들에게 감압병은 심각한 신체장애(예: 하반신 마비)의 중요한 원인인 반면, 사망의 주요원인은 아니다. 그러나 산업잠수사와 같은 전문 다이버들에게는 사망의 원인이 될 수 있다.

장비문제 EQUIPMENT PROBLEMS

사망의 상당부분이 장비의 오작동(35%)이나 오용(35%)과 관련이 있었다. 장비의 오작동과 오용에는 약간 겹치는 부분이 있다. 발달된 기술이 있지만, 현대 장비들도 자주 고장이 나며 이 가능성에 대비해야 한다(제 5 장 참조).

레귤레이터

사망 중 14%에서 레귤레이터가 고장 났으며, 1%에서 잘못 사용되었다. 문제가 된 레귤레이터를 나중에 테스트해 본 결과, 대부분은 바닷물을 흡인하게 하는 누출 문제였지만, 몇몇 경우는 기계적 고장으로 인한 과도한 호흡저항이 문제였다. 소수의 경우에서는 레귤레이터가 완전히 고장 나거나,

호스가 떨어져 나갔다.

다이버가 공황에 빠지거나 신체적으로 지치게 되면, 레귤레이터로부터 충분한 공기를 공급받는데 문제가 생길 수 있다.

오리발 핀, Fins

사망 원인의 13%에서 물갈퀴를 하나 또는 양쪽 모두 잃어버렸다. 일부의 경우에는 잘 맞지 않거나 손상된 물갈퀴가 원인이었지만, 대부분의 사고 원인은 불명확했다.

부력이 불충분한 상태에서 떠있기 위해서, 혹은 안전한 곳으로 이동하기 위해서 격렬한 헤엄을 치다가 물갈퀴를 잃어버리는 것이라는 것이 타당성 있어 보이는 설명이다. 물갈퀴를 잃어버리면 헤엄치기가 상당히 어려워진다. 이런 상황에서 공황과 피로가 겹친다면 더욱 심각한 문제가 될 수 있다.

부력 조절기 B.C.

사망 원인의 8%에서 부력조절기가 오작동 했다. 대개 이는 팽창이 안 되는 것이었지만, 일부의 부력조절기는 팽창한 상태를 유지하지 못 하였다.

사망의 6%에서 부력조절기를 잘못 사용하였다. 일부의 다이버들은 공기를 빼주는 덤프 벨브(dump valve)를 팽창 밸브로 착각하여, 공기를 빼려 한 부력조절기를 더욱 팽창시켜 급격하게 상승하였다. 다른 이들은 위와 반대의 상황으로 위로 올라가려다가 가라앉았다.

스쿠버 실린더 Scuba Cylinder

12%의 사망이 실린더에 문제가 있었고, 대부분 잘못 사용하였다. 주된 문제 상황은 공기를 완전히 채우지 않거나, 너무 작은 실린더를 사용한 경우, 탱크가 멜빵 밖으로 떨어지거나 아예 밸브를 열어놓지 않았던 경우가 있었다.

다른 장비문제

5% 이하의 경우에서 다음과 같은 문제가 있었다.

- 웨이트 벨트(weight belt) - 대개 버리지 못했다 (제 5 장 참조).
- 멜빵(harness) - 디자인의 문제나 웨이트벨트(weight belt)를 완전히 덮어버렸다.
- 마스크 - 분실되거나, 물이 차거나, 끈이 끊어졌다
- 보호복 - 잘 맞지 않은 경우, 대부분 너무 꽉 조임
- 줄(lines) - 엉킴
- 게이지(gauge) - 오작동으로 틀린 수치를 제공하였거나 터져버렸다
- J-valve - 대개 잘못 사용되었다.

환경적 문제 ENVIRONMENTAL PROBLEMS

환경적 요인이 사망의 62%를 차지했다(제 6 장 참조)

수면에서의 죽음 Deaths near the Surface

사고의 25%가 수면에서 시작되었고 50%의 다이버가 수면에서 사망했다. 대부분의 다이버들이 수면을 안전한 장소라고 생각하고 있다는 것은 매우 놀라운 일이다. 많은 경우 공기 공급의 부족으로 수면으로 어쩔 수 없이 올라왔다.

험한 파도 Turbulent or White Water

사망 원인의 36%는 물의 상황이 어려워진 것과 관련이 있었다. 여기에는 강한 조류, 큰 파도, 바위 주위의 파도와 써지[117], 파동 운동에 의한 수중 써지, 이런 상황들로 인한 시야 장애 등이 있다.

이러한 좋지 않은 조건들은, 공기부족(OOA 혹은 LOA)으로 수면에 너무 일찍 올라온 초보 다이버와, 웨이트벨트를 너무 많이 차 자신의 부력 조절기(B.C.)를 잔뜩 부풀린 채 열심히 발을 휘젓는 다이버들을 맹렬히 공격한다. 이들은 곧 지치게 되고 공황상태에서 익사하게 된다.

수심 Depth

지나치게 깊은 수심이 12%의 사망 요인이었다. 희생자의 가장 깊었던 잠수가 그에게 치명적인 잠수가 될 수 있다. 깊은 바다는 더 어둡고 위험한 환경이다.

과도한 수심의 위험성은 예측가능하다. 여기에는 공기소모의 증가, 질소 마취(nitrogen narcosis)로 인한 판단력 상실, 더 차가운 바닷물, 시야의 감소, 잘 팽창하지 않는 부력조절기, 과도한 공기소모와 그로 인한 레귤레이터의 저항 증가, 문제 발생 시 상승의 지연 등이 있다.

다른 환경적 문제

10% 이하의 영향을 주는 인자로는 다음이 있다.

- 동굴잠수 - 이따금 여러 명이 한꺼번에 죽기도 한다.
- 바다생물 - 상어나 다른 생물에 물리거나 쏘임. 독이 있는 해파리(3-6%)
- 입수(入水)와 출수(出水)의 어려움
- 추위
- 동굴이나 암초, 보트에 엉켜 못 빠져나옴
- 야간 잠수

---

117) 수영할 수 없을 정도로 강하게, 앞뒤로 움직이는 물의 운동 (제 6 장 참조)

직업 다이버 PROFESSIONAL DIVERS의 죽음

직업적인 다이버는 레크레이션 다이버보다 사망률이 매우 높으며, 특히 유전굴착장치(oil rig)에서 일할 때 위험하다. 일년에, 다이버 1000명 중 4.8명의 사망률이 보고된 바 있다.

사망의 원인은 레크레이션 다이버와 다르다. 감압병과 뇌동맥 공기 색전증(CAGE, Cerebral arterial gas embolism)이 28%를 차지한다. 이 다이버들은 자주 감압병(DCS)이 발생할 뿐 아니라 가끔 이것으로 사망하기도 한다.

북해(North Sea)와 같은 차갑고 깊은 바다는 사망의 중요한 인자였다.

다른 중요한 인자는 장비의 고장과(포화잠수를 할 경우에는 생존에 있어서 장비의 기능에 크게 의존적임) 공황이다.

놀랍게도 주의 깊은 의학검사를 요구하는 법적 제약에도 불구하고, 6%의 사망원인이 의학적 인자였다.

요약

다이빙으로 인한 사망은 여러 인자의 복합적인 것이며, 어느 하나도 단독으로 사고를 일으키지는 않는다.

사망의 기여요인으로 판명된 것들은 다이버 교육과 훈련에서 강조되어야 한다. 예를 들어 사망자의 대부분은 다이빙하기에 부적절한 신체 상태였거나 또는 공기부족(LOA, OOA) 상태였다.

이들은 다이빙 전에 적절한 잠수의학적 검사를 하고, 적정한 잠수 계획을 세우며 공기상태를 감시함으로써 많은 부분을 예방할 수 있다. 대부분이 예방 가능한 것이었다.

다이빙 사고에서 가장 심각한 문제들은 다음과 같다.

- 좋지 않은 건강 상태에서 잠수하는 것
- 공황 (panic)
- 피로
- 부력의 문제
- 공기의 부족 (LOA, OOA)
- 좋지 않은 바다 상태
- 문제가 있을 때 웨이트벨트(weight belt)를 버리지 못하는 것
- 짝 시스템을 무시하거나 잘못 하는 것
- 장비의 잘못된 사용
- 장비의 고장

증례 34.1 보편적인 잠수사고가 다음과 같이 발생할 수 있다:

젊고 경험이 없으며 약간 자신만만하고, 훈련이 덜 된 남성 다이버가 익숙지 않은 상황에서 잠수를 하였다. 그는 건강했지만 가끔 잠수를 하는 것 외에는 다른 일정한 운동을 하지 않았다. 그는 계획이 분명하지 않았고, 그와 비슷한 수준의 짝과 충분히 의논하지도 않았다. 한편 익숙하지 않은 상황 때문에 흥분해 있는 상태였다. 과도한 웨이트를 달고, 처음에는 부력조절기(B.C.)를 부풀렸다가 바람을 빼서 무게로 가라앉게 하는 자기의 통상적인 잠수방법을 사용했다. 환경에 매료되어서 그와 짝은 원래 잠수하려고 생각했던 것보다 훨씬 깊게 40m까지 잠수했다. 그는 게이지(gauge)를 확인했고 공기가 거의 다 떨어진 것을 알고 놀랐다. 그는 이런 형태의 잠수에는 충분한 감압이 필요하지만 안전하게 마칠 수 있을 만큼의 충분한 공기도 없다는 것을 깨달았고 공포가 심해졌다. 그는 감압요구량을 확실히 알지도 못했으며, 어떤 감압표도 가지고 오지 않았다.

그는 부력조절기(B.C.)의 인플레이션 밸브(inflation valve)을 작동시켜 봤지만 별 효과가 없어 핀 킥(fin kick)으로 수면 위로 상승했다. 자신과는 어느 정도 거리를 둔 채 바다세계에 빠져 있는 그의 짝과 의사소통도 못하고 급하게 혼자서 수면으로 올라갔다. 공기가 올라오는 도중에 떨어졌고 공황상태에서 수면에 도착하였다. 그는 물에 떠있기가 힘들었지만 정신이 혼미하여 weight belt를 버리는 것을 잊었고 부력조절기(B.C.)를 입으로 부풀리는 것도 하지 못했다. 바닷물을 먹고 핀을 하나 잊어버리면서 어려움은 더해졌다. 부력이 별로 없고 추진력도 떨어져서 수면위에 떠있기 위해 노력하면서 지쳐갔다.

나중에 조사팀은 그가 떠있던 바로 밑 해저에서 그의 시신을 발견했다. 웨이트 벨트를 제거하고 나서 겨우 그의 시신을 수면으로 끌어 올릴 수 있었다.

예방

다이빙과 연관된 죽음 중 상당 부분은 피할 수 있는 것이었다.
이를 위해서 할 수 있는 방법에는 **잠수의학 전문 의사**로부터 적절한 진찰을 받는 것과, 보다 **안전한 잠수 기술**, 좋은 신체 상태를 유지하는 것, **장비에 대한 많은 지식**과 그의 한계를 아는 것, **나쁜 환경상태를 인식하고 존중하는 것** 등이 있다.

다이빙 중의 고위험에 대한 더 나은 교육을 중점으로 하는 강좌 등이 도움이 될 수 있다. 감압 이론과 실기에 대해 잘 알고 있는 다이버가 지나치게 무거운 웨이트벨트를 단단히 매달고서 공기가 떨어져서 혼자 외롭게 익사하고 있다.

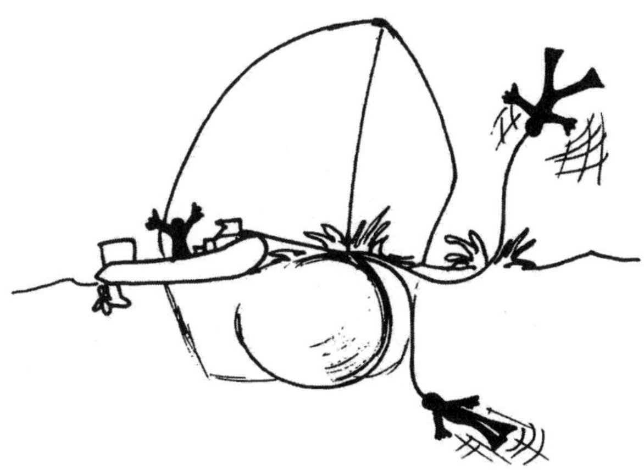

그림 34.5

CHAPTER 35

돌연사 증후군

Sudden Death Syndrome(Cardiac Death)

병리

다이버들에게 돌연사는, 특히 중년의 다이버에게는 드문 일이 아니다. 일반적인 원인은 심장에 관련된 것으로 - 심장박동의 리듬에 치명적인 방해(부정맥), 관상동맥이 막힌 것에 의하여 심장 근육이 죽는 것(관상동맥질환에 의한 심근경색 - 제 27 장, 추위에 따른 다른 반응들 참조), 심근 자체의 질환(심근염), 심근증 등이 있다.

부정맥 Cardiac Arrhythmias

정상인에서 심장은 비교적 일정하게 뛴다 (제 3 장 참조). 심방이 수축하여 혈액을 심실로 보내고, 이어서 심실이 수축하여 혈액을 주요 동맥으로 내뿜는다.

만약 이런 리듬 있는 수축이 이루어지지 않는다면(부정맥), 심장기능의 효율이 떨어져서 심장이 더 많은 일을 해야 하며, 더 많은 산소와 더 많은 혈액을 요구하게 된다. 효율이 떨어지면 혈압도 떨어져서 뇌로의 혈류를 감소시켜 의식을 초래하게 된다. 돌연사를 초래하는 부정맥을 심실세동(제 34 장, 돌연사 증후군 참조)이라 하며 수 초 내에 의식을 상실한다.

관상동맥 질환 Coronary Artery Disease

심장은 관상동맥에 의해 혈액을 공급받는다. 혈액에 대한 요구량은 일을 더 많이 하게 될 때, 예를 들면 운동을 할 때에 증가한다. 주어진 운동량에 대하여 혈압이 높아지거나, 심장이 너무 빨리 뛴다거나, 혈류에 대한 저항이 증가할 때, 심장은 일을 더 많이 해야 한다. 부정맥 또한 심장의 부하를 높인다.

관상동맥이 막히면 심장으로 가는 혈류가 감소하므로 추가적인 운동량의 증가를 견뎌내기 어렵게 된다. 관상동맥이 심근으로 충분한 혈액과 산소를 공급하지 못하면 심장은 흉골[118)]의 중간 약간 아랫부분에 흉통(협심증)을 나타낸다. 이는 휴식을 취하면 운동량과 산소요구량을 감소시켜 잠시 좋아질 수 있다. 심근의 산소부족이 심하면 심근은 죽게 되는데, 이를 심근 경색이라 부른다.

심근 질환 Heart Muscle Disease

심근질환(cardiomyopathy - 유전, 음주에 의한, 독성물질에 의한 심근증)의 일부는 심장의 기능에 영향을 줄수 있다. 이러한 질환을 앓고 있는 일반인의 경우 심장이식이 유일한 치료법이 된다. 심장에 대한 영향을 모르고 있는 다이버들의 경우에는 이 질환들이 부검 시에 최초로 발견될 수 있다. 심근에 바이러스 감염이 되어도(심근염) 환자들은 알아채지 못하는 수가 많고, 이러한 감염이 심장사의 원인이 된다.

기여원인 CONTRIBUTING CAUSES

심장질환으로부터 사망하거나 재기불능상태에 이르게 하는 요인은 많으며, 하나 혹은 그 이상의 유발원인에 의해 시작된다. 이들 중 일부는 다음과 같다:

운동 Exercise

심한 운동은 여러 가지 기전으로 돌연사를 일으킬 수 있다. 아마도 가장 많이 알려진 예는 그리스가 페르시아를 이겼다는 승리의 소식을 마라톤(Marathon)에서 아테네(Athens)까지 달려가 전하고 쓰러져 죽은 첫 번째 마라톤 주자의 죽음일 것이다. 사실 그의 죽음은 일사병에 의한 것으로 보여진다. 대개 운동으로 심장사망을 일으키는 경우는 심장질환이 있거나 심기능에 이상이 있는 경우에 한해서이다.

다이버는 운동 중에 몇 가지 점에서 어려운 점이 있다. 땅에서의 운동 시에는 근육의 대사요구량의 증가를 따라가기 위해서 심박출량이 증가한다. 말초순환의 혈관을 이완시킴으로써 혈류의 저항을 감소시켜서, 심장이 일을 보다 쉽게 하도록 해준다. 그러나 다이버의 경우 피부의 혈관이 주위의 찬물로 인하여 이완되지 않는다. 다이버의 심장은 증가된 저항에 대해 펌프작용을 해야 하며 육지의 운동선수에 비하여 주어진 운동을 위해 더 많은 일을 해야 한다.

육지에서의 운동의 제한점 중 하나가 운동의 대사열을 배출하지 못하는 것이다. 다이버에게서는 많은 양의 열이 물로 전도된다[119]. 그 결과로 물속에서는 뜨겁고 땀나는 불편함을 크게 느끼지 않고 운동할 수 있다.

118) 흉곽(胸廓) 전벽(前壁)의 중앙부를 형성하는, 쌍을 이루지 않는 하나의 세로로 긴 판상골(板狀骨)로서, 상방에서 쇄골과 양측에서 제1-7늑골의 연골과 관절결합된다.
119) 물의 전도도는 공기보다 20배 높다. 즉, 대기 중에서보다 물 속에 있을 때 열의 이동이 20배 빠르다.

따라서 물속에서는 불편함을 느끼지 않고서 심장에 더 큰 부담을 주면서 더 많은 운동을 할 수 있다. 어느 정도의 관상동맥질환(동맥의 가늘어짐)이 있는 중년(35세 이상의)의 다이버는 자각 증상 없이 심장에 부하가 증가될 수 있고, 이는 돌연사로 이어질 수 있다.

운동은 건강한 다이버에서조차도 다이빙할 때 심각한 부정맥을 일으킬 수 있다는 것이 알려져 있다. 물론 심장 질환이 있는 다이버에서는 치명적인 부정맥을 유발하는 것이 훨씬 더 쉽다.

심리학적, 성격 요인 Psychological and Personality Factors

심장 질환에 대해 보다 더 민감한 어떤 성격이 있다. 흔히 불리는 A형 성격이 심장 질환에 잘 걸리는 것으로 믿어지고 있다. 이러한 사람들은 매우 경쟁적이고 공격적이어서 그 결과로 사회적 기준으로 보면 대개 성공한 사람들이 많다. 이들은 자기 자신을 강하게 밀어붙이고 포기하지 않는다. 이들은 다른 이들에 비해 관상동맥질환에 걸릴 확률이 2배나 높고, 대개 병이 발생했을 때 그들은 자신의 병든 심장을 한계 이상으로 혹사시키고 있다.

전통적으로 이것은 남성형 성격이었지만, 더 경쟁적이고 균등한 현대 사회에서는 남성이 우월하였던 분야에서 경쟁하고 있는 여성에게서도 비슷한 질병 양상이 나타날 수 있다. 돌연사는 A형 성격에서 드문 일이 아니다.

불안은 치명적인 심장의 결과를 초래할 수 있다. 불안하면 심장이 더 강하게, 더 빨리 뛰며, 부정맥을 쉽게 발생시키는 아드레날린(스트레스 호르몬의 일종)의 분비가 증가된다. 빠르게 뛰는 심장은, 관상동맥으로부터 혈류를 보충 받을 시간이 짧아져, 상대적으로 혈액공급이 부족한 상황에 빠지게 된다.

말초순환에서도 아드레날린은 피부와 내부 장기의 혈관이 수축하여 혈류저항과 심장의 부담을 증가시킨다. 스트레스를 많이 받고 걱정이 많은 사람은 혈액공급이 잘 안 되고 빠르게 박동치는 심장을 가지게 되며, 부정맥이 쉽게 오고, 주어진 운동부하에 대해 더 많은 일을 해야 한다.

개인적으로 위협을 느끼는 상황(예: 헌혈을 하거나 주사를 맞을 때)에서는 실신(**혈관미주신경성 실신**으로 알려진)할 수도 있는데, 미주신경성 심장억제중추가 심장을 천천히 뛰게 한다. 그 결과로 혈압이 떨어지고 뇌의 혈액순환을 감소시켜 다이버가 의식을 잃게 한다.

추위 Cold

찬물에 들어간 직후 갑작스런 죽음을 맞는 경우가 자주 보고된다. 이런 상황을 설명할 수 있는, 우리 몸의 찬물에 대한 즉각적인 반응이 있다.

찬물에 들어가는 동안 증가된 교감신경활동으로 아드레날린이 분비된다. 이로 인해 위에 언급된 나쁜 심장효과가 나타날 수 있다. 찬물에 적응되지 않거나 체력이 약한 사람들에게서 더 강한 교감신경반응이 보고된 바 있다.

잠수반사(제 4 장 참조)와 연관된 미주신경 자극에 의한 돌연사가 찬물에 몸을 담갔을 때 나타날 수 있지만, 찬물에 얼굴을 담갔을 때도 나타날 수 있다.

찬물에 갑자기 들어가는 것은 **관상동맥경련, 치명적인 부정맥, 심근경색**과 연관된 돌연사 증후군과 연관되는 것으로 생각되고 있다.

다이버들은 찬물에 들어가거나 찬물로 샤워를 할 때에 무의식적으로 호흡이 크게 증가함을 잘 알고 있을 것이다. 동물실험이나 인간에게서도 이런 **무의식적인 과호흡**에 의해 혈액 내 이산화탄소가 감소하고, 이로 인해 부정맥이 쉽게 나타나는 것으로 알려져 있다.

저체온증도 부정맥을 쉽게 유발할 수 있고, 위에 언급된 다른 문제들과 연관되어서 돌연사를 일으킨다.

다이빙과 관련된 반사들 Reflexes Associated with Diving

잠수 반사(The diving reflex)

고래와 같이 잠수하는 포유동물은 1시간 동안 숨을 참고 놀라운 깊이까지 내려갈 수 있다. 그들이 이렇게 할 수 있는 이유는 잠수반사의 진화도 일부 포함된다. 포유동물이 수면에서 잠수할 때 미주신경의 심한 자극으로 심장박동이 정상의 50%까지 내려간다. 동시에 피부와 대부분의 장기(심장, 폐, 뇌 제외)로의 혈액공급이 심하게 감소한다. 이렇게 함으로써 가장 필요한 장기에서 사용할 산소를 절약할 수 있다. 잠수하는 포유동물은 정상 혈압을 유지하지만 심박출량과 심장의 일은 극적으로 감소한다.

이러한 반사가 사람에서도 어느 정도 나타난다. 사람이 찬물에 들어가게 되면 미주신경이 자극되어 심장박동이 느려지고(이후에 혈압이 떨어짐), 동시에 교감신경이 자극되어 피부와 다른 장기로의 혈관이 수축한다. 이런 반사가 사람에서는 불완전하기 때문에 자주 혈압이 증가되고, 심박출량은 아주 조금 감소하거나 감소하지 않는다. 따라서 심장의 일은 감소하기보다는 증가한다.

사람에서 이런 과정의 결과로 심장의 일이 증가하고 부정맥이 나타난다. 숨을 참은 채 잠수하여 조업하는 한국의 해녀들에 대한 연구에서 여름에는 43%, 겨울에는 더 높은 빈도로 부정맥이 나타났다.

경동맥동 증후군(Carotid sinus syndrome)

목의 기관 양쪽에 위치한 경동맥은 뇌에 혈액을 공급하는 주요 동맥이고, 후두 옆으로 주행하는 내경동맥 기저부에 혈압감지 기관인 경동맥동(carotid sinus)이 위치하고 있다. 경동맥에 대한 외부의 압력은 뇌에 있는 심장조절중추에 혈압이 갑자기 올라갔다는 잘못된 정보를 제공한다. 이렇게 되면 심장 박동이 느려지고 혈압이 떨어지는 반사가 일어나고, 이로 인해 실신이나 의식의 소실이 나타날 수 있다.

꼭 끼는 웻 슈트의 목 칼라(collar)나 드라이 슈트의 목 부위 봉합부가 경동맥동 위를 누르면 위와 비슷한 효과가 나타날 수 있다. 이러한 문제는 특히 웻 슈트에서, 앞에 지퍼가 달리지 않아 꽉 조이거나, 목 부분이 꽉 끼는 크루넥(crew neck)으로 디자인 되었을 때 쉽게 나타난다.

호주에서 발생한 100예의 다이빙 관련 사망 보고에서 오직 한 경우만이 명확히 경동맥동 증후군에 의한 것이었다. 하지만 이 경우가 아닌 다른 이유로 사망했던 다이버들에게서, 그들 스스로가 자신의 꽉 끼는 웻 슈트의 목 부분을 느슨하게 한 것이 많이 관찰되었다. 이는 심장의 원인(예: 목을 꽉 조이는 웻 슈트, 경동맥동 증후군)으로부터 발생하는 호흡곤란에 대한 반응일 수 있다.

고압에 노출 Hyperbaric Exposure

스포츠 다이버들이 들이마시는 공기와 비슷한 압력의 공기를 실험실에서 흡입하도록 한 연구에 의하면 고압노출로 인해 부정맥이 심하게 나타났다. 그 원인의 일부는 깊은 수심에서 증가된 분압의 산소를 호흡하였기 때문일 것이다.

침수와 흡인 Immersion and Aspiration

몸을 물에 담그면 심장으로 돌아오는 혈액이 증가하는데 이는 순환에 영향을 주던 중력이 없어지기 때문이다. 이런 혈액량의 증가는 평형상태에 도달할 때까지는 심장의 부하를 급격히 증가시킨다.

다이빙을 하다가 바닷물을 들이마시는 것은 언제나 일어날 수 있는데, 잠수반사와 비슷한 경로로, 즉각적인 심장효과를 야기한 뒤, 폐에 저산소증 효과를 나타낸다.

약물 효과

많은 약이 심장에 부정맥을 일으키거나 돌연사를 일으킬 수 있다. 이중 상당수는 약국이나 슈퍼에서 처방 없이 살 수 있다. 일부는 감기약이나 종합감기약에 함유되어 있어 다이버들에게서 부적절하게 사용될 수 있다. 여기에는 다음과 같은 약들이 있다.

- 알코올
- 니코틴 - 흡연
- 카페인 - 커피와 차, 졸음을 쫓기 위한 각성제
- 코카인 같은 약물
- 암페타민 같은 체중감소 및 각성제
- 혈압 조절약(칼슘통로 차단제, 베타 차단제)
- 부정맥 치료제(베타 차단제)
- 혈액 내 전해질에 영향 주는 약제 - 이뇨제와 전해질 제제
- 교감신경 유사약물 ("슈도에페드린(pseudoephedrine)"같은 충혈 완화제, 뱃멀미 약, "살부타몰(salbutamol)"같은 천식 치료제 등)
- 부정맥을 초래하는 기타 약물 - TCA 계통의 항우울제, 강심제(digoxin), 말라리아 치료제, 국소 마취제 등

심장질환 Cardiac Disease

관상동맥질환(coronary artery disease, CAD)

관상동맥이 좁아지거나 막히는 이런 심장질환은 중년이나 노년기의 질환으로 생각되지만, 젊은 성인에서도 어느 정도 나타날 수 있다.

한국전 및 베트남전에서 실시된 사망자 연구에서 관상동맥질환은 성년기 초기에 시작하나 40세 이상이 되어서야 증상과 사망을 일으킨다고 한다. 다이버가 나이가 많으면 많을수록 이 질환은 더욱 중요하게 고려되어야 한다. 이런 질병을 가진 다이버들은 심장 근육에 혈류공급이 부족해서 나타나는 부정맥이나, 심근 질환에 의한 돌연사가 쉽게 나타날 수 있다.

관상동맥 우회술(Coronary artery bypass grafts)

관상동맥의 폐쇄는 혈관 이식 — 대개 하지의 정맥으로 대체 — 으로 해결 가능하다. 이것이 심장통증이나 심장의 능력의 회복을 도울 수 있지만 질병의 근원적인 치료는 아니다. 이런 이식을 받은 사람들은 부정맥이나 심장이상이 쉽게 나타날 수 있으므로 다이빙을 해서는 안 된다. 심근경색을 알았던 사람도 마찬가지이다.

심근염(Myocarditis)

감기와 같은 증상을 일으키는 바이러스 감염도 심근에 일시적으로 영향을 미쳐서 심장의 기능이상을 일으키고 부정맥이 잘 일어날 수 있다. 이런 눈에 띠지 않는 상태(심근염)로 인한 급사가 운동을 열심히 한 운동선수나 다이버에서 때때로 잘 나타난다. 따라서 바이러스 감염이 있는 상태에서 다이빙을 하거나 심한 운동을 하는 것은 현명하지 못하다.

때때로 이런 바이러스에 의해 심장이 영구히 회복불능 상태로 손상받을 수 있다. 그런 경우 심근증과 비슷한 상태가 되고, 말기 상태까지 질환이 진행되었을 때의 유일한 치료는 심장 이식이다.

예방

모든 지원자는 잠수훈련을 받기 전에 경험이 많은 잠수 전문의에게 주의 깊은 진찰을 받아야 한다. 심장질환이 있거나 부정맥의 경향이 있는 사람은 안전한 다이빙을 할 수 없다. 중년이나 관상동맥질환의 위험성이 높은 사람은 주기적으로 검사를 받아야 한다.

관상동맥질환에 대한 위험 인자에는 다음이 있다 :

- 심장질환의 가족력
- 흡연
- 고혈압
- 비만

- 고콜레스테롤 - 고지혈증
- 체력이 좋지 않은 사람
- 당뇨나 알코올 중독 같은 질환

다이빙 시 발생할 수 있는 사고는 심장에 부담을 주는 극심한 신체적 활동이 요구되는 경우가 흔하다. 규칙적인 운동에 의한 체력의 증가가 이런 상태에서 심장이 일을 잘 해낼 수 있도록 해준다.

불편함을 빨리 극복하기 위해서 찬물에 뛰어드는 것은 생리적인 스트레스를 최대화시킨다. 찬물에 천천히 들어가는 것이 생리적인 스트레스를 최소화할 수 있다.

다이빙에 대한 걱정, 이동(移動)으로 인한 스트레스, 수면 부족, 과음, 커피, 흡연 등이 어우러지면 부정맥의 원인이 될 수 있고 다이버들의 죽음과 연관되기도 한다.

CHAPTER 36

심리적 질환
Psychological Disorders

■성공적인 다이버의 심리적 기질

이 주제는 아직 많이 연구되지 않았지만 다이버들의 정신 구성에 관한 몇 개의 연구에 의하면, 성공적인 다이버들은 걱정이 많은 사람들이 아니라 자족(自足)할 줄 알고 지적이며, 감정적으로 안정된 경우가 많다. 이들은 스트레스를 잘 견뎌낼 줄 알아서 보통의 사람들이 견디기 힘든 상황에서도 자기의 역할을 잘 해낼 수 있다. 이것은 당면한 위험을, 위험으로 인정하지 않는(denial) 정신작용에서 비롯된다.

전체적으로 안정적이기는 하지만 다이버들도 다른 사람들과 같이 정신적인 근심으로 고통 받을 수 있다(스트레스나 공황반응에 대한 자세한 내용은 제 7 장을 참고 바람).

■불안 상태 Anxiety States

다이빙 시 큰 위협에 직면했을 때 다이버들이 불안해하는 것은 지극히 당연한 일이다 - 이 책은 이런 위협으로 가득 차 있다. 하지만 일부의 사람들은 잠수의 위험요소에 대하여 극심하고 부적절한 반응인 공포증(phobia)을 보인다. 이는 어린 시절의 익사사고 같은, 이전의 심각한 사건에 대한 결과일 수도 있고, 다이빙 시 생길 수 있는 어떤 위험에 대한 과장된 반응일 수도 있다. 공포증은 일반적인 다이빙에 대한 것일 수도 있고, 특수한 위협 상대(예: 상어에 대한 과장된 공포)나 상황(안면 마스크, 야간 잠수, 좋지 않은 시계(視界)에 대한 폐쇄 공포증)과 관련이 있다.

공포증은 다이버가 원한다면, 심리학적인 탈조건화(de-conditioning)[120] 치료로 치유될 수 있다.

다이빙을 두려워하는 대부분의 사람들은 훈련초기에 이를 인식하고 바로 포기한다(왜 여가활동을 걱정하면서 해야 하는가?). 불행하게도 몇몇 사람들은 친구들의 압력, 정신적인 도전이나 다른

120) 공포증과 같이 특정 대상에 대하여 과도한 불안을 보일 때 그 원인을 그 대상과 불안반응의 조건화로 보고, 조건화(conditioning)의 과정을 통해 증상이 형성되었으므로, 원인과 불안반응의 연결을 해체하는 탈조건화(deconditioning)를 통해 증상을 소멸시키자는 것이다. 구체적으로는 심신을 이완시키는 조건을 만든 후에 점진적으로 공포를 일으키는 대상을 도입함으로써 그 대상에 대하여 더 이상 공포반응을 보이지 않게 한다.

개인적인 이유로 계속한다. 이들은 다이빙을 할 때 기본적인 불안 정도가 높으며(**신경증적 경향**, neroticism, **또는** high trait anxiety) 실제 또는 가상의 위협과 맞닥뜨렸을 때 공황상태에 빠지기 쉽다.

레크레이션 다이버를 위한 퀴즈

☑ 질문 : 다이빙이 당신의 여가를 즐겁게 해줍니까? 답 : 예
☑ 질문 : 당신은 현재 즐겁습니까? 만약 "예"라면 다이빙을 계속하세요.
☑ 만약 "아니오"라면 다이빙을 그만 두십시오.

몇몇 다이버들은 "Blue Orb **증후군**"이라는 특별한 공포 반응을 경험한다. 이것은 일반적인 의학 장애인 "**광장 공포증**(agoraphobia)"이 바다에서 일어나는 것이다. 이는 대체로 시각적인 기준이 없는 깊은 물 속에서 혼자 잠수할 때 나타난다. 다이버는 광활한 바다에 혼자 있다는 불안감이 발생한다. 이것은 불안과 공황(panic)을 일으킬 수 있다. 놀란 다이버는 감압 없이 수면으로 급상승하거나, 상승하면서 숨을 내뱉는 것을 잊어버려 폐에 압력손상을 입기도 한다. 만일 다이버가 실존하는 사물에 시각을 집중할 수 있다면, 예를 들어 바다 밑바닥이나 다이빙 보트, 심지어 다른 다이버를 보거나 시계나 게이지 같은 다이빙 장비에 집중한다면 이러한 증상은 사라질 수 있다.

이 증후군은 짝 다이빙을 함으로써 피할 수 있는데, 짝(buddy)은 동료에게 안도감을 주고 시각적 기준을 제공해 준다. 또한 시각적 기준이 없는 깊은 물에 다이빙하는 것을 피하는 것도 도움이 된다.

공황 Panic

제정신이 아니고 무분별한 이 증상은 다이빙에 대한 수많은 어려움의 결과이다. 이것은 걱정이 많은 다이버들에서 더 많이 나타나며, 자주 다이빙 사고나 사망으로 진행된다. 이는 다이버들이 이해해야 할 중요한 주제이며 제 7 장과 증례 7.1에 자세히 기술되어 있다.

신체적 원인에 의한 심리학적 장애

생리적인 원인(질소 중독, 저체온증)이나 다른 잠수 관련 질병에 의해 뇌기능이 저해될 수 있다.

뇌 감압병과 공기 색전증은 급성기나 회복기 때 모두 뇌기능의 이상을 초래할 수 있다.

준익사(near drowning), **저산소증, 여러 가지 기체 중독**(**산소**, **이산화탄소**, **일산화탄소 등**)도 일시적이거나 영구적인 뇌손상을 줄 수 있다.

증상으로는 혼란(confusion), 흥분, 이상 행동(무분별)이 있다. 다이빙 사고의 희생자가 비이성적으로 치료를 거부할 때 이 점을 명심해야 한다. 그 다이버를 잘 알고 있는 사람으로 하여금, 그의 행동이 평소와 다른지를 판단하게 하는 것이 가장 좋은 방법이다.

치매 Dementia

이 질환은 노인에서 많고 다양한 원인으로 지능 및 기억에 혼란을 초래하는 질환이다. 알츠하이머병은 치매의 심한 형태이다. 다이빙에 관한 속담에서, 다이버들은 치매에 잘 걸린다는 말이 있다. 이러한 믿음은 신문 보도나 치매 걸린 다이버들의 일화에 의해 생긴다. 일부는 심지어 "치매에 걸린" 사람만이 다이빙을 계속 한다고 믿는다.

치매를 일으킬만한 뇌손상을 다이버들이 많이 받을 수 있다는 납득할 만한 이론적 근거가 있다. **뇌 감압병, 공기 색전증, 준익사, 및 일산화탄소 중독** 등 이러한 조건들로부터 받은 뇌손상은 치매를 일으키기에 충분하다.

또한 일부의 다이버들에서 적어도 일시적인 뇌손상의 증거를 보여주는 과학적인 연구도 있다. 스웨덴에서 실시된 조사에 의하면, 자유 상승(free ascent) 훈련을 받은 교육생의 3.5%가 **뇌파 검사(EEG)**에서 이상 소견을 보였고, 다른 조사에 의하면 일반인의 경우 10%가 뇌파 검사에서 이상이 발견된 데 비해서 폴란드 직업 다이버의 경우는 무려 43%에서 이상이 발견되었다.

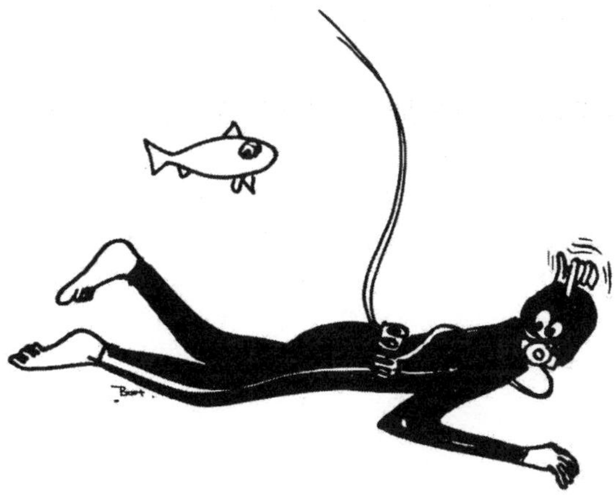

그림 36.1

호주에서 **감압병** 치료 후에 실시된 다이버들에 대한 조사에서, 신경학적으로 감압병의 증상이 없었던 사람에서조차 치료 후 수 주 동안 **신경학적 이상, 정신적 이상 및 뇌파 이상** 소견을 보였다.

신경학적 감압병이나 다이빙 사고를 겪었던 다이버들에서 지적 능력의 저하와 심리적 장애를 보인다는 여러 연구가 세계 곳곳에서 보고되고 있다. 불행하게도 이 연구들의 방법론이 옳지 않아서 결과를 믿을 수는 없다.

이러한 논쟁을 없애기 위해 1988년에 에드몬드(Edmonds) 등은 호주에서 152명의 직업적인 전복 다이버들에 대한 연구를 시행하였다. 이 연구의 다이버들은 일반적으로 볼 때 매우 심하다고 할 정도의 다이빙을 해왔다. 평균 16년간 잠수를 해왔고 12년간 전복 다이버로 일하였다. 이들은 Hookah 장비를 한 채 하루 평균 5시간, 일년에 105일간, 평균 50피트(15미터) 깊이에서 조업하였으며, "bent" 증세를 보여 4번 입원했었다. 대부분의 감압병에 대한 치료는 받지 않았다. 전통적인 다이빙 교본에 의하면 절반의 다이버들에서 감압이 필요한 상황이었지만, 감압을 하지 않았다. 실제로 치료를 받은 감압병의 69례에서 절반은 신경계 감압병(제 15 장 참조)이었다.

과도한 다이빙 후에 뇌손상을 받기 쉬운 다이버들의 집단이 있다면 바로 이들일 것이다.

그들은 **지능검사**, 심리적 이상을 찾아낼 **정신측정법**(psychometric investigation), 초기 치매를 발견하기 위해 특별이 고안된 **기억 검사**(memory test)와 연구, **뇌파검사**(EEG)와 **신경행동학적 검사**(neurobehavioral test) 등의 검사들을 받았다. 같은 지역의 다이빙을 하지 않는 어부들을 대조군으로 삼아 비교하였다.

결과적으로 다이버들은 일반 인구와 비교할 때 정상범위 내에 있었으며, 뇌손상이나 치매의 증거도 보이지 않았다. 이러한 점은 일반적인 스쿠버 다이버들은 일반인에 비해 치매나 뇌손상의 위협이 높지 않다는 것을 의미한다. 만약 뇌손상이 실지로 나타난다면 이는 매우 드물거나 아주 경미하여 일반적인 검사로는 발견할 수 없을 것이다.

따라서 이 전복 다이버 집단의 다이빙 형태가 극심한 점을 고려한다면, 통상적인 직업 다이버는 일반인에 비해 큰 사고만 나지 않는다면 치매나 뇌손상의 위험이 높지 않다고 결론짓는 것이 합리적일 것이다.

경미한 다이빙 사고에서 나타났던 뇌손상의 증상들은 일시적인 것이라고 할 수 있겠다.

CHAPTER 37

약물과 잠수
Drugs and Diving

다이버가 약물을 복용한 상태에서 물에 들어가는 것은 흔한 일이다. 이러한 것들에는 미약한 두통 시 복용하는 파라세타몰(paracetamol, 상품명 예: 타이레놀)에서부터, 전날 야간 해변축제 때 마시게 되는 술과 마리화나(marijuana), 또는 고혈압과 같은 질병에 대한 치료제까지 다양할 수 있다.

몇몇 약물들은 무해한 반면에 다른 것들은 다이빙을 매우 위험하게 할 수 있기 때문에 그러한 것들에 대해서 아는 것은 중요하다.

약물 그 자체의 영향에 의해서 다이빙 시 문제가 발생할 수 있지만, 대부분은 약물 자체 보다는, 그 약물을 복용하게 된 다이버의 상황이 더 큰 위험이 되고 있다. 예를 들어 대부분의 항생제는 다이버들에게 해로운 영향이 없다. 그러나 기관지염 때문에 항생제 치료를 받고 있다면, 기관지염이 폐의 압력 손상에 중요한 위험인자가 된다는 것이다.

우리는 흔히 사용되는 약물들을 네 가지 분류로 나누어 고찰하고자 한다.

- 질환을 치료하기 위해 복용하는 약물 (예: 당뇨병)
- 질환을 예방하기 위해 복용하는 약물 (예: 중풍 예방)
- 질병은 없으나 사회적인 이유로 복용하는 약물 (예: 알코올, 마리화나)
- 다이빙 관련 질환 때문에 복용하는 약물 (예: 부비동염, 중이염 관련 약물)

치료약 TREATMENT DRUGS

많은 경우에 약물보다 질병이 다이버에는 더 큰 위험이 된다.

■심장약, 고혈압제 Cardiac and Blood Pressure Medications

베타 차단제(Beta blockers)

여기에 속하는 다양한 약물들(예: atenolol, metoprolol)이 고혈압 또는 관상동맥질환(협심증)의 치료에 사용되는데, 이들의 주된 작용은 심장 흥분제인 아드레날린의 영향을 차단하는 것이다. 아드레날린은 심장에서 베타 수용체로 알려진 약물 수용체를 통하여 작용을 나타내는데, 이를 차단함으로써 아드레날린의 영향을 억제하므로 베타 차단제라 명명하게 되었다.

베타 차단제는 심근의 수축력을 감소시킴으로써 심장에 대한 부하를 줄여주고 협심증을 완화시키며 심박출량을 감소시켜 혈압을 낮추게 된다.

베타 차단제를 복용하는 다이버는 심장예비 박출량에 상당한 제한을 가지게 된다. 만일 다이버가 거대한 파도 혹은 역류와 같은 위급한 상황에서 벗어나기 위해서 근육에 많은 양의 혈액공급이 필요하더라도 불가능할 수 있다.

몇몇 개인에서 베타 차단제는 기관지를 덮고 있는 근육에 작용해서[121] 천식이나 폐의 파열을 일으킬 수 있다. 심장에 선택적으로 작용하는 베타 차단제조차도 천식을 일으킬 수 있다.

이러한 약물은 녹내장[122] 치료를 위해서 가끔 안약으로 사용된다. 때때로 상당히 많은 양이 몸에 흡수되어 전신적인 영향을 일으킬 수 있다. 이러한 안약을 사용하는 다이버는 전신적인 영향을 받지 않거나 녹내장이 더 악화되지 않는다는 것을 확실히 하기 위해서 의학적인 자문을 구해야 한다.

약물을 복용하는 상황이 또 다른 어려움을 일으킬 수 있다. 예를 들어 고혈압 치료를 받고 있는 사람은 또한 관상동맥질환의 고위험 상태에 있다. 그리고 관상동맥질환이 임상적으로 나타나지는 않지만 이미 진행 중일 수 있다. 이 약물은 다이빙 시 심박수 감소를 일으키는 다른 원인과 합쳐져 돌연사 증후군을 유발할 수 있다.

다른 고혈압제

베타 차단제와 별도로 혈압을 낮추는 약물은 두 가지 분류에 해당한다. 혈관 이완제와 이뇨제(뇨 생성 촉진제, 즉 소변 잘 나오게 하는 약)가 있다.

- **혈관 이완제**는, 혈류 저항의 대부분이 발생하는 말초혈관을 넓게(이완)하여 혈압을 낮춘다. 이러한 약은 프라조신(prazosin)과 휄로디핀(felodipine)이 있다.

어떤 약물은 자세변화 때에 보완능력을 방해해서 기립 시에 현기증을 유발한다. 이것은 다이버가 자신의 짝 보다 먼저 보트에 오르거나, 안 좋은 바다 상태 때문에 보트 사다리로 올라오려는

121) 아드레날린(혹은 에피네프린)의 호흡기 계통에 대한 작용으로, 기관지 확장 효과가 있어 천식이나 고초열(알레르기성 비염) 등의 치료제로 사용되기도 하는데, 이의 작용을 억제하는 베타 차단제를 복용하면 반대로 천식이 유발될 수 있다.

122) 눈 속의 압력(안압)이 증가하여 시신경을 압박하고, 더 나아가 시신경에 위축과 파괴가 일어나 실명까지 초래할 수 있는 안과 질환

다이버에게 바람직하지 않은 부작용을 가져올 수 있다.

새 약 중 하나인 "ACE inhibitors"는 다이빙 시 문제를 일으키는 마른 기침을 유발한다. 베타 차단제나, 베라파밀(verapamil)같은 칼슘이온 통로 차단제는 심장의 신경 상태에 영향을 주어 돌연사 증후군을 유발할 수 있다(35장 참고).

- **이뇨제**는 뇨 생성을 촉진한다. 이것이 혈액량을 감소시켜서 혈압을 낮춘다. 그러나 또 다른 작용기전이 있는 것 같다. 다이빙 시 이뇨제의 영향은 분명하지 않지만 잠재적인 문제의 소지는 있다.

혈액량의 감소는 혈액의 점성도와 혈류역학에 영향을 주어 혈액 내 기포 생성을 증가시키고, 혈류의 변화로 인해 기체의 흡수와 배출(감압)에 영향을 줄 수 있다.

몇몇 이뇨제는 칼륨이온의 혈중농도를 감소시켜 심장 리듬에 방해를 가져오는 경향이 있다. 이러한 부정맥은 추위, 잠수반사, 과도한 활동 등의 영향에 의해서 더욱 잘 유발되고, 돌연사 증후군의 원인이 될 수 있다(제 35 장 참고).

정신과적 약 Psychologically Active Drugs

신경 안정제와 진정제[123] (Tranquillisers and sedatives)

이 분류의 약에는 벤조디아제핀(benzodiazepine, 상품명: 디아제팜, diazepam; 발륨, valium)과 바비추레이트(barbiturates)가 있다. 상당수의 사람들이 불안을 제거하기 위해서 이 약을 복용한다. 과도한 불안만으로도 다이빙 시에 상당한 위험인자가 되고, 불안을 제거하기 위해서 복용한 약은 문제를 더 악화시킬 수 있다.

정신분열증 같은 심각한 정신병 치료에 사용되는 다른 분류의 신경안정제인 페노사이아진(phenothiazine 상품명 예: chlorpromazine)을 복용할 경우, 이 약의 부작용과는 별도로, 정신분열증 환자는 현실에 대한 이해력이 매우 약하므로 다이빙과 관련된 판단력에 장애를 가지므로 안전성 측면에서 문제를 갖는다.

신경안정제와 진정제를 복용하면 졸립고, 판단력과 문제해결능력에 장애를 보이며, 사고 과정이 느려진다. 이러한 영향은 모든 깊이에서 잠재적 위험을 갖지만, 질소 마취에 의해 더욱 강화된다.

항 우울제(Antidepressants)

우울증은 활동적인 다이버에게는 이상적인 상태는 아니다. 항우울제로 성공적인 효과를 거두었다 하더라도 다이버는 여전히 약에 의한 해로운 부작용이 잠재적으로 남아 있다. 항우울제의 몇

123) 진정제(sedatives)는 흥분을 가라앉히고 평온상태를 지속시키는 약물로, 수면제와는 구별될 수 있으나 흔히 구별하지 않고 『진정-수면제』로 분류하며, 신경안정제로 흔히 불리는 정온제(tranquilzer)는 항 정신병 약물과 항 불안제를 합하여 이르는 말이다.

가지는 진정 작용을 일으키며, 더욱 근본적인 문제로는 심장 박동 리듬에 치명적인 방해를 일으킬 수 있다. 또한 다른 약물이나 음식과 반응하여 혈압과 의식 상태에 영향을 줄 수도 있다.

항 경련제(Anticonvulsants, anti-epileptic drugs)

이러한 약들은 대부분의 신경안정제와 비슷한 진정 작용이 있다. 어떠한 형태의 간질이든 흔히 의식 소실을 동반하고 대뇌활동에 치명적인 결과를 갖는다. 이들 약물 작용에 대한 질소 마취의 영향은 아직 모른다. 이러한 약물치료에도 불구하고 몇몇 잠수상황(스트레스, 반짝이고 흔들리는 불빛, 산소와 이산화탄소의 농도의 변화 등)이 경련을 유발할 수 있다. 따라서 간질과, 그 조절을 위한 치료제(예, 페니토인, phynytoin; 카바마제팜, carbamazepam)는 안전한 잠수를 방해할 수 있다.

항 히스타민 Antihistamines

일반적으로 알레르기를 치료하기 위해서 복용하며, 약물학적으로 정신과 약물과 밀접한 관계가 있고 부작용(; 진정 작용)도 비슷하다. 다른 진정제와 마찬가지로 다이빙 시 같은 정도의 잠재적인 위험이 있다. 게다가 만일 고초열(계절적 변화를 가지는 알레르기성 비염) 치료 목적으로 항히스타민 제제를 복용 중이라면 다이빙으로 인해 귀나 부비동에 압력손상을 받을 가능성이 상당히 높다. 왜냐하면 이러한 약물들이 코나 목의 충혈을 완전히 치료하지는 못하기 때문이다. 최근에 발전된 다른 약물은 진정효과가 적지만, 부정맥 또는 기관지 수축(천식)을 유발할 수 있다.

항생제 Antibiotics

이러한 약물은 상당히 많은 부작용을 가지고 있지만, 다이빙과 특별한 관련은 적다. 테트라싸이클린(tetracyclines)은 가끔 햇빛에 대한 광과민반응[124]을 일으킨다. 또한 항생제의 흔한 부작용으로 구토가 잘 일어나기도 한다.

하지만 일반적으로 항생제를 복용하게 된 상황, 특히 다이버가 압력손상을 쉽게 받을 수 있는 호흡기 감염이 있을 때 더 큰 관심을 두어야 한다.

진통제 Analgesics

진통제를 사용해야 할 정도의 통증이 있다면 일반적으로 다이빙을 하지 말아야 한다. 다이빙과 질환 간의 나쁜 상호작용은 별도로 하더라도, 흔히 사용되는 진통제는 바람직하지 않은 부작용이 있다. 또한 다이빙 전에 있었던 통증과 감압병 등으로 인한 통증 간의 감별진단에 혼란을 가져올 수 있다.

---

124) 광과민성(photosensitivity)이란 쉽게 말하면 햇볕에 민감한 것을 의미한다. 즉 가벼운 햇볕을 쪼였는데도 피부가 가렵거나 따갑고 빨개지는 등 피부 증상이 발생한다.

아스피린(Aspirin)

이 진통제는 매우 흔히 사용되는데, 단 한번 사용량으로 혈액응고 능력을 방해하고 며칠 동안 지속될 수 있다.

이 약은 일반적으로 심장마비와 뇌졸중을 예방하기 위해서 매일 사용되는데, 평상시에는 크게 문제 되지 않는다. 그러나 그것은 만일 다이버가 내이(內耳)에 압력손상을 받거나 심각한 감압병을 일으키면 심각한 부작용을 일으킬 수 있다. 혈액응고의 억제로 인하여 손상 조직(예: 척수, 내이)에 출혈을 일으키면 매우 치명적인 결과를 가져올 수 있다. 위(胃)에서 미란(erosion)[125)]도 발생할 수 있으며, 구토와, 때때로 장출혈을 동반할 수도 있다.

타이레놀(Paracetamol, acetaminophen)

만일 다이빙과 관련된 것이 아닌 경미한 통증으로 진통제를 복용해야 한다면 아스피린보다는 부작용이 거의 없는 타이레놀을 사용하는 것이 더 좋다. 이 약은 아스피린에 흔한 혈액응고나 배탈이 나는 것과 같은 부작용이 거의 없다.

강력한 진통제(Strong analgescics)

매우 심한 통증에는 간혹 마약성 진통제인 코데인 또는 덱스트로프로폭시펜이 처방된다.

이러한 약들은 신경안정제와 비슷한 정도의 진정 작용이 있어 다이빙 시에 부작용을 초래할 수 있다. 따라서 이렇게 극심한 통증이 있는 사람은 다이빙을 하지 말아야 한다.

■인슐린 항 당뇨병약, Insulin and Anti-Diabetic Agents

당뇨병 환자가 약을 복용 후 갑자기 혈당이 떨어지면, 특히 운동 중에 이러한 저혈당이 쉽게 발생할 수 있는데 불안과 혼란, 및 의식 소실에까지 이어질 수 있다. 이러한 합병증이 다이빙 시에 나타나면 치명적인 결과를 초래한다. 따라서 당뇨병 환자의 경우 다이빙을 삼가야 한다.

■기관지 확장제, 천식 치료제 Bronchodilator and oher Asthma medications

천식은 폐 기도(氣道)의 염증상태로, 기도의 부종과 기관지 수축을 유발하고, 원활한 공기흐름을 방해한다. 살부타몰(salbutamol, 상품명: 벤톨린) 또는 경구용 기관지 확장제가 포함된 에어로졸 분무제를 흡입함으로써 기관지 수축을 경감할 수 있다. 이러한 약물은 심장박동의 리듬을 방해하고 돌연사를 유발할 수 있다(제 35 장 참고).

이들 약물과 다른 천식 치료제의 사용으로 공기흐름이 향상되고 증상이 호전되지만, 천식 그 자체가 치료되는 것은 아니다. 천식환자들은, 천식 유발인자는 물론, 다이빙 시 발생할 수 있는 차고 건조한 공기의 흡입이나 바다물의 흡인과 같은 자극에 매우 민감하게 반응하여 기관지수축을 일으

125) 표피에만 일어나는 매우 얕은 궤양으로서, 반흔을 남기지 않고 치유된다.

킨다. 이들은 어느 정도의 기도폐쇄가 거의 항상 있는 편이다. 이로 인하여 폐에 압력 손상이 쉽게 발생되고, 천식-공포-익사로 이어져 사망하기도 한다.

몇몇 경구용 기관지 확장제(예: 테오필린)은 폐혈관을 확장시켜, 안전한 다이빙을 하여도 정맥 내에 증상을 일으키지 않는 기포를 형성하고, 이어 동맥순환으로 들어가서 공기 색전증을 일으킬 수 있다. 이는 폐의 압력 손상이 없어도 발생하며, 따라서 천식 치료제나 기관지 확장제를 복용할 경우 안전한 잠수를 보장할 수 없다.

이식된 약물 Implanted Drug의 전달 체계

경구로 복용하지 못하고 장기간 복용될 필요가 있는 약을 투여할 때에는 신체 일부분에 이식하는 방법이 사용된다. 이러한 경우의 대부분은 스쿠버 다이빙에 부적절하다.

이식된 약물은 감압 동안에 기포가 형성되는 주요 위치가 된다. 만일 기포가 이식 부위에 생기면, 기체 법칙에 따라 팽창하고, 이로 인하여 약이 과도하게 투여될 수 있다. 따라서 이식된 약물이 삽입된 다이버는 가능한 합병증에 대해서 숙련된 의학적 자문을 구해야 한다.

예방 약제 PROPHYLACTIC DRUGS

경구용 피임약 Oral Contraceptives - the Pill

이 약들은 다이빙과 무관하게 심각하고 치명적인 부작용을 나타낼 수 있다. 오래 전부터 고용량의 피임약을 복용하는 여자들에게서 과도한 혈액응고로 인한 폐색전증[126] 또는 뇌졸중이 발생하여 사망하기도 한다.

때때로 피임약은 심각한 생리적 후유증인 편두통, 구역, 구토를 유발하고 그것이 다이빙을 더욱 위험하게 만든다.

새로운 저용량의 피임약은 이러한 질병의 발생을 낮추었다. 다이빙과 관련된 관심은 감압 동안에 기포와 서로 작용해서 혈액응고가 더 쉽게 되는지의 가능성에 있다. 수많은 여성 다이버에 대한 고찰 결과 이러한 이론적인 위험을 확신할 만한, 또는 이를 부정할 만한 사실적인 근거는 없다.

뱃멀미약 Anti-Sea Sickness Drug

제 32 장 참고

126) 혈액이 응고되어 덩어리가 된 후 혈류를 떠돌다가 폐동맥을 막게 되는 것을 폐색전증이라고 하며, 혈행을 막아 급사를 초래할 수 있다.

말라리아 치료약 Antimalarial Drugs

몇몇 열대 국가는 아주 놀라운 다이빙 포인트를 제공해준다. 하지만 말라리아를 포함하는 풍토병도 흔히 갖고 있다. 잠재적으로 치명적인 이들 질환에 걸릴 가능성은 클로르퀸과 피리메타민(pyrimethamine, 상품명: "Maloprim")과 같은 말라리아 치료약을 사용함으로써 감소된다. 불행히도 현재 많은 국가가 일반적인 말라리아 치료 약제에 대해서 내성을 가지는 여러 형태의 말라리아가 있으므로, 이들 약물의 복용으로 충분한 예방이 되지는 못한다. 이러한 실패 가능성뿐 아니라, 백혈구[127] 형성의 억제, 빈혈, 눈의 손상을 포함하는 심각한 부작용을 가진다.

최근에 개발된 말라리아 치료 약제 중 하나인 메플로퀸(mefloquine, 상품명: "Lariam")은 협응 장애(마음먹은 대로 몸이 움직이지 않게 됨)와 어지러움을 유발하여 다이빙에 문제를 발생시킨다.

다이빙을 위해 말라리아가 만연하는 지역을 방문할 때에는 그 지역의 말라리아에 대한 전문적인 의학적 자문을 구해야 하며, 또한 다른 이국적 열대성 질환에 대해서도 자문을 구해야 한다. 잠수 전문의사는 다이버에게 처방된 약물이 다이빙과 관련하여 발생 가능한 상호작용에 대해서 상담을 해 주어야 한다.

사회성 약물 RECREATIONAL, SOCIAL DRUGS

알코올 Alcohol

다이빙 문화는 전통적으로, 술을 마시는 것을 허용해 왔다. 다른 약물처럼 그것은 잠수 시 나쁜 상호작용을 나타낼 수 있다.

다이빙을 할 때 혈중 알코올 농도에 대한 안전한계는 없다. 그리고 술에 취한 다이버가 다이빙의 안전을 충분히 고려하는 경우도 거의 없다. 일부 사람들은 간(肝)이 알코올을 대사하는 능력이 제한되어 있음을 모르고 있다. 그래서 밤에 폭음을 한 경우 아침에도 혈중 알코올 농도의 측정이 가능한 것이다. 교통 경찰은 이러한 사실을 잘 알고 있으므로, 아침에 종종 불법적인 혈중 알코올 농도를 가지고 출근하는 운전자를 붙잡는다.

해변축제와 관련된 음주의 위험은 잘 알려져 있다 - 성인남자에서 익사의 80%가 음주와 관련이 있다. 위험은 예측 가능하다. 알코올은 **판단 장애와 협응 장애** 뿐만 아니라, **부정맥**을 유발하고 **심장의 박출능력을 떨어뜨린다.** 또한 소변 배출을 증가함으로써 **혈액량을 감소**시키고, 피부를 통한 열 손실이 증가된다(**체온 저하**).

과음 후에, 숙취로 알려진 생리적 결함은 대부분의 다이버들에게 알려져 있다. 과도한 알코올은 독으로 작용하여 간, 심장, 뇌에 손상을 입힌다. 폭음 후에 혈관의 장애와 대사의 장애는 감압병을

127) 혈액의 혈구세포에는 적혈구, 백혈구, 혈소판 등이 있는데 이들 중 산소운반 기능이 있는 적혈구 형성에 문제가 생기면 빈혈이 발생하며, 인체방어 기전 및 면역 기능이 있는 백혈구 형성에 문제가 생기면 감염이 쉽게 발생한다.

유발하는 위험인자로 잘 알려져 있다. 멀미와 구토가 더 잘 발생할 수 있다. 질소마취(nitrogen narcosis)로 인한 최면 효과가 가중될 수 있다.

담배 Tobacco

담배 잎을 태워서 흡입하는 이 멋진 일은 몇몇 불행한 부작용을 가진다. 폐암, 심혈관질환과 관련된 위험은 잘 알려져 있으며, 또다른 많은 부작용이 있다.

담배를 피면 일산화탄소를 흡입하게 되는데, 그것은 혈색소와 결합하여 산소운반능력을 크게 감소시킴으로써, 활동 능력을 상당히 떨어뜨리고 응급상황(예: 해수면 위에서의 수영으로 인한 피로)에 반응하는 신체적 능력을 손상시킨다. 담배에 있는 니코틴은 심장을 자극하여 **부정맥**을 쉽게 일으킨다. 오래된 흡연은 기도의 협착을 유발함으로써, 운동능력의 손상과 **폐 압력손상**의 위험도를 증가시킨다. 또한 상기도의 만성자극은 **귀와 부비동의 압력손상**을 일으키기 쉽다.

마리화나 Marijuana – Cannabis or Pot

이 약물의 만성적 사용은, 앞에서 언급한 흡연 시 발생하는, 다이빙과 관련된 모든 호흡기 문제를 일으킨다. 특히 마리화나를 많이 흡입하는 경우 만성 기관지염이 매우 흔하며, 이것은 **폐 압력손상**을 더욱 쉽게 발생시킨다.

마리화나는 지각(perception)의 변화, **판단 장애**, 기분의 변화 등을 일으킴으로써 안전한 다이빙을 방해한다. 다른 약물처럼 이러한 영향은 질소마취로 인해 더욱 복잡해진다. 또한 추위에 대한 혈관반응을 방해하여 **저체온증**을 쉽게 일으킨다.

코카인 Cocain, "Coke"

이 약은 아드레날린과 비슷한 생리적 효과를 가지므로, 치명적인 부정맥을 일으킬 수 있고, 혈압을 상승시킨다. 따라서 이를 복용하는 젊은이들에게서 심장마비로 인한 돌연사가 흔하며, 이는 특히 운동선수가 코카인을 복용하고 운동할 때 보다 쉽게 나타날 수 있다.

각성(覺性)효과와 기분의 상승으로 판단 장애를 일으키고 위험을 저지르도록 충동시킨다. 불법과는 별개로 다이빙 시 코카인의 사용은 매우 위험하다.

카페인 Caffeine

이 약물은 커피, 차, 콜라, 그리고 많은 자연산 식품에서 발견된다. 취침 시간에 정기적으로 아이들에게 주는 초콜릿 음료에도 카페인이 있다. 대부분 이것은 무해하다.

다만 과도한 복용은 심장을 자극하여 **부정맥**을 유발하고 다이빙이나 강한 운동을 할 때 문제를 일으킬 수 있다. 또한 소변의 생성을 촉진하므로, 카페인 과다 복용자로 알려진 다이버들에게는 웻슈트를 잘 안 빌려주게 된다.

마약 Narcotics

다른 어떤 사회성 약물보다 더 위험하고 파괴적임에도 불구하고, 이 약의 특징인 진정 작용과 판단 장애가 다이빙을 할 때 이 약물을 복용하도록 만든다.

정맥 투약자는 간염과 후천성면역결핍증 바이러스의 감염 위험이 상당히 높다(제 28 장 참고).

다이빙 질환을 위한 약 DRUGS FOR DIVING DISEASES

부비동, 귀의 문제 Sinus and Ear Problems

경험이 많지 않은 다이버들은 압력변화에 따른 귀와 부비동의 압력평형(이퀄라이징)을 이루는데 어려움을 갖고 있다. 이러한 어려움은 과민반응(고초열, 일종의 알레르기성 비염) 또는 감염(감기)에 의한 코의 충혈과 종종 관련이 있으며, 미숙한 기술도 문제이다.

코의 충혈은 슈도에페드린(pseudoephedrine, 상품명: "Sudafed") 같은 알약의 복용 또는 페닐에프(phenylephrine)이나 에페드린(ephedrine) 같은 비강용(코에 뿌리는) 충혈 완화제에 의해 어느 정도 해결된다. 하지만 이들 약제들은 심장에 **부정맥**을 일으켜 돌연사할 가능성이 증가한다.

이러한 약물은 코의 조직에 대해 충혈 완화 작용이 있지만, 가끔 그렇지 않은 경우도 있다. 적당량으로 사용 시 육지에서는 전신적인 부작용이 거의 없다. 오랜 기간 사용은 약에 대한 국소적인 내성을 유발하여, 완화될 것이라는 기대와는 반대로 오히려 충혈을 악화시키기도 한다. 이것은 주로 비강 내로 분무되는데, 다이빙 동안에 약효가 떨어지게 되면, 보통 다이빙 후반(상승하는 동안)에 부비동 또는 귀의 압력 손상을 일으킨다.(제 9, 10 장 참고)

이 약은 때때로 다이버가 상기도 감염(감기) 시 코의 충혈을 잠시 없애고자 사용된다. 이러한 감염이 있을 때에는 다이빙을 피하는 것이 안전하다.

충혈 제거에 다소 효과가 있다면, 이로 인해 하강 시 압력 손상을 피할 수도 있다. 하지만 약물의 효과는 분무한 비강 내에만 유효한 것이므로, 유스타키오관이나 부비동의 안쪽 개구부(sinus ostia)에 대해서는 효과가 거의 없다. 그러므로 다이버가 수면으로 올라오는 동안 이곳이 쉽게 막히게 되어 "상승 시 압력 손상(barotrauma of ascent)"을 받게 된다. 하강 시 압력손상(barotrauma of descent)은 단지 다이빙(하강)을 멈추게 하고 하강을 그만 두면 큰 문제가 없지만, 이 질환은 다이버가 안전하게 상승하는 것을 방해하여 매우 위험하다.

이러한 약들을 의사의 처방 없이 스스로 구입하여 복용하는 것은 현명하지 않으며, 충혈 문제가 있는 다이버는 잠수 전문의사의 자문을 구해야 한다.

감압병 약 Medication for Use in Decompression Sickness

감압표의 상대적인 비현실적인 관점에서 기포형성을 막고 기포의 배출 속도를 빠르게 하는 약들이 연구되어 왔다. 동물실험을 통해 몇몇 실험적인 약물은 보다 안전한 다이빙 영역을 제시하고 있지만, 사람에게 효과가 있는 약물은 아직 확실하게 증명되지 못하고 있다.

CHAPTER 38

다이버들의 의학적 검사
Medical Examinations for Divers

이 장에서 설명하고자 하는 내용은 잠수 전문의가 되고자 하는 사람들에게는 부족하다. 잠수 전문의가 알아야 하는 내용은 좀 더 특수한 과정의 공부가 추가적으로 필요하다.

잠수라는 상황은 좀 더 특이한 신체적, 정신적 특징을 필요로 하기 때문에 일반 다른 스포츠와는 상당히 다른 의학적 표준이 요구된다. 따라서 잠수 전문의는 가끔 다이버 지망생에게 잠수에 부적합하다는 판정 혹은 충고를 줄 수 있는데, 이러한 충고를 받는 사람들 중에는 체력이 매우 뛰어나며, 심지어는 올림픽 선수를 지낸 사람들도 있다. 이렇게 좋은 신체적 조건을 가지고 있는 사람들은 자신이 다이빙에 부적합하다는 의학적 판정을 받은 것을 쉽게 이해하지는 못할 것이다.

어느 정도의 잠수 생리학에 대한 지식을 갖추면, 그렇게 높은 신체적 기준을 충족한 다이버가 폐낭종(lung cysts)이나 천식(asthma)을 갖고 있을 때 사망사고로 이어질 수 있음을 명백히 알 수 있다.

의학적 신체검사를 할 때 잠수 전문의는 여러 가지 요소들을 고려해야 한다. 대략 10% 정도가 의학적인 원인으로 부적합 판정을 받고 10~15% 정도가 안전을 위해 잠수전문의로부터 특별한 제한이나 조언을 받아들여야 한다.

심리적 조건 PSYCHOLOGY

가장 이상적인 다이버의 심리적 조건이라면 007 영화에 나오는 제임스 본드처럼 스트레스 하에서도 냉정하면서도 침착하고, 육체적이고 정신적인 압박에도 잘 견디며, 불안해하지 않고, 적절하게 위험을 무시할 줄 알며, 약간 과체중이고, 능숙하게 거짓말을 잘 할 수 있는 성격의 소유자 일 것이다.

의학적 검사를 해보면, 심리적인 안정성에 대해 판단한다는 것이 매우 어렵다. 과거 스포츠 경력이나 직업으로부터 조금의 정보를 얻을 수 있지만, 가장 좋은 방법은 강사가 다이빙 훈련 중에 다이버의 정신적인 태도를 관찰하는 것이다.

나이 AGE

책마다 또는 학자마다 약간의 이견은 있지만 다이빙에 입문할 사람의 나이는 18살에서 35살 사이에 하는 것이 가장 좋다. 다이버의 나이가 45살이 넘으면, 특히 조심해야 할 심장병 위험에 대한 특별한 의학적 검사를 해서 아무런 문제가 없어야만 가능하다.

16살 이전에 다이빙을 시작할 때에는 매우 세심한 관찰과 배려가 필요한데, 왜냐하면 이들의 키는 보통 성인보다 작고, 근력이 떨어져 있고, 특히 가장 중요한 것은 정서적으로 미숙하기 때문이다. 나이가 적은 사람이 다이빙을 배울 때에는 경험이 풍부한 성인 다이버와 버디 라인(buddy line)으로 연결되어 있는 것이 좋다. 경험많은 짝 다이버는 자신의 짝인 청소년 다이버를 통제해 주어야 하며, **어려움이 발생하면 자신의 경험이 많더라도 그리 큰 도움이 되지 못할 수 있음**을 상기시켜 주어야 한다. 대부분의 잠수의학 전문가들은 15-16세 이하의 청소년에게는 쉽게 다이빙 자격증을 발급하지 않는다. 하지만 이들은 다이빙 강사로부터 매우 엄격하고 통제가 잘 된 상태 하에서 "제한된 잠수경험"을 충분히 받을 수 있다.

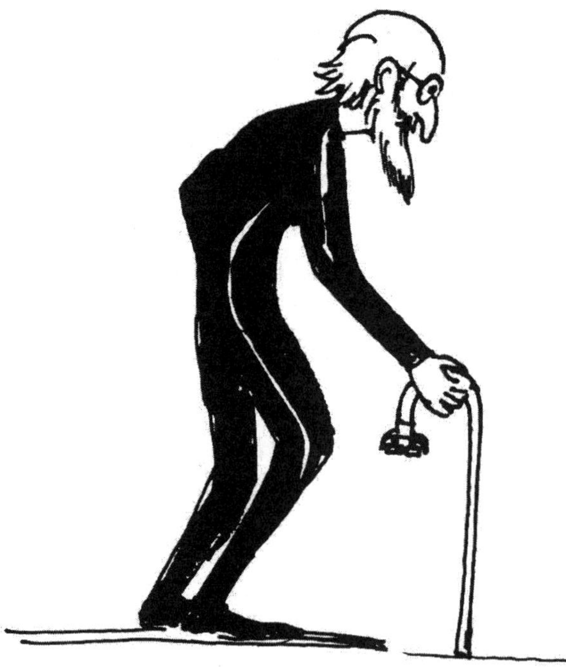

그림 38.1

직업 OCCUPATION

비행조종사, 항공기 승무원들은 잠수 후에 비행하는 것이 위험할 수 있다. 음악가, 초음파 작동자(sonar operator), 심장 전문의, 비행조종사 그리고 뛰어난 청력으로 생계를 꾸려가는 사람들에게 다이빙으로 인한 압력손상의 가능성과 위험을 알려 주어야 한다.

약물 MEDICATION

약물치료를 요하는 질병은, 그 질병 자체뿐만 아니라 복용하는 약 때문에도 다이빙 안전에 위협이 될 수 있으므로 상당히 조심하여야 한다. 진정제, 신경안정제, 항우울제, 항히스타민제, 당뇨병 치료제(혈당 강하제), 스테로이드, 항고혈압제, 간질 치료제, 알코올 그리고 마리화나와 LSD 와 같은 환각성 약물들은 다이버들에게 위험이 될 수 있다. 제 37 장에 좀 더 상세하게 설명되어 있다.

항생제가 직접적으로 잠수에 나쁜 영향을 주지 않는 것이 대부분이나 반드시 약물의 주의 사항을 잘 보고 사용할 것을 권장한다.

실험적인 증거에 의하면 많은 약물들이 매우 깊은 수심에서 높은 압력에 노출되면 뇌에 예상치 않았던 영향을 나타낼 수 있다고 한다.

심장 HEART

대부분의 심장병이나 심장 박동에 이상이 있는 사람들은 안전한 다이빙을 보장받기 어려우며 다이빙 자격증을 얻을 수 없다. 이러한 문제들은 개인의 병력이나 가족력, 간단한 의학적 검사(예: 청진), 생화학적 검사나 심전도 등으로 쉽게 알 수 있다. 혈압은 정상이어야 한다.

비만 OBESITY

체중이 많이 나가는 사람들은 보통 감압병에 잘 걸리고 신체적으로 무리가 가는 운동이나 일에 어려움이 많다. 그리고 비만하더라도 체력이 어느 정도 뒷받침되는 경우라면 허용하는 범위 내의 다이빙 시간보다 좀 더 짧게 함으로써 안전하게 잠수할 수 있을 것이다.

폐 허파 LUNGS

폐질환이 있으면 잠수를 할 수 없다. 다이버는 정상적으로 적당한 운동을 할 수 있을 정도의 폐 기능을 가지고 있어야 하며, 폐 압력 손상을 예방하기 위해서는 폐포로 들어오고 나가는 공기의 흐름이 좋아야 한다. 폐는 급상승 때 갑작스런 용적의 변화에 늘어날 수 있도록 충분한 탄력성이 있어야 한다. 천식, 만성 기관지염, 기관지 확장증, 섬유화, 낭종, 자발적 기흉, 폐 외상이나 흉곽 수술의 과거력이 있다면 잠수에 부적합하다.

의사들은 다이버들에게 심호흡을 시켜서 가슴을 청진해 보면 국소적으로 기도가 막혀있는 경우를 알아낼 수 있다. 이렇게 기관지가 부분적으로 폐쇄되어 있으면, 이것이 폐 파열로 이어질 수 있다. 이와 같은 것을 알기 위해서 과거 병력이나 흉부 X선 사진, 그리고 **폐기능 검사**(expiratory spirometery: 호식 폐활량계)를 사용한다.

이러한 검사를 반드시 포함시키도록 한 뒤, 호주 해군 다이버들의 폐 파열 빈도가 극적으로 줄어들었다.

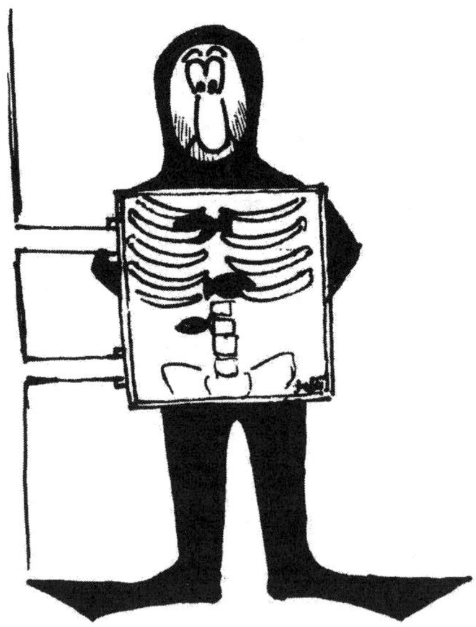

그림 38.2

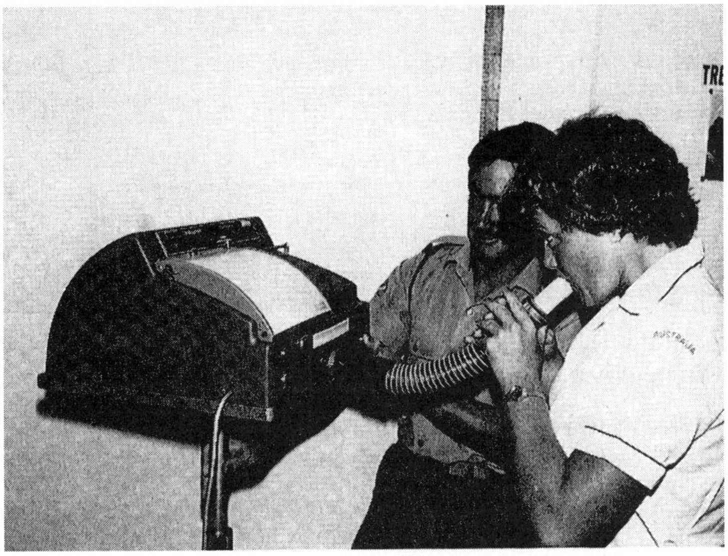

그림 38.3
폐 기능을 평가받기 위해 다이빙 입문자가 폐활량계에 숨을 불어 넣고 있다.

귀, 코 그리고 목구멍 EAR, NOSE AND THROAT

귀, 코, 목구멍과 부비동은 다이빙과 관련된 병과 대부분이 관계가 있다. 감기와 같은 급성 질환이 있으면 잠수를 할 수 없다. 만성 또는 재발성 알레르기의 과거병력이나 고초열(hay fever, 일종의 알레르기성 비염), 부비동염(흔히 축농증이라고 함), 편도선염, 또는 치아가 썩어 있다면 특별한 검사를 필요로 한다. 이와 같은 병이 있을 경우 다이빙을 피하는 것이 현명한 판단이다. 코 안에 중격이 굽어져 있으면(deviated nasal septum, 심한 경우 코가 비뚤어 보임), 부비동의 입구가 막히기 쉽다. 이와 같은 경우, **부비동이나 귀에 압력손상**이 잘 올 수 있다.

귀는 아주 자세하게 검사해야 한다. 귀의 바깥쪽은 염증이 없어야 하고, 귀지에 의해 외이도가 막혀있지 않아야 한다. 고막은 **발살바법(Valsalva)**이나 다른 평형법을 시행할 때 잘 움직이는 것을 볼 수 있어야 한다. 예전에 고막이 천공된 경력이 있으면 그 부분이 약하다. 귀를 검사하는 의사는 압력평형을 이룰 때 정확한 방법을 가르쳐 주어야 한다.

청기능 검사(**순음 청력검사**)는 8000 Hz 까지 검사해야 한다. 의미 있는 청력 손실이 있을 때, 다이빙을 하다가 귀에 **압력손상**을 받게 되면 더욱 심각한 청력손실의 위험이 생길 수 있으므로, 심각하게 받아들여야 한다.

청력에 문제가 있으면 평형기관의 장애도 보통 같이 온다. 이러한 평형감각의 장애를 확인하기 위해서는 보다 전문적인 검사(전기 안진 검사법: eletronystagmogram)가 필요할 때도 있다. 수중에서 **현기증**과 **구토**를 유발할 수 있기 때문에 평형기관의 기능 이상을 검사하는 것은 아주 중요하다.

눈 EYES

다이버가 좋은 **시력**을 가지고 있다는 것은, 특히 표면에서 멀리 떨어져 있을 때 다른 다이버나 다이빙 보트를 찾기 위해서 매우 중요하다. 시력에 문제가 있는 다이버는 항상 잠수하기 전에 자신의 마스크에 **교정 렌즈**를 이용하여 시력을 보강해 줘야 한다.

콘텍트 렌즈는 문제를 일으킬 소지가 있고 전문가와의 상담이 필요하다. 하드 렌즈는 렌즈와 각막사이에 공기가 갇히면 압력손상을 받을 수 있다. 소프트 렌즈는 이러한 문제는 없으나 특히 마스크를 끼고 벗을 때 잃어버릴 수가 있다. 따라서 소프트 렌즈를 끼고 다이빙을 할 때는 수중에서나 수표면에서 마스크를 벗을 때 눈을 감고 마스크를 벗어야 한다(제 32 장 참고).

근시를 교정하기 위해 흔히 하는 **방사상 각막절제술**(radial keratotomy; **흔히 라식 수술**이라고 참)은 문제를 유발할 수 있다. 이 시술은, 각막을 각막의 곡면을 따라 햇살이 비치는 모양으로 방사상으로 절제하는 것이다. 잘라낸 각막부위는 외부의 압력감소나 충격에 약해져서 파열될 소지를 안고 있다. 안면마스크 압착증(face mask squeeze)이 생기면(제 12 장 참고), 안구가 파열될 수 있다. 이 수술을 받은 사람은 다이빙을 하지 말아야 한다.

색맹 여부는 전문적인 다이버를 제외하고는 다이빙을 하는데 큰 문제를 야기하지는 않는다. 전문 다이버일 경우에는 흔히 실린더나 와이어의 색깔을 구분하지 못하거나 폭발선을 구분하지 못해 문제를 유발할 수도 있다.

뇌 BRAIN

신경계에 어떤 문제가 있으면 다이빙에 관련된 질환(예: 공기색전증, 감압병)의 진단과 치료에 혼돈을 야기하거나 다른 합병증을 일으킬 수 있다.

비록 약물로 잘 조절되는 **간질환자**(epileptics)일지라도, 작은 간질 발작이 수중에서 생긴다면 사망할 수도 있으므로 다이빙을 하지 않는 것이 좋다. 스쿠버 다이빙 중에 산소 분압이 증가하여 간질 발작을 더 잘 악화시킬 수 있다. 이와 같은 간질 발작은 저산소증, 과호흡(hyperventilation), 감각손실(sensory deprivation) 등이 있을 때 더 잘 유발된다. 많은 다이버들이 처음 경험한 발작의 대부분이 수중에서 일어난 것이다.

편두통은 흔히 잠수로 인해 증상이 악화된다(제 32 장 참고). 예전에는 그렇게 심하지 않았더라도 다이빙 중에 너무 심한 통증으로 수중에서 아무 것도 할 수 없는 상황에 빠질 수도 있다. 재압치료 중에도 더 악화될 수 있다. 만약 전조 증상이 나타나면 안전을 위해 잠수를 제한하는 것이 현명하다.

일반적인 상태 GENERAL CONDITIONS

당뇨병(증례 33.6 참고)이나, 심한 **신장 질환** 또는 **간 질환**과 같은 병이 있을 때도 잠수의 위험은 증가된다.

근육, 뼈 그리고 **관절**에 병이나 장애가 있으면 감압병에 잘 걸릴 수 있고 진단과 치료를 어렵게 만든다. 피로도 마찬가지로 더 감압병에 잘 걸리도록 한다.

전문 직업 다이버나 흔히 감압 잠수를 하는 사람들은 장골(긴뼈)의 **X선 사진**을 혹시 생길지도 모를 뼈의 이상을 위한 기초자료를 위해, 그리고 법적인 문제 해결을 위해, 찍어 둘 필요가 있다. 레크리에이션 다이버들은 이압성 골괴사(dysbaric osteonecrosis)[128]의 위험이 낮고 방사선 노출의 위험성 때문에 반드시 찍을 필요는 없다.

멀미(motion sickness)에 대한 병력 청취는 매우 중요한데, 왜냐하면 멀미는 안전한 다이빙의 위험 요인이 되고, 구토를 할 수 있기 때문이다. 따라서 잠수 전문의나 의사의 권고에 따라야 하며 치료약에 대해 지시를 받아야 안전하게 잠수를 할 수 있다(제 32 장 참고).

흡연은 체력을 약하게 하며 폐, 부비동 그리고 귀의 압력손상을 잘 유발시킨다.

임신이 다이빙을 하는데 장애가 되기도 한다(제 8 장 참고).

체력 PHYSICAL FITNESS

이것은 운동선수에게 필요한 근력이나 속도 같은 것을 말한다. 근력, 폐-순환계의 능력이 더 포함된다. 다이버들에게 중요한 것은 자신이 살아남기 위해 운동할 능력이 있어야 한다. 하나의 합리적인 표준으로 흔히 레크리에이션 다이버들이 5분 내에 200 미터를 다른 사람의 도움 없이 수영할 수 있는가 하는 것이다. 이것은 악조건에서 하는 것은 아니다. 전문 다이버들은 적어도 4분 내에 200 미터 수영이 가능해야 한다.

의학적인 관점에서 다이빙하기에 적합하다는 이야기는 안전에 위해(危害)되는 질병이 없다는 의미이다.

'신체적으로 적합하다(혹은 체력이 좋다)'는 이야기를, 바로 '의학적으로 볼 때 다이빙하기에 적합하다'는 것과 동일시해서는 안 된다.

나이가 어리지만 신체적으로는 완전히 성숙한 청소년이 다이빙하기에 적합한가에 대해 잠수 전문의들이 판단을 할 때 이와 같은 문제들에 흔치않게 직면하게 된다.

---

128) 주위의 기압과 조직, 체약, 체강 등의 총합적 기압과의 차이로 발생하는(異壓性) 잠수병의 일종으로 대개 팔과 다리 같은 긴뼈에 잘 생긴다. 공기방울에 의한 혈관의 막힘에 의해 혈액 공급이 중단되어 골두(骨頭)가 썩게 된다. 따라서 예방적 차원에서, 외국의 해군이나 잠수계에서는 2-3년에 한번씩 대퇴골과 상완골, 무릎 관절 등을 촬영한다.

의학적 검사 양식 MEDICAL EXAMINATION FORMAT

책임 있는 잠수교육단체와 잠수 의학회에서는 반드시 어떤 스쿠버 다이빙이라도 입문하기 전에 필히 전반적인 그리고 완벽한 의학적 신체검사를 받도록 규정하고 있다. 이러한 검사는 비록 안전하다고 하는 실내 수영장에서 하는 다이빙일지라도 사전에 반드시 실시하여야 한다.

다이빙에 대한 의학적 신체검사의 최근 워크샵에서, 레크리에이션 다이빙을 위해서 아래와 같이 권고하고 있다:

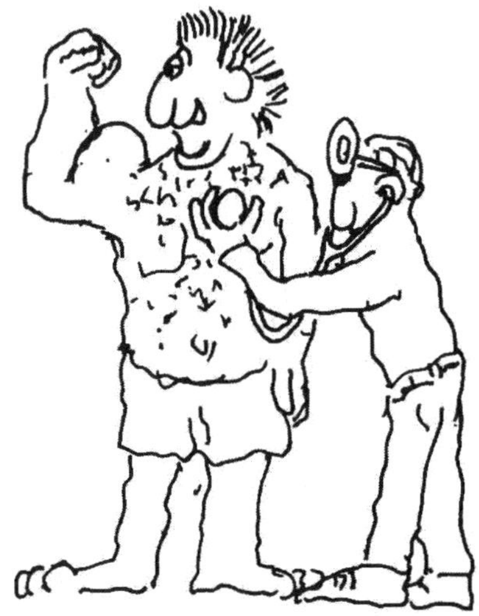

그림 38.4

• 모든 다이빙 입문자들은 스쿠버 장비를 사용하기 전에 (비록 그것이 수영장에서 하는 훈련일지라도) 인증된 다이빙 의학적 표준(diving medical standard)에 맞게 검사를 받아야 한다. 예를 들면, 바로 뒤에 나오는 SPUMS(남태평양 잠수의학회(South Pacific Underwater Medical Society) 양식을 사용해서 검사를 해야 한다.

• 검사하는 의사는 잠수 의학회에서 인정하는 기관에서 충분하게 교육된 의사라야 한다.

• 그 사람의 '건강'에 어떤 문제가 있을 것으로 의심이 가면, 즉시 잠수 전문의(잠수의학에 경험이 풍부하고 좀 더 많이 교육받고 자격을 갖춘)에게 보내야 한다.

이 책은 잠수 의학에 관한 것이 대부분이지만, 잠수 전문의를 위한 것이 아니라, 일반 잠수인들을 위한 것이다. 추천하는 잠수 의학에 관한 과정과 참고서에 대한 것은 부록 A에 있다.

SPUMS 잠수의학적 검사 양식을 아래에 참고로 제시한다. 이 양식은 처음 잠수에 입문하는 초보자들과 등급을 올리려고 하는 사람들 모두에게 적합한 양식이다. 이 검사는 공인된 기관에서 잠수의학 과정을 이수한 잠수 전문의가 시행해야 하고, 그 결과를 판정해야 한다.이 양식은 3부분으로 나누어지는데:

(1) 의학적 과거력 (Medical History)

(2) 잠수경력과 잠수의학적 과거력 (Diving & Diving Medical History)

(3) 임상적인 검사와 조사 (Clinical examination & investigations)

매 장마다 들어가는 신원확인란을 제외하고 모든 항목은 잠수의 안전과 잠수제한과 관련해서 필수적이므로 반드시 채워 넣도록 하여야 한다.

스쿠버 다이빙 입문 수준의 다이빙 교육생을 위한 잠수 전 의학적 검사 양식 사전

첫 2장은 본인이 직접 작성하여야 한다.

1 성명	2 생년월일
	4 성별: (남자 여자)
3 주소	5 전화(집) 전화(휴대)
6 직업	7 전화(직장)
8 교육받은 다이빙스쿨	
9 규칙적으로 하고 있는 육체적인 운동은 있습니까? 예 아니오	
10 어떤 육체적인 운동입니까?	
11 담배를 피웁니까? 예 아니오	
12 술을 마십니까? 예 아니오	
13 일주일에 얼마나 자주 술을 마십니까 ?	
14 복용하고 있는 약이 있습니까? 예 아니오 있다면 어떤 것입니까?	
15 알레르기가 있습니까 ? 예 아니오 있다면 어떤 것에 알레르기 반응을 일으킵니까?	
16 약물이나 음식물에 대한 어떤 반응이 있었던 적이 있습니까? 예 아니오 있다면 구체적으로 기술하여 주십시오.	

아래의 것들을 이전에 경험한 적이 있습니까 ? 예 또는 아니오에 표시하세요.

	예	아니오
17 잠수의학적 치료 경험		
18 안경 처방		
19 콘텍트 렌즈		
20 눈이나 시력 상의 문제		
21 고초열(건초열)-일종의 알레르기성 비염(계절성)		
22 부비동염(축농증)		
23 코나 목구멍의 다른 문제		
24 틀니/의치, 기타		
25 최근에 시행한 치과 진료		
26 귀가 들리지 않거나 귀에서 소음이 들린다		
27 귀에서 고름이나 액체가 나오거나 다른 염증이 있었다.		
28 귀 수술		
29 현기증이나 균형감각 상실		
30 심한 멀미		
31 멀미로 투약한 경우		
32 비행기를 탈 때 어떤 문제가 있다.		
33 심한 또는 빈번한 두통		
34 편두통		
35 졸도나 의식상실		
36 발작, 경련, 간질발작		
37 무의식		
38 뇌진탕이나 뇌 손상		
39 몽유병		
40 심한 우울증		
41 폐쇄 공포증		
42 정신병		
43 심장병		
44 혈액검사에서 이상 소견		
45 심전도 검사		
46 비정상적인 심장박동		
47 고혈압		
48 류마티스 열		
49 운동 중 가슴에 통증		
50 운동 중 호흡에 장애		
51 기관지염이나 폐렴		
52 늑막염이나 심한 가슴통증		
53 기침 중에 가래나 각혈(피를 토함)		

문제가 있는 경우에는 과거력에 대해 기술하시오

	예	아니오
54 만성 또는 지속적인 기침		
55 결핵		
56 기흉		
57 흔한 기침감기		
58 천식이나 숨을 쌕쌕거림		
59 천식치료 기구로 부는 것(puffer)을 사용		
60 다른 가슴부위의 불편감		
61 흉부, 폐, 또는 심장의 수술		
62 소화불량, 소화성 궤양 또는 위산 역류		
63 피를 토하거나, 붉거나 검은 대변		
64 재발성의 구토나 설사		
65 황달, 간염 또는 간질환		
66 말라리아나 열대성 풍토병		
67 심한 체중감소		
68 탈장이나 장 파열		
69 주요 관절이나 허리 부상		
70 관절의 운동장애		
71 골절		
72 상하지 마비나 근육의 허약		
73 신장이나 방광 질환(방광염)		
74 에이즈의 고위험군		
75 매독		
76 당뇨병		
77 혈액질환이나 출혈성 질환		
78 피부병		
79 전염병		
80 수술		
81 어떤 이유이던 입원		
82 생명보험에서 거부된 사실		
83 의학적인 이유로 직업이나 면허를 받는데 거부된 사실		
84 의학적인 이유로 일을 할 수 없었던 사실		
85 지체부자유자 연금		
86 다른 질병이나 부상 또는 다른 의학적인 상태		
아래의 질병과 어떤 밀접한 연관성이 있는지?		
87 심장병		
88 천식이나 흉부 질환		
89 결핵		

	예	아니오
여성들만 해당됨		
90 지금 현재 임신중이거나 계획중인지 ?		
91 월경에 어떤 문제가 있는지 ?		

92. 가장 최근에 흉부 엑스레이 사진을 찍은 날은:

이전의 잠수 경험	예	아니오
93 수영 할 수 있나요 ?		
94 수영이나 잠수 중이나 그 후에 어떤 문제가 있었나요 ?		
95 구조 당했던 경험이 있나요?		
96 규칙적으로 스노클 다이빙을 하나요 ?		
97 예전에 스쿠버 잠수를 한 적이 있나요 ?		
98 스쿠버 다이빙에 대해 정상적으로 교육받은 적이 있나요 ?		
99 교육을 받았다면 몇 년도에?		
100 대략 잠수한 횟수는 ?		
101 최고 수심은 ?		
102 가장 오래 동안 있었던 해저체류 시간은 ?		

나는 위의 내용에 대해 내가 알고 있는 한 진실하게, 그리고 완벽하게 기술하였으며 그리고 내가 다이빙하기에 적합한지, 혹은 일시적이거나 영구적으로 다이빙하기에 부적합한지에 대한 의학적인 판단을 하기 위해 이 정보를 의사____________에게, 그리고 잠수교육 단체인 ____________에게 위임할 것을 증명합니다. 그리고 필요할 경우 나의 이 정보를 다른 의사에게 보여줘도 된다고 승인합니다.

서명:____________________ **날짜:____________________**

의학적 검사: 공인된 잠수 전문의가 작성하여야 한다.

<table>
<tr><td>1 신장

cm</td><td>2 체중

kg</td><td>3 시력
나안: 좌/우
교정시력:좌/우</td><td>4 혈압</td><td colspan="3">5 맥박</td></tr>
<tr><td colspan="2">6 소변검사

알부민
당(글루코스)</td><td colspan="2">7 폐기능 검사
폐활량(vital capacity)

FEV1
percentage</td><td colspan="3">8 흉부 X선 촬영
(필요하다고 판정시)
날짜
부위
결과</td></tr>
<tr><td colspan="7">9 청력검사(공기 전도:air conduction)</td></tr>
<tr><td colspan="2">주파수, Hz</td><td>500</td><td>1,000</td><td>2,000</td><td>4,000</td><td>6,000 / 8,000</td></tr>
<tr><td colspan="2">어느 영역에서 소실?(왼쪽)</td><td></td><td></td><td></td><td></td><td></td></tr>
<tr><td colspan="2">어느 영역에서 소실? (오른쪽)</td><td></td><td></td><td></td><td></td><td></td></tr>
<tr><td colspan="7">만약 비정상 소견이 보이면 다이버의 로그북에 기록하고 증명서에도 기록한다</td></tr>
</table>

임상 검사/평가	정상	비정상
10 코, 코 안의 중격, 기도		
11 입, 인후, 치아, 치아의 교합 상태		
12 외이도		
13 고막		
14 중이의 자동 팽창		
15 신경학적 기능 안구의 움직임 동공 반사 사지 반사 손가락과 코 반사(finger-nose) Sharpened Romberg		
16 복부		
17 흉부 과호흡(Chest hyperventilation)		
18 심장 청진		
19 다른 비정상적 소견		

비정상적인 소견이 있으면 상세하게 기록한다.

잠수에 적합 예

부적합 일시적 이유는:

부적합 영구적 이유는:

인쇄된 이름: 날짜:

서명:

나는 검사한 내용으로 다음과 같이 증명한다.

호주의 규정에 입각하여 레크리에이션 다이빙 훈련과 자격증 발급에 요구되는 검사를 하여 다음과 같이 결정한다:

이름:

주소:

다이빙과 18미터 이내에서 잠수를 위한 훈련 그리고 수중에서 압축공기를 사용하기에 적합한가?

영구적인 부적합 일시적인 부적합 (의 근거 하에)으로 판정.

청력검사는 위에서 검사한 대로 정상 / 비정상임.

인쇄된 이름: 서명

주소:

날짜

전화

기타 충고 또는 어드바이스

CHAPTER 39

응급처치

First-Aid Kit

어떤 약물과 장비는 다이빙 사고 시 중요하며, 다이빙을 떠날 때 이들을 챙기고 제대로 사용할 수 있는 것은 매우 의미가 있다. 심폐소생술 뿐 아니라 이들 약물과 장비의 사용에 대한 훈련을 통해 많은 것을 배울 수 있다.

응급처치기구 FIRST-AID MATERIALS

상어의 공격이나 외상에 대비해서 준비한 크고(20cm^2 이상) 두꺼운 **면 패드**(10cm짜리 고무줄이 6개씩 달려 있는)는 출혈을 멈추게 하거나 독이 퍼지는 것을 막기 위한 **압박 드레싱**(pressure dressing)에 유용하다. 만일 구할 수 있다면 군대에서 사용되는 **쉘 드레싱**(shell dressing)이 이상적이다. 그것들은 때때로 군대 물품을 파는 가게에서 얻을 수 있다.

- 폭 10cm(4인치짜리)의 **압박붕대**(의료장비 공급자로부터 얻을 수 있는 "esmarch" 끈)는 압박대(tourniquet)로 사용된다. 팔이나 다리를 단단하게 둘러싸면 이것은 가장 좋은 압박대가 된다. 압박대 아래의 조직 손상은 최소화하면서, 사지(四肢)로 가는 혈류를 효과적으로 멈출 수 있다.
- 반창고와 밴드를 합친 밴드에이드(Bandaids)나, 탄력반창고(Elastoplast) 같은 작은 부착성 피부 **드레싱**
- **수술 도구** - 가위, 미세 겸자(fine forceps, 작은 핀셋), 일회용 외과용 메스, 일회용 주사기와 바늘
- 저체온으로부터 다이버를 보호하기 위해서 담요에 알루미늄을 입힌 **온열 담요**
- 뜨거운 팩(heat packs) - 물고기 독 치료에 효과가 있다.
- 차가운 팩(cold packs) - 해파리 독, 전반적인 근육 손상의 효과가 있다.
- **눈 세척용 용액**
- 전등, 기록을 위한 **펜과 종이**

소생기구 RESUSCITATION EQUIPMENT

만일 희생자가 의식을 잃고 기도 폐쇄가 생겨 인공 호흡이 필요하면 기도 확보용 기구(Airways)가 유용하다. 앰부 백과 같은 양압공기 주입기구(positive pressure air system)는 장시간 지속되는 인공호흡 시, 기도확보용 기구와 함께 사용하면 유용하다.

산소공급장비(Oxygen Resuscitation Equipment) - 다이빙 사고 발생 시 산소 공급과 그에 필요한 장비로 흔히 생명을 구할 수 있다. 제 40 장에서 기술된 기구들은 안전한 산소 공급과 공급체계를 갖추고 있다. 잠수의학 관련 장비나 재가압 챔버로부터 멀리 떨어진 곳에서 다이빙 사고가 발생되었을 때 **큰 산소 탱크**(large oxygen cylinder)는 매우 유용하다.

잠수의학 관련 장비로부터 멀리 떨어진 곳에서, 보다 복잡한 감압병이 발생한 경우 재가압 치료를 위해 수중 산소체계(underwater oxygen system)가 사용될 수 있다.

다이빙 문제를 위한 약물치료

- 1리터 용기의 가정용 식초(vinegar)는 해파리의 가시세포로부터 쏘인 상처를 중화시키는데 유용하다. 가정용 **표백제**는 산호에 벤 상처를 소독하는데 유용하다.
- **국소마취용 분무제**(local anaesthetic spray)나 리그노카인과 같은 **국소마취용 연고**는 애기삐관해파리(Portuguese man-o-war, 제 29 장 참조)나 다른 종류의 해파리 등에 쏘였을 때의 통증을 완화시킬 때 사용된다. **솔라카인**(Solacaine) 또는 **탄닌산**(tannic acid) 같은 화상치료제도 이러한 목적을 위해서 유용하다.
- 국소에 뿌리는 항생제 분말(antibiotic powder)은 산호에 벤 상처나 다른 작은 상처에 의한 감염을 예방한다.
- 클로르헥시딘(chlorhexidine) 같은 피부용 소독약(skin antiseptic solution)은 더럽게 오염된 상처 소독용으로 사용된다.
- 에리스로마이신과 같은 광범위 경구용 항생제는 심각한 감염, 외이염, 중이염, 부비동염, 산호에 벤 상처 등의 초기 치료에 사용된다.
- **예방용 귀 점안액**(상품명 : Aqua Ear, Vosol or Otic Domoboro)
- 외이도 염증 시에 사용하는 **치료용 귀 점안액**(상품명 : Kenacomb, Sofradex)에는 항생제와 스테로이드가 포함되어 있다.
- 아드레날린이 첨가되지 않은 1% 리그노카인 같은 **주사용 국소마취제**(local anaesthetic for injection)는 스톤피쉬(stone fish)나 쏨뱅이에 의한 상처에 사용된다. 성인의 경우 이 용액을 15㎖까지 상처 부위에 주사할 수 있으며, 필요에 따라 두 시간 마다 반복적으로 주입할 수 있다.
- **항독제**(antivenoms) - 지역에 따라 다르다.

일반적 치료 GENERAL MEDICATIONS

- **경구용 지사제**(anti-diarrhea tablets)[129]
- **진통제**(예: 아세트아미노펜, 상품명: 타이레놀). 아스피린이나, 이것을 포함하는 약물은 위험할 수 있으므로 피하는 것이 제일 좋다[130].
- **자외선** 차단 햇빛 차단제(SP15+가 가장 좋다). 1% 하이드로코티손 크림이 햇볕 화상, 알레르기 피부염 또는 가려움 치료에 유용하다.
- **뱃멀미약**(제 32 장 참고)
- **충혈 완화제** - 슈도에페드린의 복용 그리고 비강 분무제
- **항생연고와 항진균연고**(topical antibacterial and antifungal preparations)

훈련 TRAINING

멀리 떨어진 지역에서 다이빙을 할 때, 팀의 구성원 중 적어도 한명은 응급처치에 대한 훈련을 받은 다이버이어야 한다(그 한명이 사고를 당할 수 있으므로 두 명이 있는 것이 제일 좋다). 멀리 떨어져 있는 의사의 지시와 충고에 따라 국소 마취제, 항독제(antivenoms) 및 다른 약물의 투여가 가능하도록 주사제를 투여할 수 있으면 좋다.

의학 정보 MEDICAL INFORMATION

응급처치상자(First aid box)에서 가장 유용한 것은 의학정보를 제공하는 자료이다. 여기에는 잠수 의학 서적(부록 A)과, 재가압 챔버나 의학적 도움을 받을 수 있는 전화번호부(부록 B)가 포함되어야 한다. 여기에는 경험과 지식이 있는 다이버와 잠수 전문의사의 전화번호가 포함된다.

이 책이 응급처치상자에 있어야 한다. 또한 상자 안에 있는 약의 구입날짜와 만료날짜에 대한 목록이 있어야 한다.

---

129) 설사를 멈추게 하는 지사제의 사용은 매우 조심하여야 한다. 원칙적으로 지사제는 의사의 처방에 따라 복용해야 하며, 의사의 지침을 받기 힘든 상황에서는 단지 설사로 인한 탈수에 초점을 맞추는 것이 좋다.

130) 아스피린은 혈액의 응고를 지연시키는 작용이 있으므로 다이빙 시 크고 작은 상처의 출혈이 있을 때 문제를 발생시킬 수 있다.

CHAPTER 40

산소치료 기법

Oxygen Therapy Techniques

100% 산소 치료는 많은 다이빙 응급상황에서 매우 필수적인 처치방법이다. 불행하게도, 산소 공급장비가 다이버들의 부족한 이해로 오용되고 있다. 제 16 장에서 감압병 시 산소의 사용에 대해 자세히 언급하고 있다.

산소 호흡 장비 OXYGEN BREATHING EQUIPMENT

산소를 공급하는 장비는 스쿠버 시스템과 다르지 않다. 스쿠버 탱크의 압력과 비슷하게 산소를 담은 실린더, 압력을 감소시키는 밸브인 레귤레이터, 여기에 연결된 요구 밸브(demand valve) 혹은 정량 시스템(constant flow system) 등이 포함된다. 기름이나 실리콘 그리스 같은 연소성 윤활제는 산소로 폭발 위험이 있으므로 사용을 피해야 한다.

이런 이유로, 산소의 사용은 매우 엄격한 방화 체계를 요구한다. 열원(heat sources) 근처에서 산소의 투여를 하면 안 된다(예를 들어, 산소 호흡 장비를 사용하고 있을 때 옆에서 담배를 피워서는 안 됨). 환기가 잘 안 되는 곳에서도 사용하지 말아야 한다. 모든 장비는 깨끗하게 유지되어야 하며, 환자에게 산소를 주기 전에 시스템을 깨끗이 하고, 실린더 밸브는 천천히 열어야 한다. 환자가 의식을 잃은 상태라면, 항상 시술자나 보조자가 먼저 장비의 작동을 확인한 후 사용해야 한다.

산소는 사용되는 장비에 따라 고농도로 혹은 저농도로 투여가 가능하다. 정량 시스템을 사용할 때에는, 일회용 플라스틱 산소마스크(보통 헐겁게 맞는다), 코에 끼우는 갈라진 관(nasal prongs), 비강용 카테터, 인공호흡장치(bag-valve-mask resuscitator system) 등을 이용하여 환자에게 산소를 공급할 수 있다. 100% 산소를 투여한다는 것은 다이버에게 산소 이외의 것은 전혀 투여하지 않는다는 것이다. 의학에서 사용되는 산소마스크의 대부분은 100% 산소를 실린더로부터 전달하지만, 마스크의 구조 상 공기와 섞이게 되어 불과 25-50%의 산소가 실제로 환자에게 공급된다. 앰뷸런스나 병원의 응급처치실에서 흔히 사용하는 일회용 플라스틱 산소마스크도 마찬가지이다.

이러한 것들은 심각한 다이빙 사고를 치료하는 데 적합하지 않다(다음 그림 참조).

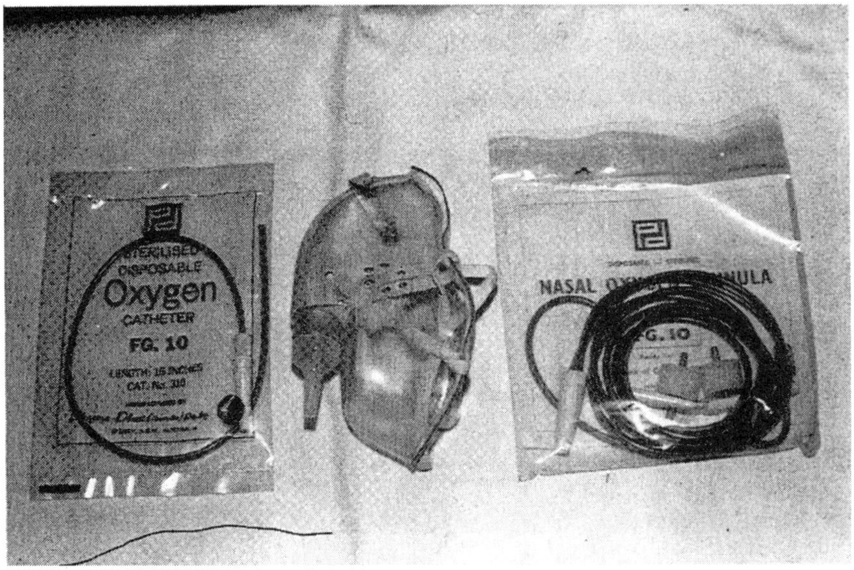

그림 40.1
이들 플라스틱 마스크, 카테터, 코에 끼우는 끝이 갈라진 관 등은
100% 산소 투여가 필요한 다이버 치료에 부적합하다.

일반적으로, **감압병, 공기 색전증**(그리고 폐의 압력손상의 다른 증상), **준익사**(near drowning) 등의 경우는 처음부터 100% 산소를 주어야 한다.

정량 시스템 CONSTANT FLOW SYSTEMS

이 장비는 일정한 산소의 흐름을 제공해 준다.

일회용 플라스틱 산소마스크에는 몇 가지 종류가 있는데, Hudson 마스크가 가장 전형적이다. 이들은 올바르게 산소의 흐름이 유지될 수 있도록 사용지침에 따라 사용되어야 하며, 대부분의 것들은 분당 4-6리터의 흐름을 사용한다. 이들 마스크는 헐겁게 맞으므로, 새는 곳이 생겨 실제로 공기가 섞여 희석되는데, 실제 환자가 흡입하는 것은 100%가 아니라 40-50% 정도이다.

흡입하는 산소의 %를 높이기 위해서는 산소의 흐름을 높여야 한다. 분당 30리터 이상으로 높이지 않으면 흡입하는 산소를 100%로 맞출 수 없다. 이렇게 높은 흐름은 산소 실린더를 빨리 고갈시킨다.

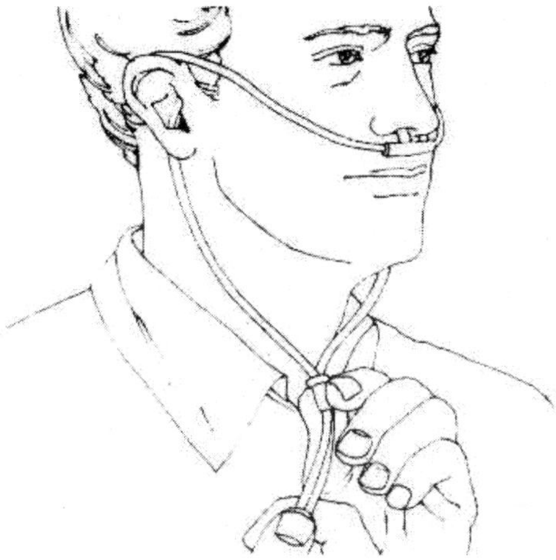

위의 그림에서 보이는 "nasal prong"이라고 알려진 이것은 환자의 콧구멍으로 직접 산소를 전달해준다. 탄력성이 있는 끈을 머리에 두를 수 있어 이것을 제자리에 고정시켜준다. 이 시스템은 헐거운 산소마스크와 비슷한 효율을 보이지만 훨씬 편하고, 잠을 잘 때에도 덜 벗겨져 특히 오랫동안 사용할 때 훨씬 효과적이다.

비관(nasal catheter or cannula)은 병원에서 가끔 사용되어지는데, 위에서 언급한 prong과 같이 대부분의 다이빙 사고에서는 추천되지 않는다.

이 정량 시스템은 산소의 투여가 저농도로 이루어져도 괜찮은 경우 사용가능하다. 여기에 포함되는 경우로는 심장마비와 같이 병원에서 발견되는 전형적이고 일반적인 의학적 질환, 준익사(near drowning)에서 조금씩 회복되는 단계, 바닷물 흡인 증후군, 심각한 외상이나 상어의 공격 등과 관련된 쇼크 상태 등이다.

고농도 산소 투여 시스템 HIGH CONCENTRATION OXYGEN SYSTEMS

감압병, 폐의 압력 손상, 준익사 같이, 100%에 가까운 산소가 공급되어야 할 때에는 보다 효율적인 산소 공급 체계가 필요하다.

이것은 요구 밸브(demand valve), 재호흡 백(rebreathing bag)이나 인공호흡장치(bag-valve-mask device), 그리고 고농도의 산소 흐름을 유지시켜주는 리저버 백(reservoir bag) 등에 의해 가능하다.

요구 밸브 Demand Valves

100% 산소를 공급하는 가장 간단하고 효과적인 방법은, 레귤레이터의 2단계와 같은 요구 밸브를 통한 것이다.

몇 개의 요구 밸브는 산소 투여를 위해 특별히 고안되어 있다. Oxiden과 LSP 요구밸브와 같은 것은 자발적으로 호흡을 하는 환자에게만 산소를 제공할 수 있도록 만들어졌다. Robert Shaw(호주에서 시판되는 Oxy Viva 3 소생기에 달려서 사용됨)와 같은 요구 밸브들은 자발적으로 호흡을 하는 환자 뿐만 아니라 혼자서 숨을 못 쉬는 환자에게도 산소를 공급해 준다.

이러한 요구 밸브들은 보통 마취용 마스크와 같이 꼭 맞는다(tight fitting). 그러나 어떤 것은 스쿠버 마우스피스에 꼭 맞게 된 것도 있다. 이 경우는 다이버의 코를 클립이나 다른 것으로 꼭 막고 있어야 한다.

이 시스템을 사용할 때, 모든 부품이 산소와 화학반응을 일으키지 않아야 한다. 만약 그렇지 않으면 다이빙 관련 질환 환자들은 불, 폭발, 파편 등에 의한 상처를 더 입을 것이다. 이러한 시스템을 사용할 때, 산소 공급을 받기 전에 퍼지버튼을 눌러주어 레귤레이터의 안전검사를 해야 한다.

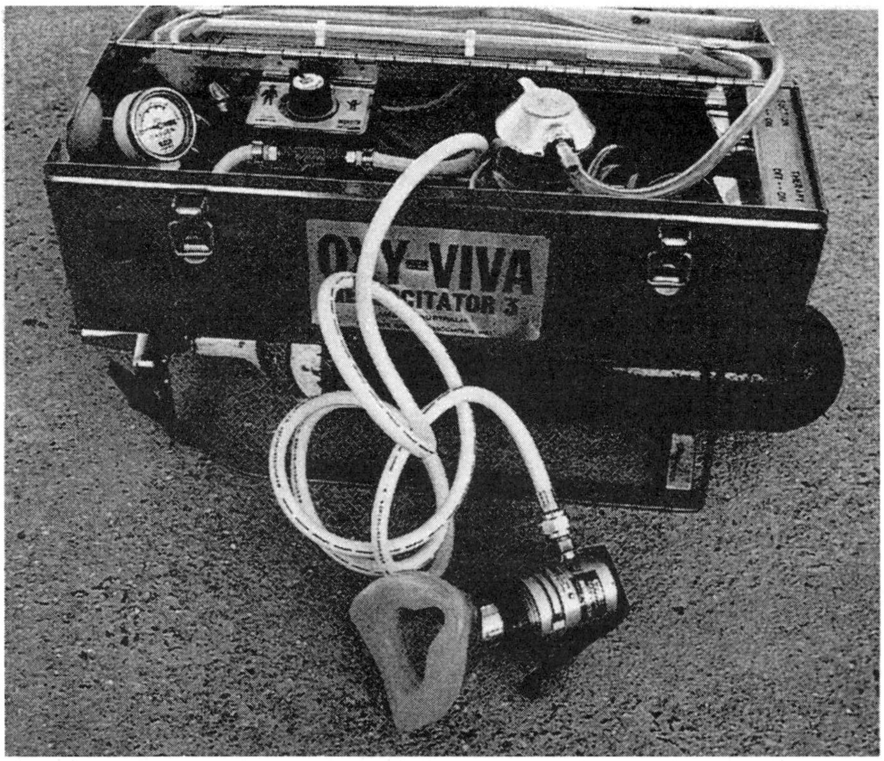

그림 40.2
호주산 Oxy-Viva 소생기 - 꼭 맞는 마취용 마스크와 Robert Shaw 요구 밸브.
이 시스템은 호흡이 없는 다이버에게 100% 산소를 양압으로 환기시켜 줄 수도,
호흡이 있는 경우 수동적인 요구에 대해서만 공급을 해 줄 수도 있다.
100% 산소를 오래 사용할 수 있도록 큰 실린더와, 긴 호스가 연결되어 있다.

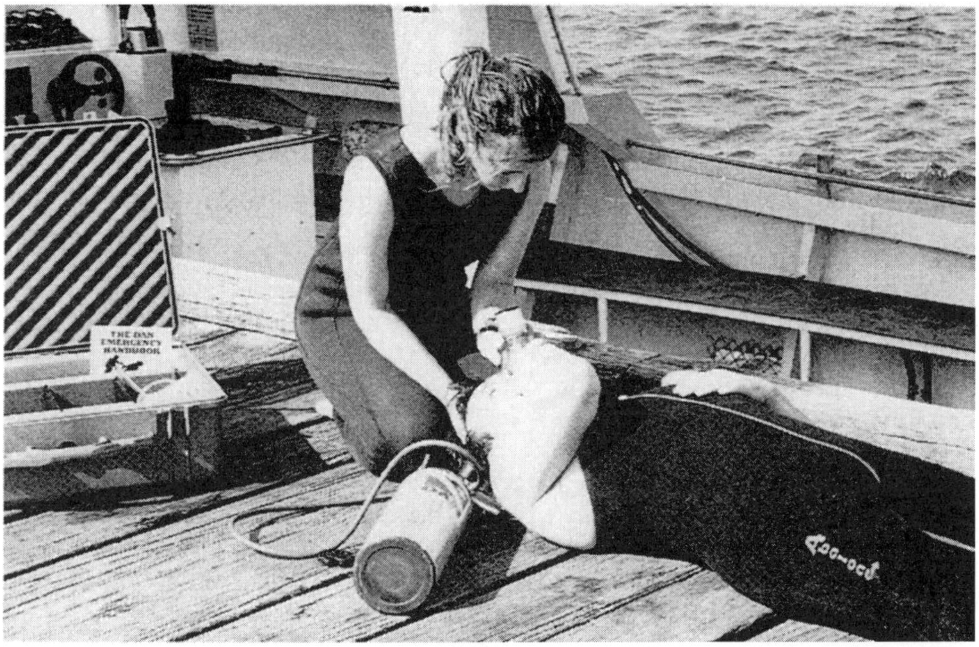

그림 40.3
의식이 있는 다이버에게 100% 산소 투여 - 헐겁지 않은 마스크와 요구 밸브

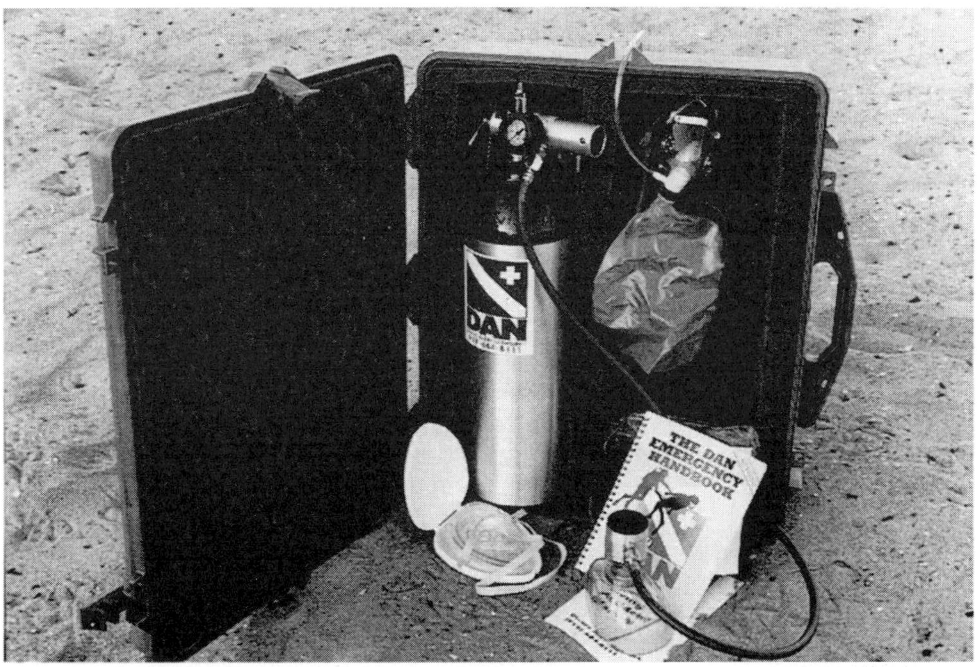

그림 40.4
DAN (미국)에 의해 고안된 시스템 - 100% 산소 흡입을 위한 요구 밸브

재호흡 장치 Rebreathing System

다이버가 자신이 내뱉은 공기의 일부를 재호흡하게 된다면 산소의 사용은 감소될 수 있다. 장비의 구성은, 내뱉은 이산화탄소를 흡수해주는 가성소다 여과통(soda lime canister)과, 재호흡 몇 분 후에 폐쇄회로에 쌓인 이산화탄소를 씻어주는 정화 장치(질소를 불어줌) 등으로 이루어져 있다.

Auer 과산화 시스템(the Auer superoxide system)은 재호흡 방법의 변형으로 산소통 없이 산소를 공급해 주는 매우 드문 방식 중 하나이다. 이것의 원리는 이산화탄소와 과산화물간의 반응으로 생긴 산소를 공급하는 방식으로, 제법 오랜 시간 동안 산소를 공급해주며, 비행기 내로 매우 쉽게 운반 가능하다는 장점이 있다.

인공호흡 장치 Bag-Valve-Mask Respirator

이 장치는 고무 혹은 플라스틱으로 만든 자가 팽창 백(self inflating bag)[131]과, 이 백(bag)을 짜 줌으로써 마스크를 통해 환자에게 공기를 환기시켜주는 밸브 시스템으로 이루어져 있다. 흡기되는 산소의 농도를 높이기 위해 회로(circiut)식으로 산소를 공급해 준다. 호흡백(reservoir bag)[132]을 팽창백(the inflation bag)에 연결해 주면, 공기가 새어나가지 않게 해주고 산소를 분당 12-14리터까지 공급해준다. 이 밸브 시스템은 또한 환자가 자발적으로 호흡할 수 있도록 해주며, 호흡 저항을 최고화한다.

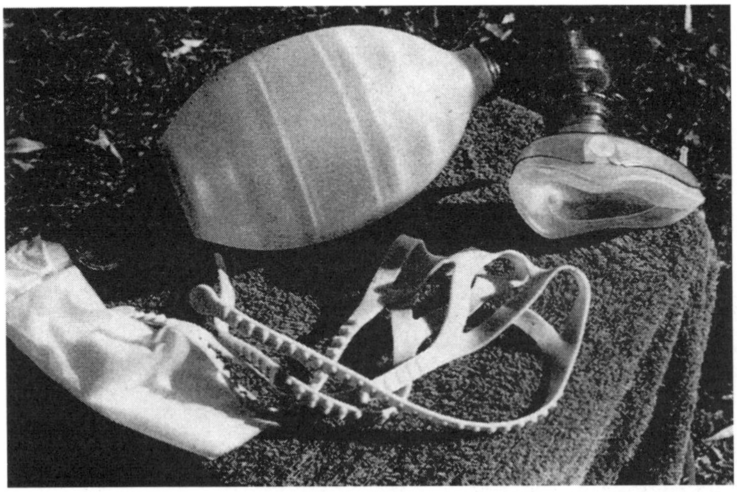

그림 40.5
Laerdal(노르웨이) 소생기 - 마취용 마스크, 손으로 짜주는 호흡백, 환자의 얼굴에 잘 맞게 해주는 머리끈 등으로 이루어져 있다.

131) 이것을 손으로 짠 후 놔 주면 스스로 다시 팽창한다고 해서 붙은 이름으로 보통 앰부 백(Ambu-bag)이라함.
132) 환자에게 인위적으로 양압환기(positive pressure ventilation)를 해주기 위해서 사용하는 특수 고무백으로서 보통 Ambu-bag 뒤에 연결하여 사용한다.

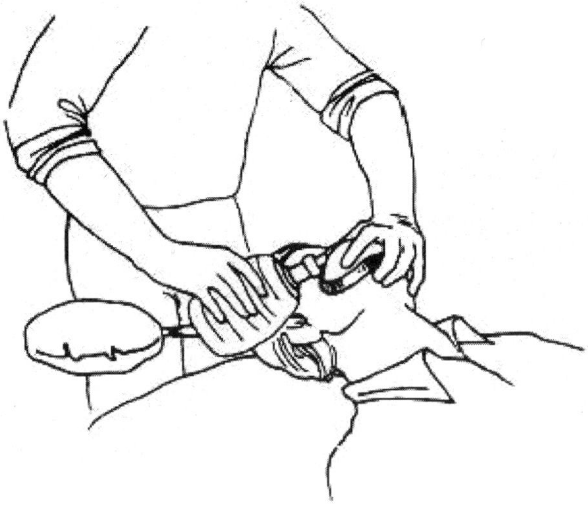

복합 시스템 Multiple System

대부분의 나라에서는 거의 100% 산소를 공급할 수 있도록 다목적 복합 시스템을 갖추고 있다. 판매 회사로서는 Aga, AG, CIG, Ambu, LSP, Drager, Laedal 등이 있다. 완비된 산소치료 유닛(self-contained O2 therapy unit)과 소생기구들은 환자에게 요구 밸브를 적용함으로써 사용가능하다. 산소가 마스크로 얼마나 전달되는 지를 알게 해주는 유량계(flow meter)가 부착될 수 있다. 자세한 내용은 공급하는 회사에 따라 약간씩 다르지만 사용설명서에 자세히 설명되어 있다. 전체 기구들은 단단하고 녹슬지 않는 금속성 혹은 경화 플라스틱 박스에 담겨져 있으며, 방수도 되고 운반도 매우 용이하다.

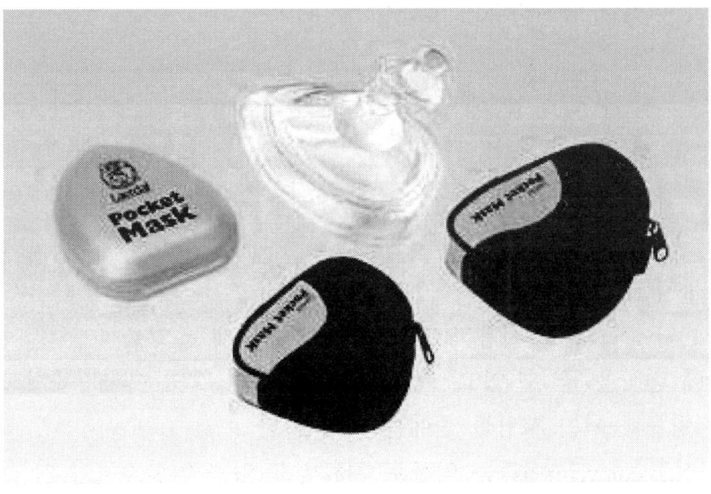

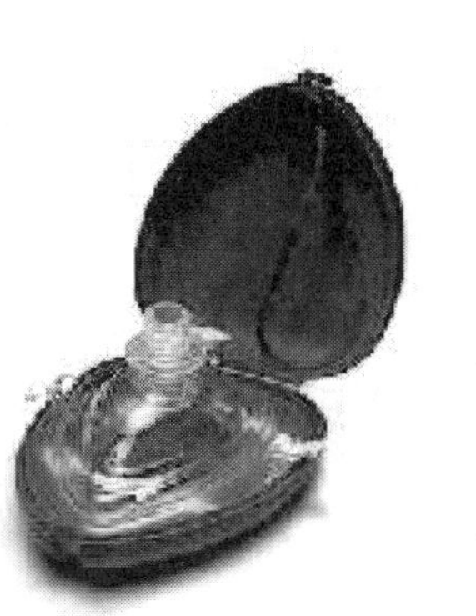

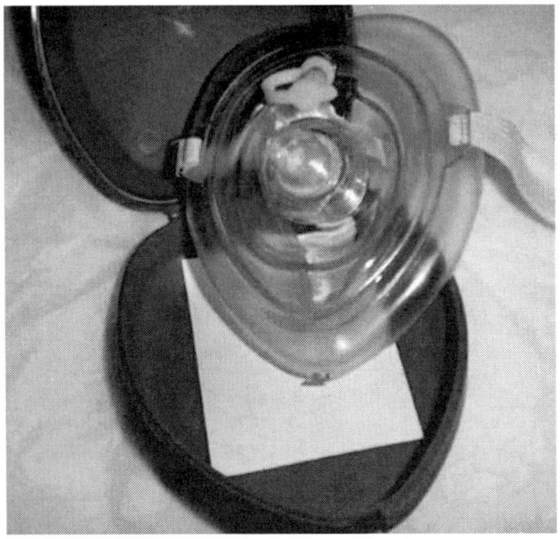

DAN에서는 다이버들에게 특별히 고안된 산소 유닛을 판매하고 있는데, 여기에는 LSP 요구 밸브를 사용하고 있으며, 다이버에게 100% 산소를 제공해준다. 추가로 포켓 마스크(pocket mask)와, 여기에 부착되는 정량계(constant flow device)가 있으며, 자발적인 호흡이 있는 다른 환자에게 고농도의 산소를 제공해주는 여분의 마스크 세트가 있다.

일반적인 정보

산소 독성

제 21 장에 자세히 언급되어 있다. 100% 산소를 계속 투여하면 18-24시간 후에는 폐에 손상을 줄 수 있다. 100% 산소 공급으로 얻는 득과 실을 잘 따져봐야 한다. 하지만 만일 감압병이나 공기 색전증의 경우 의학적 충고를 얻을 수 없다면, **산소 독성은 그래도 감압병이나 공기 색전증보다는 덜 위험하므로,** 전문가가 나타나 중지하라는 권유를 줄 때까지 계속 100% 산소를 주는 것이 가장 좋은 방법이다.

산소독성은 일반적으로 저농도 산소투여 기구를 사용할 때에는 고려하지 않아도 된다. 즉 40%의 산소농도가 독성을 일으킬 수 있는 최소한의 농도인데, 이를 크게 넘지만 않으면 문제가 되지 않을 것이다.

산소 치료를 해서는 안 되는 경우

산소 독성의 문제 외에도, 산소 사용과 관련된 몇가지 문제가 있을 수 있다.

미숙아에게는 눈에 손상을 줄 수 있고, 폐기종으로 고생하고 있는 사람에게도 금기이다. 다행스럽게도 이들은 다이빙을 즐기는 사람들 중에는 거의 없다.

최근, 블레오마이신(Bleomycin)이라는 약물로 치료받고 있는 암환자들이 산소에 매우 민감한 반응을 보이는 것으로 알려져 있다. 이들에게 공기에 들어있는 산소 농도(21%) 보다 높은 산소를 투여하면, 매우 심하고 영구적인 폐 손상을 입을 수 있다. 이러한 문제는 흔히 접하지는 않지만, 이들은 스쿠버 다이빙을 해서는 안 된다.

산소 투여의 실제

다이빙 사고 지점으로부터 적당한 의료시설이 있는 곳까지 다이버를 운반하는 데 충분한 산소가 공급되어야 함을 고려한다면, 제한된 용량의 산소 탱크가 가장 큰 문제일 것이다. 가능하다면 추가적인 산소 탱크를 가지고 가면 해결되며, 용량이 클수록 유리하다. 산소 소비량을 추정하고, 그에 알맞은 공급 계획을 가져야 한다.

모든 다이버는 소생술과 산소 투여에 대한 추가적인 훈련을 받을 것을 권장한다. 물론 다이빙 강사나 다이브 마스터에게는 필수적인 단계이다.

공기 색전증과 감압병의 경우 **처음부터 100% 산소 흡입**을 필요로 한다. 따라서 100% 산소 공급이 가능한 시스템이 필요하다. 잘 맞지 않는 마스크를 사용할 때에는 공기가 새어 들어와 산소의 농도를 희석시킬 수 있으므로 주의해야 한다. 이를 예방하기 위해서는 마스크의 크기와 마스크 부착에 주의를 기울여야 한다. 특히 환자가 잘 때에 주의해야 한다. 요구 밸브를 사용할 때에는 환자가 입과 코로 동시에 숨을 쉬지 않도록 해준다.[133] 이를 방지하기 위해서는 코에 클립을 끼우는 방법도 있다.

고농도의 산소는 점화성이 뛰어나고 잘 연소되지 않는 물질도 활활 타오르게 해 주므로, 산소 투여 시 주의하지 않으면 **심각한 화상의 위험(fire hazard)**이 있다. 산소를 투여하는 곳은 환기를 잘 시켜야 하고 발화물질이나 인화성 물질(담배 포함)을 멀리 해야 한다. 산소를 처음 투여할 때에는 천천히 시작해야 하고, 환자의 얼굴에 적용하기 전에 시술자나 보조자가 먼저 확인해야 한다.

보다 자세한 정보를 얻고 싶으면, John Lippmann이 쓴 “다이버를 위한 산소 응급처치(Oxygen First Aid for Divers)”를 참조하라. – 호주, J.L. 출판사

이 장에 인용된 몇 몇 자료를 제공해 주신 Jim corey와 John Lippmann에게 감사드립니다.

133) 요구 밸브는 환자가 자발적인 호흡이 있을 때, 흡입에 맞춰 흡기 분량만큼만 산소가 자동적으로 공급되는 장치이다. 따라서 입과 코로 동시에 숨을 들이마시면 그만큼 입으로 들어오는 산소의 양이 줄어들게 된다.

CHAPTER 41

훈련과 안전에 대한 점검

Traning & Safety Checklist

안전에 관한 정보와 지원

- 다이빙 교본과 자료(부록 A)
- 다이빙 의학과 안전에 관한 교본이나 책(부록 A)
- 다이빙 의학 관련 단체(부록 B)
- 의료보험 - DAN은 북미인들(North Americans)을 위해 이를 만들었으나 현재는 전 세계로 확대하려고 시도하고 있다.

다이버 훈련

- 체력 단련 - 5분 내에 도움 없이 200m 자유수영(최하 수준)
- 다이빙에 적합한 체력 검진, 청력검사와 폐기능 검사 포함
- 입문단계의 다이버 자격증 - 명망 있는 훈련 기관의 다이빙 강사에 의한 지도와 자격증 발급
- 숙련 단계의 훈련
- 다이빙 구조와 심폐 소생술의 훈련
- 특수 다이빙 환경(예: 동굴, 난파선, 조류, 야간 등)에 대한 특별 훈련 과정

다이빙 계획

- 보트 조정자에 의한 안전과 장비 점검
- 다이빙 계획 - 다이빙 지형의 이해, 항해 계획, 공기 공급, 상승 속도, 안전과 감압 정지.

- 기본 장비의 점검과 유지
- 다이버의 책임 - 서약서, 짝 다이빙
- 다이빙 구조 장비 - 부력조절기(B.C.), 응급공기공급장치, 경고신호 등 포함
- 실종 다이버 발생 시 구난 체계
- 다이버의 구조 계획 - 보트, 부표, 다이버 지원체계
- 응급구조 키트(First Aid kit)와 심폐소생장비(제 39, 40 장 참조)
- 응급 연락 전화번호(지역별)

CHAPTER 42

심폐 소생술

Resuscitation Review

심폐소생술을 책으로부터 배우는 것은 불가능하다. 이러한 기술들을 습득하기 위해서 필자는 모든 다이버들에게 전문 기관에서 구조과정을 이수할 것을 제안한다. 일단 배우고 난 후에는 응급시 잠수훈련과 마찬가지로 정기적인 연습이 필요하다.

본문의 내용들은 이미 훈련을 이수한 다이버들은 복습의 수단으로 사용할 수 있는데, 호주 심폐소생협회의 권고를 기초로 하였다. 다른 나라의 기관들에서는 약간 다른 프로토콜을 제시할 수도 있지만, 명망 높은 기관이라면 똑같이 좋은 효과를 가져올 것이다.

심폐소생이란 무엇인가?

소생술이란 A,B,C (기도, 호흡, 순환)를 유지하여, 중요 장기에 충분한 산소를 공급해 줌으로써 생명을 회복시키고 보존하는 것을 말한다. 저산소증으로부터 보호해야 할 가장 중요한 장기는 뇌이다.

호기 소생술(EAR, expired Air Resuscitation)[134]는 초기에 폐를 환기시키는 최상의 방법이다. 만약 구조자가 산소소생기(oxygen resuscitator)를 가지고 사고자를 환기시킬 수 있는 장비와 기술이 있다면 그에게 맡기는 것이 적절하다.

134) 호흡은 숨을 들이마시는 흡기(inspiration)와 숨을 내쉬는 호기(expiration)로 나뉘며, 의식을 잃은 응급환자에게 병원에서 실시하는 기관삽관술과 산소 공급을 해주지 못한다면, 흔히 구강 대 구강, 구강 대 비강 호흡법을 통하여 응급처치가 이루어진다. 이때 환자에게 투여되는 공기는 구조자의 폐로부터 나오는(호기되는, expired) 것이므로, 이러한 처치법을 EAR(호기 소생술)이라고 한다.

다이빙 사고의 평가

다음에 언급되는 조치 외에도, 더 이상의 손상이나 출혈로부터 사고자를 보호하는 것은 매우 중요하다.

사고자가 의식이 있는가?

대부분의 문제는 의식을 잃은 사고자에게 일어난다. 사고자를 흔들어 보거나 그에게 큰 소리를 질러본다. 만약 반응이 없다면 의식이 없거나 혹은 죽은 것이다.

만약 사고자가 의식이 있다면(conscious) 정상적으로 기도 유지와 호흡을 할 수 있다. 바다뱀이나 푸른 고리 문어(blue ringed octopus, 제 29 장 참조)의 독에 중독된 경우는 예외로, 의식은 있으나 전신마비가 일어난다. 이런 경우에 사고자는 흔들거나 소리쳐도 반응이 없으며 의식상실 환자에 준하는 처치를 받아야 한다.

만약 사고자의 의식이 없다면(unconscious), 기도가 막히거나 호흡을 하지 못함으로 인해 저산소성 저산소증(hypoxic hypoxia)[135]에 빠지거나, 순환이 제대로 이루어지지 못하여 발생하는 울혈성 저산소증(stagnant hypoxia)[136]에 빠질 수 있다.

의식을 잃은 사고자에게 다음의 체계에 따라 대처하라.

- Air way (기도 유지)
- Breathing (호흡)
- Circulation (순환)

다음과 같이 하면 기억하기 쉽다. - A,B,C

기도, 호흡, 및 순환의 유지는 다른 처치에 앞서 시행되어야 한다. 이것이 제대로 이루어지지 않는다면 사고자는 반드시 죽게 된다.

기도 "A" –AIRWAY

의식을 잃으면 근육을 마음대로 통제할 수 없다. 목과 혀의 근육을 제어할 수 없게 되면 기도가 막히게 된다. 이는 특히 사고자가 누워있는 경우, 혀가 중력에 의해 처지면서 목구멍을 막게 되기 때문에 나타난다.

135) 체내로 들어오는 공기에 산소가 부족하거나 공기 자체가 부족하여 생기는 저산소증(제 20 장 참조)
136) 심장의 박출능력이 떨어져 전신에 혈액을 충분히 보내지 못함으로써 조직에 저산소증이 생기는 경우를 말하며, 허혈성 저산소증(ischemic hypoxia)라고도 한다(제 20 장 참조).

기도는 구토, 침, 이물질 등에 의해 더욱 잘 막힐 수 있다. 의식이 있다면 정상적으로 삼키거나 뱉어낼 수 있고, 후두나 기관(trachea) 내로 들어가면 기침반사가 생기고 후두를 닫아버리게 된다. 하지만 의식을 잃게 되면 이런 반응들이 소실된다.

기도가 막히지 않게 하려면.

사고자를 옆으로 눕힌다.

이는 혀를 옆으로 떨어뜨려주며(뒤로 떨어져 목구멍을 막는 것을 방지함), 입안의 액체를 중력의 힘으로 입 밖으로 흘러나오게 하여 제거해 준다(이를 위해 사고자는 반드시 입이 후두보다 낮은 위치에 있도록 자세를 취해야 한다).

머리를 뒤로 젖힌다.

이렇게 하면 기도를 더 잘 열리게 한다.

입안을 깨끗이 한다.

손가락을 입안에 넣고 이물질이나 뒤로 젖혀진 혀를 앞쪽으로 훑어낸다.

기도 폐쇄의 증상이 있는지 살핀다.

가슴과 배가 호흡에 따라 정상적으로 움직이는지, 코나 입에서 공기의 흐름을 느낄 수 있는지 살펴야 한다. 기도가 부분적으로 막혔다면 숨쉬는 소리가 시끄럽고 숨을 쉬려고 애쓸 것이다.

턱을 받쳐준다.

필요하다면 턱을 들어 올려주는 행위, 뺨을 들어올리는 동작 (권총을 쥐는 듯한)을 통해서 기도가 더 잘 열리도록 해준다. 이런 기술은 구조훈련 과정에서 배운다.

호흡 "B" - BREATHING

기도가 깨끗하더라도, 호흡근의 마비나 뇌손상, 다른 원인에 의한 저산소증에 의해 숨을 쉬지 못할 지도 모른다.

호흡 확인 - 보고, 듣고, 느껴라..

호흡에 따른 가슴이나 복부의 움직임을 관찰하고(보고), 코나 입을 통한 공기의 움직임을 듣고 느껴라.

사고자가 숨을 쉰다면, 옆으로 뉘인 자세로 유지시키고, 기도를 깨끗이 해 주어라.

만약 사고자가 숨을 쉬지 않는다면.

똑바로 눕히고 호기 소생술(EAR)을 시행한다.

이에 대한 지식과 시행 방법은 구조훈련 과정에서 습득하게 되는데, 순서는 :

- 기도를 깨끗이 하고
- 머리를 뒤로 젖힌 다음
- 환자에게 숨을 불어넣고
- 숨을 내쉬는지를 보고, 듣고, 느낀다.

10초 동안 5번의 숨을 불어넣어 준 다음,

경동맥의 맥박을 촉지한다[137].

맥박이 느껴지면 EAR을 계속 시행한다.

만일 맥박이 뛰지 않으면 체외 심장압박(external cardiac compression, ECC)**을 시행한다.**

순환 "C" - CIRCULATION

경동맥이 촉지 안 되거나 심장박동이 없으면, 순환이 적절치 않다는 것이다. 이는 심정지 때문이거나, 출혈이나 다른 원인에 의해 극도로 낮아진 혈압 때문이다.

심장 정지(심장마비)의 인식

심장에서 뇌로의 혈액 공급이 안 된다면 그는 :

- 의식이 없고,
- 숨을 쉬지 않으며,
- 경동맥이나 심장 박동을 촉지할 수 없다.

체외 심장압박(ECC)

이 방법을 사용하면 순환이 이루어질 수 있다. 흉골[138]을 누름으로써 심장이 압박이 되어, 그 힘으로 혈액이 동맥 내로 흘러 주요 장기로의 순환이 이루어진다. 인공호흡과 체외 심장압박(ECC)의 조합이 심폐소생술(Cardiopulmonary resuscitation, CPR)이다.

137) 경동맥은 심장으로부터 뇌로 혈액을 공급해주는 가장 큰 동맥으로, 목의 앞쪽 가운데에 위치한 후두(喉頭, larynx)의 양 옆에서 쉽게 감지할 수 있다.

138) 가슴 한 가운데에 위치하며, 목 아래쪽으로부터 명치에 이르는 길고 편평한 뼈

심폐 소생술 CPR

심장이 멎으면, 숨쉬기도 멈춘다. 이 때에는 호흡과 심장 기능이 동시에 유지되어야 하는데, 이것이 『심폐소생술』이다.

5회의 EAR (호기 소생술) 시행 후

경동맥을 촉진하여 순환을 살핀다.

순환이 이루어지고 있다면 기도를 확보하고 호흡을 유지한다.

경동맥 박동을 촉지할 수 없다면 - ECC (심장 압박)를 시작한다.

실제적인 세부사항을 구조 훈련과정에서 배워라. 기억할 것은 다음과 같이 누르는 것이다.

- 수직으로 누른다.
- 흉골(가슴뼈)의 아래쪽 반을 누른다.
- 손바닥의 아랫 부분으로 누른다.
- 늑골(갈비뼈)에는 힘이 가지 않도록 한다(골절 방지).
- 어른의 경우 4-5 cm 깊이로 누른다.
- 분당 60회 이상으로 누른다.
- 누르는 시간과 떼는 시간을 같게 한다.

구조자가 혼자일 때의 심폐소생술 CPR with one Rescuer

성인의 경우, 15초 동안 15회의 심장 압박과 2회의 인공호흡을 실시한다 (이는 환자에게 1분당 60회의 압박과 8회의 호흡을 제공한다).

구조자가 두 명일 때의 심폐소생술 CPR with two Rescuers

구조자는 각각, 5초 동안(1싸이클)에 5번의 심장 압박과 한번의 호흡을 불어 넣는다 (이로 인해 환자는 적어도 12번의 반복되는 싸이클을 제공받아, 모두 12번의 인공호흡과 60번의 심장 압박을 받게 된다). 매 싸이클의 5번째 심장 압박에서, 손을 떼는(심장이 이완되는) 시간에 맞추어 숨을 불어 넣음으로써 두 사람 간의 협동이 이루어져야 하며, 이같은 협동이 잘 이루어지면 심장 압박이 멈추어지는 시간이 없게 된다.

회복의 확인

압박이 효과적인지, 정상 심장 박동으로 돌아왔는지를 확인하는 것은 매우 중요하다. 적절한 순환이 이루어지고 있는지, 압박 시작 1분 후에, 그리고 압박을 하는 동안에는 적어도 2분마다 경동맥을 촉지하여 확인한다. 만약 심장 압박에도 맥박을 촉지할 수 없다면, 더 효과적인 심장 압박 혹은 약물의 주입이 필요하다.

심장 압박 중 맥박을 촉지하면, 압박을 5초간 멈추고 자발적인 심장 박동을 느껴본다. 자발적인 심장 박동이 계속되면 압박을 멈추고, 호흡이 돌아올 때까지 EAR(호기 소생술)을 시행하면서 반복적으로 목이나 팔목에서 맥박을 느껴본다. 만약 맥박이 멈춘다면 경동맥을 촉지해 보고 적절한 조치를 취한다.

심폐소생술의 지속시간

심폐소생술은 다음과 같은 상황이 일어날 때까지 계속해야 한다 :

- 사고자가 회복될 때까지
- 전문가가 도착할 때까지
- 사고자가 사망하였음을 의사가 선고하기 전까지
- 육체적으로 더 이상 지속하기가 불가능 할 때까지

심폐소생술의 요약

A - Airway
B - Breathing
C - Circulation

의식 있음, 호흡 있음, 맥박 있음.
사고자를 편안한 자세로 유지시키고,
A (기도), B (호흡), C (순환)를 관찰.
가능하다면 산소를 준다.

의식 없음, 호흡 있음, 맥박 있음.
사고자를 옆으로 눕힘.
기도를 깨끗하게 유지.
B (호흡).C (순환) 를 관찰.
가능하다면 산소를 준다.

의식 없음, 호흡 없음, 맥박 있음.
환자를 눕히고, 기도를 확보한다.
EAR (호기 소생술) 5회 – 큰 숨을 불어 넣는다.
분당 15회 숨을 불어 넣음.
1분 후에 맥박을 촉지하고, 이후 적어도 매 2분마다 촉지.
가능하다면 산소를 준다.

의식 없음, 호흡 없음, 맥박 없음.
환자를 똑바로 눕히고 심폐소생술 시행.
1인 구조자 – 15초에 2회 호흡, 15회 심장 압박
2인 구조자 – 5초에 1회 호흡, 5회 심장 압박
1분 후에 맥박을 촉지하고, 이후 적어도 매 2분마다 촉지.
가능하다면 산소를 준다.

CHAPTER 43

테크니컬 다이빙

Technical Diving

이 책이 주로 스쿠버 다이버들의 안전 잠수를 위한 의학적인 지식에 초점을 맞추고 있으면서 전문적인 다이빙(technical diving)에 대해 이야기한다는 것이 좀 이치에 맞지 않다. 이 『전문적인 다이빙』은 소수의 다이버들만이 이해할 수 있고, 이것을 위해서는 어느 정도의 훈련이 필요하기 때문에, 레크리에이션 다이버들을 유혹하여 "잠수 영역(envelope)"을 확대시키기 위한 것이 되어서도 안 되겠다.

이 장은 좀더 복잡한 생리적인 문제를 다루고 있는데, 어느 정도의 참고서적도 필요하다. 그 이유는 전문적인 다이빙을 시행하기 위해서는 완벽한 이해가 되어야 하기 때문이다. 이 책에서는 이와 같이 복잡하고, 비싸고, 그리고 내부적으로 위험성을 내포하는, 전문 다이빙에 대해 간단하게 소개하고자 한다.

전문적인 다이빙을 옹호하는 사람들은 이 방법이 아주 안전하고 위험성이 적으며 사망이나 부상적인 측면에서 압축공기를 사용하면서 최대 수심 30- 40미터인 일반적인 스쿠버 다이빙과 비교해도 큰 차이가 없다고 한다. 그러나 이것은 사실이 아니다. 통계를 보더라도 그렇다. 몇몇 전문적인 다이빙 강사들은 이 문제에 대해 좀더 객관적이고 현실적으로 판단하고 있다.

레크리에이션 다이빙 중에 발생하는 사고와 사망사고의 대부분은 감압병 때문은 아니다. 실제로 중요한 원인은 해저 환경의 위험성(제 6 장), 개인이 받는 스트레스(제 7 장), 잠수장비의 고장 및 오작동(제 5 장), 그리고 몇몇 위험한 다이빙 상황 - 공기공급의 고갈, 부력조절에 실패, 동반하는 짝 다이버와의 문제(제 34 장) 등이다.

그럼에도 불구하고, 주로 감압병에 주로 초점이 맞추어지는 것은 레크리에이션 다이빙에서 다이빙 사고의 빈도가 아주 낮기 때문에 너무 특별한 질병에 국한된 것 같다. 어떤 식견 있는 다이버는, 다양한 방법으로 감압병을 줄이기 위한 노력을 할 때, 다이빙 중에 흔히 일어날 수 있는 사고의 위험성은 오히려 증가할 것이라고까지 한다.

호주에서는, "전문적인 다이빙"의 많은 전문가들이 그 다이빙 본래의 활동에 따른 문제로 인하여 죽었다. 이러한 전문가들의 사망은 역설적으로 많은 젊은 다이버들과 경험이 부족한 다이버들의 생명을 보호하는데 지대한 공헌을 하였다.

테크니컬 다이빙이란?

전문적 다이빙이란 레크리에이션 스쿠버 다이빙의 범위를 넘어서는 것으로, 어떠한 수심에서도 체류하는 기간이 훨씬 연장되고, 수심자체도 보통 30- 40미터 이상이며, 혼합기체도 사용하며, 또는 다른 형태의 다이빙 장비도 사용하는 다이빙을 말한다. 이와 같은 모든 것들을 전문 다이빙 영역에 포함시킨다.

1. 압축공기 대신 다른 기체를 사용한다.
   예: 산소
   나이트록스 (산소가 풍부한 공기)
   헬리옥스 (헬륨과 산소)
   트리믹스 (헬륨, 질소와 산소)
2. 감압 다이빙 (decompression diving)을 한다.
3. 심해 다이빙 (30~40미터 이상)을 한다.
4. 재호흡 장치 (re-breathing equipment)를 사용한다.

전문 다이빙에 대해서 논할 때, 그 형태를 구분하는 것이 중요한데, 레크리에이션 다이빙과 비교하여 위험성이 그리 많지 않은 것에서부터 재호흡 장치를 이용하는 것과 같이 매우 위험한 상황까지 있다.

단지 압축공기만을 사용하는 감압다이빙과 심해다이빙은 부가적인 위험이 있으며 이것에 대해서는 이미 앞 장에서 거론이 되었었다.

이런 위험성은 정상적인 공기 대신 혼합기체를 사용하고 다이빙 장비가 복잡해질수록 더욱 증가한다.

스쿠버 실린더에 압축공기 대신에 32%의 산소와 68%의 질소로 된 혼합기체로 평상적인 공기 프로파일로 최대 40미터까지 무감압 다이빙을 하면, 공기로 하는 레크리에이션 스쿠버 다이빙보다 위험성이 약간 적을 수 있다.

테크니컬 다이버 TECHNICAL DIVER

경험이 아주 많아야 함 (500- 1000회).
"전문적인" 것에 대한 개념이 있고
지능이 높고, 강박적이며, 신중해야 함
+ 안전성이 떨어지거나 죽음에 가까운 위험을 받아들이는 행동
++ 돈에 대한 그리고 ++ 시간에 대한 투자
상업적인 것에 관심을 보이는 다이버

전문 다이버란 보통 남자들이며, 새로운 영역인 전문 다이빙에 입문하기 전에 스쿠버를 적어도 500회 이상 경험한 노련한 다이버이다. 이런 사람들은 보통 전문 다이빙 장비에 대해 식견이 있으며, 지식도 있고, 자신이 하는 일에 흔히 강박적이다. 흔히 신중하면서도 위험을 부르는 행동에 관심을 가지며, 안전하게 다이빙하는 영역이 좁으며 자신은 절대 수중에서 사망하지 않는다는 확신을 가지고 있다.

또한 이들은 자신에게 주어진 과제에 대해 상당한 자금과 시간을 기꺼이 투자할 준비가 되어 있는 사람들이다. 이 말은 이들이 상업적인 문제에 관심을 가진다고 이야기며, 예를 들면 난파선 구난, 장비의 제작과 판매, 다이버 훈련, 기타 상업적인 활동에 관여한다.

이와 같은 부류의 사람들은 하강과 상승(이동 중 사용하는 기체: travel mixes), 해저(해저 사용 기체: bottom mix), 그리고 감압 단계(흔히 산소 혹은 산소 농도가 높은 기체)에서, 이론적으로 이상적인 혼합기체를 사용하려고 시도한다.

문제점 PROBLEMS

1. 장비가 복잡하고 비싸다.
2. 다양하고 복잡한 다이빙 프로파일 (수심/체류시간).
3. 생리적인 의문점들
   - EAD/O_2/CO_2/불활성 기체 운반
4. 다이빙 환경이 넓어지면서 위험도 더 많아진다.
5. 더 복잡한 다이빙 기술을 필요로 한다.
6. 다이빙 사고와 구난이 있을 것을 암시한다.

전문적인 다이빙을 위해서는 공기가 아닌 다양한 호흡 기체를 만들고, 공급하며, 운반하기 위하여 좀 더 복잡한 장비가 필요하다. 복잡한 장비가 더 많아진다는 것은 다이빙의 3단계에서 인간의 잘못이 생길 가능성이 많아진다.

공기보다 더 많은 비율의 산소를 혼합하고 취급하는 과정에서 화재나 폭발의 가능성이 많다. 혼합 기체는 공기 중의 "정상적인" 산소와 질소의 혼합처럼 완벽하게 잘 섞이지 않으며, 압축을 할 때는 열이 발생한다.

재정적으로는 초기 투자비용과 운영자금 그리고 유지비용이 증가한다.

여러 가지 기체를 혼합하여 호흡할 때, 안전한 다이빙을 위한 프로파일이 매우 복잡할 수 있다. 감압하는 방법도 흔히 증명되지 않았고, 사용하는 기체들의 생리적인 상호작용에 대해서는 실제적인 정보가 부족하다.

전문적인 다이빙을 하는 데에 대한 많은 생리학적 가설들에도 의문점이 많다. 전문 다이빙에서 사용하고 있는 『공기와 동등한 수심(equivalent air depth : EAD)』[139]은 혼합 기체의 다이버에 대한 영향을 결정할 때 사용될 수 있으며, 질소마취와 감압병과도 관련이 있다는 주장이 있다. 사실 이 EAD가 아주 정확한 개념이란 증거는 없다. 단지 고도로 통제된 해군 다이빙의 풍부한 경험이 우리들을 다소 안심시켜 주고 있는 정도다.

산소 분압이 높거나 심해 다이빙을 할 때 이산화탄소가 흔히 우리 몸에 더 많이 남게 될 뿐만 아니라 호흡기체의 다양한 산소 분압으로 인한 생리적인 문제가 있을 것으로 생각된다. 기체를 혼합하여 사용한다는 것은 많은 방법으로 불활성기체의 이동에 영향을 미치며, 단순한 공식으로부터 추론하는 것보다 더 복잡한 이동이 있을 것으로 생각된다. 이와 같은 문제가 있을 것으로 생각하는 사람은 질소마취와 기체의 역확산(counter diffusion)을 다룬 책의 내용을 꼼꼼히 살펴보아야 한다.

전문적인 다이빙을 하는 주목적은 다이빙 하고자 하는 환경의 범위를 더 넓히는데 있다. 이것은 동시에 이와 같은 환경에서 오는 위험성도 증가하는 결과를 가져왔다. 헬륨을 사용하기 때문에 심해 다이빙 시 질소 마취의 위험이 감소하는 것을 제외하면, 심해 다이빙으로 생길 수 있는 대부분의 다른 문제들은 더욱 악화된다. 하지만 다이빙 수심과 시간을 증가시켰을 뿐만 아니라 실제적인 다이빙 영역도 확대되었다. 따라서 난파선 다이빙이나 동굴 다이빙에서 이러한 전문 다이빙의 기술을 도입하고자 하는 것이다.

문제나 실수가 생기는 이유는:

- 기체의 혼합과 운반 (mixing and transport of gas)
- 다이빙 하는 곳에서의 혼합기체 및 장비의 취급

---

139) 어떤 수심에서 압축공기(20% 산소)로 다이빙을 하는 것이, 어떤 특정한 혼합기체를 사용할 때와 생리적으로 같은 효과를 나타내게 하는 수심을 말함. 뒤에 나오겠지만, 예를 들면, 압축공기로 23m에서 다이빙을 할 때의 질소마취 효과와 36% 산소를 사용한 혼합기체로 30m에서 다이빙을 할 때의 질소마취 효과가 같다면, 30m가 바로 36% 혼합가스의 EAD이다.

- 혼합기체의 분석과정
- 혼합기체가 다이빙을 수행하는 데 적절하다는 확신
- 다이빙을 하는 동안의 적절한 기체의 선택
- 다른 기체는 그에 맞는 실린더가 필요한데, 실린더 외에 부가되는 다양한 부착물들; O 링(O rings), 게이지, 고압 호스, 레귤레이터.

혼합기체 다이버는 엄청난 장비를 착용해야 하며, 이는 아주 복잡하여 어리둥절케 할 정도이다 - 특히 다이빙하는 중에 환경적인 문제를 야기할 소지가 있다. 장비로 인한 문제가 생길 소지가 많다. 그런 문제 중에 하나가 바로 부력 조절이다. 안전한 수심과 산소 독성을 일으키는 수심 간의 차이가 줄기 때문에 수심의 조절에 훨씬 복잡한 훈련과 기술이 필요하다.

때때로 얼굴 전체를 덮는 마스크가 익사 사고를 줄이며 구조할 때 쉽다는 장점으로 필요할 때가 있다.

사용하는 장비와 기체가 스쿠버 다이빙과 다르고, 다이빙하는 환경이 확장되었기 때문에, 어떤 특별한 문제(예: 무겁고 거추장스러운 다이빙 장비를 제거해야 하는)가 생기면 구조 방법과 기술이 달라져야 한다. 통상적인 스쿠버 다이빙과 여러 면으로 다르기 때문에 응급처치와 치료과정에 돈이 많이 들고, 방법도 달라져야 한다.

산소압 OXYGEN PRESSURE

1. 중추신경계와 호흡기계에 대한 산소 독성
2. 재압 치료의 효과
3. 질소마취와 감압병은 ?
4. 혼합하고 다루는 데 있어서의 위험성
5. 저산소성 혼합
6. 이산화탄소 생산
7. 장비를 교환해야 한다.

레크리에이션 다이빙 한계 안에서 압축공기로 호흡하면서 다이빙할 때는 산소 독성에 관해서는 그렇게 걱정하지 않아도 된다. 신경계 및 호흡기계의 산소 독성은 실제로 거의 생기지 않는다. 또한, 노출되는 산소의 양도 감압 사고가 있을 때 사용하는 재압치료에 어떤 영향을 줄 것으로는 생각되지 않는다. 그러나 이러한 개념을 전문 다이빙에 적용해서는 안 된다.

지금까지 산소는 인체 내에 녹아있던 질소를 몸 밖으로 배출시키는 역할과 함께 질소마취 현상과 감압병의 정도를 어느 정도 완화시켜 주는 것으로 알려져 왔다. 반대로, 산소가 질소마취와 감압병의 발병에 공헌한다는 설도 있는데, 아직은 실험적 증거가 부족한 편이다.

기체를 혼합하는 과정에서, 공기에 산소나 다른 기체를 섞는 것은, 위험을 초래할 수도 있다. 산소는 화재와 폭발의 위험성을 증가시킨다. 잘못 혼합하면 애초 기대하였던 것보다 산소의 농도가 높거나 낮게 혼합될 수도 있다. 이것은 안전한 다이빙을 위해 고려해야 할 중요한 사안이다.

산소 농도를 높게 유지한다는 것은 혈액 내 이산화탄소 함량을 감소시킬 것으로[140] 생각된다. 이것은 더 나아가 산소 독성, 질소 마취, 감압병의 가능성까지를 고려해야 함을 의미한다.

산소가 풍부한 공기 또는 나이트록스(NITROX, EANX)

용어의 혼돈과 은어 - 지정을 해주거나 없애야 한다.
40/60 = 유럽에서는 40% 산소, 미국에서는 60% 산소
NOAA 36% + 32% O_2 - 최대 1.6 ATA 산소압
*NOAA : National Oceanic and Atmospheric Administration
NURC,NC (North Carolina) - 최대 1.45 ATA 산소압
*NURC : National Undersea Research Centre
SWEDEN - 최대 1.4 ATA 산소압
DAN (Divers Alert Network), R. VANN - 최대 1.2 ATA 산소압
중추신경계 산소중독과 호흡계 산소중독의 감별진단?
이산화탄소의 수준은?
"EAD" = equivalent N2 pressure (동등한 질소압)
질소마취(20% O_2 @ 30m = 36% O_2 @ 23m) ?
감압병 ?

현재 상용되고 있는 대부분의 전문적인 다이빙은 압축공기를 사용하는 것보다 산소의 농도가 훨씬 높은 질소/산소 혼합기체를 사용하고 있다. 이와 같은 상황에서는 사용하고 있는 산소가 얼마인지를 정확하게 지정하는 것은 매우 중요하다. 단순히 40-60 또는 60-40과 같이 표현하는 것은 혼돈을 초래할 뿐만 아니라 잘못 인식할 수 있다. 유럽에서는 40-60을 40%의 산소라고 인식하지만, 미국에서는 40%의 질소가 들어있는 것으로 인식하고 있다.

전문적인 다이빙에 사용되고 있는 실제적인 산소의 백분율은 나라마다 다르지만 미국의 NOAA(National Oceanic and Atmospheric Administration)에서는 32% 산소와 36% 산소 두가지를 선택하여 사용하고 있다. 이것도 역시 잘못 이해될 수 있기 때문에 나이트록스 1(Nitrox 1) 또는 나이트록스 2(Nitrox 2)로 부르지 않도록 한다.

140) 생리학적인 반응으로 독자들에게는 조금 어려울 것이다. 할덴 효과(Haldane effect)라고도 하는데, 예를 들면, 폐와 같이 산소농도가 높을 경우 혈액 내 이산화탄소 함량이 감소되어 이산화탄소의 방출이 더 잘 되도록 발달된 인체의 정상반응이다.

EANx (; enriched air (nitrox) with the x = oxygen percentage)란 x의 산소 백분율을 가진, 산소가 풍부한 공기(나이트록스)를 의미한다. 그래서 EAN32란 32%의 질소가 아니라 32%의 산소를 가지고 있는 혼합기체라는 뜻이다. 흔히 사용되고 있는 잘못된 용어를 믿지 마라. 혼합기체를 정확하게 표현하도록 해라.

어떤 EANx라도 산소 독성 때문에 공기보다 안전한 다이빙 수심을 가질 수는 없다.

받아들일 수 있는 산소압에 대한 견해는 저자마다 좀 다르다. 많은 경우에서, 메스꺼움, 구토, 발작과 같은 증상이 오는 신경계 산소중독과, 오래 동안 노출되었을 때만 나타나는 호흡기 계통의 산소중독 사이에 혼란이 있다. 또한 재호흡 장치를 사용하면서 발견되었던 산소압이 문헌상에서 혼재되어 인용되고 있고, 이산화탄소의 수준은 측정되지도 않았다. 이와 같은 작업들은 대부분이 2차 세계대전 전후에 실행되었고 이 때 이산화탄소의 양은 측정하지 못하였기 때문에, 안전 다이빙에 대한 산소의 한계에 대해서 의문점은 아직까지 남아있는 실정이다.

NOAA에서는 받아들일 수 있는 최대 산소압을 1.6 ATA로 정하였다. 노스 케롤라이나에 있는 국립해저 연구소(NURC, National Undersea Research Centre)에서는 최대 산소압을 1.45 ATA로 정했다. 스웨덴의 여러 학자들은 1.4 ATA로, DAN(Divers Alert Network)의 Dr. Richard Vann은 1.2 ATA를 제안하였다. 미 해군은 그 폭을 좀 더 크게 잡았고, 노출되는 시간과 연관성을 두었다.

EANx 다이빙의 장점은 감압병의 발생 빈도 감소와 질소마취 현상이 줄어들 것이라는 데 있다.

이론적인 근거에서 볼 때, 질소마취 현상의 유일한 원인으로 생각되는 질소압은, 공기(20% 산소)를 마시며 수심 23미터에서 다이빙을 할 때와 수심 30미터에서 36%의 산소를 포함한 혼합기체로 다이빙을 할 때와 같은 수준이라고 할 수 있다 – 이 두 경우 동등한 "마취현상"을 일으킨다. 실험적인 방법을 통해 증명을 하려고 했으나 아직까지 증명할 수가 없었다(Linnarsson, Bennett).

비록 질소를 치환시키고자 산소를 가압하여 치료 목적으로 사용되어 왔지만, 질소가 감압병을 유발할 때, 산소가 감압병을 일으키는 바로 그 원인으로 작용한다거나(Donald, Wethersby), 원인까지는 아니더라도 발병의 공헌인자로 작용한다(Thalmann)는 등의 계속된 논쟁거리로 언급되어 왔다.

공통적인 주장은 공기로 다이빙하는 것보다 EANx로 하면 다이빙 후 피곤함이 덜하다는 것이다. 하지만 이것은 아직 증명되지 않았다.

■낮은 위험의 나이트록스 다이빙 Low Risk Nitrox Diving

나이트록스(EANx)로 공기를 대체. 같은 장비
(공기 다이빙과 같은 프로파일). 수심은 15-40미터

장점	단점
1. 감압병의 빈도가 낮다.	1. 기체혼합과 관계되는 문제점들
2. ? 질소마취현상이 적게 온다	2. 산소독성 때문에 최고 수심이 낮다.
3. ? 다이빙후 피로감이 적다.	3. ? 다이빙 장비의 마모
	4. ? 더 많은 이산화탄소가 체내에 잔류

EANx를 사용함으로써 어떤 상황에서는 단점은 상대적으로 적고, 이점은 많이 볼 수 있다.

이와 같은 형태의 전문적인 다이빙은, 공기 대신에, 나이트록스 혼합기체를 사용하고, 산소 농도는 32~36%까지 사용하며, 사용하는 다이빙 장비와 감압표는 같은 것을 사용하며, 이용하는 수심은 15~40미터까지로 한다. 산소를 28~40%까지 사용하기도 한다.

고농도의 산소를 사용하기 때문에 다이빙 장비가 상한다고 하지만, 이것을 증명할만한 방법은 없다. 할로불소카본(halofluorocarbon) O 링(예: Viton)은 산화가 잘 안되고 연소점이 더 높아서 전문 다이빙에 흔히 더 좋은 것으로 알려져 있다.

들이 마시는 기체 내의 산소 농도가 높기 때문에, 부수적으로 이산화탄소의 체내 잔류 농도도 같이 증가[141]할 것이라는 것은, 이들 기체의 이동과 운반에 있어 공통적인 경로와 경쟁적인 경로가[142] 같이 작동할 것이라는 개념으로 보면 이해가 될 것이다.

높은 위험의 나이트록스 Higher Risk Nitrox Diving

공기 대신에 나이트록스(EANx)를 사용 - E.A.D.표를 사용

장점 수심은 15~40 미터

1. 비감압 다이빙의 시간이 길어진다.
   또는 감압정지를 적게 한다.
   또는 같은 감압시간에, 다이빙 수심과 해저체류시간이 증가된다.
2. 감압의 유용성(Deco value)
   - 공기 감압정지(air stops)를 했을 때 유용하다.

단점

1. 기체를 혼합, 관리하고 정확하게 사용하는 것
2. 최대 제한 수심(산소독성)
3. ? 감압병의 위험이 증가(산소영향, ? 계산법)
4. ? 감압병이나 재압치료의 변경,
   ? 이압성골괴사(장시간 다이빙으로 인해 느린 조직이 영향 받음)

이와 같은 형태의 다이빙(EANx) 방법을 사용할 때는, EAD나 비슷한 계산 방법에 근거하여, 산소는 많이, 질소는 적게 혼합하는 다이빙 프로파일로 변경한다. 그래서 다이버는 비감압 다이빙 시간을 길게 하거나, 필요한 감압정지 시간을 줄일 수 있고 또는 감압시간은 같게 주면서 다이빙 시간을 늘리거나 수심을 깊게 다이빙할 수 있다. 이러한 계산 방법이 모든 조건 하에서 합당하다고 하더라도 아직까지 증명되지는 않았다.

---

141) 앞에서 언급된 할덴 효과로, 폐에서와 같이 산소농도가 높아지면 이산화탄소의 혈중 농도가 감소되어 운반능력이 감소된다. 따라서 조직 내 이산화탄소 잔류량은 증가할 것이다.

142) 산소와 이산화탄소 모두 헤모글로빈에 의해 운반되는데, 바로 이것이 공통적이며 경쟁적인 경로가 된다. 따라서 산소의 농도가 높을 때에는 이산화탄소의 방출이 증가된다.

다이빙 시에 EANx를 사용했더라도, 감압 중에는 "공기 감압정지(air stop)"를 할 때, 이러한 종류의 다이빙의 진정한 장점을 얻을 수 있다.

감압병을 일으키는 위험인자인 산소의 영향 때문에, 또는 산업다이빙 현장에서 사용되는 나이트록스 감압 프로파일이 증명되지 않은 연산법에 근거하기 때문에, 감압병의 위험성은 증가될 수 있다. 그래서 "감압병"을 가지고 있는 다이버는 공기를 마시고 다이빙을 한 동료들보다 산소농도가 높게 유지되고, 재압 치료 동안에 호흡기 손상을 받을 가능성도 증가할 것이다.

이와 같은 방법으로 다이빙을 하면 흔히 다이빙 시간이 길어지기 때문에 감압병의 형태에 변화가 올 수 있는데, 질소에 늦게 포화되는 조직이 영향을 많이 받게 되며, 이런 변화는 재압 치료 중에도 일어날 수 있고, 또한 이압성 골괴사가 올 가능성도 증가한다.

높은 위험의 헬륨 다이빙 High Risk, Helium Diving

우리 몸에서 헬륨과 질소를 처리하는 데는 상당한 차이가 있다. 둘 다 불활성 기체지만, 헬륨은 보다 밀도가 적고, 어떤 조직에서는 질소보다 적게 녹는다. 하지만, 확산 속도와 열 전도성은 훨씬 빠르다.

질소와 비교해서 가장 중요한 장점은 질소마취의 빈도가 낮다. 질소 대신에 헬륨을 사용하여 30-40미터가 넘는 수심에서 다이빙을 하면 질소마취의 위험성이 현격하게 줄어든다. 그래서 더 깊이 다이빙을 하기 위해서 흔히 사용한다. 또 밀도가 낮기 때문에 호흡저항이 적어서 더 깊게 다이빙할 수 있다.

감압의 영향은 좀 더 복잡하다. 장시간 다이빙하면 상대적으로 필요한 감압시간이 짧고, 짧게 다이빙하면 더 오래 감압을 해야 한다. 헬륨과 트리믹스(Trimix) 감압표의 상당수가 공기 감압표보다는 덜 정확하다.

밀도가 낮고, 조직에 덜 녹으며, 확산과 열 전도성이 빠르다

장점

1. 더 깊은 수심에서도 질소마취현상이 적다.
2. 더 깊은 수심에서도 호흡저항이 적다.
3. 이산화탄소 정체(CO_2 retention)가 감소한다
4. 장시간 다이빙 후에 감압 시간이 짧다.

단점

1. 더 깊이 다이빙한다.
2. 짧은 시간 다이빙 후에는 오히려 감압 시간이 더 길다.
3. 헬륨 환경으로 인한 열손실, 호흡으로 인한 열손실은 불확실
4. 음성변조
5. 기체 혼합
6. 고압신경증후군

압축공기로 하는 다이빙보다 헬륨이나 트리믹스로 다이빙할 때의 가장 중요한 문제점은 보다 깊이 다이빙을 한다는 것이며, 따라서 다이빙 수심과 관련된(질소마취나 호흡저항의 증가와 같은 문제가 아닌) 모든 문제에 노출된다는 것이다. 압력손상과 감압병의 위험이 증가된다. 수심이 증가하는 것과 관계가 깊은 환경적인 어려움들, 즉 시야가 불량한 점, 부력이 감소하는 문제, 호흡기체의 소모가 많아지고, 스트레스가 증가하며, 응급처치, 구조, 및 심폐소생술과 관계되는 문제점들이 증가한다.

호흡을 통해 체온 손실이 많다는 점에는 어느 정도 의문이 있기는 하지만, 헬륨을 통한 전도성 열 손실은 확실히 증가한다. 헬리옥스(Heliox)로 호흡하면 더 차갑게 느끼고, 헬륨 환경에서는 열이 더 빨리 손실된다. 수심이 깊을수록 열 손실이 심하다.

음성이 변조되는 문제는 의사소통에 문제를 야기시킬 수 있다. 수심이 깊어질수록 고압신경증후군(high pressure neurological syndrome: HPNS)이 발병할 가능성이 더 많아진다.

기체혼합과 관련된 문제점은, 위에서 언급한 바와 같이 헬륨의 특성으로 인한 것과 다이빙 시간과 관련된 감압시간이 복잡하게 달라지는 문제 뿐 아니라, 헬륨을 이용한 심해 다이빙에서 흔히 동반되는 낮은 산소압으로 상승할 때의 위험 등이 있다.

산업다이빙 현장에서 깊은 수심의 다이빙을 하는 것과 비교도 주목할 만하다. 산업 잠수사들은 기체공급을 수면 위로부터 받고, 얼굴전체를 덮는 마스크(full face mask)를 착용하며, 통화장치를 사용하고, 비상대기 잠수사(standby diver)가 있으며, 잠수종[143]과 재압챔버가 작업현장에 있다. 이러한 장비를 사용하는 것은 경험이 중요하므로, 훈련이 덜 된 아마추어 다이버들에게는 이러한 장비가 무용지물이다.

아주 높은 위험, 재호흡 장치 또는 순환식 장비
Very High Risk. Re-breathers or Circuit Sets

재호흡 장치는 100년 이상 사용해왔고, 많은 사망사고와 의식소실과 같은 사고를 일으켰다. 최근에 전자적 메카니즘을 사용하고 있음에도 불구하고 재호흡 장치 자체의 문제점은 여전히 남아있다. 특별한 이유 때문에 전문가들한테도 여전히 위험이 많은 영역으로 남아있다.

재호흡 장치의 가치는 기포가 적게 생기므로 조용히 다이빙을 할 수 있다는 데 있다. 그래서 은밀하게 침투해야 하는 군사적인 작전 수행과 해양 수중사진을 얻기 위해 흔히 사용한다. 호흡기체의 사용측면에서 보면 이 방법은 상당히 경제적인데, 다이빙 장비를 통하여 기체가 "순환(circuit)"

143) 잠수기술의 획기적인 발전을 가져오게 된 것은 1530년대에 개발된 잠수종(diving bell)이었다. 이는 아래가 개방된 종 모양의(컵을 엎어놓은 모양의) 통으로, 배 위에서 연결하여 무게추를 달아 물속에 가라앉히면 통 속의 공기는 압축되어 부피가 작아지고 그만큼 통 속에 물이 채워지게 되는데 압축된 공기는 가볍기 때문에 통의 위쪽에 모여 있게 되므로 잠수자는 이 통속에 들어가 수압으로 압축된 잠수종 내부의 공기를 호흡하도록 되어있다. 그러나 잠수자가 숨쉴 때 마다 산소는 감소하고 이산화탄소는 증가하므로 오랫동안 물속에 머무르는 데는 의학적 문제점이 있다. 수중압력을 항시 받고 있으므로 잠수사는 포화상태에 있으며, 압력 변화 없이 원하는 수심까지 이동시켜준다.

된다. 또한 이들 장비는 비교적 자성이 적으므로 해저에 부설하는 자기(磁氣) 기뢰 근처에서의 작업에 유용하다.

모든 종류의 재호흡 장치가 가지는 근본적인 단점은 모든 다이빙 상황 하에 효과적으로 작동해야 하는 이산화탄소 제거 장치의 결함이다. 이러한 상황은 여러 가지 이유에서 올 수 있다. 그 하나는 여과통(canister)의 디자인이 잘못될 수 있다. 초기에 만들어진 흡수제 여과통은 수중 활동이 너무 많으면 이산화탄소를 흡수하는데 부적절하였다. 어떻게 지금까지 제조업체에서 이러한 여과통의 개선에 노력을 기울이지 않는지 알 수가 없다.

장점

조용하고, 경제적이며, 자성이 비교적 작다.

단점

1. 이산화탄소 독성
2. 희석성 저산소증, 고산소혈증(dilution hypoxia, hyperoxia)
3. 부식성 칵테일(caustic cocktail)

산소 재호흡기 : 제한 수심 8~9 미터

유입량이 일정하면. O_2= 유입량 vs 에너지

산소모니터 = 실패. 감압병 ?

또한 흡수제 자체도 항상 균질하지도 못하다. 흔히 성능에 차이가 있어 흡수제 묶음마다 검사할 필요가 있다. 다이버 개개인이 사용하기에도 적당하지 않다. 흡수제를 취급하고 저장하다가 성능이 떨어질 수도 있고, 젖을 수도 있다.

바닷물에서 다이빙을 하다가 고농도의 염분기가 흡수장치 안으로 들어가면, 성능이 크게 저하된다. 흡수제 자체도 이산화탄소와 결합하면, 그 부산물로 물을 만들어 내고, 이로 인해 흡수제의 성능에 영향을 미친다.

이산화탄소 흡수제는 여과통을 꽉 채우고 있어야 한다. 이렇게 하기 위해서는 숙달과 훈련이 필요하다. 얼마나 꽉 채워지느냐에 따라 성능에 영향을 미친다. 낮은 온도 또한 흡수제의 성능을 저하시킨다.

수중의 작업 강도가 적당할 때는 흡수제 여과통이 잘 작동하다가, 작업강도가 높아지면 여과통의 작동에 자주 문제가 생기기도 한다 — 특히 상당 시간 여과통을 사용하였을 때에는 이런 현상이 더욱 잘 일어난다.

제조사들은 자회사의 이산화탄소 흡수제 제품에 대한 안전성 문제에 대해 아주 낙관적으로 주장하지만, 다이버가 젖 먹는 힘까지 다해야 하는 극한 상황에서는(예를 들면, 조류를 거슬러 수영을 할 때, 동료를 구조하거나 끌고 가야 하는 상황 등 — 이러한 상황이라면 비록 수면에서라도 매우 힘이 든다) 안전성을 보장받지 못한다.

어떤 재호흡 장치라도 희석성 저산소증(dilution hypoxia)을 유발 할 수 있다. 비록 고농도의 산소(심지어 100%의 산소)를 사용하더라도 이와 같은 현상이 일어날 수 있는데 — 이것은 "재호흡 장치와 폐에서 불활성 기체를 완전히 제거하는" 기술이 부족하기 때문에 발생한다. 또한 가스 실린더 내에 작은 양이나마 불활성 기체가 남아 있거나, 그리고 특히 질소나 헬륨이 상당히 많이 있을 때(예: 나이트록스(nitrox), 헬리옥스(heliox), 또는 트리믹스(trimix)를 이용한 다이빙) 더 잘 생길 수 있다. 이것은 또한 기체를 잘못 혼합하거나, 유입관이 새거나 막힐 때, 실린더 압력이 낮을 경우에도 생길 수 있다.

때때로 저산소증은 조업 후에 상승할 때에만 증상이 나타날 수도 있다. 깊은 수심에 있을 때에는 비록 산소농도가 낮더라도 압력의 영향으로 그 농도가 낮다는 것을 인지하고 있지 못하다가, 상승하면서 표면 근처에서 급격하게 산소의 농도가 낮아질 수 있기 때문이다.

물이 재호흡 장치 안으로 들어가면, 이산화탄소 흡수제에서 나온 알칼리 성분이 모여 다이버의 입이나 폐로 들어가 매우 불쾌한 느낌을 받는다. 이것은 "부식성 칵테일(caustic cocktail)"이라고 한다.

재호흡 장치로 다이빙을 하던 상황에서 구조(rescue)와 심폐소생술이 필요할 경우에는 특수한 프로토콜을 필요로 한다. 이것은 단순히 마우스피스를 제거하고 다른 것으로 교체하는 수준의 문제는 아니다. 동료 다이버들은 각 재호흡 장치의 형태에 맞는 구조 및 심폐소생술의 기술들을 연마해야 한다.

앞에서 이미 언급하였듯이 기체의 혼합과 관리에서 발생하는 문제들도 재호흡 장치의 특성과 연관이 있다.

- 산소를 사용하는 재호흡기는 폐쇄 순환식이며, 최고 수심은 약 8~9 미터로 제한하며, 잘 훈련된 해군 다이버들이 흔히 사용한다. 많은 의식소실과 사망 사고가 있었다.
- 가끔 수중 사진가들이 이 장비를 사용하는데, 이렇게 하는 것은 어리석기 짝이 없는 노릇이다. 구조 기술을 연마해 두는 것이 필요하다.
- 어떤 재호흡 장치는 나이트록스, 헬리옥스나 트리믹스의 흐름이 일정하게 맞추어져 있다. 이런 것들은 보통 반폐쇄 순환식(semiclosed circuit sets)이다. 호흡백(breathing bag)이나 흡기관(inspiratory tube) 안의 이들 기체들과 산소 양은 다음 두 가지 요인에 따라 변할 수 있다. 첫 번째 요인은 장비 안으로 들어오는 산소의 유입량이고, 두 번째 요인은 그 장비로부터 빠져나오는 산소의 양이다. 들어마시는 산소 양의 변화가 심하면 이 장비의 안전성은 훨씬 떨어질 것이다. 중요한 원인은:
  - 들어오는 기체의 양과 혼합
  - 대사 과정에 소모되는 에너지
  - 상승 때 기포로 배출되는 기체

산소의 유입과 배출의 상호관계로 인하여 산소의 백분율이 다르게 나타날 것이고 상승이나 하강이 산소압을 결정하게 될 것이다. 그래서 이와 같은 반폐쇄식 재호흡 장치는 희석성 저산소증과 상승 시 저산소증을 유발할 가능성이 특히 많다.

저산소증은 의식을 잃기 전까지 어떤 경고성 증상도 없기 때문에, 흐름이 일정한 재호흡 장치를 사용하는 것은 어리석은 노릇이다. 실린더 압력에 대해 아주 엄격한 주의를 기울이고, 기체의 유입량이 적절한지 관심을 가지며, 그리고 상승하기 전에 신선한 기체로 교환하는 것이 필수적이다.

비싼 폐쇄식 재호흡 장치는 분석기와 솔레노이드(원통코일)를 통해 다이빙 동안의 산소압을 측정하고 조절하며, 필요에 따라 산소나 다른 희석기체(질소, 헬륨, 혼합기체)를 넣어줌으로써 적정한 산소범위를 유지시킬 수 있도록 되어있다(피드백 시스템). 이런 장비는 엄청나게 비싸지만, 가끔 상황에 따라 피드백이 달라지기 때문에 기술에 대한 신뢰가 남달라야 사용할 수 있을 것이다.

[주의] **재호흡 장치**를 사용하는 사람은 자신이 의식을 잃을 위험이 매우 높다는 것을 잘 알고 있어야 한다. 얼굴 전체를 덮는 마스크(full face mask)를 사용하지 않으면, 의식 소실은 바로 익사 사고나 사망으로 이어진다.

결론

전문적인 다이빙의 일반적인 개념 - 레크리에이션 다이빙과 달리 다른 기체를 혼합해서 사용하는 것, 다른 장비를 사용하고 한계수심이 깊어지는 등을 이해하는데 큰 어려움은 없다. 원칙은 간단하다. 문제는 구체적인 것에 있다.

전문 다이빙 영역에서 가장 중요한 것은 아마, 레크리에이션 다이빙에서 발생하는 사망사고의 대부분이 좀 더 복잡한 장비를 사용하고 좀 더 위험한 환경에서 다이빙할 때 발생한다는 것을 인식하는 것일 것이다. 분명한 것은 전문적인 다이빙은 그 속성상 레크리에이션 다이빙보다 훨씬 위험하다.

이러한 형태의 다이빙은 실수를 했을 때 사고가 바로 발생하며, 또한 그 사고는 생명과 직결된다. 따라서 다이빙 경험이 많고, 자세하고 구체적인 교육을 받았으며, 장비의 사용과 관리 그리고 유지에 매우 신중한 다이버를 고용해야만 하는 것이다. 전문 다이버는 다른 사람들에게는 별로 중요하지 않은 것에 대한 안전까지 고려해야 하는 매우 큰 스트레스를 받는다.

장비와 관련된 어떤 문제들을 극복하기 위해서는 반복, 반복, 반복할 수밖에 없다. 그리고 장비가 복잡한 것은 어쩔 수 없는 노릇이다.

사람들은 흔히 감압병의 중요성에 대해서는 신경을 쓰고, 산소의 생리학적 이점에 대해서는 관심을 가지고 열심히 연구를 하지만, 보다 더 흔한 다이빙 사고의 원인 — 공기 공급의 부족, 부력의 문제, 스트레스로 인한 반응 등 — 에는 흔히들 무관심하다. 그리고 사람들은 흔히 첨단의 산소

센서(oxygen sensors)나 이론적인 감압표를 개발하는 데는 신경을 쓰지만, 막상 이산화탄소 흡수제의 효능을 개선하는 것과 같은 기술적 발전을 이루는 것에 대해서는 무시하는 경향이 있다.

이 영역에서 지도자에 해당하는 다이버들은 경험, 기술 수준, 체력 등에서 최고 수준이어야 하며, 일반 대중에 대한 태도도 겸손한 기업가적인 기질을 가진 다이버라야 한다. 그리고 이것은 휴식을 위해, 혹은 즐거움을 찾기 위해, 일시적으로 하는 그런 다이빙이 아니다. 방해받지 않고 다이빙하기를 원하며, 해질 무렵이면 언제나 자신을 데리러 올 것이라고 기대할 수 있는 그런 다이빙이 아닌 것이다.

REFERENCES & RECOMMENDED READING

American Academy of Underwater Sciences (AAUS). 1991 Sep. Recommendations and guidelines for scientific nitrox diving and nitrox diver certification. Costa Mesa, CA : American Academy of Underwater Sciences.

aquaCorps J. 1993 Jun. Oxygen : The good, bad, and ugly. Incident reports. aquaCorps J N6 :23.

ASTM G 93-88. Standard practice for cleaning methods for materials and equipment used in oxygen-enriched environments. Philadelphia: American Society for Testing and Materials.

Bennett PB. 1970. The narcotic effects of hyperbaric oxygen. In : Wada J , Iwa T, eds. Proceedings Fourth Int'l Congress on Hyperbaric Medicine. Baltimore : Williams and Wilkins.

Bove AA. 1992 Jan-Feb. Nitrox : For sport diving? Pressure 21(1) : 1

Clark JM. 1982 . Oxygen toxicity. In : Bennett PB, Elliott DH, eds. The physiology and medicine of diving. 3rd ed. San Pedro, CA : Best Publishing. Ch. 9, pp.200-238.

DCIEM. 1993 Mar. Open-circuit nitrogen-oxygen diving procedures. Appendix D. In : 1992 Mar. DCIEM Diving Manual. DCIEM 96-R-35. North York, ON : Defence and Civil Institute of Environmental Medicine.

Donald K. 1992. Oxygen and the diver. Hanley Swav, UK: Images Booksellers & Distributors Ltd/The Self Publishing Association Ltd.

Edmonds C, Lowry C, Pennefather J. 1991. 3rd ed. Diving and Subaquatic Medicine. Oxford : Butterworth/Heinemann.

Hamilton RW 1990 Feb-Mar. Call it "High Tech" diving. AquaCorps 1:6-9. 50.

Hamilton RW 1996. Mixed gas diving. In : Bovv AA. Diving Medicine, 3rd ed. Philadelphia : WB Saunders.

Hamilton RW. 1996. Physiology of diving with special breathing gases. Hamilton Research Ltd. Tarrytown N.Y.

Linnarsson D, Ostlund A, Sporrong A, Lind F, Hamilton RW. 1990. Does Oxygen contribute to the narcotic action of hyperbaric air? In : Sterk W ,Geeraedts L, eds. Proceedings XVIth Meeting of the European Undersea Biomedical Society. Amsterdam: Foundation for Hyperbaric Medicine. (Also Undersea Biomed Res 17(suppl):165)

Lundtren C, Anderson D, Nagasawa G. Olszowka A, Norfleet W. 1989. Inspired oxygen pressure may have unexpected effects on inert gas exchange. In : Lundgren CEG, Warkander DE, eds. Physioligical and human engineering aspects of underwater breathing apparatus. 76(UNDBR)10/1/89. Bethesda, MD: Undersea Hyperbaric Med Soc.

Neuman T. 1996. Technical Diving Issues. DAN.
30th. Diving Accident and Hyperbaric Medicine Course, Tahiti.

NOAA Diving Manual: Diving for Science and Technology. 1991 Oct. Third ed. Silver Spring, MD: NOAA Office of Undersea Research, U.S. Department of Commerce.

NURC/UNCW. 1990 Jun. Diving operations and procedures manual. Wilmington, NC : NOAA Undersea Research Center at the University of North Carolina at Wilmington.

Thalmann ED. 1984 Jan. Phase II testing of decompression algorithms for use in the U.S. Navy underwater decompression computer. NEDU Report 1-84. Panama City, FL: U.S. Navy Experimental Diving Unit.

Thalmann ED. 1986 Aug. Air-N_20_2 decompression computer algorithm development. NEDU Report 8-85. Panama City, FL: U.S. Navy Experimental Diving Unit.

U.S. Navy Diving Manual. 1991 May. NAVSEA 0944-LP-110-9020. Volume 2, Revision 3. Washington : Navy Department.

Vann RD. 1989. Physiology of nitrox diving. In : Hamilton RW, Hulbert AW, Crosson DJ, eds. Harbor Branch workshop on enriched air nitrox diving. Technical Report 89-1. Rockville, MD : NOAA Undersea Research Program.

Weathersby PK, Hart BL, Flynn ET, Walker WF. 1987. Role of oxygen in the production of human decompression sickness. J. Appl. Physiol. 63(b) : 2380-2387

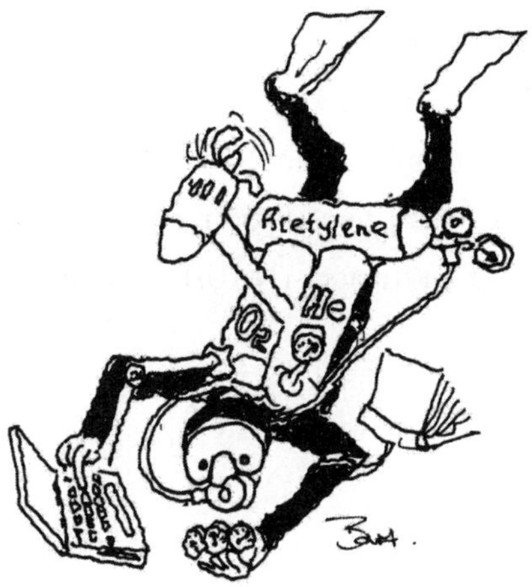

Appendix A

DINING MEDICAL LIBRARY

DIVING MANUALS

- US Navy Diving Manual Vol. 1-Air Diving.
- British Subaqua Club (BSAC) Diving Manual.
- National Oceanic and Atmospheric Administration (NOAA) Diving Manual.
- Professional Association of Diving Instructors (PADI) - Open Water Diving Manual
- National Association of Underwater Instructors (NAUI) - Diving Manual.

NEWSLETTERS

- **Undercurrent** - this doubles both as a consumer guide to holiday dive sites, as well as a forum for the presentation of recent technical data, diving accidents, etc. :
  Address : PO BOX 1658 Sausalito, California 94965, U.S.A.

- **Triage** - a quarterly newsletter of the National Diving and Hyperbaric Medical Technology, mainly of value to diving medics. with special emphasis on the off shore oil industry :
  Address : JESMC Department of Hyperbaric Medicine, Suite 112, 4400 General Meter Ave, New Orleans LA 70131, U.S.A.

- **Alert Diver** - a quarterly newsletter of the Divers Alert Network. An excellent informative newsletter regarding diving medical safety and accident information, produced by DAN :
  Address : BOX 3823 Duke University Medical Centre, Durham, North Carolina 27710, U.S.A.

- **NAUI Sources** - The journal of underwater education, previously referred to as NAUI News. This is a monthly newsletter, and includes an excellent lift-out called "Technical Issues" :
  Address : PO BOX 14650, Montclair, CA 91763-1150, U.S.A.

- **Pressure** - a bi-monthly newsletter of the Undersea and Hyperbaric Medical Society, with information of a social, academic and educational nature, relevant to the Society and its members mainly physicians and paramedics :
  Address : Undersea and Hyperbaric Medical Society 9650 Rockville Pike, Bethesda Marylands 20814, U.S.A.

- **SPUMS Journal** - a bi-monthly journal/newsletter of the South Pacific Underwater Medical Society. This contains both original diving medical articles and reviews, and also summaries of other diving medical research conducted throughout the world :
  Address : The Editor, 80 Wellington Parade, East Melbourne, Victoria 3002, Australia

- **PADI Undersea Journal** - a quarterly magazine essentially for diving instructors but of interest to others.

- **Aqua Corps** including Technical Diver. A recent addition, includes contentious issues and "technical" diving reports.
  Address : PO BOX 1497 Atos, California 95001, U.S.A.

NB. Many other countries have their own variations of the above newsletters, with local insertions.

DIVING MEDICAL TEXTS

- **Diving Medicine - for Scuba Divers** * — (1992) by Edmonds, McKenzie and Thomas, Available from J.L. Publications, P.O. Box 381, Carnegie, Victoria, Australia, and the Diving Medical Centres, Australia (see Appendix B) and DAN in the U.S.A.

- **The DAN Emergency Handbook** * — by John Lippmann & Stan Bugg.
  Available from the Divers Alert Network(DAN) in the U.S.A.

- **Dangerous Marine Creatures** * — (1989) by Carl Edmonds, published by Reed, Balgowlah Australia and available from Diving Medical Centres, Australia (see Appendix B) and DAN in the U.S.A.

- **Diving and Subaquatic Medicine,** 3rd edition (1991) — by Edmonds Lowry and Pennefather. For physicians and scientifically sophisticated divers. Published by Butterworths Heinemann, Oxford.

- **The Underwater Handbook,** a Guide to Physiology and performance for the engineer (1976) — by C.W. Shilling, M.F. Werts & N.R. Schandolmeier. Published by the Undersea and Hyperbaric Medical Society, Maryland.

- **Diving Medicine** (1976) — by Richard Strauss, published by Grune and Stratton, New York.

- **Diving Medicine** (1990) — by Bove and Davis, published by Saunders, Philadelphia.

- **Field Guide for the Diver Medic** (1983) — by C.G. Dougherty, published by the National Association of Diving Medical Technicians, Texas.

- **The Med Dive Specialist Handbook** (1990) — by Kathy Work, published by Dive Rescue Inc., Colorado.

- **The Physicians Guide to Diving Medicine** (1984) — by Shilling, Carlston and Mathias. Published by Plenum Press, New York.

- **Diving Accident Management** (1990) — the 41st Undersea and Hyperbaric Medical Workshop, edited by Bennett and Moon, and published by the Undersea and Hyperbaric Medical Society, sponsored by the National Oceanic and Atmospheric Administration, and the Divers Alert Network.

- **Oxygen First-Aid for Divers** * (1992) — by John Lippman, J.L. Publications, P.O. Box 381, Carnegie, Victoria, Australia.

* **Suitable for recreational divers**

Appendix B

EMERGENCY AND INFORMATION CONTACTS

SOCIETIES

Apart from the instructor organizations (NAUI, PADI, SSI, NASDS(formerly FAUI), YMCA, BSAC. etc) there are certain societies which would be very useful for any concerned and knowledgeable diving paramedic to belong to.

these include the following:

- **International Divers Alert Network (IDAN)** — BOX 3823 Duke University Medical Centre, Durham, NC 27710. (IDAN represents DAN America, DAN Europe, DAN Japan and DAN SE Asia-Pacific).
- **Undersea and Hyperbaric Medical Society** — Affiliate membership. 9650 Rockville Pike, Bethesda, Maryland, U.S.A.
- **South Pacific Underwater Medicine Society (SPUMS)** — C/- The Australian and New Zealand College of Anaesthetists, 630 St. Kilda Road, Melbourne, Victoria 3004, Australia (mainly the South Pacific region, centred in Australasia)

DIVERS ALERT NETWORK(DAN)

The major international organization for supply of medical advice to divers, referrals for diving accidents, information about recompression facilities, diving medical insurance, medivac and oxygen provider training.

IDAN Address : BOX 3823 Duke University Medical Centre, Durham, NC 27710, U.S.A.

Information number — within USA : (919) 684-2948; Facsimilie: (919) 490-6630

DAN Supported Diving Emergency Hotlines:

DAN America : 1-919-684-8111

DNA Europe : 41-1-383-1111

DES (Diver Emergency Service) Australia

- for within Australia : 1800-088-200
- outside Australia : 61-8-8373-5312

DAN Japan : 81-3-3812-4999

DIVING MEDICAL CENTRE(AUSTRALIA)

For diving medical text, diving medical courses for physicians and dive instructors, research projects, medical advice, referrals, consultations and treatment of diving accidents.

Diving Medical Centre
66 Pacific Highway
St. Leonards, Sydney,
NSW 2065.
Ph : (02) 9437-6681

Diving Medical Centre
132 Yallambee Road
Jindalee, Brisbane,
Q'ld 4074.
Ph : (07) 3376-1414 and
3376-1056.

EMERGENCY TELEPHONE NUMBERS

Other areas to call are as follow :

Australia : Office In Charge **Royal Australian Navy**
School of Underwater Medicine
From outside Australia — 61-2-9960-0333
From within Australia — (02) 9960-0333 or (02) 9960-0444
The **Diving Emergency Service** (DES) or Divers Alert Network
From within Australia — (1800) 088-200 or

From outside Australia — 61-8-8373-5312

Canada : Toronto General Hospital Hyperbaric Unit
(416) 340-4131

New Zealand : Royal New Zealand Naval Hospital
(09) 445-8454

United Kingdom : HMS Vernon - Portsmouth
(0705) 818-888, Ask for the Duty Officer or Lieutenant Commander.

USA : The Divers Alert Network(DAN)
919-684-8111 for emergencies or
919-684-2948 for non-urgent information.

ACKNOWLEDGEMENTS

To my diving buddy and wife, Cindy, for her invaluable criticisms, suggestions and proof-reading. To my son, Mark, who inspired the predecessor of this text, "A Diving Manual for Mark" , which I prepared for him. The motivation was to ensure that he had more factual information than that available from his open water scuba diving course. He is now a competent and perceptive diver, partly from his understanding of this text. Thanks also to Patracia Larke and Enid Page for their secretarial services.

Carl Edmonds.

I would like to thank my wife, Ann, for tolerating my on and off affair with a word processor, and also my daughter Deborah, Des Lund, Tammy Lye, Shirley Warner, and Joanne Wright who helped me in the gestation of this book.

Bart McKenzie

I wish to thank my daughter, Natalia, for her assistance in producing some of the diagrams used within this book. I also wish to thank my wife, Denise, for her tireless support and patience regarding my often frustrating use of a computer and its noisy printer late at night — its completion represents something she believed would never really eventuate!

Bob Thomas

Finally, the authors wish to thank the U.S. Navy and the Canadian Defence and Civil Institute of Environmental Medicine (DCIEM) for permission to include their diving decompression tables in this book.

INDEX

A

B

C

D

E

F

N

O

P

R

S

T

U

V

W

ㄱ

ㅈ

ㅊ

스쿠버다이버가 꼭 알아야 할 잠수의학

DIVING MEDICINE for Scuba Divers

발행 / 2005년 6월 25일(1쇄)
2018년 6월 30일(3쇄, 소프트커버, ISBN변경)
2024년 12월 26일(4쇄)

저자 / Dr Carl EDMONDS, Dr Bart McKENZIE, Dr Robert THOMAS
편역 / 김희덕, 김동원, 김찬

발행자 / 김정찬
발행처 / 도서출판 정담
주소 / 서울특별시 송파구 송이로17길 50-27(가락동 13-10) 2층
전화 / (02)443-2791
팩스 / (02)430-7370
출판등록 / 제 22-135호
홈페이지 / www.jdb.co.kr

ISBN 978-89-8085-854-5

정가 35,000원